AF320097

TRAITÉ

D'ANATOMIE DENTAIRE

HUMAINE ET COMPARÉE

PAR

CH. TOMES

Professeur à l'Hôpital dentaire de Londres, membre de la Société Royale d'Angleterre

TRADUIT DE L'ANGLAIS ET ANNOTÉ

PAR LE

Docteur L. CRUET

Ancien interne en médecine et en chirurgie des Hôpitaux de Paris

Avec 180 figures dans le texte

PARIS

OCTAVE DOIN, ÉDITEUR

8, PLACE DE L'ODÉON, 8

1880

TRAITÉ

D'ANATOMIE DENTAIRE

HUMAINE ET COMPARÉE

COULOMMIERS. — TYPOG. PAUL BRODARD.

TRAITÉ

D'ANATOMIE DENTAIRE

HUMAINE ET COMPARÉE

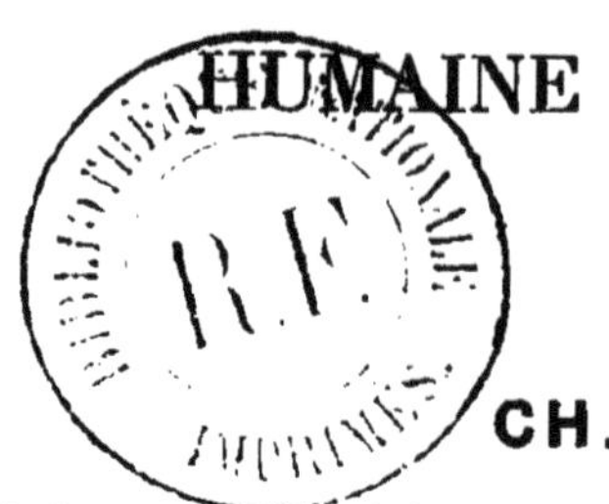

PAR

CH. TOMES

Professeur à l'Hôpital de Londres, membre de la Société Royale d'Angleterre

TRADUIT DE L'ANGLAIS ET ANNOTÉ

PAR LE

Docteur L. CRUET

Ancien interne en médecine et en chirurgie des Hôpitaux de Paris

Avec 180 figures dans le texte

PARIS

OCTAVE DOIN, ÉDITEUR

8, PLACE DE L'ODÉON, 8

1880

PRÉFACE DE L'AUTEUR

L'Odontologie, comme toutes les branches de la
science biologique, s'est enrichie, dans ces dernières
années, de nombreux travaux, dont quelques-uns ont
une importance capitale ; mais aucun ouvrage ne
réunit, sous une forme concrète, ces acquisitions récentes de la science ; il faut les chercher dans les pages
d'une foule de mémoires originaux, qu'il est parfois difficile de se procurer.

Il est donc incontestable que le besoin d'un ouvrage
général et complet sur l'odontologie se fait vivement
sentir ; mais ce serait un travail de recherches et de
compilation qui dépasserait la mesure de mes forces, et
le but que je poursuis dans le présent volume est beaucoup plus modeste.

Dans mes fonctions de professeur d'Anatomie Dentaire, à l'Hôpital Dentaire de Londres, j'ai pu depuis
longtemps constater qu'il nous manquait quelque chose
comme un livre d'études, assez nouveau pour être au

courant des progrès réalisés dans ces derniers temps, assez résumé pour que je puisse en recommander l'usage aux étudiants, à titre de manuel. En publiant ce volume, mon ambition a été de répondre à ce besoin.

Mais l'exécution de mon dessein m'a entraîné plus loin que je ne l'avais présumé. Alors que des recherches, que des travaux récents dans le champ du développement, avaient changé de fond en comble les idées que nous possédions sur le développement des dents des Mammifères, je me suis aperçu que rien ou presque rien n'avait été fait pour étendre ces recherches au développement des dents des Poissons et des Reptiles, et il m'eût semblé regrettable de laisser dans mon livre une semblable lacune.

Pour élucider cette partie du sujet, c'est à mes propres lumières que j'ai fait tout d'abord appel, et je puis revendiquer pour moi seul, à titre original, toute la partie de mon livre qui traite du développement des dents, et en particulier, du développement des dents des Reptiles et des Poissons, partie qui n'est nécessairement qu'un résumé.

Pour le reste du livre, j'ai puisé largement à toutes les sources utiles ; j'ai mis plus particulièrement à contribution : les *Lectures* de mon père *sur la Physiologie et la Chirurgie Dentaires ;* l'*Odontographie* d'Owen ; les chapitres plus récents consacrés par cet auteur au même sujet, dans son *Anatomie des Animaux Vertébrés ;* les *Lectures sur les Dents* du professeur Flower (telles qu'elles sont reproduites dans le *British Medical Journal,* 1871); les *Histologies* de Kölliker et de Stricker; sans compter beaucoup d'autres travaux, auxquels renvoie souvent le texte.

On pourra trouver quelque ressemblance entre certaines parties du livre (particulièrement le chapitre V) et certaines parties de la *Chirurgie Dentaire* de mon père, ouvrage écrit alors qu'il n'y avait point de traité récent d'anatomie dentaire et qui renferme précisément de nombreuses pages consacrées à l'anatomie. La ressemblance était d'autant plus inévitable que la *Chirurgie Dentaire* a été revue et augmentée par moi, il y a plus de trois ans.

Comme, en définitive, ce livre doit être un manuel pour les étudiants, je ne me suis pas donné la peine de mentionner tous les auteurs consultés, ni de citer mes autorités à chaque pas; je ne l'ai fait que lorsque l'importance de l'ouvrage, ou le crédit général accordé à des idées contraires à celles du livre, semblaient l'exiger.

Avec l'assentiment gracieux du Conseil de la Société Odontologique, j'ai pu faire usage de nombreuses figures publiées par différents auteurs dans les *Transactions* de cette Société; d'autres figures, qui représentent les formes des dents humaines, sont empruntées, avec l'autorisation des éditeurs, aux *Lectures* de mon père *sur la Physiologie et la Chirurgie Dentaires;* celles qui représentent l'accroissement et le développement des mâchoires, sont tirées plus particulièrement des pre-

miers chapitres de la *Chirurgie Dentaire* de mon
père (seconde édition). Enfin quelques figures, peu
nombreuses, sont empruntées à l'*Anatomie* de Wilson
et à l'*Histologie* de Frey ; sauf ces exceptions, toutes
les autres figures, au nombre de plus de 100, ont été
dessinées spécialement pour ce livre, d'après des pièces
originales.

CHARLES TOMES.

Octobre 1876.

PRÉFACE DU TRADUCTEUR

L'auteur a exposé mieux que je ne saurais le faire le but et l'importance de son livre, le besoin auquel il répond ; ce que je puis ajouter, c'est que Ch. Tomes, professeur d'Anatomie dentaire à l'Hôpital dentaire de Londres, collaborateur de son père pour la *Chirurgie dentaire*, déjà traduite en France, et auteur lui-même de nombreux mémoires originaux, était mieux que tout autre préparé pour un pareil travail. Les motifs qui l'ont guidé pour faire son livre nous ont guidé pour le traduire ; œuvre beaucoup plus modeste, mais utile en attendant.

La littérature médicale dentaire est d'une pauvreté déplorable en France ; non seulement il n'y a pas de livres spéciaux sur l'anatomie et la chirurgie des dents, mais encore nos traités généraux d'Anatomie et de Chirurgie n'accordent qu'une petite place, et bien insuffisante, à tout ce qui concerne le système dentaire. Il ne serait peut-être pas bien difficile de trouver les raisons de cette pénurie des publications sur les dents ; je crois qu'une des principales est qu'il n'y a pas d'enseignement dentaire en France, ni public ni particulier, et que le nombre des étudiants et des médecins qui peuvent s'intéresser à ces publications est restreint. Le résultat de tout cela, c'est la déchéance et l'abaissement de la chirurgie dentaire. Il y a là un cercle vicieux dont il faut sortir. Nous sommes de ceux qui croient que le meilleur moyen précisément de faire des dentistes, de donner l'idée et le goût des études dentaires, c'est de multiplier les publications et les livres ; sous une autre forme, nous pensons que les livres font les lecteurs autant et plus que les lecteurs les livres.

Nous avons eu la bonne fortune de rencontrer un éditeur qui partage cette opinion et qui, en accueillant notre traduction, n'a rien négligé pour la rendre attrayante. Nous l'en remercions pour ceux auxquels, je l'espère, le livre de Tomes sera de quelque utilité.

N'étant pas d'avis que le traducteur doive se substituer à l'auteur, nous nous sommes efforcé de traduire le texte le plus fidèlement qu'il nous a été possible, sans rien retrancher ni ajouter ; parfois seulement, quelques notes explicatives ou complémentaires nous ont paru nécessaires pour le lecteur français. Notre seul désir est de n'avoir pas affaibli l'œuvre originale.

Docteur Cruet.

BIBLIOGRAPHIE

BEALE (Dr Lionel). — On the structure of the simple tissues (*Archives of Dentistry*, 1865).

BOLL. — Untersuchungen über die Zahnpulpa (*Arch. f. M. Anat.*, 1868).

CATLIN. — Transactions of the odontological Society. 1857.

CUVIER. — Les dents des Mammifères. 1822.

CZERMAK. — Zeitschrift für Wissenschaftliche, *Zoologie* de Siebold et Kölliker, t. II, 1850.

. DARWIN. — Animals and plants under domestication.

DE BLAINVILLE. — Organisation des animaux. 1822. — Ostéographie. 1839-1864.

DURSY. — Entwickelungsgeschichte des Kopfes. 1869.

FALCONER. — Palæontological memoirs.

FLOWER. — Lectures on odontology (*British med. Journal*, 1871). — Hamalodontherium (*Philosophical Trans.*, 1874). — Hunterian lecture (*Nature*, March 2, 1876).

FREY. — Manual of histology. 1874.

GEGENBAUR. — Manuel d'anatomie comparée, trad. par C. Vogt.

GEOFFROY SAINT-HILAIRE. — Système dentaire des Mammifères et des Oiseaux. 1824.

GIEBEL. — Odontographie. 1855.

GOODSIR. — On the origin and development of the pulp and sacs of the human teeth (*Edimb. med. and surg. journ.*, 1838).

GUILLOT (Natalis). — Recherches sur la genèse et l'évolution des dents et des mâchoires (*Annal. des sciences naturelles*, IVe série, 1858).

HANNOVER. — Entwickelung und der Bau des Saügethierzahns; aus der Verhandlungen der Kaiserl. Leopold, Carolinischen Academie der Naturforscher, t. XXV.

HARTING. — Quaterly Journal microsc. science. 1872.

HENLE. — Allgemeine anatomie. 1841.

HERTWIG. — Ueber die Entwickelung der Placoidschaffen und Zähne Jenaische Zeitschrift. 1874. Ueber das Zähnsystem des Amphibien (*Arch. f. Mik. Anat.*, décembre 1874).

HERTZ. — Ein Fall von geheilter Zahnfractur mit nachfolgender Schmelz. bildung (*Wirch. Arch.*, 1866). — Untersuchungen über feineren Bau und die Entwicklung der Zähne (*Wirchow Arch.*, 1866).

HOPE. — Wuzbugh. Nat. Zeitschrift, Bd. VI.

HUMPHREY. — Trans. Camb. Phil. Society. 1863.

HUNTER. — Natural history of teeth. 1770. — On the anatomy of the human teeth. 1771.

HUXLEY. — On the development of the teeth and on the nature and import. of Nasmyth's persistent capsule (*Quart. Journ. of micr. science*, 1853). — On the development of the Teeth (*Quart. Journ. micr. sc.* 1853, 1854, 1855, 1856).

KÖLLIKER. — Die Entwicklung der Zahnsackchen der Wiederkauer (*Zeitsch. f. Wissen. Zool. Gewebelehre*, 4 Aufl., 1863). — Manual of Histology; annotated by MM. Busk et Huxley. 1853. — Microscopische Anatomie. 1854.

KOLLMANN. — Entwicklung der Milk und Ersatzzähne beim menschen (*Zeitschr. f. Wissensch. Zoologie*, 1870).

LANKESTER. E. RAY. — On the teeth of micropteron (*Quart. journ. micr. sc.*, 1857).

LENT. — Beiträge zur Enwickelung. d. Zähn beines und Schmelzes (*Zeitschr. f. Wiss. Zool.*).

MAGITOT et LEGROS. — Sur l'origine et la formation du follicule dentaire (*Journ. de l'anat. et de la phys.* 1873). — État de l'évolution folliculaire aux différents âges de la vie embryonnaire chez l'homme (*Compt. rend. de l'Acad. des sciences.* 1874).

MARCUSEN. — Ueber die Entwicklung der Zähne (*Bulletin de l'Académie des sciences de Saint-Pétersbourg*, 1849).

MIVART. — Dents molaires des Insectivores (*Journ. d'anat. et phys.*, 1868).

NEUMANN. — Zur Kenntniss des Normalen Zahngewebe. 1353.

NASMYTH. — Researches on the development, struture and diseases of the teeth (*Med. Chir. Trans.*, 1839).

OWEN. — Odontographie. 1845. — Anatomy of vertebrates.

RASCHKOW. — Meletemata circa dentium Mammalium evolutionem (*Breslaw.* 1835).

RAYNIE. — Brit. and Foreign med. Chir. Review, octobre 1875.

RETZIUS. — Bemerkungen über den innern Bau den Zahne (*Mull. Arch.*, 1837).

Robin et Magitot. — Sur la genèse et le développement des follicules dentaires. 1861. — Sur la genèse et le développement des follicules dentaires (*Journ. de l'anat. et physiologie*, 1866).

Rollet. — Art. Connective Tissues. Stricker's Histology.

Rousseau. — Anatomie comparée du système dentaire. 1827.

Salter. — Dental Pathology. 1874.

Schwann. — Mikroskopische Untersuchungen ueber die Uebereinstimmung in der structure und den Wachsthum der Thiere und Pflanzen. 1839.

Spencer Bate. — Trans. odont. Society. 1867.

Tomes (Ch.). — On the nature of Nasmyth's membrane (*Quart. Journ. micr. sc.*, 1872). — On the implantation of teeth (*Proc. odont. Soc.*, 1874 et 1876). — Tooth germ of Armadillo (*Quart. Journ. micr. sc.*, 1874). — Development of teeth of Batrachia and Lizards. — Development of teeth of Ophidia (*Phil. Trans.*, 1875). — Development of teeth of Selachia and Teleostei (*Phil. Tr.*, 1876).

Tomes (John). — Lectures on Dental Phys. and Surgery. 1848. — On the structure of Dent. Tissues of Marsupialia (*Phil. Trans.*, 1849). On the structure of Dental Tissues of Rodentia (*Phil. Trans.*, 1850). — On the presence of soft. Fibrils in Dentine (*Phil. Trans.* 1853). — Manual of Dental Surgery. 1859.

Tomes (J.) et de Morgan. — On the development of Bone (*Phil. Trans.* 1852).

Waldeyer. — Art. Teeth. Stricker's Human and Comp. Histology. Syd. Soc. Translation. 1870. — Unter suchungen über die Entwicklungen der Zähne (*Zeitschr. f. rat. Med.*, 1865).

Wallace. — Geographical distribution of animals.

Waterhouse. — Natural history of the Mammalia.

Wedl. — Pathologie der Zähne. 1870.

Wendzel. — Untersuchungen über das Schmelzorgan und der Schmelzes (*Arch. f. Heilk.* 1868).

Wilson. — Anatomy.

TRAITÉ

D'ANATOMIE DENTAIRE

HUMAINE ET COMPARÉE

PREMIÈRE PARTIE

CHAPITRE PREMIER

LES DENTS DE L'HOMME

Les limites du sujet de l'*anatomie dentaire* dépendent du sens qu'on attache au mot *dent ;* aussi ce chapitre pourrait-il, à juste titre, s'ouvrir par une définition de la dent ; mais il est beaucoup plus facile d'exposer avec quelque développement ce qu'on entend généralement sous ce nom, que de chercher à remplir, en une seule phrase savamment construite, les conditions d'une définition logique.

La plupart des animaux vertébrés et un grand nombre d'invertébrés présentent à l'orifice du canal alimentaire, c'est-à-dire dans la bouche, ou dans des points très rapprochés, des masses dures, qui tantôt de nature osseuse, tantôt de nature cornée, remplissent des fonctions variées en rapport avec la préhension et la mastication des aliments (*a*). C'est à ces masses que s'applique le mot dent.

(*a*) Chez beaucoup d'animaux, les dents servent à d'autres usages, notamment pour le combat sexuel ; il n'en est pas moins évident que la destination primitive des dents ne soit de concourir à la nutrition de l'individu.

On ne peut entamer utilement l'histoire des homologies [1] des dents avant de connaître les particularités de leur développement ; mais, dès maintenant nous pouvons, en quelques mots, nous éclairer sur leur véritable nature.

La membrane muqueuse qui tapisse le canal alimentaire se continue sans interruption avec le tégument externe (dont elle n'est d'ailleurs qu'une extension), au niveau des lèvres. Si l'on examine avec soin un jeune *chien de mer* [2] au moment de sa naissance, on verra qu'il n'a point de lèvre inférieure distincte, mais que la peau se réfléchit pour tapisser la mâchoire arrondie, sans solution de continuité. En dehors de la bouche, la peau est garnie d'épines (écailles des placoïdes [3]), et ces épines s'implantent également sur cette partie du tégument externe qui pénètre dans la bouche et tapisse les mâchoires ; seulement, en ce dernier point, elles sont un peu plus volumineuses. A mesure que le chien de mer grandit, les épines qui couvrent les mâchoires prennent un développement beaucoup plus considérable que celles du dehors, et un moment vient où l'identité et la continuité des deux espèces de saillies deviennent en quelque sorte moins sensibles. Si l'on suit attentivement le développement des parties, et qu'on arrive à considérer les formes adultes de l'animal, on reconnaîtra sans hésiter que les dents du requin correspondent aux dents des autres poissons, et celles-ci aux dents des Reptiles et des Mammifères ; et, comme on

1. Il faut entendre, par homologies des dents, les rapports des dents entre elles et avec les autres parties du corps dans l'individu, dans l'espèce et la série animale, qu'il s'agisse de la forme, de la structure, du développement, etc. (Trad.)

2. *Chien de mer* ou *roussette*, poisson de la tribu des *squales*. Sa peau, hérissée de tubercules pierreux, desséchée, prend le nom de peau de chagrin ou peau de chien. On l'emploie dans l'industrie pour polir les corps durs. On la connaît aussi sous le nom de *galuchat*. (Trad.)

3. Agassiz avait divisé les poissons en quatre grands ordres, d'après la nature de leurs écailles. Les *Placoïdes* ont la peau nue, tantôt irrégulièrement couverte de plaques d'émail, quelquefois fort grandes comme dans les *raies*, et souvent armées d'une épine centrale, tantôt incrustée de petits corps osseux qui la rendent âpre et dure comme une lime. Telle est la peau du requin et de la roussette. (Trad.)

peut d'ailleurs parfaitement démontrer que les dents du requin ne sont autre chose que les épines de la peau considérablement développées, il est permis d'en conclure que toutes les dents ont une relation semblable avec l'enveloppe cutanée. C'est ce rapport qu'on exprime, lorsqu'on dit des dents qu'elles sont des annexes du derme, et c'est ce qui distingue ces organes des os profonds du squelette de l'animal. Les dents du requin (comme celles de beaucoup d'autres animaux) restent fixées dans la membrane muqueuse résistante et n'entrent jamais en rapport avec les os. Dans la série animale, les dents se développent toujours aux dépens d'une partie de la membrane muqueuse, et les connexions qu'elles peuvent affecter avec le squelette sont toujours secondaires.

Comme nous venons de le voir, dans leurs formes les plus simples, les dents ne sont que des épines plus rapprochées, différant fort peu des épines de la peau, sauf par le volume, et encore moins les unes des autres. Chez beaucoup de poissons, les dents, bien que plus spécialisées, se distribuent sur chacun des os très nombreux qui forment le squelette de la bouche et du pharynx ; chez les Reptiles, leur distribution est déjà plus restreinte ; enfin, chez les Mammifères, les dents restent confinées d'une manière absolue aux os intermaxillaires, maxillaires supérieurs et inférieur. Chez les Poissons et les Reptiles, c'est exceptionnellement que les dents des divers points de la bouche diffèrent entre elles d'une façon marquée ; c'est la règle, au contraire, chez les Mammifères.

Les dents doivent leur dureté à l'imprégnation de leur gangue organique par les sels de chaux ; cette gangue peut être une substance de nature albuminoïde ; la dent présente alors la consistance de la corne, et on dit que le tissu qui la compose est *corné ;* cette gangue, comme celle des os, peut être de nature gélatineuse ; la dent est alors riche en sels terreux, et on dit qu'elle est *calcifiée.*

C'est la *dentine* [1] qui forme la plus grande masse d'une dent calcifiée ; c'est la dentine qui donne à la dent sa forme caractéristique, et souvent même constitue la totalité de l'organe. A la dentine peuvent s'ajouter ou non l'émail et le cément.

A l'origine, chaque partie dure de la dent résulte de la transformation des tissus mous ; la calcification peut se faire de dehors en dedans jusqu'à ce qu'il ne reste plus trace de tissu mou ; elle peut au contraire s'arrêter avant sa complète disparition. Dans ce dernier cas, une masse de tissu mou reste incluse dans une coque de dentine dure et constitue ce qu'on appelle le *nerf* ou la *pulpe dentaire*.

Cette pulpe vasculaire indéfiniment reproduite elle-même à sa base, peut se convertir sans interruption en dentine nouvelle, et c'est ce qui arrive pour certaines dents à accroissement indéfini. Si la pulpe, au contraire, cesse d'être active et est cernée plus étroitement par la dentine, nous avons ce qui se passe pour les dents humaines et les autres dents à racines.

Sans autre préambule, nous pouvons maintenant passer à la description des dents humaines : après ces considérations préliminaires, il nous semble que c'est la manière la plus avantageuse d'aborder notre sujet. Tous les points que nous n'avons fait qu'effleurer dans les remarques qui précèdent seront plus tard l'objet de développements plus complets, et alors mieux à leur place.

En admettant même que l'étudiant puisse aborder l'étude des formes des dents en général sans avoir aucune notion personnelle et préalable sur ces organes, il n'en serait peut-être pas moins à propos de commencer par une description exacte et complète des dents humaines, qui sont en réalité le type avec lequel on compare, d'une façon consciente ou inconsciente, les autres formes de dents, qui nous deviendront fami-

---

1. Nous emploierons indifféremment tantôt le mot dentine, tantôt le mot ivoire pour désigner le tissu dont il est question. (Trad.)

liées plus tard. Chacun, d'ailleurs, a quelque idée de la forme des dents humaines, et, avant d'aller plus loin, il est utile de résumer en notions précises cette vague conception. Par ce motif, et sans que rien, en ce qui concerne la forme de ses dents, ne fasse de l'homme un type à part, nous commencerons par la description des formes des dents humaines, en faisant précéder cette description de quelques mots sur les caractères qui différencient la dentition de l'homme de celle des autres animaux.

Chez l'homme, les dents s'élèvent toutes au même niveau ; elles sont en contiguïté parfaite, sans intervalles entre elles. Elles sont disposées sur le bord des mâchoires suivant une courbe parabolique ou une ligne qui s'en rapproche. Chez les races humaines inférieures, cette courbe tend à devenir un carré allongé, ce qui est dû à la proéminence des canines (la forme de leur dentition ressemble alors à celle du singe satyre). Chez les races les plus civilisées, une modification en sens contraire tend à devenir chaque jour plus commune, et, dans les cas extrêmes, le contour du maxillaire devient tel qu'on dit de la mâchoire qu'elle est en forme de V (V-shaped).

Les dents de la mâchoire supérieure sont disposées sur une courbe d'un plus grand rayon que celles de la mâchoire inférieure ; les incisives supérieures passent en avant des incisives inférieures correspondantes, et les tubercules externes des bicuspidées et des multicuspidées supérieures, lorsque la bouche est fermée, dépassent en dehors les tubercules externes des molaires inférieures.

Quelques particularités sont encore à signaler dans les rapports des dents supérieures avec les inférieures ; outre que, dans leur disposition générale, les premières sont situées dans un plan externe par rapport aux secondes, chacune d'elles, au lieu de correspondre, dans la ligne verticale, avec une seule dent, a pour antagonistes deux dents qui se partagent sa surface.

Il est d'usage de représenter la dentition d'un animal par ce qu'on appelle une formule dentaire, qui permet de saisir d'un coup d'œil le nombre de dents de chaque variété possédé par cet animal. Ainsi, au lieu d'écrire, dans une longue phrase, que l'homme a, de chaque côté, à cháque mâchoire, deux incisives, une canine, deux bicuspides ou prémolaires, on écrit la formule suivante :

$$i \frac{2}{2} \; c \; \frac{1}{1} \; pr \; \frac{2}{2} \; m \; \frac{3}{3} = 32;$$

ou bien, s'il s'agit de la première dentition :

$$i \frac{2}{2} \; c \; \frac{1}{2} \; m \; \frac{1}{2} = 20.$$

Pour les besoins de la description, on distingue dans la dent trois parties, désignées par un nom spécial : la couronne, le collet et la racine.

Cette division, que nous adoptons pour la description des dents humaines, est applicable aux dents du plus grand nombre des Mammifères. Mais on rencontre parfois quelques formes très simples de dents, pour lesquelles il serait impossible de décrire séparément ces trois parties.

La couronne est cette partie de la dent qui fait saillie en dehors de la gencive et que l'émail recouvre le plus souvent ; le collet est cette partie de la dent qui répond au bord de la gencive, sur la limite de l'émail, au niveau du bord de l'alvéole ; la racine est cette partie de la dent contenue dans la cavité alvéolaire et recouverte par le cément.

On doit remarquer que le mot collet, terme utile et même nécessaire pour la description, répond à une division purement arbitraire, qui est loin d'avoir l'importance de celle exprimée par les mots couronne et racine. Aussi cette division de l'organe en trois parties distinctes, qui est de mise pour lès dents renfermées dans des alvéoles et à accroissement limité, n'est plus applicable aux dents à accroissement indéfini.

On a donné des noms différents aux différents points de la surface des couronnes ; mais il résulte de la courbure de la ligne alvéolaire que les termes de face antérieure, face postérieure, faces latérales, désignent des parties dont la situation varie suivant la place des dents dans la bouche, et prêtent à la confusion.

Si l'on prend pour point de repaire, au contraire, la langue, les lèvres et la ligne médiane de la bouche, il n'y a plus de confusion possible ; la partie de la couronne qui regarde les lèvres prend le nom de face *labiale* ; celle qui regarde la langue prend le nom de face *linguale* ; les surfaces contiguës des dents prennent le nom de face *médiane* et de face *distante* (distal) ; le nom de face médiane s'applique à cette partie de la couronne qui regarde le plan médian, si l'on se représente le bord alvéolaire, qui est courbe, redressé suivant une ligne droite ; en d'autres termes, s'il s'agit de la canine, par exemple, la face médiane correspond à la face antérieure et la face distante à la face postérieure.

Formes des différentes dents. — Il est d'usage de dire que les dents sont des cônes dont la forme a subi diverses modifications, et de considérer ces variétés de formes comme des déviations du type primitif. Cela peut être vrai, d'une manière générale, pour les dents les plus simples, telles qu'on les rencontre chez quelques poissons, reptiles et mammifères monophyodontes, dents dont la forme ne s'éloigne pas beaucoup de celle du cône simple ; mais certaines indications nous conduiraient à penser de préférence que la forme fondamentale des dents des Mammifères et même de quelques Monophyodontes est un peu plus complexe. C'est ainsi que j'ai démontré ailleurs [1] que le germe dentaire de l'Armadille [2]

1. *Tooth-germ of Armadillo* (*Quaterly Journal microsc. science*, 1874).
2. Genre de mammifère de la famille des édentés.

est bilobé, et qu'un des tubercules ou lobes est plus développé que l'autre. Je ne crois donc pas que nous ayons actuellement des données suffisantes pour déterminer en connaissance de cause la forme fondamentale des dents des Mammifères.

Nous envisagerons d'une manière complète les homologies des différentes parties des dents dans la dernière partie de ce livre ; les quelques mots que nous en touchons ici ne sont que pour donner quelque intérêt aux détails toujours arides d'une description.

Il est de la plus grande évidence que toutes les dents qui occupent les mâchoires d'un Mammifère peuvent se ramener à une forme simple unique ; en d'autres termes, si au premier abord une différence marquée semble exister entre les incisives, les canines, les bicuspidées et les grosses molaires, une observation attentive révèle des caractères qui établissent une transition graduelle entre elles et forment comme les mailles d'une longue chaîne. L'étude particulière des dents humaines suffirait à démontrer cette vérité, comme j'essayerai de le faire ; mais elle apparaît d'une manière bien plus frappante sur un animal aujourd'hui disparu (Hamalodontherium), un grand ongulé de Patagonie, décrit par le professeur Flower (*Philosophical Transactions*, 1874). Cet animal possédait évidemment une dentition offrant le type numérique complet, c'est-à-dire quarante-quatre dents ; mais ce qu'il y a de particulièrement instructif dans sa dentition, c'est que ses dents, parfaitement contiguës, présentent dans leur forme la gradation la plus parfaite et la plus insensible, de la partie antérieure à la partie postérieure de la bouche ; chaque dent ne diffère point d'une façon notable de sa voisine, et cependant une différence très marquée existe entre la première incisive, par exemple, et la première molaire. D'après les propres expressions du professeur Flower : « c'est seulement par analogie avec les formes observées chez les autres animaux qu'on peut diviser ses dents en groupes pour la commodité de la description, et qu'on distingue des incisives, des canines, des prémolaires et des molaires. »

En examinant les caractères de transition qui existent entre les groupes de dents humaines, il ne faut pas oublier que quelques anneaux de la chaîne ont disparu ou sont absents ; nous avons déjà dit que le type numérique des dents des Mammifères était de 44, c'est-à-dire :

$$i\,\frac{3}{3}\;c\,\frac{1}{1}\;pr\,\frac{4}{4}\;m\,\frac{3}{3} = 44.$$

L'homme ne possède point la troisième incisive, ni les deux premières petites molaires, de sorte que le brusque changement de forme qu'on observe en passant des incisives aux canines, et des canines aux bicuspidées, n'a rien qui doive étonner.

On peut établir, en thèse générale, que les dents sont un peu plus larges sur leur face labiale que sur leur face linguale ; ce fait résulte nécessairement de ce qu'elles sont placées sur une ligne courbe et en contiguïté parfaite les unes avec les autres. Comme il y a de grandes différences de forme, de volume, voire même de couleur, entre les dents des individus, on ne peut que faire une description qui s'applique à la généralité des dents.

Incisives. — Il y en a quatre à chaque mâchoire : deux centrales, deux latérales. Leur couronne a la forme d'un coin ou d'un ciseau à bord mousse, propre à diviser les aliments de moyenne consistance.

Incisives supérieures. — Les incisives *centrales* sont beaucoup plus volumineuses que les latérales ; sous quelque face qu'on les examine, elles forment, de leur bord tranchant au sommet de la racine, un cône d'une certaine régularité, sur lequel le collet ne s'accuse point par un rétrécissement considérable. La couronne de ces dents, vue de face, est carrée, ou, plus exactement, oblongue, sa hauteur étant plus considérable que sa largeur.

La face médiane, en contact avec la face homologue de la dent voisine, est plus développée en hauteur que la face distante ; il en résulte que l'angle interne de la couronne formé par cette face et le bord tranchant descend plus bas que l'angle externe, et par suite est un peu plus aigu. Près de sa base, la couronne se rétrécit un peu brusquement, dans le sens transversal, de sorte qu'au niveau du collet un vide existe entre les deux dents contiguës.

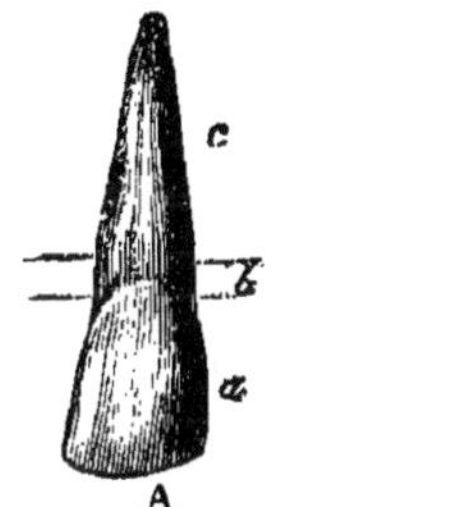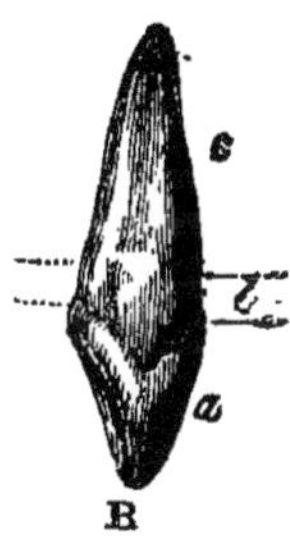

Fig. 1. — Incisive centrale supérieure gauche. — A. Vue de face. — B. Vue de côté. — a. Face distante (externe). — b. Collet. — c. Racine.

La face antérieure (labiale) est légèrement convexe dans tous les sens et, souvent, présente des sillons longitudinaux peu marqués qui se terminent au niveau du bord tranchant par de petites échancrures. La face postérieure ou linguale est presque plane transversalement, avec une faible tendance à devenir concave, tandis que dans le sens vertical elle est manifestement concave ; souvent aussi, cette face présente des stries longitudinales analogues à celles de la face labiale. La face linguale, près du bord gingival, se termine par une saillie très apparente, formant une bordure d'émail assez saillante pour qu'on lui ait donné le nom de crête de la base (basal ridge), ou, en terme d'anatomie comparée, le nom de *cingulum*. La couronne ou, ce qui revient au même, l'émail, sur les faces labiale et linguale, est limité par une ligne courbe dont la convexité regarde la gencive ; sur les faces interne et externe, au contraire, la ligne courbe limitante, moins régulière, décrit plutôt une sorte de V dont la pointe se rapproche de la couronne et s'éloigne de la gencive. Le dentiste aura soin de ne pas oublier cette disposition de l'émail ; elle a une certaine importance lorsqu'il s'agit de tailler le bord cervical d'une cavité latérale destinée à recevoir un plombage.

Les sillons transversaux qu'on observe parfois sur l'émail des faces labiale et linguale de la couronne, mais le plus souvent sur la face labiale, sont le signe que la dent a subi un arrêt de développement, et, bien que fréquemment observés, doivent être considérés comme des anomalies [1].

Les incisives centrales de l'homme sont plus volumineuses que les latérales ; mais la disproportion est loin d'être aussi frappante que chez les singes anthropoïdes.

Lorsque l'éruption des dents est encore récente, leur mince bord tranchant présente trois échancrures, qui bientôt s'effacent et disparaissent par l'usure.

Le cingulum, ou crête de la base, prend un développement

---

1. Ces sillons transversaux, évidemment dus à un trouble de développement, constituent une des variétés de l'anomalie de structure connue sous le nom de *érosion*. L'érosion, lorsqu'elle existe, affecte nécessairement dans le même point, et à un égal degré, les dents homologues sur une mâchoire ou sur les deux. L'auteur ne signale ici l'érosion qu'à propos des incisives ; mais elle peut exister sur toutes les dents permanentes. D'après M. Magitot, elle frapperait, par ordre de fréquence, les premières molaires, les incisives inférieures et supérieures, la canine, puis les prémolaires. Lorsqu'une dent est atteinte d'érosion, elle semble usée ou comme rongée sur une partie de la couronne. La forme de l'usure détermine la variété d'érosion : il y a l'érosion en forme de *sillon*, d'*échancrure*, l'*érosion en nappe*, l'*érosion en escaliers*, l'érosion en *gâteau de miel* (John Tomes). Le problème étiologique soulevé par l'érosion est des plus intéressants. Nous ne pouvons ici nous étendre longuement sur ce sujet ; disons seulement qu'on s'accorde à lui reconnaître pour cause, comme l'indique d'ailleurs Tomes, une suspension momentanée du travail de formation des tissus durs de la dent. M. Magitot croit que ce trouble se produit surtout dans l'éclampsie des enfants et dans les maladies à forme convulsive. Nous croyons, avec d'autres auteurs, que la plupart des affections aiguës de l'enfance peuvent être une cause d'érosion dentaire.

variable : il forme rarement une grande saillie médiane en arrière; mais dans l'angle formé par la rencontre des crêtes, sur les deux faces latérales, existe souvent une profonde dépression, siège de prédilection de la carie.

La cavité de la pulpe a exactement la même forme que la couronne de la dent; très aplatie du côté du bord tranchant, elle s'étend du côté des angles, formant deux prolongements en forme de *cornes;* cylindrique au niveau du collet, cylindrique dans la racine, elle s'effile graduellement jusqu'au sommet, où le calibre se rétrécit brusquement.

Les *incisives latérales supérieures* sont, dans tous les sens, un peu plus petites que les centrales; elles s'élargissent assez

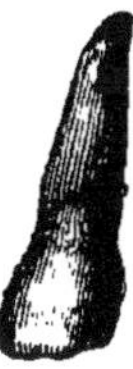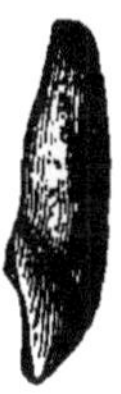

Fig. 2. — Incisive latérale supérieure gauche, vue de face et de côté.

brusquement du côté du bord tranchant; mais, au-dessus de ce bord, leur volume diminue graduellement pour former jusqu'au sommet de la racine un cône parfaitement régulier; leur face labiale est convexe dans tous les sens; leur face linguale est peut-être encore un peu plus plane que celle des incisives centrales.

L'angle externe (distal) de la couronne est aussi un peu plus arrondi et plus fuyant que celui de l'incisive centrale; la face distante, celle qui regarde la canine, est légèrement convexe, tandis que la face médiane (ou interne) est légèrement concave.

La couche d'émail se limite près de la gencive par une ligne de contour semblable à celle des incisives centrales; mais la crête de la base ou cingulum est souvent beaucoup plus prononcée, et la présence d'un tubercule médian en arrière n'est pas rare ; de cette saillie plus accusée du cingulum, il résulte que la carie de la face linguale des incisives latérales supérieures est plus fréquente que celle de la face correspondante des incisives centrales.

.. La cavité de la pulpe est peut-être, relativement au volume de la dent, un peu plus grande que celle des incisives centrales ; il n'y aurait d'ailleurs qu'à répéter la même description.

Les *incisives centrales inférieures* sont beaucoup plus étroites que les supérieures ; leur bord tranchant est moins large de moitié, et le collet est encore plus étroit que le bord.

D'avant en arrière, le collet est profondément déprimé ; la

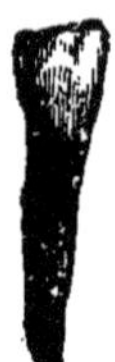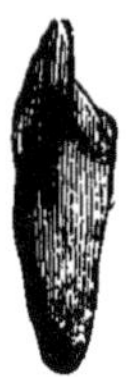

Fig. 3. — Incisive centrale inférieure, vue de face et de côté.

racine est très aplatie transversalement, et dans les manœuvres d'extraction on doit se rappeler qu'il est impossible de procéder à la rotation de la dent.

La ligne de contour de l'émail existe comme aux incisives supérieures ; mais la crête de la base n'est pas très accusée.

Les *incisives latérales inférieures* sont, contrairement à ce qui a lieu pour la mâchoire supérieure, plus grandes dans tous les sens que les incisives centrales ; leurs racines sont surtout plus longues, plus aplaties, et présentent en outre, sur chaque face latérale, un sillon vertical médian qui parfois forme une véritable gouttière.

L'angle externe de la couronne est arrondi comme celui des incisives latérales supérieures, mais moins fuyant.

Les *canines, cuspidées* ou *dents de l'œil*, sont, sous tous les rapports, plus fortes et plus résistantes que les incisives ; non seulement leur couronne est plus volumineuse et plus forte, mais leur racine est encore beaucoup plus longue.

La couronne se termine par un sommet mousse qui est exactement dans l'axe de sa longue racine; une ligne saillante, faiblement accusée, parcourt la face labiale du sommet au collet. Du sommet de la couronne partent deux bords obliques, l'un antérieur et l'autre postérieur, et comme le bord postérieur, c'est-à-dire celui qui regarde la bicuspidée, est convexe et s'allonge en se dirigeant vers cette dent, il en résulte que la moitié externe de la couronne est plus développée que l'interne; et ce manque de symétrie fait qu'il est facile de déterminer à quel côté de la bouche appartient une canine.

La face interne ou linguale n'est point concave comme celle

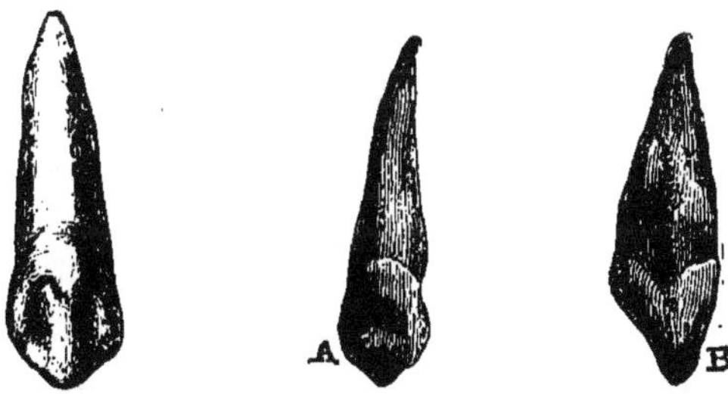

Fig. 4. — Faces linguale, labiale et distante d'une canine supérieure; sur la face linguale on voit le tubercule de la base, point de convergence des trois crêtes.

des incisives; elle est plutôt légèrement convexe. Une crête saillante en descend vers le sommet de la dent. Cette crête, dans le point où elle se rencontre avec celles qui limitent latéralement la face linguale, forme parfois un tubercule volumineux qui répond au cingulum des incisives.

Une coupe transversale de la canine faite au niveau du collet est presque triangulaire et montre que la face labiale est beaucoup plus large que la face palatine ou linguale.

Les *canines inférieures* sont moins nettement accusées dans leurs formes que les supérieures; leur sommet est plus mousse, leur racine plus courte; la crête verticale saillante de la face labiale ne s'observe plus, et le manque de symétrie entre les deux moitiés interne et externe de la couronne est plus difficile à constater. La face linguale a peut-être une tendance plus marquée à devenir concave.

Les *prémolaires* ou *bicuspidées*, au nombre de huit, deux de chaque côté, à chaque mâchoire, correspondent aux troisièmes et quatrièmes prémolaires de la dentition type des Mammifères. La première et la seconde prémolaire ne sont pas représentées chez l'homme.

Prémolaires supérieures. — Leur couronne, comme on peut le voir en regardant leur face triturante, est irrégulièrement quadrilatère; le bord externe ou labial est plus large et plus épais

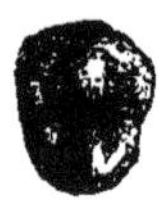

Fig. 5. — Face triturante d'une bicuspidée supérieure.

que le bord interne ou lingual. Comme les canines, ces dents peuvent prendre place sur la ligne courbe alvéolaire, grâce à la différence de volume qui existe entre leur moitié interne (linguale) et leur moitié externe (labiale).

Ainsi que leur nom l'indique, leur couronne porte deux tubercules (cuspides), dont l'externe ou labial est le plus développé et le plus résistant. Les faces labiale et linguale de la couronne sont convexes, unies; l'émail est dépourvu de crête à la base; les deux tubercules interne et externe, au lieu d'être réunis par une crête transversale, sont séparés par une profonde gouttière; on remarque seulement que le bord antérieur et le bord postérieur (médian et distant) de la face triturante se relèvent en formant une légère arête.

Leur racine est simple, très aplatie latéralement; souvent néanmoins, elle est bifide dans une grande partie de sa longueur; si elle n'est complète, la division s'accuse alors par un profond sillon vertical creusé sur les deux faces antérieure et postérieure de la racine. Le côté externe ou labial de cette racine porte souvent aussi un autre sillon vertical qui peut aller jusqu'à la division complète.

En réalité, une bicuspidée peut posséder trois racines parfaitement distinctes, comme les grosses molaires; entre la racine unique, aplatie, avec sillon vertical, et la racine à trois divisions, peut encore exister un type intermédiaire. La première bicuspidée, sous le rapport du nombre des racines, est plus variable que la seconde.

La seconde bicuspidée supérieure se distingue de la première par ce fait que la différence de volume entre les deux tubercules de la face triturante est moins prononcée ; le tubercule interne est relativement beaucoup plus développé et souvent même l'emporte en hauteur sur le tubercule externe ou labial.

La cavité de la pulpe présente dans la couronne des prolongements distincts en forme de cornes ; au collet, elle s'aplatit considérablement dans le sens des racines, se réduit même parfois à une mince fissure, étranglée au milieu et élargie à ses extrémités. C'est pourquoi la cavité de la pulpe d'une bicuspidée supérieure est difficile à obturer; la difficulté est encore accrue par l'impossibilité où l'on est aussi quelquefois de connaître le nombre des divisions de la racine, divisions qui ne se font parfois qu'à une certaine hauteur.

Les *bicuspidées inférieures* sont plus petites que les supérieures et d'une forme tout à fait différente. Le tubercule externe ou labial de la face triturante est très incliné en dedans et, par suite, la face labiale de la couronne est très convexe. Le tubercule interne ou lingual est peu développé ; une petite saillie de l'émail le réunit au premier, qui n'est pas non plus d'ailleurs très volumineux.

La racine est arrondie, un peu plus développée cependant du côté labial que du côté lingual ; près de son extrémité, elle

forme un cône parfaitement régulier ; la cavité de la pulpe est
cylindrique au niveau du collet et s'enfonce dans la racine en
y creusant un cône allongé. Le prolongement de la pulpe qui
répond au tubercule interne est peu considérable.

La seconde bicuspidée inférieure diffère très notablement de
la première ; sa couronne forme un cube plus régulier, dont
toutes les dimensions sont plus grandes ; le tubercule interne
ou lingual est plus saillant et plus fort ; d'autre part, le développement plus marqué de la crête qui limite et forme le bord
postérieur ou distant de la face triturante augmente l'étendue
de cette face, au point de rendre évidente la tendance vers la

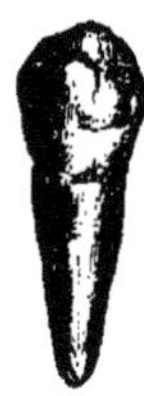

Fig. 6. — **Première bicuspidée inférieure, vue par sa face interne (linguale).**
Le tubercule externe est beaucoup plus saillant que le tubercule interne.

transition du type bicuspidé au type quadricuspidé, qui est
celui d'une molaire vraie.

Maintenant que nous avons donné une description rapide
mais complète de toutes ces dents, le moment est venu d'insister sur un ou deux caractères généraux de la série. La différence entre une incisive bien développée, une canine et une
prémolaire est si marquée, que les points de ressemblance qui
les rapprochent doivent être mis en lumière ; on pourrait
croire, en effet, que ces dents n'ont entre elles rien de commun.

Mais une gradation saisissante, au contraire, peut être établie entre elles, car il n'est pas rare de rencontrer de ces dents
qui possèdent, à un haut degré, des caractères frappants de
transition. Si l'angle externe d'une incisive latérale est plus
fuyant, plus effacé que de coutume, en même temps que la
crête et le tubercule de la base de la couronne sont plus accen-

tués, on a une incisive qui ressemble à une canine; cet exemple des incisives latérales tombe souvent sous les yeux de ceux qui recherchent ces déviations de la forme normale des dents.

Ainsi donc, la forme caractéristique d'une incisive latérale, légèrement modifiée, nous rappelle la forme d'une canine ; dans la discussion actuelle, nous pouvons négliger le volume relativement considérable de la canine, dont nous saisissons la cause, pour ne pas obscurcir le point que nous voulons mettre en lumière.

Entre les canines et les bicuspidées, la même parenté de forme s'observe, et cela bien mieux à la mâchoire inférieure qu'à la mâchoire supérieure. Nous avons déjà signalé ce fait, qu'à la base de la face linguale de la couronne des canines existe souvent une saillie prononcée de la crête de l'émail, formant parfois un véritable petit tubercule ; et d'autre part, nous avons fait observer que le tubercule interne de la première bicuspidée inférieure est à la fois plus étroit et moins saillant que le tubercule externe. Une coupe méthodique faite suivant la longueur des deux espèces de dents démontrera, sans qu'il soit nécessaire d'insister davantage, que le tubercule existant en arrière à la base des canines, et le tubercule interne de la bicuspidée, sont des parties homologues, ne différant que par le volume ; en outre, il ne sera pas sans intérêt de remarquer que la cavité pulpaire de la bicuspidée n'envoie qu'un faible prolongement dans le petit tubercule interne, ce qui rend encore plus parfaite la ressemblance des deux espèces de dents.

L'étroite parenté qui existe entre les canines et les bicuspidées prêtera à de nouvelles considérations dans le chapitre des homologies des dents (anatomie comparée). Pour le moment, il nous suffira de l'avoir signalée. La transition des bicuspidées aux grosses molaires est plus brusque ; du moins, il n'est pas aussi facile de mettre exactement le doigt sur le point qui marque le passage de la forme des premières à celle des secondes. Qu'on s'imagine, au contraire, que la différence existant entre la canine et la première bicuspidée s'exagère encore un peu, et l'on aura presque exactement une deuxième bicuspidée.

Si l'on veut prendre la peine de se rappeler les anomalies de forme que l'on rencontre dans ces dents, on trouvera presque invariablement que la dent qui présente l'anomalie se rap-

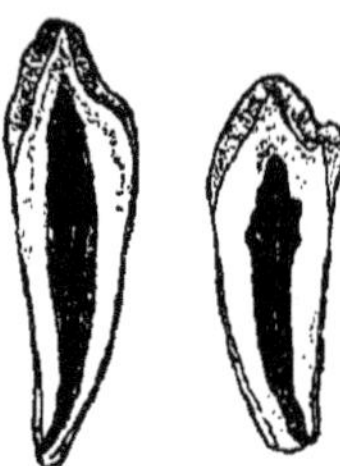

Fig. 7. — Coupes d'une canine et d'une bicuspidée, montrant les caractères communs des deux dents.

proche par la forme d'une des dents voisines : d'où cette conclusion inévitable, que les incisives, les canines et les bicuspidées ne forment pas trois types de dents complètement distincts, d'une forme *sui generis*, mais qu'elles sont des modifications d'un seul et même type. Je puis ajouter que l'odontologie comparée nous conduit à la même conclusion, en démontrant l'identité fondamentale des trois formes, y compris même celle des grosses molaires.

Les *grosses molaires supérieures* ont une couronne de forme cubique dont les angles sont nettement prononcés. On peut dire tout d'abord que la première grosse molaire est plus fixe dans sa forme que la seconde, et celle-ci que la troisième. Sous cette réserve, la même description peut s'appliquer à la première et à la seconde.

La face triturante de la couronne présente quatre tubercules (cuspides) à peu près égaux, deux labiaux ou externes, deux linguaux ou internes ; le tubercule antérieur interne est manifestement le plus volumineux ; il se rattache au tubercule externe postérieur par une crête d'émail oblique et saillante. Les deux autres tubercules, séparés par la crête, n'ont aucun rapport entre eux.

Cette crête oblique de l'émail sur les molaires supérieures se rencontre chez l'homme, les singes anthropoïdes et certains singes du nouveau monde.

Les sillons qui séparent les tubercules descendent sur les

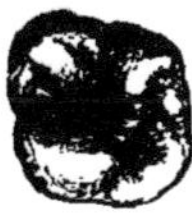

Fig. 8. — Face triturante d'une première molaire supérieure gauche ; la crête oblique réunit le tubercule antérieur interne au tubercule postérieur externe.

faces labiale et linguale de la couronne, mais s'arrêtent avant d'arriver jusqu'à la gencive ; à leur point d'arrêt existe souvent une dépression de l'émail, lieu d'élection pour la carie, surtout sur la face labiale de la dent. Il est très rare de voir les sillons s'avancer sur les faces médiane et distante (antérieure et postérieure) de la couronne ; c'est qu'un rebord saillant d'émail leur ferme généralement la voie dans cette direction.

Les racines sont au nombre de trois : deux externes ou labiales, et une interne ou palatine. Cette dernière est la plus volumineuse ; elle diverge plus fortement de l'axe de la couronne que les autres racines et s'enfonce obliquement de dehors en dedans vers la voûte palatine ; elle est souvent recourbée, et d'une forme irrégulièrement cylindrique.

Les racines externes, qui se compriment mutuellement, sont moins arrondies ; leur plus grand diamètre est perpendiculaire à la direction de l'arcade dentaire ; la racine antérieure est un peu plus volumineuse que la postérieure et fait une saillie plus prononcée au niveau du collet. La racine labiale antérieure se réunit souvent à la racine palatine ; plus souvent encore, la labiale postérieure et la palatine sont accolées; parfois aussi, on peut rencontrer quatre racines distinctes.

Grosses molaires inférieures. — La première grosse molaire inférieure est la plus fixe dans sa forme; elle est aussi la plus volumineuse; sa face triturante porte cinq tubercules.

Quatre tubercules sont régulièrement placés aux quatre angles d'un carré et séparés par deux sillons en croix. Mais la branche postérieure de la croix est bifurquée, et entre les deux

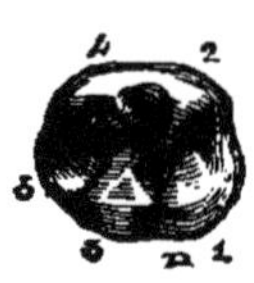
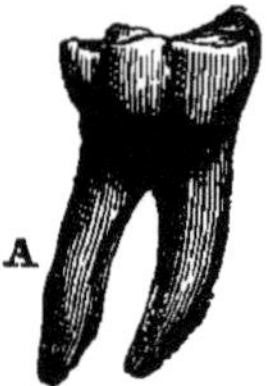

Fig. 9. — Première grosse molaire inférieure droite. — A. Vue de côté. — B. Vue par sa face triturante. Sur les deux figures les cinq tubercules sont nettement indiqués.

divisions se trouve embrassé le cinquième tubercule, qui peut être qualifié de tubercule médian postérieur.

Le sillon transversal dépasse les limites de la face triturante et s'avance sur la face externe ou labiale de la dent, où il se termine par une dépression qui est fréquemment le siège de carie; si parfois le sillon empiète sur la face interne ou linguale, il y est moins prononcé. Les molaires inférieures s'implantent par deux racines, une antérieure et une postérieure. Ces racines sont très aplaties dans le sens antéro-postérieur et très fréquemment présentent une légère courbure à concavité postérieure. Sur la partie moyenne de chaque racine existe un sillon vertical qui peut diviser complètement chacune d'elles et faire ainsi quatre racines; la division complète peut n'exister que sur une des racines, auquel cas la dent s'implante par trois racines.

La seconde grosse molaire inférieure diffère peu de la première; ses racines sont un peu plus souvent réunies, et le cinquième tubercule est moins développé, quand il existe.

Les troisièmes molaires ou *dents de sagesse* (dentes sapientiæ) du maxillaire supérieur ressemblent d'une manière générale aux premières et aux secondes molaires, mais surtout

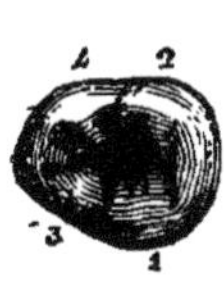
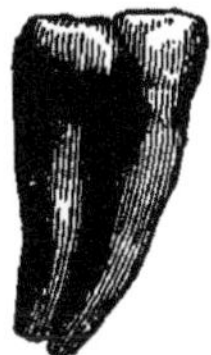

Fig. 10. — Deuxième grosse molaire inférieure. — 1° Vue par sa face triturante. — 2° Vue de côté. Les quatre tubercules sont indiqués.

lorsqu'elles sont bien développées et règulièrement placées sur une arcade dentaire de larges dimensions. Chez les races les plus civilisées, on peut, en général, affirmer qu'il est presque exceptionnel de rencontrer des dents de sagesse présentant une régularité parfaite, soit dans leur forme, soit dans leur siège ; ce qui les caractérise, c'est que l'une et l'autre sont extrêmement variables. Les deux tubercules internes de la couronne sont souvent confondus, et les racines de la dent, soudées, forment un cône irrégulier dont le sommet se recourbe en arrière en forme de crochet. Il ne reste plus ainsi qu'un vestige des trois racines ; la pulpe elle-même n'est plus contenue que dans une cavité simple, sans prolongements.

Troisième molaire inférieure. — Cette dent est rarement d'un

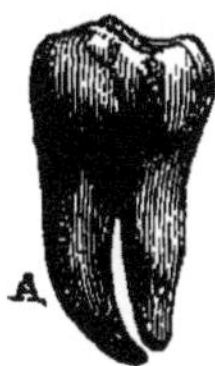
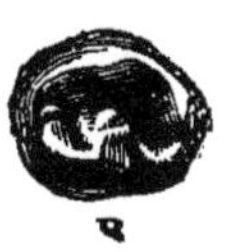

Fig. 11. — Troisième grosse molaire inférieure gauche (dent de sagesse). — A. Vue de côté. — B. Vue par sa face triturante.

aussi petit volume que la dent supérieure correspondante ; sa couronne est volumineuse, alors même que ses racines sont peu développées. La face triturante est habituellement pourvue de cinq tubercules ; sa ressemblance avec les dents qui la précèdent est en somme plus ou moins parfaite; tantôt elle possède deux racines ; tantôt ces deux racines sont réunies en une seule, sur laquelle un sillon vertical indique la tendance à la séparation complète.

Le professeur Owen (*Odontography*, page 454) a établi que, si la dent de sagesse est la plus petite des trois grosses molaires, ce caractère est moins marqué dans la race noire que dans la race caucasienne; et il ajoute que, chez la première, la troisième molaire supérieure s'implante toujours par trois racines, et la troisième molaire inférieure par deux. Une observation plus étendue ne nous permet pas d'accepter cette affirmation sans réserve, bien qu'elle puisse être considérée comme l'expression d'une vérité générale.

Rapports des dents de la mâchoire supérieure et de la mâchoire inférieure. — Les incisives et les canines de la mâchoire supérieure, implantées sur une arcade de plus grande courbure, se placent, lorsque la bouche est fermée, en avant des dents inférieures de même nom, qu'elles recouvrent dans le tiers supérieur de leur couronne; en même temps, les tubercules externes des bicuspidées et des molaires de la mâchoire inférieure sont reçus dans les sillons creusés entre les tubercules internes et externes des dents similaires de la mâchoire supérieure ; les tubercules externes de ces dernières se trouvent ainsi tomber en dehors des tubercules externes des molaires inférieures.

Grâce à cette disposition des tubercules des molaires, nous pouvons employer, dans la mastication, toute la face triturante des dents opposées; dans l'acte de la mastication, les tubercules externes des molaires supérieures viennent s'opposer aux tubercules de même nom des dents similaires; dans le mouvement latéral qui s'opère alors pour la mâchoire inférieure, les tubercules externes des dents molaires supérieures remontent en glissant sur la face oblique externe des tubercules externes des dents inférieures, et ceux-ci descendent dans un même contact avec la face interne des tubercules externes des dents supérieures ; de ce double mouvement combiné résulte le broiement des aliments interposés.

On remarquera aussi, et ce fait a une grande importance, que, vu la différence de largeur des incisives des deux mâchoires, les incisives centrales supérieures répondent aux incisives centrales inférieures et à la moitié interne des incisives latérales ; que les incisives latérales supérieures répondent à l'autre moitié des dents similaires inférieures et à la moitié antérieure ou interne des canines inférieures ; les canines supérieures répondent à la moitié externe des canines inférieures et à la moitié antérieure de la première bicuspidée inférieure ; la première bicuspidée supérieure recouvre la moitié postérieure de la première et la moitié antérieure de la seconde bicuspidée inférieure ; la deuxième bicuspidée supérieure recouvre la moitié postérieure de la seconde bicuspidée inférieure et le tiers antérieur de la première grosse molaire.

La première grosse molaire supérieure est opposée aux deux tiers postérieurs de la dent similaire et au tiers antérieur de la seconde molaire inférieure ; la deuxième molaire supérieure répond au tiers postérieur libre de la seconde inférieure et au tiers antérieur de la dent de sagesse. Enfin la dent de sagesse supérieure, étant moins large que la dent de sagesse inférieure, répond exactement à la portion de surface de cette dernière laissée libre par la deuxième molaire supérieure.

Grâce à cette admirable disposition, lorsque la bouche se ferme, chaque dent ne frappe pas seulement la dent correspondante, mais deux dents, de sorte qu'une dent ou même deux dents peuvent disparaître sur une mâchoire, les dents similaires de l'autre mâchoire rencontrent encore des surfaces de contact, et peuvent ainsi rendre des services. Mais, lorsqu'une dent est absolument dépourvue d'antagoniste, un travail se fait du côté du maxillaire qui tend à chasser de son alvéole l'organe devenu inutile. La direction générale des dents est verticale ; mais les dents de la mâchoire supérieure sont légèrement obliques en avant, et celles de la mâchoire inférieure légèrement obliques en arrière.

Nous n'avons que peu de chose à ajouter à la description qui précède, pour ce qui concerne les dents de la première dentition, ou dents de lait, qui ont pour formule :

$$i \ \frac{2}{2} \ c \ \frac{1}{1} \ pr \ \frac{2}{2} = 20.$$

Les dents de lait se distinguent des dents permanentes correspondantes par leur volume plus petit ; en outre, l'émail se termine au niveau du collet par un bourrelet plus épais, qui fait paraître ce collet plus étroit. Les incisives et les canines de lait sont, à peu de chose près, semblables aux dents qui doivent les remplacer ; cependant les canines de lait sont plus courtes, et leur couronne est plus épaisse. La première prémolaire supérieure de lait a trois tubercules sur la couronne, deux externes et un interne ; la seconde prémolaire ressemble à la dent permanente correspondante.

La première molaire inférieure de lait a quatre tubercules et ressemble à une deuxième grosse molaire permanente. Les racines des molaires de lait sont plus divergentes à partir du collet que les racines des dents permanentes correspondantes [1].

1. Cette description des dents de lait est peut-être un peu sommaire ; nous pouvons ajouter quelques mots sur les caractères différentiels des dents temporaires et des dents permanentes : d'une manière générale, les dents de lait sont d'une structure moins dense et moins solide que les dents permanentes ; d'une couleur blanc laiteux presque caractéristique, polies, transparentes. Leurs saillies sont moins accusées ; leur couronne est courte, comme *ventrue*, ce qui fait que le collet est très accusé. Il y a peu de chose à dire de plus des incisives et des canines en particulier. Les molaires de lait se distinguent de leurs dents de

remplacement par des caractères plus nets et plus tranchés. Les molaires de lait supérieures portent quatre tubercules sur la couronne et sont pourvues de trois racines ; les molaires de lait inférieures portent cinq tubercules sur leur couronne et sont pourvues de deux racines ; en d'autres termes, les molaires de lait ressemblent sur chaque mâchoire aux molaires permanentes, dont elles semblent être une réduction. Relativement au volume de l'organe, la cavité pulpaire et les canaux dentaires des dents temporaires sont beaucoup plus considérables que ceux des dents permanentes.

L'on trouvera la description la plus complète et la plus précise à la fois des dents permanentes et des dents temporaires dans l'excellente thèse du Dr Godet intitulée : *De l'art du dentiste au point de vue de la pratique médicale* (1856). (Trad.)

CHAPITRE II

OS MAXILLAIRES

Les dents sont implantées dans une partie des os maxillaires, qui présente à cet effet une conformation spéciale; ces os se sont moulés, pour ainsi dire, autour des racines des dents, lorsque celles-ci, complètement développées, occupaient leur siège définitif.

Le mode d'attachement des dents de l'homme porte le nom de *gomphose*; on ne saurait mieux le comparer qu'à la manière dont tient une cheville enfoncée dans un trou. Mais les alvéoles osseuses permettent aux dents une grande mobilité, comme on peut s'en rendre compte, en examinant un crâne desséché ; à l'état frais, la solidité de la dent est assurée par la présence autour de la racine d'un périoste résistant. Ce périoste, grâce à son élasticité, laisse encore à la dent un certain degré de mobilité, et diminue ainsi la violence du choc qui, dans l'acte de la mastication, serait imprimé aux dents, si elles étaient absolument immobiles, et sans être recouvertes dans l'alvéole d'une couche d'un tissu qui peut céder sous la pression. Lorsque le périoste est enflammé, épaissi par des liquides exsudés, la dent est, jusqu'à un certain point, soulevée de l'alvéole ; n'étant, pour ainsi dire, plus maintenue en place dans cette cavité, elle devient ainsi de plus en plus mobile.

La structure du périoste alvéolo-dentaire sera étudiée en même temps que celle des autres tissus dentaires ; nous n'avons ici qu'à signaler son existence.

Chez tous les Mammifères, les dents se distribuent dans la bouche, comme chez l'homme, c'est-à-dire, sur les os inter-maxillaires et maxillaires supérieurs, et sur les os maxillaires inférieurs ou mandibulaires.

Je n'ai point l'intention de faire une description complète de ces os, description qu'on peut trouver dans les livres d'ana-tomie générale ; mais, dans leurs connexions anatomiques, il y a tant de points qui intéressent directement l'étudiant dentaire, que je ne puis éviter de faire une rapide énumération de leurs rapports ; et, comme d'ailleurs, tous les étudiants ont entre les mains des livres d'anatomie générale, je me bornerai presque exclusivement à signaler les points qui intéressent spécialement les dents et les parties qui s'y rattachent.

Os maxillaire supérieur. — Pour faciliter la description, les anatomistes ont distingué dans cet os le *corps* et les *apophy-ses*. Il y a quatre apophyses : l'apophyse nasale, l'apophyse malaire, l'apophyse alvéolaire et l'apophyse palatine. Le corps est creusé d'une cavité pleine d'air, ou *sinus*, qui lui imprime sa forme, c'est-à-dire celle d'une pyramide irrégulière dont la base regarde la cavité des fosses nasales.

L'apophyse nasale se détache verticalement du corps de l'os, dans la direction de la dent canine ; c'est une lame osseuse, aplatie, résistante, qui, vue de côté, a une forme irrégulière-ment triangulaire.

L'apophyse malaire forme le sommet de la pyramide dont nous avons déjà parlé ; elle se détache horizontalement du corps de l'os, immédiatement au-dessous et en dehors de l'apo-physe nasale ; elle est remarquable par son volume et sa résis-tance ; cependant on connaît des exemples de fracture de cette apophyse par un traumatisme qui l'a séparée complètement du reste de l'os. Le sinus peut se prolonger dans l'intérieur de sa masse.

L'apophyse palatine représente une lame horizontale qui se projette du corps du maxillaire vers la ligne médiane; comme le plancher des fosses nasales est une surface presque plane, tandis que le palais forme une voûte dans le sens antéro-postérieur, il en résulte que l'apophyse palatine est beaucoup plus épaisse en avant qu'en arrière, où elle est mince et droite.

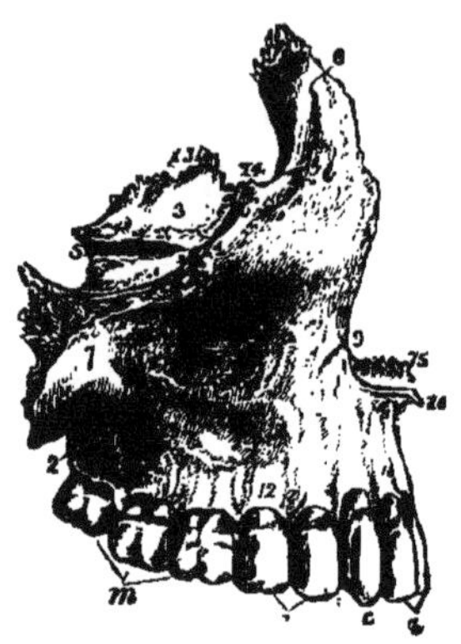

Fig. 12. — Maxillaire supérieur droit. — 1. Corps. — 2. Tubérosité. — 7. Apophyse malaire. — 8. Apophyse nasale. — 12. Apophyse alvéolaire.

L'apophyse alvéolaire est représentée par un bord large, épais, d'une courbure, qui, s'adaptant à la courbure du maxillaire homologue, donne à l'arcade dentaire des races supérieures la forme elliptique qui les caractérise. On peut décrire ce bord comme formé de deux lames osseuses aplaties, l'une interne et l'autre externe, réunies par de nombreuses cloisons transversales. Les alvéoles dentaires ne sont autre chose que les espaces compris entre ces cloisons. La lame alvéolaire interne est la plus résistante; l'externe est plus mince et plus faible; on tire profit de cette disposition, lorsqu'en arrachant une dent on l'incline légèrement en dehors. Sur la face externe de l'apophyse alvéolaire, on remarque des saillies correspondant aux racines des dents et séparées par des dépressions ; une de ces saillies se fait particulièrement remarquer au niveau de la dent canine. Dans les espaces interdentaires, le bord alvéolaire se prolonge sous forme de petites saillies, ce qui lui donne un aspect festonné. Si l'on examine l'intérieur d'un alvéole, on voit que, de tous côtés, l'os est très poreux, criblé de trous à large ouverture, et que, tout au fond, existe un trou plus large qui livre passage aux vaisseaux et nerfs de la dent.

L'alvéole de chaque dent en particulier est formé d'une mince coque osseuse d'un tissu relativement compact, entouré d'une masse de tissu spongieux ; la coque de tissu compact vient se confondre avec les lames corticales également compactes du maxillaire au niveau du bord libre des alvéoles, près du collet de la dent. Au-devant des racines très proéminentes, une partie de l'alvéole manque parfois, de sorte que, sur un crâne macéré, on peut voir à nu une ou plusieurs de ces racines.

Si nous passons maintenant à la description des faces de l'os, nous en trouvons quatre, et même, en comptant la face palatine, cinq : une face externe, qui forme une grande partie de la face proprement dite ; une face supérieure ou orbitaire ; une face interne ou nasale ; et une face postérieure ou zygomatique. Sur la face externe ou faciale, il nous faut signaler : la saillie qui existe au niveau de la canine (*éminence canine*); puis, immédiatement en arrière, une dépression, la *fosse canine*, au fond de laquelle on pratique quelquefois la ponction du sinus; le bord alvéolaire, sur une surface qui s'étend de la seconde bicuspidée à la troisième molaire, donne insertion au muscle buccinateur; immédiatement au-dessous du rebord orbitaire, on trouve le trou sous-orbitaire qui donne passage au nerf sous-orbitaire; c'est là un des points de prédilection de la névralgie d'origine dentaire.

Les faces orbitaire et nasale du maxillaire ne nous intéressent qu'en raison de leur rapport avec le sinus que nous décrirons dans un instant ; sur la face zygomatique, qui est convexe, et forme une partie de la fosse zygomatique, on remarque : de nombreux orifices qui livrent passage aux vaisseaux et nerfs dentaires postérieurs ; un sillon transformé en canal par la juxtaposition de l'os palatin ; c'est le canal palatin postérieur ; enfin, plus profondément, une éminence arrondie, la tubérosité maxillaire, qui fait saillie derrière la dent de sagesse, et qui a parfois été fracturée au moment de l'extraction de cette dent.

Le corps du maxillaire est creusé d'une cavité remplie d'air, le sinus maxillaire, qui, pendant la vie, est tapissé intérieurement par un prolongement de la membrane pituitaire. Le sinus est fréquemment impliqué secondairement dans les affections des dents ; aussi ses rapports anatomiques ont-ils une grande importance pour le dentiste.

Sinus maxillaire. — De même que les sinus frontaux, qui sont aussi des cavités à air, le sinus maxillaire n'atteint son entier développement, par rapport au reste de l'os, qu'après la puberté ; cependant, il fait son apparition avant les autres sinus nasaux, puisqu'on peut démontrer son existence sur un fœtus de six mois. Ses parois sont donc plus résistantes chez les jeunes sujets que chez l'adulte. D'après les observations de M. Cattlin [1], la capacité du sinus est plus grande chez l'homme que chez la femme.

Cette capacité est, d'ailleurs, très variable ; sur cent maxillaires observés à ce point de vue, l'auteur que je viens de citer a trouvé un sinus pouvant contenir un dragme de liquide (1 gr. 77 environ) à côté d'un autre qui pouvait en contenir huit dragmes (14 grammes) ; la capacité moyenne est de deux dragmes (3 gr. 5) et demi. Bien qu'elle soit aussi variable que son volume, sa forme se rapproche cependant de celle d'une pyramide irrégulière dont le sommet se dirige vers l'os ma-

1. *Transactions of the odontological Society*, vol. II, 1857.

laire, qu'il pénètre parfois, et dont la base regarde la cavité des fosses nasales ; il n'est pas indispensable, d'ailleurs, de décrire minutieusement la forme du sinus, qui souvent diffère absolument d'un côté à l'autre, chez le même individu. Le plancher de cette cavité, sur la plupart des maxillaires, présente une surface inégale, bosselée par des saillies qui corres-pondent aux racines des dents molaires ; ces racines ne sont recouvertes à ce niveau que par une mince paroi osseuse ; il n'est pas rare même de trouver l'une d'elles complètement à nu dans le sinus.

La cavité du sinus est divisée par des cloisons osseuses plus

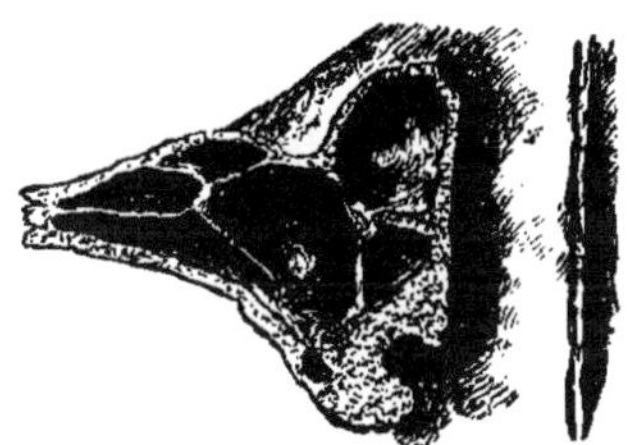

Fig. 13. — Coupe du sinus maxillaire du côté droit. On le voit divisé en plusieurs loges par des cloisons, jusqu'à l'os malaire. (Dessiné d'après un spécimen de la collection du Dr Maynard, appartenant au collège dentaire de Baltimore.)

ou moins nombreuses qui s'élèvent perpendiculairement des parois, comme cela s'observe très bien dans la figure 13 ; ces cloisons sont généralement minces, mais elles peuvent atteindre une grande épaisseur ; elles naissent le plus souvent au niveau des angles antérieur et postérieur de la base de la pyramide.

Sur la base du sinus, on trouve l'orifice qui s'ouvre dans le méat moyen des fosses nasales ; cet orifice est en partie fermé par l'ethmoïde, le palatin, le cornet inférieur et par la muqueuse ; sur un sujet frais, on peut à peine y introduire une plume d'oie ; il est bon de remarquer, en outre, que cet orifice s'ouvre en un point élevé et, par suite, n'offre qu'une mauvaise issue pour les liquides accumulés dans le sinus.

La muqueuse qui revêt le sinus se continue à travers cet

orifice avec la muqueuse des fosses nasales, et, comme cette dernière, possède un épithélium à cils vibratiles ; elle en diffère, d'ailleurs, par sa moindre épaisseur et son peu de vascularité.

Les dents, qui, généralement, affectent le rapport le plus étroit avec le sinus sont la première et la deuxième grosse molaire ; mais toutes les dents situées sur le maxillaire supérieur peuvent empiéter plus ou moins sur ses parois ; c'est ainsi que j'ai vu un abcès, qui avait pour point de départ le sommet de la racine d'une incisive, se diriger en arrière et perforer le sinus.

Le sinus possède quatre parois, qui sont : la paroi orbitaire, la paroi nasale, la paroi de la fosse zygomatique, et la paroi faciale ; son plancher est constitué par le bord alvéolaire ; à l'exception de ce dernier, ses parois sont très minces ; et ce fait a une importance pratique considérable au point de vue du diagnostic des tumeurs de cette région. Les tumeurs qui résultent de l'accumulation de liquides morbides dans la cavité même du sinus, déforment une ou même toutes les autres parois de préférence au bord alvéolaire, tandis que les tumeurs qui ont leur point de départ à la base du sphénoïde ou ailleurs et qui envahissent consécutivement le sinus abaissent et déforment le bord alvéolaire aussi bien que les autres parois du sinus, parce que la pression que ces tumeurs déterminent n'est pas également transmise dans toutes les directions, comme cela arrive lorsque le milieu qui transmet la pression est un liquide.

Le *maxillaire inférieur* ou os mandibulaire présente à étudier : un corps, et deux extrémités qui se relèvent presque perpendiculairement en arrière. La portion horizontale de l'os, ou corps, a une forme parabolique ; elle présente : une face externe convexe, et une face interne concave, un bord supérieur ou alvéolaire, et un bord inférieur. Sur la face externe ou faciale, convexe, on remarque : une crête rugueuse verticale qui n'est autre chose que la symphyse du menton ; à la partie inférieure de cette ligne , le tubercule mentonnier. Plus en dehors, au-dessous de l'interstice qui sépare la première de la seconde bicuspidée (un peu en avant ou en arrière de ce point), on rencontre le trou mentonnier, qui est la terminaison du canal dentaire inférieur. Partant d'un point rapproché du tubercule mentonnier, et se dirigeant obliquement en arrière, on voit la ligne oblique externe venir se perdre à la base de l'apophyse coronoïde. Au point où elle arrive au

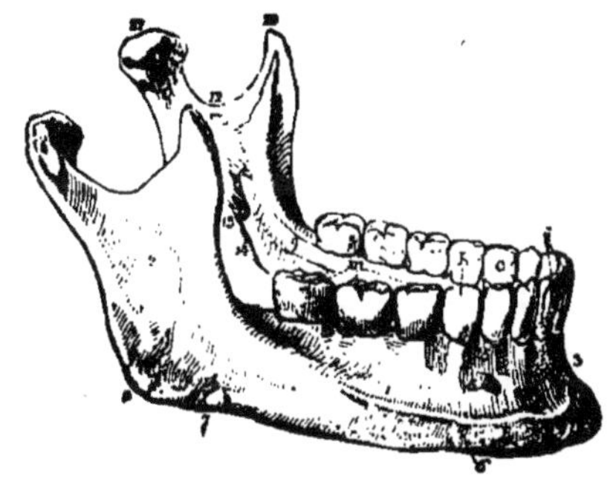

Fig. 14. — *Os maxillaire inférieur.* — 2. Insertion du masseter. — 3. Symphyse. — 5. Trou mentonnier. — 6. Ligne oblique externe. — 8. Angle du maxillaire. — 9. Ligne oblique interne. — 10. Apophyse coronoïde. — 11. Condyle. — 12. Échancrure sigmoïde. — 13. Orifice du canal dentaire inférieur.

niveau du bord alvéolaire, c'est-à-dire en face de la troisième, et parfois de la seconde molaire, elle renforce singulièrement la mince paroi externe, qui devient ainsi plus résistante que la paroi interne ; les étudiant n'oublieront pas ce fait lorsqu'ils auront à faire une extraction de dent de sagesse.

Le muscle buccinateur s'insère au bord alvéolaire sur une ligne correspondant aux dents molaires ; le muscle peaucier s'insère à la lèvre externe du bord inférieur de la mâchoire, sur une ligne un peu plus étendue, et plus en avant ; le muscle masséter s'attache à toute la face externe et aux bords de la branche ascendante; le muscle temporal, au sommet et à la face externe de l'apophyse coronoïde. Les autres muscles qui

s'insèrent au maxillaire inférieur concourent à l'expression de
la face [1].

Sur la face interne du corps du maxillaire, on voit quatre
tubercules (tubercules géni), deux de chaque côté de la ligne
médiane ; ces tubercules, situés au niveau du sommet des
racines des incisives, varient souvent dans leur position et
dans leur volume, chez les différents individus. Les deux tubercules supérieurs donnent insertion aux muscles génioglos-
ses ; les deux inférieurs, aux muscles génio-hyoïdiens ; ces
tubercules sont intéressants pour l'étudiant dentaire, non seulement, parce qu'ils donnent insertion aux muscles de la déglutition, mais encore, parce qu'ils offrent un point fixe très
commode pour mesurer le développement relatif des différentes
parties du maxillaire. Au-dessous des tubercules géni, s'observe une légère dépression, au fond de laquelle vient s'insérer le ventre antérieur du muscle digastrique ; entre les
tubercules et la dépression prend naissance la ligne oblique
interne, qui se dirige obliquement en haut et en arrière,
et devient de plus en plus saillante jusqu'à sa terminaison
à l'orifice du canal dentaire inférieur. Cette crête oblique
interne indique la ligne de développement du condyle (voir
le développement du maxillaire) et donne attache au muscle
mylo-hyoïdien, qui forme le plancher de la bouche dans toute
son étendue. La fossette de la glande sublinguale est au-dessus
de cette ligne, ce qui fait que cette glande est visible du côté
de la bouche ; la fossette de la glande sous-maxillaire est au-
dessous de la ligne oblique et plus en arrière.

La face interne de la branche ascendante du maxillaire
donne insertion aux muscles suivants : sur le col du condyle,
au ptérygoïdien externe ; sur la face interne de l'apophyse

---

1. Ces autres muscles sont : le *triangulaire des lèvres* qui s'insère à la face
antérieure du maxillaire près de son bord inférieur ; le *carré du menton* qui
s'insère à la ligne oblique externe ; et les *muscles de la houppe* du menton,
qui s'insèrent sur les côtés de la symphyse. (Trad.)

coronoïde, jusqu'au niveau atteint par la couronne de la dent de sagesse, au muscle temporal ; enfin, sur la partie interne de l'angle du maxillaire, sur une large surface, au muscle ptérygoïdien interne.

L'orifice irrégulier du canal dentaire inférieur est limité en dedans par une saillie osseuse en forme d'épine qui donne insertion au ligament latéral interne de l'articulation ; au-dessous et en arrière de l'orifice est le sillon (sillon mylo-hyoïdien) qui contient les vaisseaux et nerfs mylo-hyoïdiens ; ce canal dentaire se dirige en avant, en passant au-dessous du sommet des racines des dents, et se termine au trou mentonnier, après avoir formé un coude pour se diriger en dehors. Au niveau du coude, il envoie en avant, vers les incisives, des petits canaux dont on ne peut suivre le trajet bien loin. Le canal dentaire est plus rapproché de la surface externe que de la surface interne du maxillaire, dans la dernière moitié de son parcours ; et il est très voisin du sommet des racines de la dent de sagesse et des bicuspidées. Le bord alvéolaire du maxillaire inférieur, dans sa partie postérieure, semble plus divergent que celui du maxillaire supérieur ; mais le rapport normal des dents antagonistes supérieures et inférieures se trouve rétabli à ce niveau, par ce fait, que le bord du maxillaire inférieur se renverse en dedans, tandis que celui du maxillaire supérieur se renverse en dehors. Les branches ascendantes du maxillaire s'unissent au corps de l'os, sous un angle, qui, très obtus chez le fœtus, presque droit chez l'adulte, redevient obtus dans un âge avancé ; l'explication de ces variations de l'angle de la mâchoire trouvera sa place au chapitre du développement des mâchoires.

L'*articulation temporo-maxillaire*, chez l'homme, est très particulière : elle comporte un degré de mobilité bien rare dans une articulation. Les condyles, de forme ovoïde, sont reçus, lorsque la mâchoire est fermée et fixe, dans une dépression, la *cavité glénoïde* du temporal, formée en partie par la portion écailleuse, en partie par l'apophyse vaginale de cet os. La moitié postérieure de la cavité glénoïde présente une surface rugueuse qui loge une portion de la glande parotide; la moitié antérieure est une surface unie, limitée en avant par l'apophyse articulaire ou racine transverse de l'apophyse zygomatique, qui concourt à la formation de la cavité articulaire et est, à cet effet, encroûtée de cartilage. Entre le condyle de la mâchoire inférieure, et l'os temporal, s'interpose un *fibro-cartilage articulaire* mobile, qui a la forme d'une lentille biconcave, ovale; ses bords sont si intimement unis à la capsule articulaire que l'articulation se trouve divisée en deux cavités, possédant chacune leur membrane synoviale (excepté, lorsque, comme cela arrive parfois, le fibro-cartilage présente une ouverture à son centre).

On décrit à l'articulation quatre ligaments : le ligament capsulaire, le ligament stylo-maxillaire, et les ligaments latéraux, interne et externe.

Le ligament capsulaire [1] n'est que faiblement prononcé et mérite à peine ce nom; le ligament stylo-maxillaire s'étend du sommet de l'apophyse styloïde à l'angle de la mâchoire; le ligament latéral interne s'étend de l'épine du sphénoïde au bord de l'orifice du canal dentaire inférieur; le ligament latéral externe, le seul ligament propre à l'articulation, s'étend de la surface externe et du tubercule de l'apophyse zygomatique à la partie externe du col du condyle.

La forme des surfaces articulaires, les ligaments relativement peu nombreux qui les maintiennent en contact, concourent à laisser à l'articulation un degré et une variété de mouvements que l'on ne rencontre nulle part ailleurs, excepté dans les énarthroses. L'articulation fonctionne comme une simple char-

---

1. Le ligament capsulaire renferme très peu de fibres propres; il est surtout formé par la partie profonde du ligament latéral externe. (Trad.)

nière quand le maxillaire ne fait que s'abaisser[1]; c'est le seul mouvement qui existe chez beaucoup d'animaux, chez les Carnivores, par exemple. Mais, lorsque la bouche est ouverte, dans son plus grand développement, le condyle abandonne la cavité glénoïde, glisse en avant et se maintient sur l'apophyse articulaire, et le fibro-cartilage interarticulaire suit son mouvement. Ce déplacement du condyle, sous l'apophyse articulaire, qui se produit toujours lorsque la mâchoire inférieure s'abaisse très fortement, peut aussi avoir lieu, sans abaissement du maxillaire, dans le mouvement de projection horizontale de la mâchoire en avant; ce même déplacement, enfin, peut se faire d'un seul côté, produisant ainsi le mouvement de latéralité du maxillaire, si utile pour la mastication. Dans l'acte de la mastication des aliments, tous ces mouvements variés se combinent ou se succèdent avec une grande rapidité ; les mouvements latéraux sont assez limités, car, si l'on considère un côté de la bouche, lorsque la mâchoire exécute un mouvement latéral, on voit que les tubercules externes des dents molaires inférieures rencontrent les tubercules externes des molaires supérieures, et, qu'après s'être abaissés en glissant fortement sur la surface oblique de ces dernières, ils reprennent bientôt leurs rapports normaux; la même chose se passe, de la même manière, des deux côtés de la bouche [2].

L'élévation du maxillaire, les mouvements obliques et latéraux sont sous la dépendance de quatre muscles très puissants; les muscles antagonistes de ces mouvements sont comparativement faibles et ne concourent qu'indirectement à la mastication.

---

1. Même dans le mouvement d'abaissement simple, le condyle se porte en bas et en avant sous l'apophyse articulaire. (Trad.)

2. Dans le mouvement forcé de latéralité, non seulement les tubercules de même nom des dents supérieures et inférieures peuvent venir se mettre bout à bout; mais le rapport normal peut être renversé, c'est-à-dire que les tubercules externes des molaires supérieures viennent se placer au-dessus du sillon qui sépare les tubercules internes et externes des molaires inférieures. (Trad.)

La bouche se ferme au moyen de quatre paires de muscles puissants, qui sont : les masséters et les temporaux, s'insérant à la face externe du maxillaire; les ptérygoïdiens internes et externes, s'insérant à sa face interne.

Le masséter est formé de deux faisceaux : un faisceau superficiel et un faisceau profond; le faisceau superficiel s'insère à l'apophyse malaire et aux deux tiers antérieurs de l'apophyse zygomatique; de là, ses fibres, dirigées obliquement en arrière, vont se fixer à l'angle postérieur du maxillaire. Le faisceau profond, né du tiers postérieur de l'apophyse zygomatique et de sa face interne, descend obliquement en avant et s'insère en bas sur la face externe de l'apophyse coronoïde et la moitié supérieure de la branche ascendante du maxillaire.

Le muscle temporal, qui a la forme d'un éventail, s'insère supé-

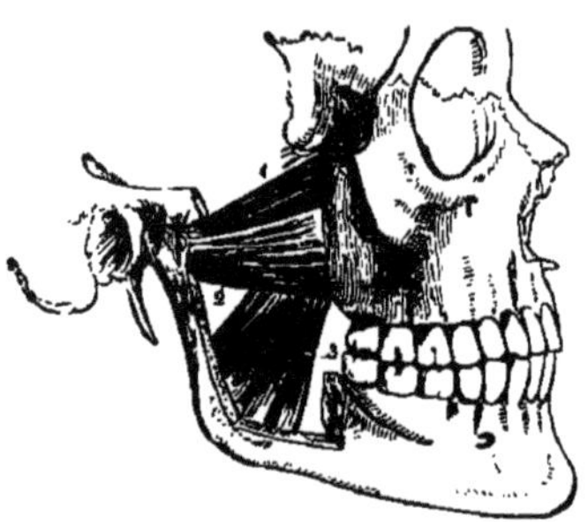

Fig. 15. — Muscles ptérygoïdiens. — 1. Faisceau supérieur du ptérygoïdien externe. — 2. Faisceau inférieur. — 3. Ptérygoïdien interne.

rieurement à toute la fosse temporale et à l'aponévrose temporale; après s'être réduit en un fort tendon aplati, il vient s'insérer en bas à la face interne, au sommet, et au bord antérieur de l'apophyse coronoïde ; ses insertions arrivent jusqu'au niveau de la dent de sagesse inférieure.

Le muscle ptérygoïdien interne, de forme quadrilatère, a une direction oblique de haut en bas et d'avant en arrière; né de la fosse ptérygoïde (ou plutôt de la face interne de l'aile externe de l'apophyse ptérygoïde), il vient s'insérer en bas sur la partie inférieure et postérieure de la face interne du maxillaire, et principalement à l'angle postérieur.

Le ptérygoïdien externe, de forme pyramidale, naît du bord ptérygoïdien de la grande aile du sphénoïde, de l'angle formé par cette aile et la base de l'apophyse ptérygoïde, de la face externe de l'aile externe de cette apophyse, d'une part; et de la tubérosité de l'os palatin et maxillaire supérieur, d'autre part; de ces différents points, ses fibres convergent en se dirigeant en arrière et en dehors pour aller s'insérer sur le col du condyle et sur le fibro-cartilage inter-articulaire.

Les quatre muscles que nous venons de décrire sont innervés par le nerf maxillaire inférieur.

Le masséter, le temporal et le ptérygoïdien interne élèvent le maxillaire inférieur et pressent les dents les unes contre les autres; c'est là leur action principale; ils sont les antagonistes des muscles digastriques, mylo-hyoïdiens et génio-glosses, renforcés peut-être par le muscle peaucier, qui abaissent la mâchoire lorsque l'os hyoïde est fixé par les muscles spé-ciaux.

Le ptérygoïdien externe porte la mâchoire en avant et contribue, dans une certaine mesure, à son abaissement; comme les deux ptérygoïdiens externes n'agissent pas toujours, ni même généralement ensemble, il en résulte pour la mâchoire des mouvements de latéralité. Le faisceau superficiel du masséter et le ptérygoïdien interne paraissent, vu leur direction légèrement oblique en arrière, agir aussi en portant le maxillaire en avant; mais Langer, qui a fait les recherches les plus récentes sur la physiologie de ces muscles, n'attache que peu d'importance à cette action; il semble avoir démontré que, lorsque le maxillaire a été porté en avant par le ptérygoïdien externe, l'action combinée du ptérygoïdien interne, du temporal et du masséter tend à le reporter en arrière.

Lorsque la mâchoire exécute un mouvement de latéralité, les tubercules externes des molaires inférieures se portent en dehors des tubercules de même nom des molaires supérieures, ou au moins, en opposition avec eux; puis les dents se rapprochent et les tubercules externes des dents inférieures glissent en frottant sur la face interne des tubercules externes des dents supérieures, jusqu'à ce qu'ils retombent dans le sillon central de la face triturante de la couronne. Le même mouvement se produit des deux côtés de la bouche.

Dans l'acte ordinaire de la mastication, les divers mouvements se combinent de toutes les manières possibles.

Quand la bouche est largement ouverte, les condyles viennent se placer sur l'apophyse articulaire, en avant de la cavité glénoïde; le muscle ptérygoïdien externe, qui agit surtout dans ce mouvement, entraîne en avant, non seulement le condyle, mais encore le fibro-cartilage interarticulaire, qui vient ainsi se placer entre le condyle et l'apophyse articulaire. Mais le fibro-cartilage ne suit pas le condyle dans les mouvements extrêmes; il ne dépasse jamais en avant cette partie de l'apophyse articulaire qui est légèrement excavée pour le recevoir.

A l'état de repos, la bouche n'est ni complètement fermée ni complètement ouverte; les personnes qui ont les amygdales volumineuses tiennent habituellement la bouche largement ouverte, à cause de la difficulté qu'elles éprouvent à respirer par le nez; c'est là une cause fréquente d'irrégularité dans la position des dents.

L'axe de rotation du maxillaire, en raison de l'angle formé par la branche ascendante avec le corps, passe bien au-dessous de la cavité glénoïde et du condyle; il est situé très approximativement dans le plan qui continue celui de la face triturante des dents [1].

Les mouvements exécutés dans l'acte de la mastication diffèrent beaucoup suivant la nature des aliments; il en résulte que, chez les différents animaux, les muscles qui servent à la mastication sont très inégalement développés.

Ainsi, chez les Herbivores (Ruminants), dont la mâchoire exécute surtout des mouvements de latéralité, ainsi que tout le monde peut l'observer, les ptérygoïdiens et surtout les

1. On s'accorde généralement à le faire passer par l'orifice interne du canal dentaire inférieur, qui est bien en effet à peu près situé dans le plan qu'indique l'auteur. (Trad.)

ptérygoïdiens externes atteignent un développement relativement considérable.

D'autre part, chez les Rongeurs, qui exécutent surtout des
mouvements d'élévation et de projection en avant de la
mâchoire, le masséter est prodigieusement développé, et sa
direction oblique en bas et en arrière est très prononcée.

Bien que la proposition ne soit pas absolument vraie, on
peut cependant dire que, chez les Mammifères, le masséter et
le temporal sont développés en raison inverse l'un de l'autre;
quand l'un est large et puissant, l'autre est petit et faible.

C'est chez les Carnivores que le masséter acquiert le plus
grand développement; chez eux aussi, les mouvements de latéralité de la mâchoire sont à peine marqués; le muscle temporal est parfois également très développé chez un grand
nombre de carnivores.

Chez les grands singes (orang-outang), le muscle temporal
ne prend un développement considérable qu'au moment de la
seconde dentition. Ce fait et cette observation que, chez les
herbivores, son volume paraît être en rapport avec la présence ou l'absence de canines, tendraient à faire supposer que
ce muscle est surtout destiné à rapprocher rapidement les
mâchoires de l'animal, lorsqu'il livre combat ou saisit une proie.

La forme de la cavité glénoïde est dans une relation intime
avec la dentition de l'animal, la nature et l'étendue des mouvements exécutés par les mâchoires.

Chez l'enfant, cette cavité est presque une surface plane,
sans saillies environnantes bien marquées; son grand axe est
transversal; et il ne se fait que peu de mouvements de rotation; chez l'adulte, elle est très profonde; l'axe du condyle est
oblique[1], et les mouvements de rotation sont très prononcés au
moment de la mastication des aliments.

1. L'axe du condyle est oblique de dehors en dedans et d'avant en arrière;
prolongé, il irait croiser celui du côté opposé un peu au devant de la partie
centrale du tronc occipital. (Trad.)

Chez les *Félidés*, l'axe du condyle est exactement transversal; les dents de ces animaux, disposées pour couper, non
pour broyer, ne gagneraient rien aux mouvements latéraux,
rendus, d'ailleurs, absolument impossibles par la manière dont
le large condyle transversal est reçu dans la cavité glénoïde et
maintenu par de puissantes apophyses, situées en avant et en
arrière; le fibro-cartilage interarticulaire existe, mais, comme

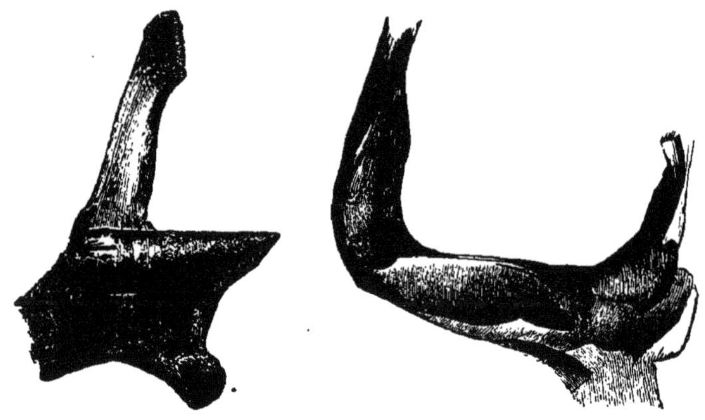

Fig. 16. — Condyle et cavité glenoïde du maxillaire inférieur d'un tigre.

le condyle ne se porte pas en avant, ce cartilage n'est point fixé
au muscle ptérygoïdien externe.

Chez les Herbivores, le condyle de la mâchoire est presque
sphérique; la branche ascendante est très longue, et les muscles
ptérygoïdiens sont larges; la cavité glénoïde est peu profonde;
la baleine, chez laquelle, naturellement, il ne se fait pas de
mastication, ne possède ni fibro-cartilage interarticulaire, ni
membrane synoviale; l'articulation se réduit à une simple
attache de nature fibreuse.

Ce sont les substances les plus dures qui sont placées le plus
profondément dans la bouche entre les molaires. Mais, comme
les aliments tendent à s'échapper d'entre ces dents, ils sont
constamment ramenés sous leur face triturante par l'action
combinée des lèvres, des joues, de la langue et du muscle

buccinateur, dont le rôle principal consiste précisément à empêcher les parcelles alimentaires d'échapper au contact des
dents, dans l'acte de la mastication.

Il en est des glandes salivaires comme des muscles d
mastication ; leur développement varie suivant la nature
aliments qui servent de nourriture habituelle à l'animal.

En règle générale, les animaux herbivores ont des gl
parotides volumineuses ; c'est-à-dire, que les animaux qui
d'une alimentation sèche et qui mâchent le plus ont
glande très développée ; ainsi, elle est énorme chez les R
nants ; chez les Marsupiaux herbivores elle est plus gros
chez les Marsupiaux carnivores plus petite que la glande
maxillaire.

Lorsque la présence d'un liquide particulièrement visq
est nécessaire à l'animal, comme, par exemple, le produit
lubréfie la langue du *Fourmilier*, c'est la glande sous-maxi
excessivement développée qui le fournit.

Les *nerfs des dents* viennent des branches de la cinqu
paire, qui donne d'ailleurs la sensibilité à la face et à la
le nerf maxillaire inférieur fournit aux dents de la mâ
inférieure ; les rameaux dentaires antérieurs et postérieur
nerf maxillaire supérieur se distribuent aux dents de la mâc
supérieure. Les troncs nerveux se divisent en autant de ra
qu'il y a de racines aux dents auxquelles ils sont destinés.
les détails de distribution de la cinquième paire, les étud
feront bien de se reporter aux traités généraux d'anato
ce serait dépasser les limites de cet ouvrage que d'insiste
longuement sur ce sujet, alors que nous avons suffisam
indiqué les quelques points qui présentent un intérêt particu
lier pour eux.

A la mâchoire inférieure, les racines des dents sont tout à
fait à proximité du tronc nerveux principal ; tel est surtout le
cas pour la dent de sagesse. Peu de jours avant d'écrire ces

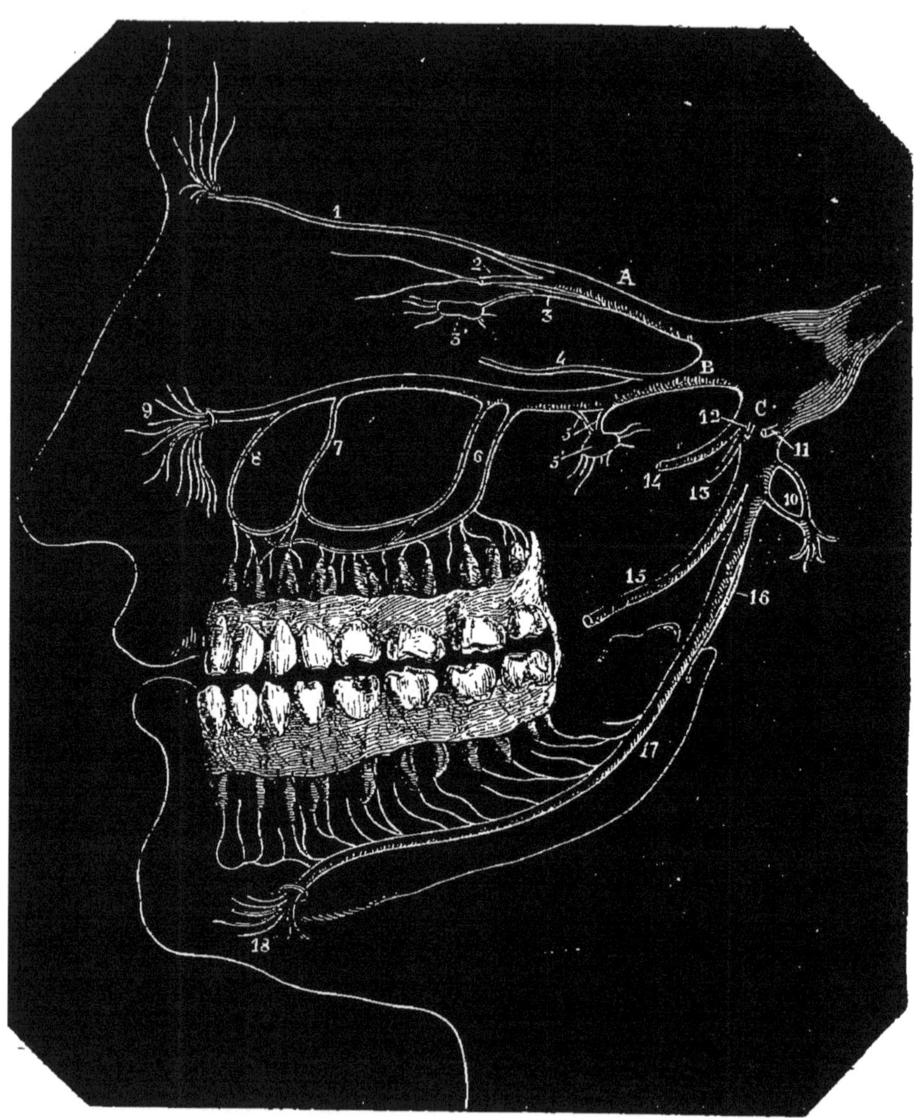

1
2
3
3
A
4
B
9
8
7
6
5
5
C
12
11
12
13
10
15
16
17
18

lignes, j'ai eu l'occasion d'extraire (avec le davier) une dent de
sagesse inférieure, chez un individu qui, immédiatement après
l'extraction, me demanda si, pendant l'opération, il ne s'était
pas mordu la lèvre, qui lui semblait gonflée ; cette réflexion me
fit examiner la lèvre, et je constatai un léger, mais manifeste
engourdissement de la lèvre et du menton du côté de l'opération , engourdissement qui n'avait pas complètement cessé
quand il me quitta. Un sillon creusé sur la face interne très
concave de la racine semblait indiquer que le tronc nerveux
était en contact intime avec la dent à ce niveau.

Il est impossible d'expliquer actuellement pourquoi la pulpe
dentaire est aussi riche en nerfs, car on ne voit à cela aucune
utilité évidente ; les dents à pulpe persistante, qui s'accroissent
pendant toute la vie de l'animal, reçoivent toujours de gros
nerfs ; ainsi, c'est un tronc volumineux qui pénètre dans la
pulpe des incisives des Rongeurs. Mais, dans ce dernier cas, si
l'on peut dire que la richesse nerveuse vient en aide à la
nutrition et préside à la formation incessante de tissu nouveau,
l'explication n'est plus aussi pleinement concluante pour les
dents dont l'accroissement est limité et dont la pulpe est
cependant richement pourvue de nerfs (fig. 17).

Comme je l'ai déjà signalé, en décrivant la mâchoire inférieure, le nerf dentaire inférieur sort de l'os par le trou mentonnier, près du sommet de la racine des dents bicuspidées. Une
douleur due à des causes éloignées est souvent rapportée au
point d'émergence d'un nerf, comme cela arrive souvent, par
exemple, pour la névralgie sus-orbitaire. Dans le même ordre
d'idées, la douleur qui a pour point de départ les dents ma-
lades au fond de la bouche, et particulièrement les dents de
sagesse à la mâchoire inférieure, est souvent rapportée à la
région des dents bicuspidées [1] ; il est assez curieux d'observer,

____

1. C'est-à-dire, dans la zone d'émergence du nerf mentonnier. (Trad.)

bien qu'il ne semble point y avoir de disposition nerveuse semblable à la mâchoire supérieure, qu'une douleur de même origine en arrière est souvent rapportée à la région des dents bicuspidées. On peut ajouter que, selon toute probabilité, il existe entre les nerfs de la mâchoire supérieure et ceux de la mâchoire inférieure des rapports plus étroits que ne l'indique la grosse anatomie, car il est d'observation journalière de voir rapporter la douleur qui a pour origine réelle la dent d'une mâchoire à la dent correspondante de l'autre mâchoire.

Toutes les dents de la mâchoire inférieure empruntent leurs vaisseaux aux branches fournies à chacune d'elles par l'artère dentaire inférieure, division de la maxillaire interne; les dents de la mâchoire supérieure reçoivent leurs vaisseaux de l'artère dentaire supérieure, division de la branche alvéolaire de la maxillaire interne; ces vaisseaux se distribuent seulement aux molaires et aux bicuspidées; les dents antérieures incisives et canines reçoivent leurs vaisseaux de la branche descendante de l'artère sous-orbitaire. Les vaisseaux suivent donc, dans leur distribution, à peu près le même trajet que les nerfs.

Les veines suivent exactement le trajet des artères. On n'a pas encore trouvé de lymphatiques dans les dents.

CHAPITRE III

LES TISSUS DENTAIRES

§ 1. — Émail.

On dit habituellement qu'il y a deux espèces de dents, à savoir : les dents de nature cornée, ou à gangue albumineuse, et les dents calcifiées; mais comme on ne sait rien de précis sur le développement des premières [1], il est, en fait, impossible de déterminer quelle relation peut exister entre elles et les dents calcifiées.

Ces dernières sont formées de un ou plusieurs tissus qu'on ne rencontre généralement que dans les organes dentaires (cependant on trouve un tissu en tout semblable à la dentine dans le squelette et les appendices cutanées de quelques poissons [2], et l'on pourrait encore citer d'autres exemples faisant exception à la règle) et qui, pour cette raison, ont reçu le nom de tissus dentaires.

Malgré l'existence de certaines formes de transition ou intermédiaires, on ne saurait nier que la division des tissus con-

---

1. Chez les Rayonnés, les Articulés, les Mollusques, les dents sont généralement des organes cornés, presque toujours de même nature que l'enveloppe tégumentaire. Chez les Crustacés, on rencontre déjà de la dentine dans leur composition, et elles sont calcaires. (Trad.)

2. Chez les poissons Plagiostomes et chez les Ganoïdes, l'émail et l'ivoire forment, outre les dents, certaines écailles et piquants cutanés. (Trad.)

stituants de la dent en trois tissus : dentine, émail et cément, ne soit celle qui convienne le mieux, au point de vue général.

La dentine, ou ivoire, forme la plus grande partie de la dent ; dans la plupart des cas, sa masse dépasse tellement celle des autres tissus constituants, que la dent conserverait sa forme et ses caractères, l'émail et le cément une fois enlevés.

La masse de dentine qui occupe le centre de la dent et entoure la pulpe est généralement recouverte d'une couche d'émail qui forme la surface de la dent ; l'émail peut n'exister que sur un point, comme cela s'observe sur la dent de l'Anguille ou de la Salamandre ; chez ces animaux, la couche d'émail ne recouvre que l'extrémité de la dent faisant saillie en dehors de la membrane muqueuse. Le revêtement d'émail peut exister sur une bien plus large étendue, comme chez l'homme.

Ce qui s'observe le plus ordinairement peut-être, c'est que l'émail recouvre toute la couronne de la dent, s'arrêtant juste au niveau atteint par le bord de la gencive ; il en est ainsi pour les dents humaines et celles de la plupart des Mammifères, dents à développement limité. Sur les dents à accroissement indéfini, l'émail descend dans l'alvéole jusqu'à la base de l'organe ; en pareil cas, il peut envelopper toute la surface du contour de l'ivoire, il en est ainsi pour les dents molaires d'un grand nombre de Rongeurs ; ou bien il ne revêt qu'une face de la dent, comme on le voit sur les incisives de ces mêmes animaux [1] ; sur ces dernières dents, l'émail, en effet, ne sert qu'à maintenir leur bord tranchant, à mesure qu'il s'use par la mastication. L'émail semble manquer complètement sur un grand nombre de dents ; c'est ainsi qu'on ne le trouve pas dans la sous-classe des Edentés, comprenant les Paresseux, les Armadilles et les Fourmiliers ; il n'existe pas davantage sur les dents

---

1. En fait l'émail recouvre la face antérieure et les faces latérales de ces dents. (Trad.)

de certains Cétacés, comme les Narvals, de quelques Reptiles et de beaucoup de Poissons.

Il semble que ce soit une chose très simple que de reconnaître quand une dent possède ou ne possède pas de revêtement d'émail ; mais il n'en est pas moins vrai, qu'en pratique, il est parfois difficile d'avoir une certitude à cet égard. Quand la couche est assez épaisse, il est facile, sur une simple coupe, d'en démontrer suffisamment l'existence ; mais, si cette couche est très mince, l'émail se brise et s'émiette avec la plus grande facilité au moment de la section. Restât-elle intacte, d'ailleurs, elle est ordinairement si transparente , d'une structure si obscure, et la couche d'ivoire qui y confine est aussi tellement claire et de structure si mal définie, qu'il est extrêmement difficile de résoudre la question de savoir si l'apparence d'une double ligne de contour est un simple effet d'optique produit par les lignes d'épaisseur de la tranche, ou bien indique l'existence d'une mince couche d'émail.

Mes recherches sur le développement des dents des Poissons et des Reptiles, m'ont amené à supposer que des couches rudimentaires d'émail devaient exister sur un grand nombre de dents où leur présence n'avait point été reconnue ; car j'ai constaté que l'existence d'un organe de l'émail était constante chez ces animaux. Sur les dents des serpents, qui, suivant le professeur Owen, ne sont formées que d'ivoire et de cément, j'ai pu démontrer la présence d'une mince couche d'émail et l'absence du cément. La Grenouille possède un organe de l'émail aussi distinct que celui du serpent, et je suis positivement sûr que l'émail existe à la surface de ses dents, malgré l'extrême minceur de la couche apparente de ce tissu. J'ai également démontré que l'Armadille possède un organe de l'émail, mais je n'ai pu réussir à découvrir sur les dents de ces animaux trace d'émail ou d'un tissu analogue. Le professeur Turner a fait la même observation pour le Narval.

Quoi qu'il en soit, nous sommes en droit de dire que chez ces animaux, comme chez beaucoup d'autres, c'est le développement fonctionnel de l'émail qui ne se fait pas. Que nous trouvions ou non une couche d'émail, qu'il n'existe pas même à l'état le plus simple et le plus rudimentaire, cela n'a plus la même importance, une fois que nous avons démontré que l'existence de l'organe de l'émail est constante chez tous ces animaux, aux premières périodes du développement.

J'éprouve donc quelque hésitation à souscrire à cette proposition générale du professeur Owen : que l'ivoire est le plus constant, et l'émail le moins constant des tissus dentaires. Il est possible que cette proposition soit exacte, mais les recherches les plus récentes faites sur le développement des dents ont très profondément modifié l'idée qu'on se faisait des rapports des tissus dentaires entre eux, et doivent nous engager à rechercher avec le plus grand soin quel est le fondement réel d'une semblable conclusion, avant de l'admettre.

Il nous reste à signaler le troisième tissu dentaire : le cément qui recouvre les racines des dents, en couche d'une épaisseur appréciable, jusqu'au niveau de l'émail, sur les bords duquel il s'étend dans une certaine étendue. Lorsque le cément existe sur la couronne des dents, il est toujours situé en dehors de la couche d'émail. Le cément se rencontre chez tous les Mammifères, mais il n'est pas toujours limité à la racine des dents ; sur un grand nombre de dents, à accroissement indéfini, il recouvre à l'origine toute la couronne, et, lorsqu'il a disparu de la face triturante par le frottement, il persiste sur les faces latérales de l'organe (voir la description des dents complexes de l'Éléphant, de la Vache, du Cheval, etc.).

Le cément n'existe point sur les dents des Serpents et de beaucoup d'autres reptiles ; dans la classe des Reptiles, en tout cas, il semble n'exister que chez ceux de ces animaux dont les dents sont reçues, soit dans une alvéole, soit dans de profonds sillons creusés sur les mâchoires ; je ne connais pas d'exemple de son existence sur les dents fixées aux mâchoires par anky- lose, à moins qu'on ne veuille désigner sous le nom de cément les tissus que j'ai décrits sous le nom d'*os d'attachement* (voir *Implantation des dents*).

Email. — L'émail forme à la surface de l'ivoire une couche de revêtement très dure et très dense.

A son état le plus parfait de développement, l'émail est de beaucoup le plus dur de tous les tissus du corps de l'animal ; c'est en même temps le plus pauvre en matière organique. L'émail d'une dent, chez un homme adulte, ne contient guère que 3 1/2 à 5 p. 100 de matière organique, et, si l'on en juge par la transparence et la fragilité de ce tissu chez quelques animaux inférieurs, la proportion de matière organique y serait encore beaucoup moindre. Les sels de chaux qu'il renferme consistent surtout en phosphates, en une petite quantité de car- bonates et quelques traces de fluorure de calcium. On peut y ajouter une faible proportion de phosphate de magnésie. Le revêtement d'émail est d'une épaisseur variable, plus considé- rable en tout cas au niveau des tubercules (cuspides) que par- tout ailleurs. Sur les dents à accroissement limité, l'émail se termine par un bord mince au collet de l'organe, et ce bord se trouve recouvert par le cément dans une certaine étendue. Lorsqu'une épaisse couche de cément existe sur la couronne, c'est toujours par-dessus la couche d'émail, dont la place réelle se trouve ainsi entre l'ivoire et le cément. La surface externe de l'émail est finement striée, et la direction des stries est per- pendiculaire au grand axe de la couronne ; on peut en outre y observer des sillons ou même des cavités profondes d'origine pathologique, indiquant qu'il y a eu trouble plus ou moins complet dans le développement de l'organe. Chez quelques animaux, l'émail semble dépourvu de structure ; tel est le cas pour la petite masse d'émail qui, comme la pointe d'une lance, forme le sommet des dents des poissons du genre Anguille, ou de la Salamandre, et qui, vu son extrême fragilité, se brise souvent lorsqu'on veut faire une coupe de l'organe ; c'est pour ce motif, d'ailleurs, que son existence a été très longtemps méconnue. Mais cette absence de structure, à supposer qu'elle soit réelle, n'est après tout que relative ; le plus souvent, l'émail, comme cela se voit sur les dents humaines, présente une fine structure fibreuse, remarquable surtout sur les dents dont le dévelopement est encore incomplet, beaucoup moins visible sur les dents parfaites. Par son mode de développement, l'émail des dents de l'Anguille révèle sa structure fibreuse, et, si nous ne pouvons distinguer les fibres constituantes lorsque la dent est à l'état de développement parfait, cela indique simplement que la calcification y est plus complète que dans les dents humaines.

Quand la calcification, en effet, atteint certaines limites, toute structure disparaît, sinon en réalité, du moins en apparence.

Nous avons établi que l'émail de l'homme a une structure fibreuse ; cela veut dire qu'il peut se *cliver* dans une direction définie, étant formé de fibres qu'on peut considérer comme des prismes dont l'extrémité, sur une coupe transversale, forme un hexagone plus ou moins régulier, résultant de leur pression réciproque. D'une manière générale, les fibres de l'émail se dirigent de la dentine vers la surface externe de la couronne ; mais cette direction subit de nombreuses, quoique légères variations. Les ondulations et la décussation des fibres de l'émail des dents humaines rendent leur trajet très difficile à suivre dans la longueur ; mais la structure de l'émail chez beaucoup d'animaux inférieurs (particulièrement chez les Rongeurs) est plus facile à saisir. Il est relativement rare de rencontrer l'émail tel qu'il existe chez les *Manatées* [1], c'est-à-dire composé

---

1. Genre de mammifères de l'ordre des Cétacés herbivores. Le type de ce genre est le Lamantin d'Amérique. (Trad.)

de prismes qui suivent une direction absolument rectiligne. Mais, chez les Rongeurs, les fibres suivent un trajet peu compliqué, formant un dessin très régulier, dont la disposition est constante pour certaines familles (John Tomes). Ainsi, chez les *Sciurides* [1], une coupe soit transversale, soit longitudinale de l'émail fait voir une partie interne et une partie externe, dans lesquelles les fibres suivent une direction différente, bien que continues à elles-mêmes, de l'ivoire à la surface libre de la couronne. Comme on peut le constater sur la coupe longitudinale, les fibres de l'émail partent à angle droit de la surface de l'ivoire, puis, après un trajet rectiligne qui répond aux deux tiers internes de l'épaisseur de la couche, elles s'inclinent en formant un angle de 45 degrés avec leur direction primitive. Sur une coupe transversale, on voit que les fibres de l'émail sont disposées en couches horizontales, chaque couche ayant l'épaisseur d'une fibre, les fibres des couches alternatives se dirigeant les unes à droite, les autres à gauche, en se croisant à angle droit. Il en résulte ainsi un dessin formé de carrés dans les deux tiers internes de l'épaisseur de la coupe ; dans le tiers externe, les fibres, se redressant brusquement sous l'angle indiqué, deviennent parallèles au lieu de suivre une direction différente dans les couches superposées. En fait, il devient alors impossible de distinguer les couches.

Chaque fibre de l'émail suit donc une direction définie et, dans ses rapports avec les fibres des couches voisines, forme un dessin parfaitement caractéristique. Ces fibres ne sont d'ailleurs ondulées sur aucun point de leur parcours.

Chez les *Loirs*, auxquels est empruntée la figure 18, la disposition des fibres de l'émail n'est pas la même pour les dents de la mâchoire supérieure et celles de la mâchoire inférieure. Les couches de fibres y suivent des directions différentes, de sorte qu'une coupe longitudinale faite sur une des premières

---

1. Famille de rongeurs ayant pour type l'écureuil. (Trad.)

peut être confondue, même après un examen attentif, avec une coupe transversale faite sur une des secondes. En ce qui concerne la décussation des fibres dans les couches alternatives, elle existe, comme chez les Sciurides ; mais elle en diffère dans

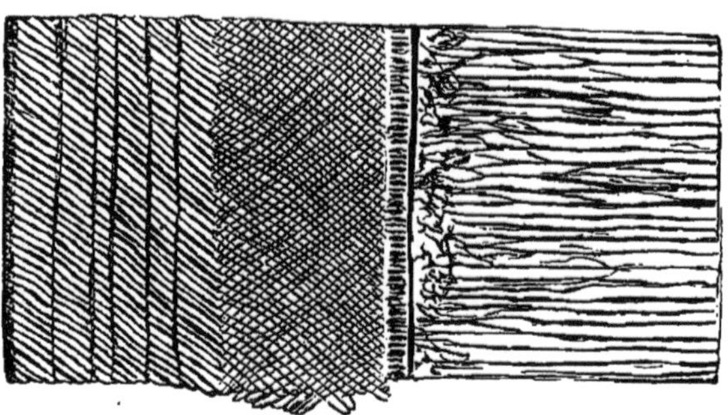

Fig. 18. — Coupe de l'ivoire et de l'émail d'un Loir. Dans la moitié interne les prismes des couches contiguës se croisent à angle droit ; dans la moitié externe ils sont parallèles.

chaque couche, en ce qu'au lieu de suivre un trajet parfaitement rectiligne, les fibres sont légèrement flexueuses.

Dans la famille des *Porcs-épics*, on rencontre une disposition bien plus complexe des fibres de l'émail ; chaque fibre est ondulée, et les ondulations se font dans des plans différents. Sur une coupe, il est donc impossible de suivre longtemps une fibre avec ses flexuosités. Près de la surface de l'émail cependant, les fibres deviennent parallèles ; et l'émail de ces animaux présente ainsi une disposition analogue à celle qu'on rencontre chez les autres rongeurs, c'est-à-dire que, sur une coupe transversale, il se divise en deux portions bien distinctes (dans la limite, du moins, où l'on peut affirmer que la direction suivie par les fibres de l'émail dans la partie profonde et dans la partie superficielle, et le dessin qu'elles forment, peuvent prêter à une division aussi nette). Les *Léporides* ou les Lièvres présentent une exception à la règle ; chez eux, l'émail n'est point disposé de manière à présenter deux couches distinctes ; il est simplement formé de fibres légèrement flexueuses.

Si nous suivons le trajet des fibres de l'émail depuis les
Manatées, où le type est extrêmement simple, jusqu'aux Écureuils, aux Loirs et aux Porcs-épics, nous voyons comment un
type bien défini, simple tout d'abord, se modifie pour devenir
un peu plus complexe, et arriver enfin à un degré de complication tel qu'il semble n'avoir plus rien de commun avec ceux
qui le précèdent. Si l'on n'est familier avec la structure de
l'émail des autres rongeurs, en voyant l'émail du Porc-épic,
par exemple, on sera incapable de débrouiller le chaos indé-
finissable de fibres qu'on aura sous les yeux. A-t-on, au contraire, étudié les formes intermédiaires, les transitions, on ne
mettra pas en doute que les fibres à trajet ondulé, tortueux,
qu'on observe, ne suivent en réalité une direction bien définie
et n'appartiennent à un type régulier.

Chez l'homme, l'émail, parfaitement normal, ne présente pas

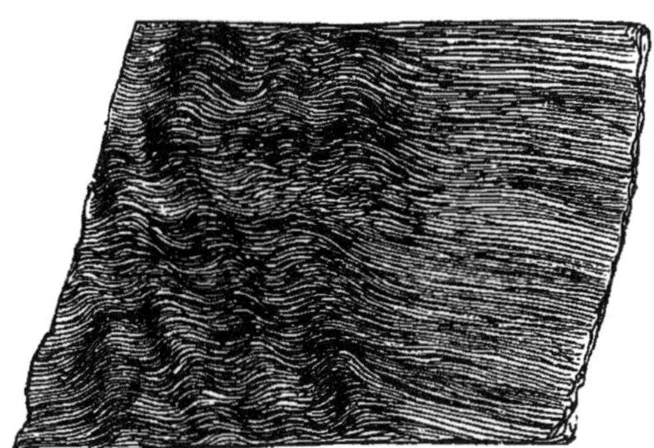

Fig. 19. — Email humain de la face triturante d'une molaire. La figure est faite
seulement pour montrer la direction générale des fibres.

une disposition fibrillaire aussi nettement accentuée ; les fibres
sont pleines, en contact intime les unes avec les autres, sans
qu'il soit possible de démontrer l'existence d'une substance
intermédiaire ou unissante. En général, les fibres sont parallèles et partent de la surface de l'ivoire pour aboutir à la surface de l'émail. Ce n'est pas à dire qu'elles soient, dans cette
direction, absolument rectilignes ou absolument parallèles ;
dans les couches successives, elles semblent même suivre des

directions opposées, en restant toujours flexueuses, avec de nombreuses ondulations. Ces ondulations des prismes de l'émail sont surtout marquées dans l'émail de la face triturante des dents. En outre, les couches successives de l'émail dans lesquelles, nous l'avons dit, la direction des fibres est opposée, forment des plans qui coupent transversalement le grand axe de la couronne et correspondent aux stries fines de la surface de l'émail; ces stries semblent ainsi formées par le relief de chaque plan à la surface. Les ondulations des fibres se font dans plusieurs plans; en d'autres termes, le trajet de chaque prisme en particulier se rapproche plus ou moins d'une spirale.

La plupart des fibres occupent toute l'épaisseur de la couche d'émail; mais, comme l'aire extérieure de la surface externe de cette couche est plus grande que celle de sa surface interne, comme d'ailleurs, les prismes n'augmentent pas le volume de dedans en dehors, il en résulte nécessairement la présence d'un certain nombre de fibres supplémentaires qui n'occupent que la portion la plus extérieure de la couche d'émail, sans pénétrer plus profondément.

Individuellement, les fibres de l'émail humain complètement développé semblent dépourvues de structure. Mais une faible striation transversale, moins nette que celle des muscles volontaires, tout en s'en rapprochant beaucoup, s'observe si généralement sur les prismes qu'on ne peut la considérer comme un état pathologique, bien que les stries soient plus nettement accusées sur les fibres appartenant à un émail altéré, de couleur brunâtre. Ces stries peuvent s'observer sur une fibre isolée et ne sont pas nécessairement continues avec celles des fibres contiguës, bien qu'il en soit souvent ainsi; la striation devient beaucoup plus apparente par l'action d'un acide dilué sur les fibres. On a donné des explications très différentes de l'aspect strié des fibres. On l'a attribué à la *calcification intermittente* des fibres (Hertz); avec plus de raison, on a invoqué les *varicosités* des fibres (Kölliker, Waldeyer). Les stries sont très apparentes sur l'émail du Rat commun, qui présente avec les autres Muridés cette particularité que chaque fibre est comme dentelée, les fibres des couches contiguës, à direction croisée, s'engrenant les unes avec les autres, avec une grande précision. Dans l'émail humain, les fibres contiguës, s'unissant sans aucune substance intermédiaire en guise de ciment, et suivant des directions différentes, doivent nécessairement présenter une forme irrégulière ; sans cela, elles laisseraient entre elles des espaces vides, que l'on ne trouve pas, dans le cas particulier. C'est donc la *décussation* des fibres qui fournit l'explication la plus satisfaisante de leur aspect strié ; c'est elle qui fait que de légères varicosités semblent exister sur les fibres à intervalles réguliers.

Bien que les fibres de l'émail, à son complet développement,

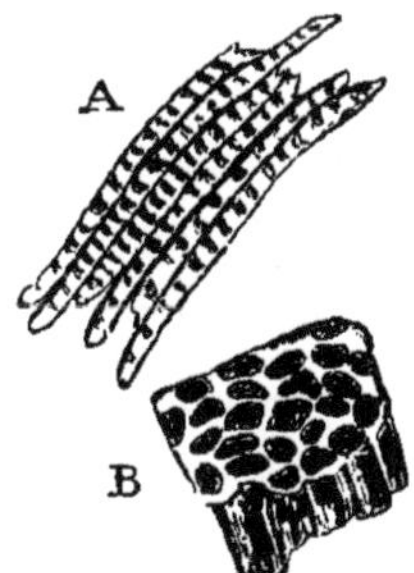

Fig. 20. — Email humain ramolli dans l'acide chronique, de manière à pouvoir être coupé à l'aide du rasoir.

semblent formées d'un tissu homogène, il n'en est point ainsi en réalité, car les acides agissent sur la partie centrale des fibres avec bien plus de rapidité que sur la partie périphérique. La figure 20, représentant de l'émail ramolli par une macération prolongée dans une solution d'acide chromique au 100e, nous rend parfaitement compte de ce phénomène ; la partie centrale des fibres est sombre et prend une couleur verte par la réduction du sesquioxyde de chrome, alors que la partie périphérique de la fibre reste transparente, sans coloration. En outre, si l'on traite une coupe d'émail par l'acide chlorhydrique, la partie centrale des fibres est la première attaquée et finit par disparaître, de telle sorte que, si la coupe est transversale, il ne reste plus qu'une membrane fénétrée.

Lorsque l'émail se forme, le dépôt des sels calcaires se fait d'abord à la périphérie des cellules de l'émail, de sorte que les couches d'émail très jeune sont remplies de trous dont chacun correspond au centre d'une fibre. Bien que les progrès de la calcification tendent à faire disparaître la différence très

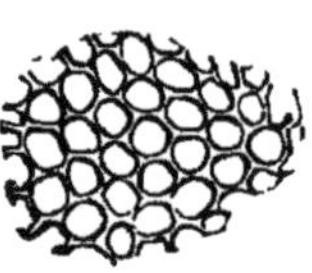

Fig. 21. — Coupe transversale de l'émail. La partie centrale des prismes a été enlevée au moyen de l'acide chlorhydrique dilué.

sensible qui existe entre le centre et la périphérie des cellules de l'émail, il suffit de faire agir sur elles un acide pour faire rétrograder, pour ainsi dire, la calcification, et faire plus nettement apparaître l'état fénétré ; cela indique bien qu'il n'y a pas identité de substance entre la portion centrale et la portion périphérique de la fibre. Dans l'émail altéré, d'ailleurs, on a souvent observé au centre de chaque fibre un étroit canal central.

Dans les fractures de l'émail, la ligne de fracture paraît se diriger suivant l'axe central des fibres, et non, comme on aurait pu s'y attendre, suivant leur ligne de juxtaposition.

On peut encore observer dans l'émail une sorte de striation se faisant suivant de grandes lignes, d'aspect brunâtre ; ces lignes, qui ne sont jamais ou presque jamais absolument parallèles à la surface de l'émail, en suivent cependant d'une manière approximative le contour et celui de l'ivoire. On connaît ces lignes sous le nom de *stries brunes de Retzius ;* et comme leur situation répond à ce qui était, à une certaine période du développement, la surface externe du chapeau d'émail, elles semblent indiquer que l'émail s'est en quelque sorte déposé, à l'origine, en couches stratifiées.

On peut observer des dépôts de pigment dans l'émail d'un grand nombre de Rongeurs; on les trouve dans les couches les plus externes, mais sans limite bien définie; le pigment disparaît graduellement à mesure qu'on s'avance vers les parties décolorées, qui sont plus rapprochées du centre. Quelques auteurs ont pensé que le pigment était déposé dans une mince couche de

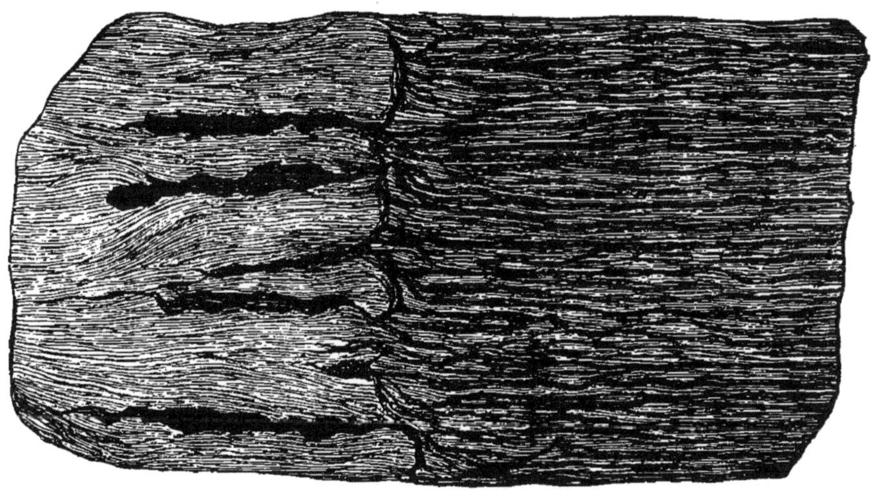

Fig. 22. — Cavités de l'émail humain communiquant avec les tubes de l'ivoire.

cément, ou dans une couche distincte superficielle de l'émail; mais, comme nous l'avons dit, il n'en est point ainsi.

Des cavités de forme irrégulière se rencontrent parfois dans l'émail, près de la surface de l'ivoire. Lorsque ces cavités existent, les tubes de l'ivoire communiquent quelquefois avec elles; mais on les considère comme étant de nature pathologique. Des fissures irrégulières, des cavités peuvent aussi accidentellement s'observer à la surface externe de l'émail; sans signification d'ailleurs, elles constituent seulement une cause prédisposante de la carie dentaire.

Chez l'homme, on peut voir occasionnellement quelques tubes de l'ivoire pénétrer dans l'émail et, après avoir franchi la ligne de séparation des deux tissus, poursuivre leur cours sans se perdre dans les cavités irrégulières dont nous avons parlé ; mais ce n'est que rarement qu'on rencontre cette disposition chez l'homme. Comme l'a signalé mon père, ce passage des tubes de la dentine dans l'émail, et leur trajet à travers presque toute son épaisseur, est un fait tellement constant chez les Marsupiaux, qu'il caractérise presque cette classe d'animaux.

La seule exception à cette règle pour les Marsupiaux vivants se rencontre chez le *Wombat*, dont l'émail ne reçoit aucun tube de la dentine. Les dents des marsupiaux fossiles qu'on a examinées à ce point de vue, ont présenté d'ailleurs, comme on pouvait s'y attendre, une structure analogue à celle des dents de leurs plus proches alliés des espèces vivantes.

L'émail du wombat présente encore une particularité importante ; il est recouvert par une couche remarquablement épaisse et uniforme de cément.

La pénétration des tubes de l'ivoire dans l'épaisseur de l'émail, ne constitue pas, d'ailleurs, une disposition qui ne se rencontre que chez les Marsupiaux ; on l'a encore observée chez quelques rongeurs (la Gerboise) et chez quelques insectivores (les *Sorricides*) [1].

Waldeyer et Hertz mettent en doute la pénétration des tubes de la dentine dans l'émail (fig. 23) ; comme l'a fait remarquer Kölliker, il est difficile de comprendre leur doute, car il suffit d'observer un seul spécimen ; bien plus, la chose peut se démontrer expérimentalement : si l'on met en contact, avec une coupe faite sur la dent d'un Marsupiaux, un acide capable de faire disparaître l'émail et de le dissoudre complètement, on voit les

---

1. Famille de mammifères insectivores, ayant pour type la *Musaraigne*.

tubes sortir librement et isolément de la masse de dentine, ce qui met absolument le fait en question hors de toute contestation.

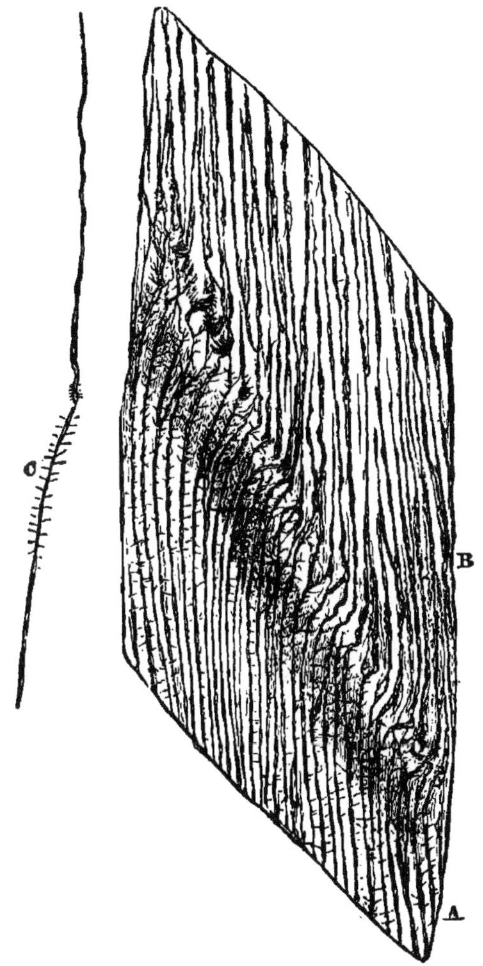

Fig. 23. — Émail et ivoire d'un Kangourou (macropus major). — Les tubes dentinaires fournissent dans l'ivoire même (*A*) de courtes et nombreuses divisions avant d'atteindre l'émail. Au moment d'y pénétrer, ils se dilatent et dévient légèrement de leur direction primitive ; au delà de leur dilatation, ils se dirigent en droite ligne sans donner de divisions dans les deux tiers internes de la couche d'émail. Dans la figure, on ne voit qu'une portion de l'épaisseur de l'émail. — *B*. Émail pénétré par les tubes de l'ivoire. — *C*. Tube de l'ivoire isolé.

C'est dans la classe des Poissons que l'émail, dont la structure est d'ailleurs peu différente chez les diverses espèces animales, présente le plus de divergences.

Chez le Sargus [1], ou poisson à tête de mouton, par exemple, l'émail est parcouru par un système de tubes propres, c'est-à-dire qui ne sont ni des tubes de l'ivoire, ni continus avec eux.

Ces tubes, comme on peut le voir dans la figure 24, partent de la surface externe de l'émail, pénètrent à une certaine profondeur sans présenter de courbures ni de divisions, puis, tous au même niveau, forment brusquement un angle et fournissent de nombreuses divisions (fig. 24). Le dessin formé par

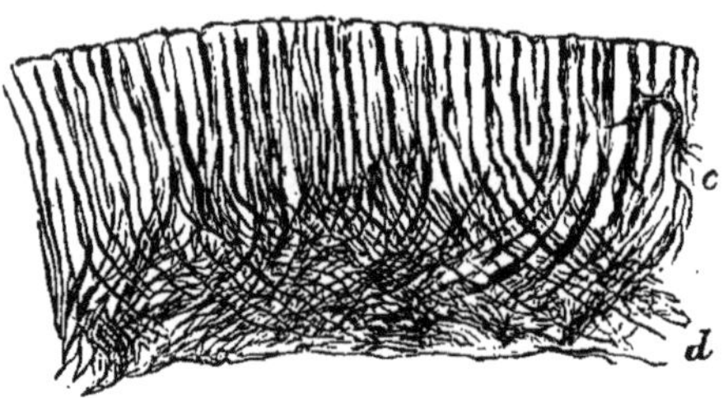

Fig. 24. — Email et ivoire du Sargus. — L'émail est pénétré par un système de canaux qui, partant de la surface libre, suivent d'abord un trajet rectiligne et parallèle, puis s'incurvent brusquement en s'entrecroisant les uns avec les autres. Il en résulte un dessin compliqué dans le tiers interne de la couche d'émail. — e. Email. — d. Limite de la couche d'ivoire.

l'entrecroisement de ces tubes, dans la partie profonde de l'émail, est si embrouillé, qu'il est impossible de le bien reproduire dans une figure. Je n'ai pu m'assurer, d'une manière satisfaisante, si ces tubes propres occupaient l'intervalle des prismes de l'émail, ou bien occupaient leur centre; cette dernière supposition semblerait, *à priori*, la plus probable; dans ce cas, leur développement présenterait quelque analogie avec celui des tubes de l'ivoire.

Il semblerait aussi que, pendant la vie, ces tubes étaient vides, car sur une coupe on trouve toujours leurs extrémités ouvertes plus ou moins obstruées par des impuretés. L'existence de prismes dans l'émail des Poissons n'est d'ailleurs pas du tout certaine, et c'est ce qui a conduit Kölliker à dire que

1. Sargue ou sarge, gros poisson de l'ordre des Acanthoptérygiens, qui se trouve dans la mer d'Égypte.

chez les Poissons il ne semblait pas y avoir de **véritable** émail (*Microscop. Anat.*, page 114). Mais l'émail des poissons se développe aux dépens d'un organe de l'émail analogue et en tout semblable à celui des Reptiles et des Amphibies, de sorte que les tissus anormaux qui le forment chez les poissons doivent être quand même et indubitablement considérés comme de l'émail.

§ 2. — Dentine.

Si l'on excepte les dents très anormales d'un cétacé fossile du genre Ziphius[1], le *Micropteron*, ces organes sont principalement constitués par la dentine. Ce tissu, qui forme la masse de chaque dent, suffirait pour lui conserver sa forme caractéristique, même en supprimant les deux autres, émail et cément. Il existe de nombreuses variétés de dentine, dans lesquelles les particularités de structure qui séparent ce tissu du tissu osseux sont relativement peu accentuées. Parfois même, les différences s'effacent presque si complètement, qu'il est difficile de décider si le tissu qu'on observe doit être considéré plutôt comme de la dentine que comme de l'os. Il est donc préférable de commencer par l'étude de la variété de dentine qui présente avec le tissu osseux les différences de structure les plus profondes : en d'autres termes, de décrire la dentine type. Pour cette description, c'est le tissu dentinaire que l'on trouve dans les dents de l'homme et celles de la plupart des Mammifères (bien qu'il n'appartienne point exclusivement à cette classe) qu'on doit choisir de préférence.

La dentine est un tissu dur, très élastique, d'une couleur blanche, avec une légère teinte jaunâtre, jusqu'à un certain point transparent, d'une transparence qui devient encore plus

1. Les cétacés ordinaires ne sont représentés, à l'état fossile, que par deux genres perdus. Le genre Ziphius et le genre Balœnodon, tous deux de l'étage parisien.

frappante lorsqu'elle contraste avec l'opacité qui annonce une première atteinte de carie. Les surfaces des fragments de dentine fracturée ont un éclat soyeux, dû en partie à la présence de l'air dans les tubes, plus prononcé, par suite, sur la dentine sèche que sur la dentine fraîche. On dit aussi parfois que la cassure de la dentine est légèrement fibreuse.

La masse de l'ivoire est formée d'une substance organique fondamentale, richement imprégnée de sels calcaires ; cette substance fondamentale est, dans toute son étendue, parcourue par des tubes parallèles, qui suivent, avec quelques irrégularités, une direction perpendiculaire à la surface de la dent.

Substance fondamentale. — On ne connaît pas exactement sa composition chimique; chez l'homme, la proportion de la substance organique par rapport aux matières inorganiques est variable suivant les individus, et probablement même, chez le même individu, aux différents âges, de sorte que l'analyse ne peut fournir que des résultats approximatifs. Sur une dent humaine fraîche, on a trouvé : 62 0/0 de son poids de sels inorganiques, 28 0/0 de cartilage dentaire, et 10 0/0 d'eau.

Bibra a donné l'analyse suivante d'une dentine parfaitement sèche :

Matière organique (cartilage dentaire)........	27ᵍʳ61
Graisse...................................	0 40
Phosphate de chaux.......................	66 72
Carbonate de chaux.......................	3 36
Phosphate de magnésie....................	1 08
Autres sels..............................	0 83

Chez un grand nombre de Mammifères, la dentine est beaucoup plus riche en phosphate de magnésie que chez l'homme ; il semblerait bien, d'après les divergences constatées entre les analyses, que la composition de l'ivoire est variable, mais en général on peut dire que c'est le phosphate de chaux qui forme la plus grande partie de ses matériaux inorganiques ; puis vient le carbonate de chaux, qui en représente de 3 1/2 à 5 0/0 ; le phosphate de magnésie existe encore dans une proportion beaucoup moindre ; enfin on ne trouve que des traces de fluorure de calcium.

La substance organique fondamentale de l'ivoire se rapproche beaucoup par sa nature de celle de l'os, sans être cependant identique avec elle ; elle a une consistance plus ferme et ne se transforme pas effectivement en gélatine par la coction. D'après Kölliker (qui reproduit Hoppe), la dentine du cochon donne une substance ayant de l'analogie avec le gluten et dans laquelle les globules dentinaires ne sont pas dissous. La base organique de l'ivoire porte le nom de *cartilage de l'ivoire*. On l'obtient en soumettant pendant plusieurs jours la dent à l'action d'un acide dilué. La forme et les caractères les plus distinctifs de la structure de la dent ainsi traitée ne sont point altérés. Le cartilage dentaire forme une masse solide, flexible, élastique, demi-transparente.

Dans la substance fondamentale d'une dent normale, on ne trouve pas trace de cellule ou autre élément figuré ; c'est une masse parfaitement homogène et transparente.

Comme nous l'avons déjà dit, la substance fondamentale est parcourue dans toute son étendue par des tubes, dont la direction, suivant les différents points de la dent, est très variable ; aussi la description suivante de leur trajet, loin de s'appliquer d'une manière également exacte et précise à toutes les dents, doit être considérée comme faite à un point de vue général. Chaque tube s'ouvre par un orifice circulaire dans la cavité pulpaire ; puis il s'en élève suivant une direction généralement perpendiculaire, se rapproche de la surface périphérique de la dentine, sans l'atteindre toutefois, mais en diminuant peu à peu de calibre, et se partage en un certain nombre de branches à une petite distance de cette surface.

Tubes de l'ivoire. — Si l'on soumet pendant plusieurs jours
l'ivoire à l'action d'un acide énergique, il n'en reste bientôt
plus qu'une sorte de feutrage fibreux, ou, si l'action de l'acide
a été prolongée plus longtemps encore, une masse visqueuse
transparente. Si l'on examine ce résidu au microscope, on
acquiert la preuve qu'il se compose tout entier de tubes ; et,
en fait, il ne reste plus que les parois propres des tubes de
la dentine, car la substance intermédiaire a complètement
disparu.

De cet examen ressort une double démonstration : premiè-
rement, que les tubes de l'ivoire ont des parois bien définies

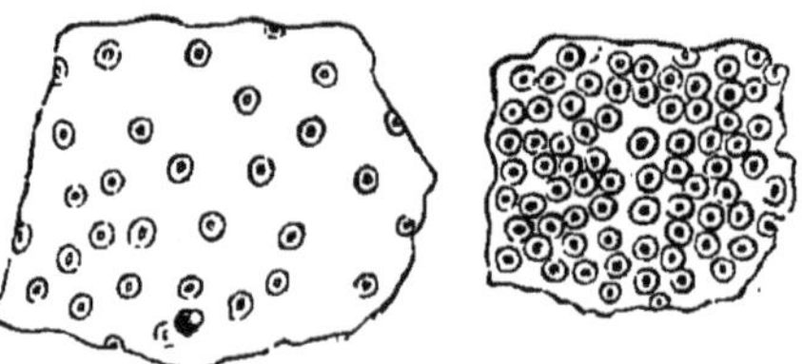

Fig. 25. — Tubes de l'ivoire vus sur une coupe transversale. Le double contour est
à dessein d'une netteté exagérée pour rendre la figure plus frappante.

et ne sont pas de simples cavités creusées dans la substance
fondamentale ; en second lieu, que ces parois sont formées
d'une substance singulièrement indestructible. Ces parois des
tubes de la dentine sont si indestructibles, en effet, qu'on peut
encore démontrer leur existence sur des dents fossiles, sur
des dents qu'on a fait bouillir dans des alcalis caustiques, et
sur des dents qui ont été abandonnées pendant longtemps à la
putréfaction.

Bien que ce soit Kölliker qui ait le premier, je crois, décrit
et représenté les tubes de l'ivoire, on les connaît généralement
sous le nom de « *gaines de l'ivoire de Neumann* », du nom
de l'auteur qui a fait à ce sujet les recherches les plus
complètes et en a donné la description la plus parfaite. C'est
au chapitre de la calcification qu'il sera surtout à propos de
parler de la nature chimique de ces gaines ; disons seulement

ici qu'un tissu analogue, tout aussi indestructible, forme la paroi interne des canaux de Havers et des lacunes des os. Neumann croit, comme Henle, que les gaines de l'ivoire sont calcifiées ; mais la preuve de leur calcification est difficile à fournir, car on ne peut démontrer l'existence des gaines, ou plutôt les isoler, que sur la dentine décalcifiée.

Une coupe transversale des tubes de la dentine offre une apparence trompeuse imputable à l'épaisseur même de la coupe qui fait apparaître pour chaque tube un double contour, qu'on croirait facilement appartenir à une paroi spéciale ; cela

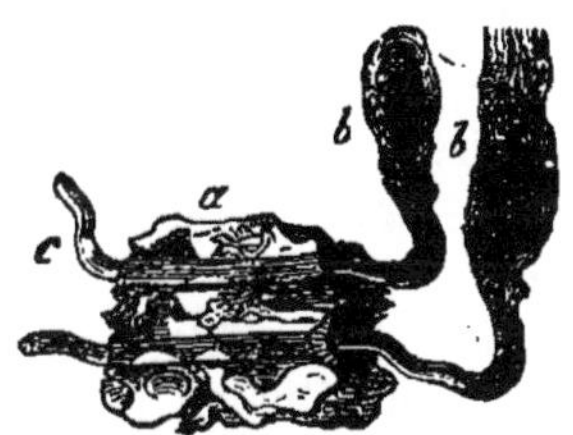

Fig. 26. — Fragment d'ivoire (*a*) traversé par des fibrilles molles (*c*) continues avec les cellules odontoblastiques (*b*) (d'après le Dr Lionel Beale).

n'empêche qu'immédiatement autour de l'orifice du canal, ou de la *lumière* de ce canal, comme on dit, il n'y ait généralement un mince cercle jaunâtre, qui n'est autre chose que la gaine de Neumann. Tout à fait au début de la carie, avant que l'ivoire soit complètement ramolli, les parois des tubes deviennent remarquablement apparentes. Les canaux qui parcourent la dentine en tous sens ne sont pas vides ; c'est une conclusion qui peut être facilement tirée de la différence que l'on peut observer dans la transparence et l'aspect général d'une dentine sèche et d'une dentine fraîche, qu'on les examine en masse ou en tranche mince. Ces canaux ne renferment pas davantage un liquide, comme on l'a cru à une certaine époque.

Chaque canal est rempli par une fibrille molle, qui est un prolongement des cellules odontoblastiques qui forment une couche à la surface de la pulpe. C'est mon père qui le premier a démontré l'existence de ces fibrilles molles ; et c'est lui qui, suivant les expressions de Waldeyer, « a ouvert ainsi la voie à l'interprétation exacte de la nature de la dentine. »

Comme on a contesté à mon père la priorité de cette découverte, il n'est pas hors de propos de rétablir ici les faits de la cause ; je n'aurais pas pris cette peine cependant, si les imputations, portées d'abord dans un journal éphémère, n'avaient pas été reproduites en substance dans un ouvrage récent du même auteur.

La réclamation de priorité a été faite en faveur de deux auteurs : Henle et Lent. Le premier, dans son *Allgemeine Anatomie* (1841), dont on peut trouver traduite une partie dans les *Archives de Dentistry* (1865), figure et décrit, sortant des bords de fragments de dentine, des prolongements qui se continuent avec les tubes dentinaires ; mais il décrit ces prolongements comme étant calcifiés et rigides, ajoutant qu'ils ne deviennent flexibles qu'après l'emploi des acides ; il parle des tubes de l'ivoire comme de tubes vides, à moins qu'ils ne soient obstrués par des granulations calcaires, et fait allusion aux fluides qui y pénètrent par capillarité ; enfin il ne dit rien de ce qui concerne les rapports de la pulpe avec ces tubes.

Toute l'importance de la découverte de mon père repose sur ce fait : qu'il a démontré que la dentine est traversée par un *tissu mou non calcifié*, et, ce qui est encore plus significatif, que ces fibrilles molles, qui traversent la dentine dure, naissent de la pulpe. En aucun sens, Henle ne l'a devancé dans cette découverte.

En 1854, Lent a figuré les prolongements des cellules de l'ivoire (Odontoblastes), qu'il avait nettement reconnu entrer dans la formation de l'ivoire ; mais dans la plus ancienne édition de l'*Histologie* de son maître et ami le professeur Kölliker, où sont signalées et adoptées sans restriction les découvertes de Lent, il n'est point fait mention de la structure réelle de l'ivoire. Dans sa dernière édition, le professeur Kölliker dit : « Tomes a décrit une fibrille molle dans chaque tube ; j'ai cru par erreur que les fibres et les tubes étaient une seule et même chose. » Enfin, il est au moins singulier que l'on ait fait en faveur de Lent une réclamation de priorité, alors que ni lui ni son éminent compatriote Kölliker n'ont songé à le faire. La conclusion de tout cela est que, selon toute probabilité, les éléments en question continueront à être décrits, comme on le fait habituellement, sous le nom de *fibrilles de Tomes*.

Nous allons étudier les conditions dans lesquelles on peut constater l'existence des fibrilles de l'ivoire, et celles au contraire dans lesquelles elles disparaissent ; et nous pourrons ainsi acquérir une preuve de la distinction qui doit être faite entre les fibrilles et les gaines de l'ivoire.

Si l'on soumet une coupe de dent à l'action d'un alcali caustique bouillant, ou si on l'abandonne à la putréfaction, jusqu'à complète destruction des parties molles, on pourra encore y démontrer les gaines de l'ivoire, mais il sera absolument impossible d'y constater la présence des fibrilles (Kölliker). L'existence des gaines de l'ivoire peut encore se démontrer

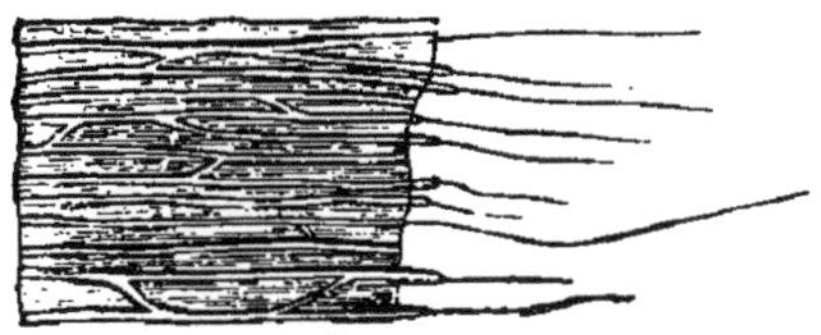

Fig. 27. — Coupe d'ivoire. Sur le bord de la coupe, on voit se détacher les gaines dentinaires ét de celles-ci sortir les fibrilles molles (d'après Boll).

sur les dents fossiles, comme l'ont fait voir Hope (*Wurzbugh Nat. Zeitschrift*, Bd VI, p. xi) et d'autres auteurs.

Sur la dentine fraîche, chaque cellule formative envoie un prolongement dans l'intérieur des tubes de l'ivoire (Tomes, Kölliker, Lent, Waldeyer, Neumann), et il a été possible de démontrer sur une même coupe la présence des gaines et des fibrilles (Neumann, Boll).

Sur des coupes transversales ou même longitudinales de l'ivoire décalcifié, on peut parfaitement reconnaître les fibrilles en place, *in situ* (Kölliker) (fig. 27).

Entre les gaines et les fibrilles de l'ivoire il y a cette différence : que les gaines sont indestructibles et peuvent se démontrer sur des dents ayant subi toutes sortes d'altérations ; et que les fibrilles molles ne sont plus démontrables quand la dent a été placée dans des conditions favorables à la destruction de ses parties molles. Dans la dentine, nous avons par conséquent : 1° une *substance fondamentale* parcourue par des tubes ; 2° les parois propres de ces tubes, ou *gaines de l'ivoire* ; et 3° des fibrilles molles contenues dans ces tubes, ou *fibrilles de l'ivoire*. Il nous reste maintenant à étudier ces différentes parties d'une manière plus détaillée.

Nous n'avons que peu de chose à ajouter sur la substance fondamentale ; nous avons déjà dit un mot de ses caractères physiques et chimiques ; elle est absolument homogène, sauf dans les points où existent les *espaces interglobulaires* (fig. 28).

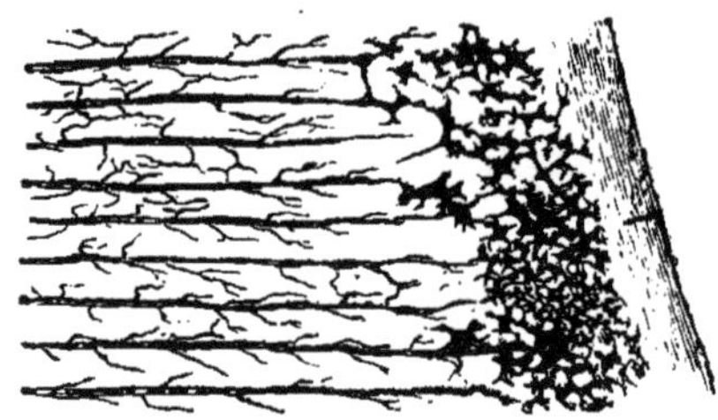

Fig. 28. — Tubes du l'ivoire se terminant dans les espaces de la couche granuleuse.

Dans les couches de dentine immédiatement sous-jacentes au cément, existe une quantité innombrable de petits espaces interglobulaires, qui donnent à ce tissu, examiné à un faible grossissement, une apparence granuleuse. C'est pour cela que mon père a donné à cette couche le nom de *couche granuleuse* de l'ivoire. Comme c'est dans la partie de l'ivoire sous-jacente au cément que les espaces interglobulaires sont de beaucoup le plus nombreux, la couche granuleuse est beaucoup plus apparente sous le cément que sous l'émail. Un grand nombre de tubes de l'ivoire, à leur terminaison, s'abouchent avec ces espaces.

Bien que le nom d'espaces interglobulaires soit expressément applicable à cette disposition particulière qui constitue la couche granuleuse de l'ivoire, ce n'est pas à cette couche qu'il a été appliqué dans le principe. Quand on examine une coupe de dentine sèche, il n'est pas rare d'apercevoir des espaces obscurs, de forme irrégulière, conglomérés et généralement plus abondants dans le voisinage de la surface, surtout si la coupe appartient à une dent brunâtre, dont le développement est imparfait.

Ces espaces sont limités par des contours irréguliers, à saillies anguleuses; sur des coupes bien préparées et réussies,

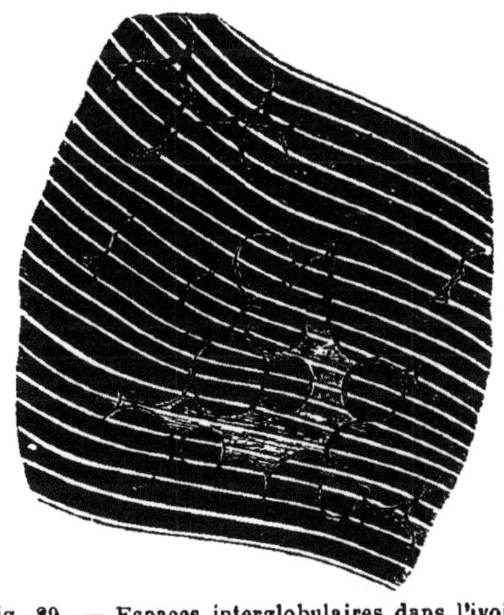

Fig. 29. — Espaces interglobulaires dans l'ivoire.

on peut voir que ces contours appartiennent à des segments de sphères contiguës, et il est souvent possible de découvrir autour de ces espaces des globes arrondis au milieu de l'ivoire, comme le montre la figure dessinée d'après une coupe qu'on a fait bouillir dans la cire, pour la rendre plus transparente (fig. 29).

Malgré la très grande fréquence de cette disposition, on ne peut guère la considérer comme absolument normale, mais plutôt comme l'indice d'un arrêt de développement portant sur une partie de la dent. L'existence de cet état globulaire pendant les premières périodes de la calcification nous porterait à supposer qu'il est bien, en effet, en rapport avec le développement des dents. Mais, si le terme *interglobulaire* est absolument applicable ici, le mot espace est loin d'être aussi justifié. Sur la dentine sèche, il est vrai que ce sont, comme Czermak les a décrits, des espaces remplis d'air; mais cela provient uniquement de ce fait que leur contenu mou a diminué de volume par la dessiccation. A l'état frais, les *espaces* interglobulaires sont pleins, et leur contenu a la même structure que le reste de la substance fondamentale; c'est-à-dire que les tubes de l'ivoire les traversent d'un bout à l'autre sans solution de continuité et sans changement de direction. Ce fait, aussi bien que le peu de consistance du contenu de ces espaces comparé au reste de l'ivoire, est parfaitement

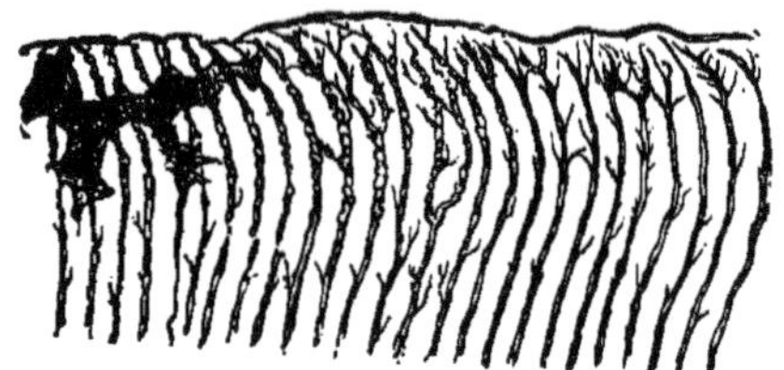

Fig. 30. — Coupe d'ivoire envahi par la carie. On voit un certain nombre de tubes que la présence du Leptotrix dans leur intérieur rend moniliformes. Mais, dans un ou deux des tubes qui traversent les espaces interglobulaires, le Leptotrix a pris un développement beaucoup plus considérable.

démontré sur une coupe que je possède et qui a été prise sur une dent cariée, près de la surface malade. Sur cette coupe, le champignon Leptotrix a pénétré dans quelques tubes de l'ivoire et leur donne un aspect moniliforme, en même temps qu'il augmente leur calibre (fig. 30). Quand le Leptotrix est parvenu jusqu'à un espace interglobulaire, soit qu'il rencontre moins de résistance, soit qu'il se trouve dans un milieu plus favorable à son développement, il prend un accroissement rapide, de telle sorte que les tubes, dans la limite de ces espaces, sont beaucoup plus larges qu'en dehors d'eux; la continuité·des tubes est d'ailleurs suffisamment démontrée par la marche du Leptotrix, qui a exactement suivi leur canal.

Il arrive parfois que, sur une coupe d'ivoire desséchée, on voit des contours vagues faiblement accusés, semblant indiquer l'état globuleux, sans qu'on puisse réellement **constater** l'existence d'espaces interglobulaires. Cette apparence se **rap**-porte, peut-être, à la formation d'un espace interglobulaire dont le contenu s'est ultérieurement plus ou moins **impar**-faitement calcifié ; c'est probablement de cette manière qu'il faut interpréter l'état qu'on a décrit sous le nom de *dentine aréolaire*.

On n'est pas très bien fixé sur la nature du contenu **des** espaces interglobulaires ; on peut, mais non sans difficulté, le colorer à l'aide du carmin ; on prétend même qu'on peut l'isoler, comme les gaines de l'ivoire, en détruisant par les acides le reste de la substance fondamentale ; je ne mets point ce fait en doute, mais j'avoue que, dans mes expériences, je n'ai jamais réussi à produire cet isolement.

Tubes de l'ivoire. — Chaque tube se dirige de la cavité pulpaire vers la surface de la dent, de sorte qu'on peut comparer les tubes à des rayons disposés autour d'un axe central, qui est la pulpe. Près de la pulpe, ils sont si étroitement rapprochés qu'il n'y a que peu de place entre eux pour la substance fondamentale, tandis que, près de la surface de la dent, ils s'écartent notablement ; leur diamètre est aussi beaucoup plus consi-dérable dans le voisinage de la cavité pulpaire.

Les tubes de l'ivoire ne sont pas rectilignes ; ils décri-vent deux ordres d'ondulations : des grandes et des **petites.** Les premières se font moins brusquement que les **secondes,** et on les désigne sous le nom d'*ondulations primaires* (**Pri**-mary-curvatures) ; on a comparé la figure qu'elles forment à la lettre S, et la comparaison est assez exacte. Les **ondula**-tions primaires **sont** plus accusées dans la couronne que dans la racine.

Les *ondulations secondaires* sont beaucoup plus nombreuses, en même temps qu'elles ont beaucoup moins d'amplitude. Le trajet effectif d'un tube de l'ivoire est en réalité, au moins dans la plupart des cas, celui d'une spirale allongée, comme il est facile de s'en rendre compte sur une coupe un peu épaisse faite dans le plan perpendiculaire à la direction des tubes. En plaçant la coupe au foyer d'un microscope, foyer qu'on déplace à volonté, on démontre d'une manière frappante que le tube dentinaire décrit un tour de spire. Une spire allongée, d'ailleurs, vue de côté, apparaît sous forme d'une ligne présentant de légères ondulations, absolument semblables aux ondulations secondaires des tubes de l'ivoire. La disposition en spirale des tubes de l'ivoire est surtout prononcée dans la racine des dents.

Lorsqu'on examine une coupe transversale de l'ivoire, on aperçoit des bandes ou anneaux disposés concentriquement autour de la cavité de la pulpe. On peut invoquer deux causes pour expliquer cette apparence de striation ou de stratification, et il s'est fait quelque confusion dans les esprits, lorsqu'il s'est agi de désigner cet état par un nom, car on n'a pas toujours tenu compte de sa double origine. Les stries qu'on observe peuvent être dues à l'existence d'espaces interglobulaires disposés suivant un cercle ; elles peuvent, d'autre part, reconnaître pour cause l'emboitement exact des ondulations primaires des tubes de l'ivoire ; cela veut dire que chaque tube s'incurve exactement à la même distance de la surface de la dent que les tubes voisins, et que ce changement de direction modifie les propriétés optiques de l'ivoire à ce niveau. ,

Schreger a décrit ce dernier état ; les lignes de Schreger sont donc bien définies : ce sont des lignes disposées parallèlement à la surface de l'ivoire et produites par les ondulations des tubes dentinaires.

Les *lignes de contour* de Owen, d'après les propres travaux de l'auteur, appartiennent à deux catégories distinctes : il y a les lignes qui résultent des ondulations des tubes de l'ivoire ; il y en a d'autres provenant de la disposition circulaire des espaces interglobulaires, telle qu'on l'observe sur les dents des Cétacés. Retzius aussi a vu et décrit des lignes de contour bien nettes dues aux espaces interglobulaires ; mais son nom n'est pas habituellement associé à leur description ; le nom de *stries brunes de Retzius* se rapporte aux lignes de l'émail.

Les tubes de l'ivoire, en se dirigeant en dehors, se partagent souvent en deux branches de même calibre; ils fournissent en outre de fines divisions qui s'anastomosent avec celles des tubes voisins. Dans les couronnes de dents humaines, ces fines divisions sont relativement peu nombreuses, excepté dans le voisinage de l'émail; mais dans les racines leur nombre est si considérable qu'elles constituent un excellent moyen de reconnaître si une coupe appartient à la couronne ou à la racine. Les courtes branches anastomotiques naissent à angle droit du

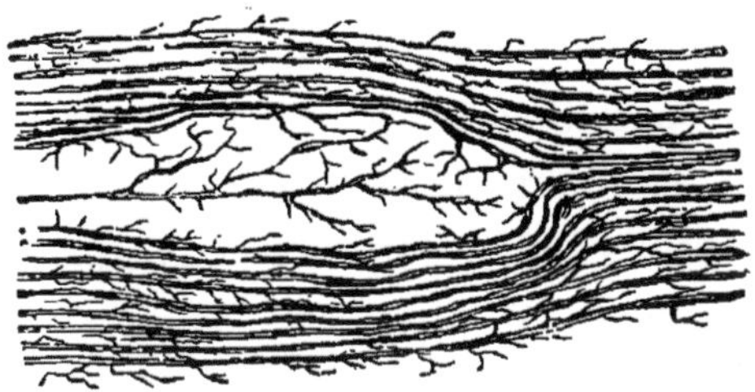

Fig. 31. — Terminaison d'un tube dentinaire, au milieu de l'ivoire chez l'homme.

tube principal, qui lui-même se divise et se subdivise encore en une série de petites branches terminales, suivant une direction presque parallèle.

Les tubes présentent quelquefois de légères varicosités, et semblent s'interrompre, dans leur trajet, au niveau d'un petit espace interglobulaire; cela s'observe surtout avec netteté dans la dentine d'un grand nombre de Cétacés.

Les petites divisions terminales de quelques tubes de l'ivoire disparaissent avant d'arriver à la surface libre, et semblent ainsi se perdre par leurs extrémités effilées au sein même de ce tissu.

D'autres fois, les branches terminales des tubes s'anastomosent avec celles des tubes voisins, formant des anses dont la convexité, tantôt très rapprochée de la surface extérieure de l'ivoire, se trouve, dans d'autres cas, plus ou moins éloignée de cette surface.

Quelques tubes aboutissent aux espaces interglobulaires qui constituent la *couche granuleuse* décrite par mon père ; d'autres, enfin, franchissent les limites de l'ivoire et s'abouchent avec les canalicules des *lacunes* du cément.

Les tubes de l'ivoire peuvent également pénétrer dans l'émail ; mais on doit considérer cette disposition comme exceptionnelle, et même comme pathologique, lorsqu'on la rencontre sur les dents humaines (voir fig. 22). Comme nous l'avons signalé, cependant, en parlant de l'émail, chez le plus grand nombre des Marsupiaux et chez un certain nombre d'autres animaux, c'est une disposition parfaitement normale et par suite caractéristique ; il est d'ailleurs difficile de concevoir comment un pareil rapport peut s'établir entre les deux tissus dans le cours de leur développement.

Fibrilles de l'ivoire. — Il nous reste à parler des fibrilles de l'ivoire ; comme nous avons déjà exposé les conditions dans lesquelles ces éléments apparaissent ou disparaissent, il nous suffit de donner ici la description de leurs caractères. Sur une coupe réussie d'une petite masse de dentine, prise sur les limites de la cavité pulpaire, et comprenant une portion de la surface de la pulpe, on peut voir les fibrilles de l'ivoire naître des cellules de la pulpe, ou odontoblastes, qui forment une couche superficielle, et pénétrer dans les tubes de l'ivoire ; grâce à leur extensibilité, ces fibrilles peuvent être tirées en dehors des tubes d'une petite longueur, sans se rompre ; de la même manière, on peut voir les fibrilles tendues comme les cordes d'une harpe entre deux fragments de dentine qu'on a dilacérés avec des aiguilles ; cette démonstration peut aussi bien se faire sur les fragments de dentine fraîche que sur des fragments de dentine calcifiée. Lorsqu'on fait subir aux fibrilles une pareille élongation, leur diamètre diminue : elles finissent même par se rompre, et leurs extrémités rompues paraissent alors renflées en forme de massue. Cette expérience semble-

rait indiquer que la substance des fibrilles est de **nature col-**
loïde et que leur portion périphérique est de consistance **plus**
grande que la portion centrale.

Les fibrilles de l'ivoire sont bien représentées dans la figure **32,**

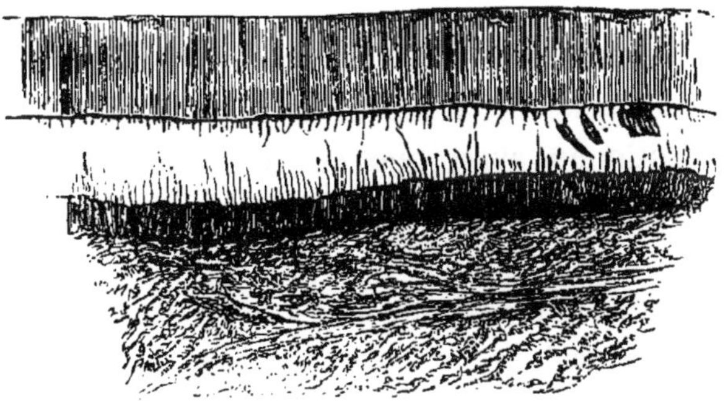

Fig. 32. — Surface de la pulpe, avec la couche des odontoblastes en place. Les fibrilles dentinaires arrachées des tubes de l'ivoire forment une sorte de frange au bord de la couche odontoblastique ; on voit aussi des fibrilles dentinaires pendre du bord de l'ivoire ; à droite, dans la figure, quelques odontoblastes sont même restés adhérents aux fibrilles.

où l'on en voit quelques-unes pendre attachées au bord de l'ivoire,
tandis que d'autres en ont été arrachées et restent suspendues
aux cellules odontoblastiques.

Il est possible de colorer par le carmin les fibrilles de l'ivoire,

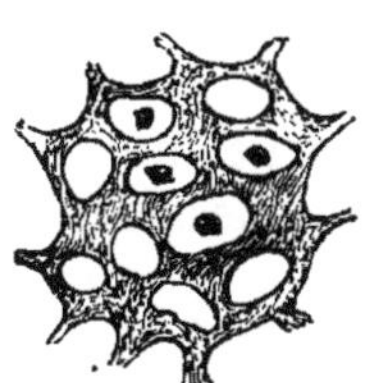

Fig. 33. — Coupe transversale de dentine. Dans quatre tubes dentinaires, les fibrilles sont fortement colorées par le carmin. En même temps, elles sont quelque peu rétrécies, par l'action de la glycérine dans laquelle la coupe a été plongée.

mais ce n'est pas une opération facile ; elles se colorent mieux
sur de l'ivoire jeune, au voisinage de la cavité pulpaire. La
figure 33 représente une coupe de dentine faite sur une incisive humaine arrivée à la moitié de son développement ; la
substance fondamentale est légèrement colorée par le carmin,

ce qui indique qu'elle n'est pas encore complètement imprégnée de sels calcaires, et au centre d'espaces clairs on aperçoit des points obscurs, fortement colorés par le carmin, qui ne sont autre chose que la surface de section transversale des fibrilles de l'ivoire, *en place (in situ)*. J'ai vu se produire absolument le même phénomène sur des coupes minces de dentine appartenant à des dents de vache et de cochon; Kölliker mentionne aussi que les fibrilles de l'ivoire peuvent se voir en place sur une coupe transversale de dentine fraîche.

D'après Neumann, dans un âge avancé, les fibrilles s'atrophient ou sont envahies par la calcification; quelques observateurs n'ont pu découvrir la présence des fibrilles à la périphérie de l'ivoire, c'est-à-dire loin de la cavité pulpaire; en ce point, elles doivent être naturellement beaucoup plus petites; mais il est probable que c'est le mode de préparation plutôt que leur présence qui a manqué à leur démonstration.

M. Salter a refusé de nouveau d'admettre l'existence des fibrilles de l'ivoire, sans toutefois réfuter une seule des preuves contraires à son opinion, fournies par Kölliker et d'autres auteurs, fondant uniquement son opposition sur une observation de Hoppe faite sur des dents fossiles. La conception très surannée que s'est faite Salter de la cellule, qu'il considère comme un sac membraneux renfermant un contenu liquide, est victorieusement réfutée par Kölliker. D'ailleurs, à l'autorité de Salter nous pouvons opposer celle de Kölliker, Waldeyer, Frey, Neumann, Boll, Dr Lionel Beale, et celle de mon père, c'est-à-dire, sans insister plus longtemps, celle de tous les auteurs dont le nom fait autorité dans cette branche des sciences biologiques.

Le Dr Beale a constaté qu'il existait des prolongements du noyau de la cellule odontoblastique, dirigés du côté de l'origine de la fibrille; mais la figure dans laquelle il a représenté cette disposition n'est pas absolument probante.

L'existence des fibrilles de l'ivoire a été démontrée chez les

Reptiles et les Amphibies par M. Santi-Sirena et par moi. Je les ai démontrées, en outre, chez quelques poissons dont j'ai examiné les dents à ce point de vue.

Il subsiste quelque incertitude sur la nature réelle des fibrilles de l'ivoire : elles sont évidemment des prolongements des cellules formatives ou odontoblastes, et leur substance paraît être identique avec celle du protoplasma de ces cellules. Ce ne sont pas des nerfs, au sens ordinaire du mot, et on n'a jamais pensé que ce fussent des nerfs ; mais on connaît de nombreux exemples de cellules qui sont en rapport avec la terminaison des fibres nerveuses sensitives, par exemple les cellules en gobelet de la membrane olfactive des grenouilles [1] ; il est donc parfaitement admissible que les cellules odontoblastiques affectent quelque rapport avec les nerfs de la pulpe, dont on n'a jamais décrit la terminaison d'une manière satisfaisante. Jamais on n'a vu une vraie fibre nerveuse pénétrer dans l'ivoire ; il n'y a que la fibrille dont on ait démontré le passage de la pulpe dans la substance de ıu dent ; mais l'observation suivante de Boll donne à réfléchir. Il a trouvé que, en traitant une pulpe à l'état frais par une solution au douzième d'acide chromique, on pouvait y démontrer la présence d'une multitude de fibres délicates, dont un grand nombre se projetaient en dehors de la surface, comme si

1. Les cellules olfactives situées entre les cellules épithéliales cylindriques de la muqueuse ont été observées chez la grenouille, et existent probablement chez tous les vertébrés. Elles présentent une forme remarquable : le corps de la cellule est fusiforme, granuleux, pourvu d'un noyau vésiculaire ; aux deux pôles de la cellule on voit partir un prolongement à direction opposée : un prolongement inférieur, très délié, présentant de distance en distance de petits renflements ; et un prolongement ascendant, ressemblant à un bâtonnet qui s'élève entre les cellules épithéliales. La cellule olfactive ainsi constituée n'est autre chose, d'après Frey, qu'un élément nerveux dont le prolongement descendant se confond avec la terminaison du nerf olfactif. Entre les odontoblastes, assimilés, dans l'hypothèse de Tomes, aux cellules cylindriques (en gobelet) de la muqueuse olfactive, y a-t-il réellement quelque chose d'analogue à la *cellule olfactive* de Frey? On ne peut manquer, en tout cas, de penser à cette disposition très particulière, en présence surtout des observations de Boll, qui a vu manifestement, sur une pulpe, les fibres nerveuses passer entre les odontoblastes. Si ces observations, même incomplètes, de Boll, étaient confirmées, la question des nerfs des dents aurait fait un pas décisif. (Trad.)

elles avaient été arrachées des tubes de l'ivoire; mais si leur origine dans un plexus de fibres nerveuses formant un cercle obscur sous la membrane de l'ivoire, et leur passage même entre les cellules de cette membrane semblent réels, leur pénétration dans le tissu de l'ivoire n'existe qu'à l'état de supposition.

Quoi qu'il en soit, il ne saurait être douteux que la sensibilité de l'ivoire ne reconnaisse pour cause la présence d'un tissu mou organisé dans les tubes dentinaires, et non simplement la transmission de vibrations à la pulpe à travers un liquide ou quelque autre conducteur inerte. La sensibilité périphérique d'une dent est tempérée par certaines applications locales, ce qui ne se comprendrait pas si leur effet se faisait sentir sur la pulpe [1]. D'ailleurs, il n'est pas un praticien qui n'ait remarqué que, après avoir enlevé une couche de carie extrêmement sensible, on arrive souvent sur une surface d'ivoire qui, bien que plus rapprochée de la pulpe, est beaucoup moins sensible; ce phénomène serait absolument inexplicable, si l'on n'admettait que le contenu des tubes présente des conditions locales différentes. L'irritation qui porte sur les fibrilles de l'ivoire peut, d'ailleurs, se propager à la pulpe, et c'est ainsi que la pulpe s'irrite sans être exposée.

Pour ce qui est de la présence de fibres nerveuses dans les tubes de l'ivoire, il faut se rappeler que c'est dans les tissus qui sont naturellement assez transparents pour rendre l'examen très facile, qu'on a démontré la présence de terminaisons nerveuses d'une ténuité inconnue partout ailleurs; en d'autres termes, c'est dans les tissus les plus favorables pour l'investi-

---

1. Ainsi, par exemple, certaines caries du second degré, très superficielles, offrent une surface extrêmement sensible; si l'on y applique le fer rouge, on obtient presque sur l'heure une insensibilité presque complète. Évidemment, l'action du cautère a été purement locale, car, si l'on enlevait la couche d'ivoire cautérisée, on retrouverait au-dessous la même sensibilité, qui est d'ailleurs souvent ramenée par les progrès de la carie. On ne peut donc expliquer l'action du cautère que par la destruction partielle et sur place d'un *élément* douloureux.

gation qu'on a vu les nerfs les plus fins ; et l'ivoire est certainement une des substances qu'on peut supposer le moins propres à la démonstration de fibres nerveuses délicates, si toutefois elles y existent.

Dans l'ivoire normal, il est donné d'observer une série de lignes concentriques, conservant plus ou moins bien leur parallélisme avec la surface de la dent, remarquables par une légère différence de coloration et de transparence ; on les appelle

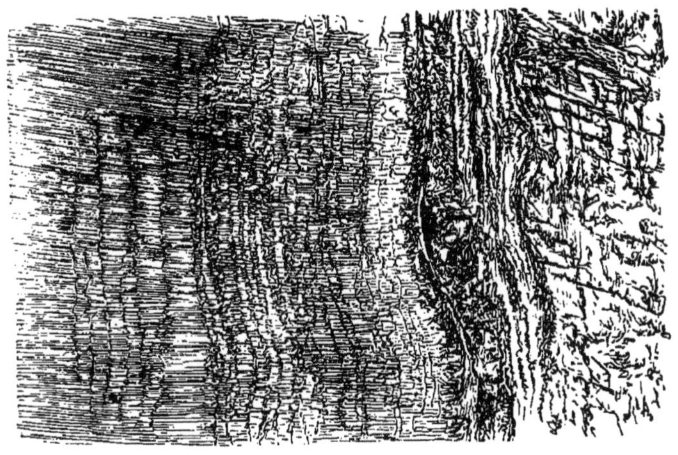

Fig. 34. — Ivoire et cément d'un Narwal.

lignes de Schreger. Ces lignes sont le résultat des ondulations primaires des tubes de l'ivoire, se faisant au même niveau, pour les tubes contigus, et causant ainsi un changement dans la réfraction de la lumière. Bien qu'il soit permis de désigner ces lignes sous le nom de *lignes de contour*, ce dernier terme s'applique habituellement à quelque chose d'analogue produit par une autre cause. Par exemple, dans les dents du cachalot, dans les défenses de l'éléphant, existent des zones concentriques appelées lignes de contour et qui ne sont autres que des couches de petits espaces interglobulaires réunis suivant un cercle. Les lignes qui en résultent portent le nom de lignes de contour ; ce sont elles qui hâtent parfois la décomposition de l'ivoire et qui divisent les dents fossiles en couches concentriques. Ce serait, d'ailleurs, se faire une conception tout à fait fausse de l'ivoire que de le considérer, pour ce motif, au point de vue de la structure, comme un tissu stratifié, ainsi que l'ont fait quelques auteurs. La dentine présente de nombreuses variétés de structure; comme nous l'avons déjà signalé, chez les Cétacés, les espaces interglobulaires sont innombrables et disposés avec une très grande régularité. La forme de ces espaces est si régulière, leurs prolongements sont si étendus et leur disposition générale en lignes concentriques si parfaite, qu'ils rappellent plutôt les lacunes des os (ostéoblastes) que ce qu'on appelle habituellement les espaces interglobulaires.

Vaso-dentine. — Dans l'ivoire, tel que nous l'avons décrit jusqu'ici, tous les tubes s'irradient d'une cavité pulpaire centrale unique, et dans sa substance on ne trouve jamais de canaux vasculaires, sauf dans les cas d'anomalie; c'est pourquoi ce tissu a reçu le nom de *dentine dure non vasculaire*. Chez un très grand nombre de Poissons cependant, et chez quelques Reptiles et Mammifères, l'ivoire est parcouru par un système de tubes beaucoup plus larges, anastomosés librement entre eux, pour le plus grand nombre, et se terminant en général, après une réduction très notable de leur calibre, par de nombreuses subdivisions qui forment une sorte de plexus de tubes déliés dont le calibre ne dépasse guère celui des tubes dentinaires. Ces larges canaux vasculaires contiennent des capillaires sanguins et du tissu pulpaire. Mais la nature exacte du contenu aussi bien que le développement même de la vaso-dentine (dentine vasculaire) sont des sujets qui demandent de plus amples éclaircissements.

Sur les dents de quelques Mammifères, les canaux vasculaires sont disposés avec une certaine régularité. Leur direction, perpendiculaire à celle des tubes de l'ivoire, dont la disposition n'est pas beaucoup modifiée par leur présence, fait que les uns et les autres sont parfaitement et absolument distincts. Chez les *Manatées* [1], par exemple, les tubes de l'ivoire rayonnent vers l'extérieur en partant de la cavité de la pulpe comme centre, et semblent n'avoir rien de commun avec les

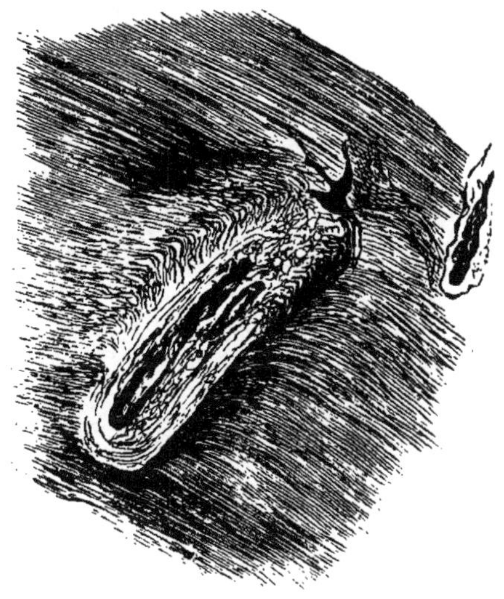

Fig. 35. — Canal vasculaire au milieu de l'ivoire sur une dent humaine.

canaux vasculaires que l'on y trouve concurremment, et en très grande abondance, particulièrement dans les racines. Les canaux vasculaires ou médullaires forment comme des anses ou des boutonnières dans l'ivoire, et leur réunion constitue une sorte de plexus au-dessous du cément. L'ivoire du grand *Megatherum*, animal aujourd'hui disparu, dont la figure 36 représente une coupe, est extrêmement riche en canaux de cette nature.

Dans l'ivoire des dents humaines, ce n'est que bien rarement qu'on trouve des canaux vasculaires ; et, quand ils existent, on doit les considérer comme le signe d'une anomalie très prononcée.

1. Mammifères fossiles de grande taille, paraissant appartenir à la classe des Édentés et avoir la plus grande analogie avec le Tatou.

La figure 35, que nous reproduisons ici et qui représente un canal vasculaire de grand calibre, a été dessinée d'après une pièce originale que m'a montrée le Dr Andrews au musée de Cambridge (Massachussetts).

Des canaux vasculaires de cette espèce, simplement intercalés, pour ainsi dire, au milieu de l'ivoire, se rencontrent encore chez d'autres Mammifères, le Tapir par exemple. La

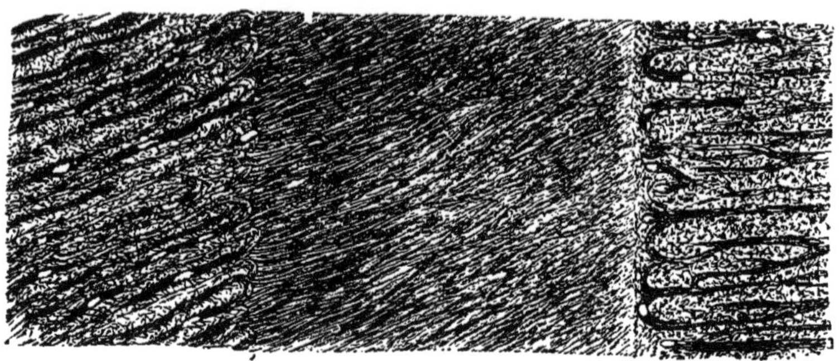

Fig. 36. — Ivoire et cément d'un Megatherium. A gauche, on voit une couche de dentine, riche en canaux vasculaires; puis vient une seconde couche de dentine, non vasculaire, parcourue par de fins tubes dentinaires; enfin à droite est le cément vasculaire.

cavité centrale de la pulpe diminue d'importance, tandis que les canaux médullaires en acquièrent une très grande dans l'ivoire des dents d'un grand nombre de Poissons; chez ces derniers, les canaux médullaires se substituent à la pulpe centrale, comme centre d'irradiation des tubes de l'ivoire.

Chez les *Myliobates*[1] (voir fig. 37), les dents, aplaties comme une dalle, sont parcourues par une série de canaux droits, parallèles et équidistants, qui s'élèvent perpendiculairement à la surface triturante. Tout autour de ces canaux, à leur partie supérieure, s'irradient des systèmes de tubes dentinaires, absolument de la manière dont les tubes de l'ivoire s'irradient de la cavité pulpaire unique de la dent humaine,

---

1. Genre de poissons Chondroptérygiens, de la famille de Sélaciens, qui renferme la *Raie aigle*.

avec cette différence seulement que leur trajet est relativement
plus court. Sur une coupe transversale, on voit les tubes rayonner
autour de ces canaux, qui sur une dent jeune et fraîche renferment des pulpes vasculaires, et parfois s'anastomoser à leur
terminaison avec les divisions terminales de tubes appartenant
à un système voisin. Vers la base de la dent fixée à la mâchoire,
la disposition des canaux médullaires cesse d'être régulière;

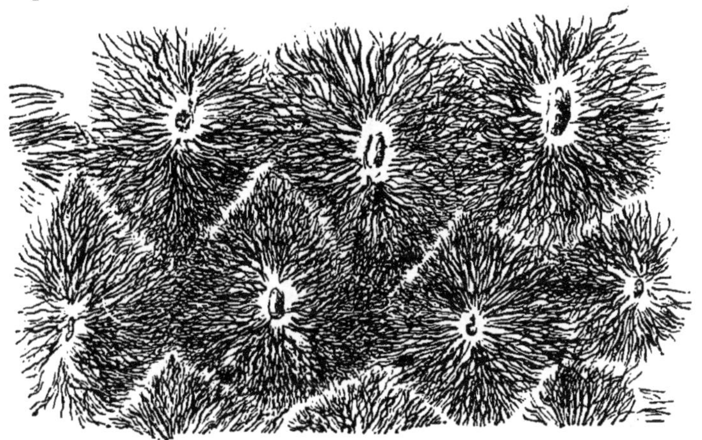

Fig. 37. — Coupe transversale de la dentine des Myliobates.

par suite, les systèmes des tubes de l'ivoire naissent à leur
pourtour dans toutes les directions et ne donnent plus le dessin
symétrique et caractéristique de la partie supérieure de la
couronne.

Quand la dent entre en fonction et que ses surfaces de contact
se détruisent par le frottement, les canaux pulpaires, dont la
direction est perpendiculaire à cette surface, seraient ouverts
à leur extrémité supérieure, s'il ne se déposait dans leur
intérieur une substance transparente, homogène, analogue à
la substance qui obstrue, par le même mécanisme, les canaux
de Havers des cornes du Daim, au moment de la mue.

On trouve encore un exemple de vaso-dentine, dans sa forme
la plus simple, sur ces dents que l'on peut considérer comme
formées d'une série de petits denticules parallèles : ainsi sur

les dents rostrales de la *Scie* [1] et sur les dents de l'*Orycte-ropus* ou grand fourmilier du Cap.

Le plus souvent, les canaux médullaires n'affectent pas dans l'ivoire une disposition bien régulière; tandis que leur direction générale est approximativement parallèle à la surface de

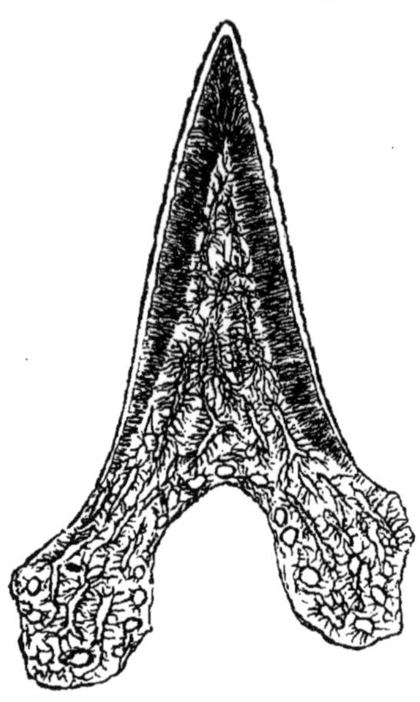

Fig. 38. — Coupe de la dentine d'un animal du genre Touille (Lamna, tribu des Squales). Cette dent est formée d'une masse centrale de vaso-dentine, qui se transforme du côté de la surface en dentine dure, non vasculaire. La mince couche, transparente, sans structure, qui forme la surface, est probablement de l'émail.

la dent, ils se divisent et se subdivisent en tous sens avec plus ou moins de régularité. Les tubes dentinaires s'irradient d'ailleurs à leur pourtour, comme au pourtour des canaux médullaires de la dent des Myliobates; mais leur extrémité étroite et terminée en cul-de-sac s'épanouit en une sorte de bouquet ou de pinceau de tubes dentinaires. Une disposition qui se rencontre souvent sur les dents du Requin et d'autres poissons

1. Poisson de la famille des *Squales*, caractérisé surtout par le prolongemen-considérable que prend l'extrémité du museau, dont la forme est celle d'une lame d'épée armée de chaque côté de fortes épines osseuses, pointues et tranchantes, implantées comme les dents. Leurs dents véritables sont en petits pavés dentelés.

est celle représentée par la figure 38 : un noyau central de dentine vasculaire forme la masse de la dent; autour du noyau, une mince couche de dentine dure, dans laquelle tous les tubes de l'ivoire se dirigent perpendiculairement à la surface de la dent, mais naissent des canaux de la dentine vasculaire, et non d'une cavité pulpaire unique; enfin, la couche la plus extérieure, transparente, sans structure, qu'on peut considérer aussi bien comme la partie la plus externe de l'ivoire que comme une mince couche d'émail; il est regrettable qu'on ait désigné cette dernière couche par des noms particuliers : tantôt en effet on l'appelle *dentine vitreuse*, tantôt *ganoïn* ou émail de poisson ; mais il n'y a aucun motif de la désigner par un terme spécial. L'analogie des canaux pulpaires de la vaso-dentine avec les canaux de Havers des os est frappante ; en fait, lorsque les dents formées de vaso-dentine, comme cela s'observe chez un grand nombre de poissons, s'enkylosent avec l'os sous-jacent, il est impossible de dire où la dentine finit et où l'os commence ; la difficulté s'augmente encore de ce que les os de beaucoup de poissons sont dépourvus de cellules osseuses, ce qui les rend presque absolument semblables à l'ivoire.

On a proposé un autre terme pour désigner cette variété de dentine, qui est presque identique au tissu osseux, le terme d'*ostéo-dentine*; dans ce tissu, non seulement il y a des canaux vasculaires, mais la substance fondamentale autour de ces canaux est disposée en lamelles concentriques ; et, entre les tubes dentinaires, on trouve des lacunes disséminées.

L'ostéo-dentine se rencontre plus rarement que la vaso-dentine, qui constitue les dents de la plupart des poissons ; mais il ne faut pas croire qu'une ligne de démarcation bien nette puisse être établie entre ces variétés de dentine ni entre celles-ci et le tissu osseux, car d'un de ces tissus à l'autre il se fait une gradation insensible.

On observe encore chez un grand nombre de poissons une autre modification de la vaso-dentine. Il devient impossible de distinguer des tubes dentinaires ; toute la dent est formée d'une substance fondamentale, finement granuleuse, parcourue par des canaux vasculaires.

Sur les dents dont la pulpe entière est devenue du tissu

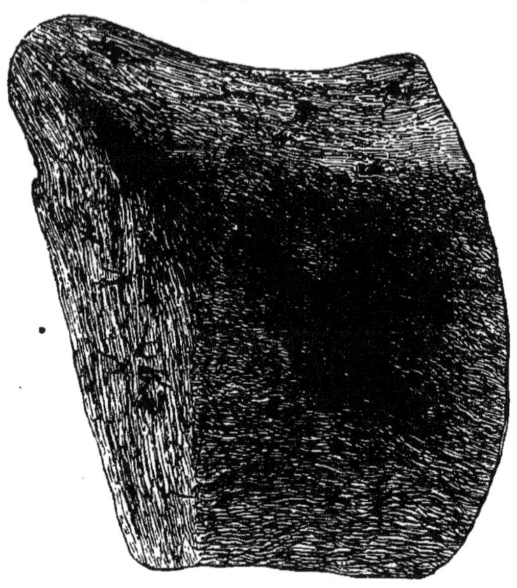

Fig. 39. — Coupe d'une masse de dentine secondaire prise sur la dent d'un Cachalot.

solide, et qui n'ont plus de cavité pulpaire, il est rare que les dernières portions de cette pulpe se soient transformées en dentine ayant tous les caractères que présente ce tissu dans les autres points de la dent. Sur les dents à accroissement indéfini, par exemple comme les incisives des Rongeurs, la portion centrale de la pulpe, occupant l'axe de la dent, qui se calcifie la dernière, forme un ivoire contenant des canaux vasculaires qui n'existent point dans les autres parties de l'organe. Quand on observe une semblable différence dans les caractères du tissu qui s'est ainsi formé sur une dent à une période ultérieure, ce tissu de formation nouvelle ou plus récente prend le nom d'*ivoire secondaire*.

La pulpe des dents des Cachalots est ainsi envahie par le développement de dentine secondaire, qui tantôt forme des masses libres, irrégulières, dans la chambre pulpaire, qui tantôt est adhérente et continue avec la dentine antérieurement formée. La structure de ces masses de dentine secondaire est très obscure. On y trouve en grande abondance des tubes à peu près de même calibre que les tubes de l'ivoire; mais ils sont souvent disposés en faisceaux, en touffes qui ne semblent avoir aucun centre commun d'irradiation; des espaces irréguliers qui tiennent des caractères des espaces interglobulaires et des lacunes des os y sont disséminés en grand nombre; les canaux vasculaires y sont également fréquents.

Dans les dents humaines, on trouve de la dentine secondaire chez les personnes âgées ; chez elles, la cavité de la pulpe a par suite beaucoup diminué de volume ; la dentine secondaire se développe très fréquemment aussi, pour protéger la pulpe menacée par l'approche d'une carie dentaire, ou mal protégée par la minceur des parois qui entourent la cavité et qui ont subi une usure excessive. La figure 40, représentant une des cornes de la chambre pulpaire d'une molaire affectée de carie, offre un bel exemple de dentine secondaire. Il arrive parfois que la pulpe reprend toute son activité formatrice et qu'un nouvel ivoire se développe, qui, sauf une légère interruption ou une déviation dans la continuité des tubes, est presque exactement semblable à l'ivoire normal. Plus souvent cependant, la ligne de démarcation entre l'ivoire nouveau et l'ivoire ancien est indiquée par la présence de nombreux espaces irréguliers et des contours globulaires; mais au delà de cette ligne, dans la dentine nouvelle ou secondaire, la structure tubulaire reparaît avec beaucoup plus de netteté. C'est ce que l'on voit précisément dans la figure 40.

Il serait impossible même d'essayer de donner une description, qui serait sans fin, des modifications infinies de la structure de l'ivoire; mais ce chapitre serait incomplet si nous ne disions ici un mot de cette variété de dentine connue sous le nom de *labyrintho-dentine*, et qui est en quelque sorte proche parente de quelques formes de vaso-dentine.

Sur les dents du Varanus [1] (Monitor Lizard), la calcification

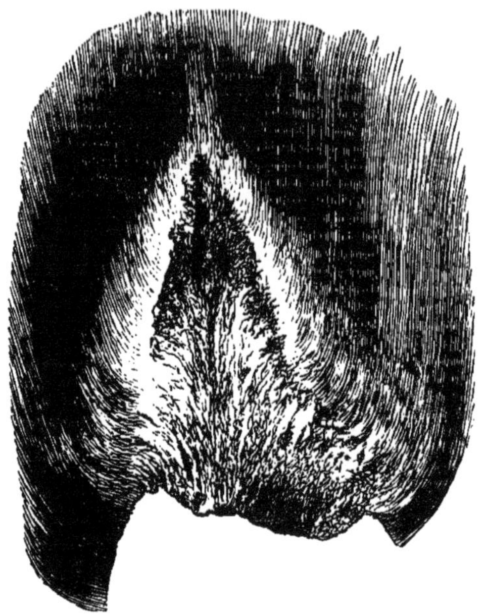

Fig. 40. — Dentine secondaire remplissant l'une des cornes de la cavité pulpaire d'une dent molaire humaine, envahie par la carie.

de la pulpe marche de telle sorte que, dans la moitié supérieure de la dent, il s'est formé un chapeau de dentine commune, non vasculaire, dont les tubes s'irradient tous d'une cavité pulpaire unique comme centre; mais, dans la partie inférieure de l'organe, on remarque à sa surface de légers sillons longitudinaux qui, sur une coupe transversale, répondent à des culs-de-sacs de l'ivoire, qui est pour ainsi dire feuilleté. Sur une coupe, la pulpe peut être comparée à une roue à aubes dont les aubes sont représentées par les prolongements minces et plats qui

1. Varans, genre de Reptiles Sauriens (Monitor de Cuvier), propre à l'ancien continent et à l'Océanie.

s'irradient de la pulpe ; mais la cavité pulpaire centrale est encore conservée ; si l'on descend un peu plus bas sur la dent, on a la coupe représentée par la figure 41 ; il ne reste plus à, proprement parler de cavité pulpaire centrale ; les inflexions et les prolongements de la pulpe vers la périphérie sont devenus beaucoup plus prononcés, et le centre de la dent est occupé par un tissu irrégulier qui a la plus grande analogie avec l'ivoire

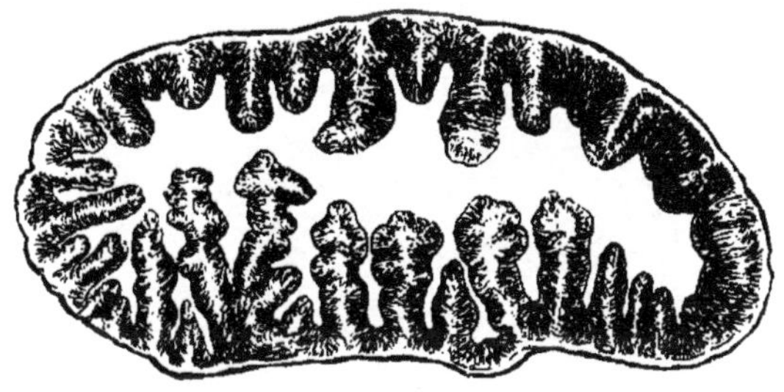

Fig. 41. — Coupe transversale d'une dent de *Varanus*, près de la base. La cavité pulpaire centrale fournit des prolongements externes. La dentine est disposée en lamelles assez régulières à la périphérie.

des Myliobates, c'est-à-dire que chacune des nombreuses colonnes de tissu pulpaire devient le centre d'un système de tubes de l'ivoire irradiés.

Les prolongements aplatis de la pulpe dentaire, qui sur une coupe transversale s'irradient comme les rayons d'une roue, ne restent pas toujours simples ; ils peuvent ne former que deux divisions, comme on l'observe sur une coupe transversale de la dent du Lepisosteus (brochet osseux de l'Amérique du Nord) ; parfois ils donnent des divisions secondaires nombreuses.

Dans la figure 42, qui représente une coupe prise à la base d'une dent de Lepisosteus, on voit un certain nombre des prolongements de la chambre pulpaire se bifurquer, tandis que la masse centrale de la dent est formée d'un ivoire parcouru par des canaux pulpaires à direction longitudinale ; encore une légère modification, et nous arrivons à la structure de l'ivoire du *labyrinthodonte* [1], qui offre le dernier degré de complexité, bien que la structure des dents du Varanus et du Lepisosteus nous serve de fil conducteur.

Les lames de la pulpe avec leurs nombreux systèmes de tubes dentinaires irradiés, au lieu de se diriger en ligne droite,

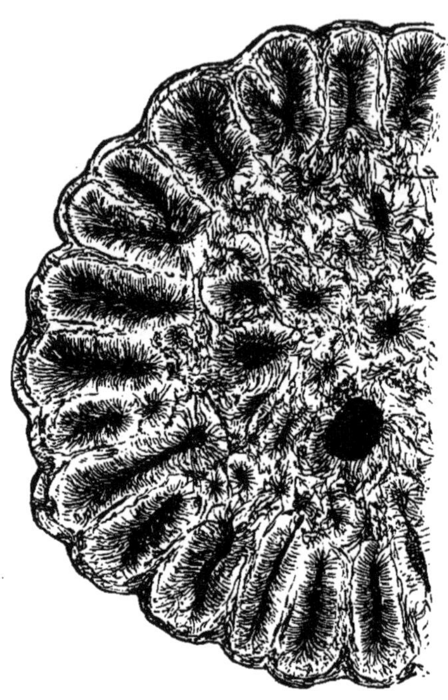

Fig. 42. — Coupe transversale d'une dent de Lepisosteus. A la périphérie sont disposées avec régularité les lames radiées de dentine, chacune avec sa cavité pulpaire, tandis que la zone centrale se compose de chambres pulpaires, de forme plus ou moins cylindrique, dont chacune forme le centre d'un système de tubes irradiés. Les chambres pulpaires sont noires dans la figure, dans le but de les rendre plus faciles à distinguer.

vers la périphérie, comme les rayons d'une roue, suivent un trajet tortueux, ondulé, en partant d'une petite cavité pulpaire centrale, jusqu'à la surface. Non seulement ces lames pulpaires sont ondulées, mais il en part des prolongements latéraux ; en outre, à leur terminaison près de la surface de la dent, ces lames minces (si minces que ce ne sont presque que des fis-

1. Animal d'une espèce de Reptiles fossiles, dont la structure tenait de celle des Sauriens et des Batraciens.

sures) augmentent d'épaisseur, de sorte que sur une coupe circulaire on voit des canaux correspondre aux points dilatés; on observe encore des canaux semblables dans les points où les lames fournissent des prolongements secondaires.

Les ondulations des lames radiées de l'ivoire, la disposition des tubes dentinaires autour des points dilatés de la cavité pulpaire rendent extrêmement compliqué l'aspect général de la

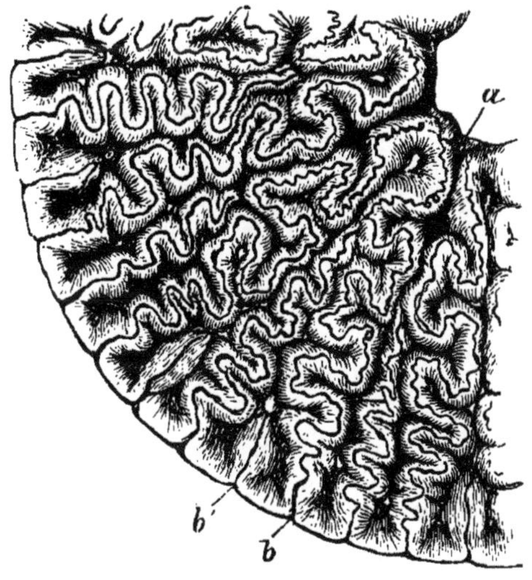

Fig. 43. — Coupe transversale d'une dent de Labyrinthodonte (d'après Owen). La lettre *a* indique la cavité pulpaire centrale; la lettre *b* marque les lignes de séparation des systèmes de tubes dentinaires appartenant à chaque lamelle de pulpe; on croyait autrefois que le cément pénétrait dans les espaces représentés par ces lignes.

structure de l'ivoire du labyrinthodonte. Les nombreux systèmes dentinaires (*a*) sont mis en rapport les uns avec les autres par l'anastomose des divisions terminales des tubes, en quelques points seulement, et plus généralement par l'intermédiaire d'une couche transparente contenant des espaces étoilés, assez semblables aux lacunes du cément. C'est pourquoi le professeur

(*a*) Le terme de *système dentinaire* s'applique à une masse de dentine limitée, dans laquelle on voit sur une coupe des tubes de l'ivoire s'irradier d'une cavité pulpaire unique comme centre; c'est ainsi que la dent du Labyrinthodonte se compose d'un grand nombre de systèmes dentinaires. On peut en dire autant de la dent des Myliobates.

Owen a décrit cette dent comme formée de lames de dentine radiées, entre lesquelles s'avancent en nombre égal des lames ondulées de cément. Mais, comme l'a démontré mon père (*Philosophical Trans.*, 1850), la simple présence d'espaces ressemblant à des lacunes n'est pas suffisante pour prouver l'existence du cément, puisque des espaces semblables existent à l'état de réduction, dans la couche granuleuse de l'ivoire. D'ail-

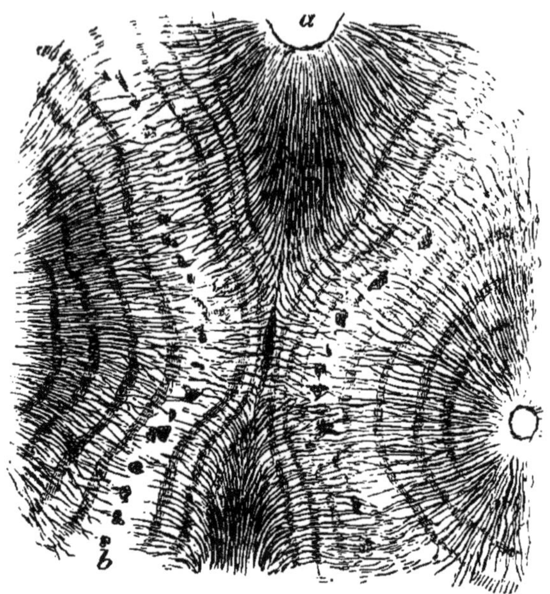

Fig. 44. — Coupe d'une dent de Labyrinthodonte montrant la nature des rapports des systèmes dentinaires contigus.

leurs, lorsque dans une dent il y a du cément et de l'émail, le cément est toujours extérieur à l'émail; or, à la partie supérieure de la dent du labyrinthodonte, les circonvolutions caractéristiques de l'ivoire sont revêtues d'une couche d'émail qui ne s'enfonce point entre les lames. Ainsi donc, le tissu qui constitue le dessin typique complexe de la dent du labyrinthodonte n'est que de l'ivoire, et le cément n'entre pour rien, comme on l'avait cru, dans sa composition [1].

1. Depuis la publication de cette *Anatomie dentaire*, Ch. Tomes a fait des recherches nouvelles sur la structure et le développement de la *dentine secon-*

§ 3. — Cément.

Le cément forme une couche d'épaisseur variable sur les racines des dents; parfois, il réunit entre elles plusieurs racines d'une dent, lorsqu'il s'hypertrophie, sous une influence pathologique ou simplement lorsque ces racines sont très rapprochées.

On dit habituellement que le cément n'existe pas sur la

daire. Ces recherches, qui ont été publiées dans les *Philosophical Transactions* de la Société royale des chirurgiens de Londres (1878), ont été faites principalement sur les dents d'un très grand nombre de poissons. Elles ont conduit l'auteur à adopter, si je puis m'exprimer ainsi, la classification suivante des différentes variétés de dentine :

1° *Dentine dure, non vasculaire*. — Tissu développé tout entier aux dépens de la couche des cellules odontoblastiques qui recouvrent la pulpe dentaire, parcouru par un système de tubes irradiés d'une cavité pulpaire centrale unique. Type : la dent humaine. Par transitions insensibles, cette variété se transforme pour arriver au type de la dent du *Serrasalmus* (espèce de Saumon) et du *Carrelet* ou Plie franche (la dent du Serrasalmus est formée d'un ivoire parcouru par des tubes dentinaires très fins, avec vaisseaux vasculaires interposés sans ordre ; la dent du Carrelet se compose d'une masse centrale de vaso-dentine recouverte d'une coque de dentine dure, non vasculaire).

2° *Vaso-dentine*. — Tissu qui ne possède pas de véritables tubes dentinaires, bien qu'il soit produit par la couche des cellules odontoblastiques recouvrant une pulpe simple ; mais il est parcouru par un grand nombre de canaux, de large calibre, contenant des vaisseaux sanguins capillaires, en contact immédiat avec lui, sans interposition de tissu pulpaire ; type : la dent de la *Merluche* (Gadus merlucius).

3° *Plici-dentine*. — Tissu renfermant de véritables tubes dentinaires, dérivé de la calcification d'une pulpe dont la couche des cellules odontoblastiques s'est divisée en une infinité de replis à sa surface. Type : la dent du *Labyrinthodonte*. La plici-dentine est en somme une variété de dentine dure passant par les formes de la dent du Varanus et du Lepisosteus pour arriver à celle du Labyrinthodonte.

En résumé, dans ces trois premières classes de dentine, on trouve un caractère commun : le tissu dur est un produit de calcification d'une couche de cellules parfaitement spécialisées, les *odontoblastes*.

4° *Ostéo-dentine*. — Ce tissu présente avec ceux qui précèdent une différence radicale : il est dépourvu de véritables tubes dentinaires (sauf dans le cas de dentine formant coque à la surface de la dent) et dérive d'une calcification qui a fusé à travers la substance de la pulpe formative, sans avoir son origine spécialement dans la couche odontoblastique. Les canaux plus larges qu'il renferme ne contiennent pas de vaisseaux capillaires. Ce qui différencie ce tissu de l'os proprement dit, c'est qu'il se développe dans une pulpe dentaire, ce n'est pas le mode de développement lui-même. Ce tissu est si proche parent de l'os, que l'on peut considérer la dent du brochet, par exemple, comme une saillie osseuse conique recouverte d'une mince coque de dentine dure. (Trad.)

couronne des dents de l'homme, des carnivores, etc., et qu'il commence par un bord mince, exactement au niveau du collet de la dent, en recouvrant l'émail dans une petite étendue. Normalement, c'est entre les racines des grosses molaires et des bicuspidées qu'il offre sa plus grande épaisseur; mais il est souvent hypertrophié vers le sommet des racines, au point de former une véritable exostose dentaire. Sur les dents composées, le cément constitue la substance unissante entre les denticules (voir la figure qui représente les dents du Capybare, de

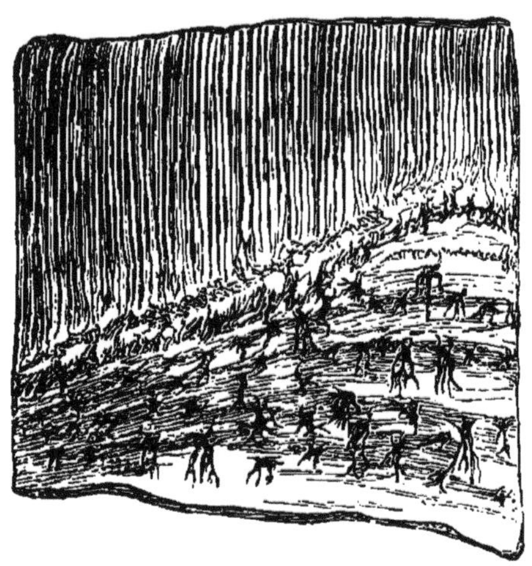

Fig. 45. — Epaisse couche de cément lamellé sur la racine d'une dent humaine.

l'Eléphant, etc.), et, à une époque où la dent n'a pas encore subi d'usure, il couvre d'un revêtement complet le sommet de leurs couronnes. Le cément recouvre aussi les couronnes, à type compliqué, des dents des Ruminants, et, suivant moi, il existe à l'état rudimentaire, sur la couronne des dents de l'homme, sous le nom de membrane de Nasmyth. Le cément est le plus externe des tissus dentaires; ce fait résulte nécessairement de ce qu'il dérive plus ou moins directement du follicule dentaire.

Par ses caractères physiques et chimiques, aussi bien que sous le rapport de son développement, le cément se rapproche

ANAT. DENTAIRE.   7 étroitement du tissu osseux. Il est formé d'une substance fondamentale calcifiée, ou *Substance base*, légèrement stratifiée, et de *Lacunes;* des canaux vasculaires, analogues aux canaux de Havers des os, s'y rencontrent parfois, mais seulement lorsqu'il existe en couches épaisses, et chez l'homme plus souvent, peut-être dans le cas d'exostose pathologique, que dans le cément normal même très épais.

La substance fondamentale est calcifiée; par la coction, elle donne de la gélatine; après la décalcification, elle conserve sa forme et sa structure; elle est en réalité identique à la substance fondamentale des os ; tantôt elle semble tout à fait homogène; tantôt elle est finement granuleuse ou parsemée de petits globules.

Les lacunes du cément ont avec les lacunes des os les caractères communs suivants : sur une coupe desséchée, ce sont des cavités irrégulières dont le grand axe suit la direction des lamelles de la substance fondamentale et qui fournissent un grand nombre de prolongements ; les prolongements des lacunes (connus sous le nom de canalicules) existent en plus grande abondance dans le sens perpendiculaire aux lamelles (voir fig. 45), et ils sont plus nombreux du côté de la surface de la racine que du côté de la dentine. Les lacunes du cément diffèrent des lacunes des os par une plus grande variété de formes, de dimensions, par la quantité innombrable et la longueur de leurs canalicules; sous ce rapport, les lacunes du cément des dents des Cétacés sont extrêmement remarquables.

Un grand nombre de lacunes du cément sont en rapport par leurs canalicules avec la terminaison des tubes de l'ivoire; par ces canalicules, elles entrent aussi librement en communication les unes avec les autres ; quelques autres enfin de leurs prolongements se dirigent vers la surface de la dent, que, dans la plupart des cas, elles ne semblent pas atteindre.

Les lacunes affectent toutes sortes de formes particulières, là surtout où le cément est plus épais.

Çà et là, on rencontre des lacunes qui présentent des prolongements relativement courts et qui sont limitées, ainsi que ces prolongements, par une ligne de contour bien définie ; parfois la zone de contour enveloppe une seule lacune, parfois plusieurs ensemble ; les lacunes ainsi circonscrites portent le nom de *lacunes encapsulées ;* elles ont été observées pour la première fois, par Gerber, sur le cément des dents du cheval (elles sont surtout abondantes sur les dents des Solipèdes). En désagrégeant avec précaution le cément par l'action des acides, on peut isoler les lacunes encapsulées ; comme dans les os, en effet,

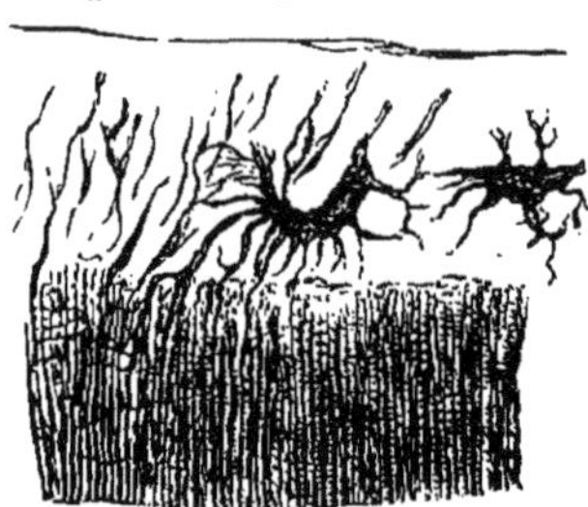

Fig. 46. — Lacune du cément s'anastomosant avec les terminaisons des tubes dentinaires.

les parois des lacunes et des canalicules sont formées d'une substance qui offre aux agents chimiques un plus grand pouvoir de résistance que le reste de la substance fondamentale.

Les lacunes encapsulées peuvent être considérées comme des ostéoblastes isolés, ou comme une réunion d'ostéoblastes enveloppés d'un tissu commun de revêtement, qui, à l'époque de la calcification, leur a, en quelque sorte, conservé leur individualité.

A l'état frais, il est probable que les lacunes sont remplies d'une substance molle qui se rétracte et laisse un vide dans l'état sec. Il est difficile d'affirmer actuellement que la question du contenu des lacunes soit absolument résolue.

Comme l'os, le cément renferme quelquefois des *fibres de Sharpey*, c'est-à-dire que des espèces de chevilles le traversent perpendiculairement à ses lamelles, en les perforant, pour ainsi dire. Ces chevilles ne sont probablement que des faisceaux de tissu conjonctif calcifiés.

Dans les points où le cément est en couche très mince, comme par exemple à son point de départ au niveau du collet de la dent humaine, il semble absolument dépourvu de structure et ne renferme pas de lacunes ; ce n'est pas à dire que des lacunes ne se rencontrent parfois dans les couches minces de cément, ainsi, par exemple, dans le cément qui recouvre la partie antérieure de l'émail de la dent du *Wombat* (dent qui ressemble à celles des Rongeurs).

La partie la plus superficielle d'une épaisse couche de cément est une lamelle vitreuse, qui semble d'un tissu plus dense que les parties sous-jacentes et qui est absolument dépourvue de lacunes. La surface de cette lamelle est légèrement granuleuse et peut être décrite comme formée d'un nombre infini de très petits globules, parfaitement fusionnés entre eux ; en fait, c'est la plus jeune couche de cément, et elle présente une analogie étroite avec l'apparence globuleuse qui caractérise l'ivoire aux premières périodes du développement.

Le cément est intimement, et on peut dire inséparablement, uni à la dentine par l'intermédiaire de la couche granuleuse qui limite ce dernier tissu ; la fusion des deux tissus est si intime qu'il est souvent difficile de dire où l'un commence et où l'autre finit.

Membrane de Nasmyth. — Sous le nom de membane de Nasmyth, cuticule de l'émail, ou capsule dentaire persistante, on décrit un tissu sur la nature duquel les opinions les plus diverses ont été et sont encore, on peut le dire, émises. Sur l'émail de la couronne des dents de l'homme ou d'un autre mammifère, dont les dents ne sont point recouvertes partout d'une couche de cément, existe une pellicule excessivement mince, dont on peut démontrer l'existence par l'emploi des acides qui la font se détacher de la surface de l'émail. Ainsi isolée, on voit qu'elle forme une membrane continue, transparente, sur laquelle, par l'emploi du nitrate d'argent, on fait apparaître un dessin réticulé, comme si elle était formée de cellules épithéliales. La face interne de la membrane de Nasmyth est en outre criblée de fossettes destinées à recevoir les extrémités des prismes de l'émail ; et l'aspect réticulé pourrait bien avoir quelque rapport avec cette disposition ; elle est extrêmement mince ; Kölliker lui donne seulement 0 mil. 001 d'épaisseur ; elle est indestructible, résiste à l'action de l'acide nitrique et de l'acide chlorhydrique concentrés ; elle s'épaissit

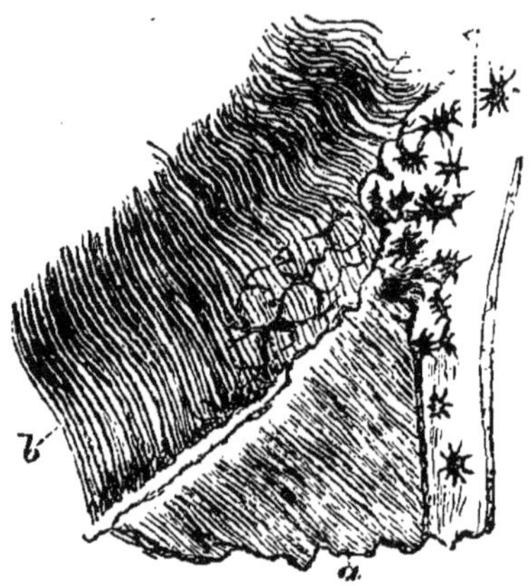

Fig. 47. — Coupe faite sur une bicuspidée. Le cément *c* se continue sur la surface externe de l'émail *a*. — *b*. Dentine.

un peu seulement lorsqu'on la fait bouillir dans la potasse caustique. Bien qu'elle résiste aux agents chimiques, elle n'est point cependant aussi dure que l'émail ; elle s'use avec une très grande rapidité, de sorte que, pour la bien voir, il faut choisir une dent jeune, sans trace d'usure.

Les observations tendant à constater la présence ou l'absence de la membrane de Nasmyth chez les Reptiles et les Poissons manquent presque complètement. Les recherches récentes que j'ai faites sur le développement des dents dans ces classes d'animaux m'ont conduit à me demander si la conclusion *à priori* de Waldeyer, qui croit que la cuticule se rencontre sur toutes les dents, n'est pas basée sur une interprétation erronée de sa véritable nature.

L'observation du professeur Huxley, qui a cru trouver la cuticule sur les dents de la Grenouille, est susceptible d'une toute autre explication; j'y reviendrai d'ailleurs, me bornant à dire ici que la présence de la cuticule n'est certaine que sur les dents des Primates, des Carnivores et des Insectivores.

Le remarquable pouvoir de résistance aux agents physiques et chimiques qui caractérise la membrane de Nasmyth prouve seulement que c'est un tissu imparfaitement calcifié, situé, pour ainsi dire, sur les frontières de la calcification, puisqu'on rencontre un tissu analogue, rebelle aux agents chimiques et physiques de toutes sortes, autour des canaux de Havers, des tubes de l'ivoire, à la surface de développement de l'émail, autour des lacunes, etc.

Dans l'opinion de mon père (*Chirurg. dent.*, 1859), la cuticule de l'émail doit être considérée comme une mince couche de cément, et j'ai fourni de nouvelles preuves à l'appui de cette manière de voir dans un journal dont on trouvera le titre à la table bibliographique mise à la fin du livre.

Dans certaines circonstances, il arrive que, sur une dent plus ou moins anormale, le cément, au lieu de s'arrêter au collet, se continue sur la surface de l'émail : ce fait s'observe moins rarement qu'on ne le croit généralement, et la figure 48 représente une partie de la couronne d'une dent sur laquelle cette disposition se rencontre.

Si l'on fait une coupe de la face triturante d'une de ces dents en particulier qui présentent de profondes fissures sur leur couronne, il ne sera pas rare de rencontrer au fond d'une de ces fissures des cellules bien nettes, impossibles à confondre avec d'autres éléments ; ce sont des lacunes encapsulées. Parfois, on verra une lacune encapsulée occuper une légère dépression de l'émail dans laquelle elle se moule exactement; plus souvent, c'est une douzaine au moins de ces lacunes qu'on voit se presser les unes contre les autres dans ces cavités de l'émail ; elles présentent habituellement une coloration brunâtre. La présence de lacunes dans une semblable situation est loin d'être rare ; et la collection de mon père en offre plus de dix très beaux spécimens.

La membrane de Nasmyth, bien qu'extrêmement mince à la surface de l'émail, s'épaissit lorsqu'elle s'enfonce dans une

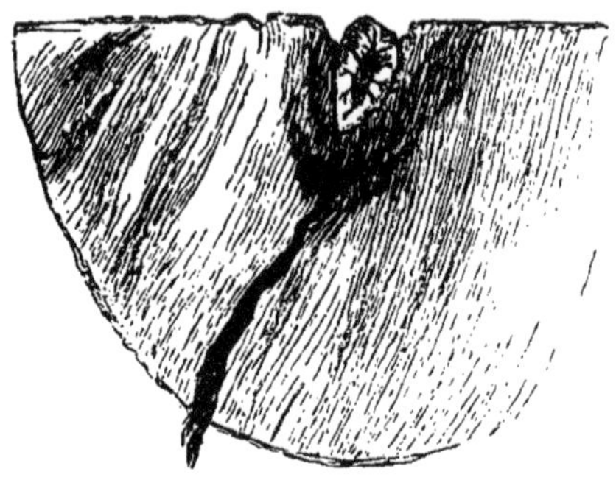

Fig. 48. — Lacune encapsulée dans une cavité de l'émail.

dépression ou une fissure, et, si on l'isole à l'aide d'un acide, on voit qu'elle remplit complètement l'excavation.

Dans les points donc où l'on trouve des lacunes encapsulées, la membrane de Nasmyth existe aussi ; ce fait seul suffirait à donner quelque fondement à l'opinion qui veut que cette membrane ne soit autre chose que du cément.

L'absence, en général, de lacunes dans la membrane de Nasmyth, est due à ce fait qu'elle n'est point assez épaisse pour les contenir, absolument comme les plus minces couches de véritable cément sont dépourvues de lacunes.

Sur une coupe de bicuspidée intacte, jeune, sans trace d'usure, qu'on a traitée par un acide, après l'avoir réduite à une mince tranche et placée sur un plan uni, j'ai été maintes fois assez heureux pour arriver à voir la membrane de Nasmyth *en place ;* elle semble alors se continuer sans interruption avec la couche superficielle du cément, légèrement décolorée par les acides qui ont servi à détacher de l'émail la membrane de Nasmyth; c'est pourquoi je suis disposé à la considérer comme du cément jeune et incomplet, représentant (sur les dents humaines) l'épaisse couche de cément qui recouvre la couronne des dents des Herbivores; je suis heu-

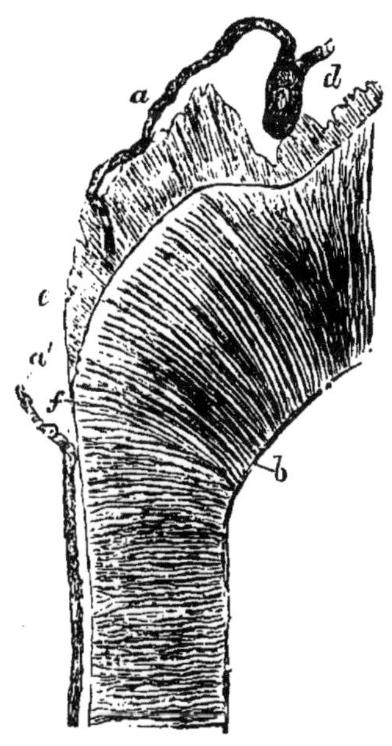

Fig. 49. — Membrane de Nasmith devenue libre par la destruction partielle de l'émail au-dessous d'elle. — *a*. Membrane de Nasmyth. — *b*. Dentine. — *d*. Masse occupant une cavité de l'émail. — *e*. Email. — *a'*. Extrémité détachée de la membrane de Nasmyth.

reux d'apprendre que M. le Dr Magitot, qui a fait à ce sujet de nombreuses recherches encore inédites, partage complètement cette opinion, à laquelle le professeur Wedl prête aussi l'appui de son autorité.

Il n'y a que de fortes présomptions en faveur de l'opinion qui veut que la membrane de Nasmyth soit du cément; mais il n'y a pas de preuve absolue; c'est pourquoi il est utile de récapituler rapidement les interprétations différentes qu'on a données de sa véritable nature.

Nasmyth, qui a appelé le premier l'attention sur l'existence de cette membrane, la considère comme la *capsule dentaire persistante*, opinion qui ne diffère pas essentiellement de celle que nous défendons nous-même [1].

Le professeur Huxley la décrit comme n'étant autre que la membrane préformative, c'est-à-dire la membrane qui recouvre la papille de l'ivoire avant le début de la calcification et qui plus tard s'interpose entre l'émail déjà formé et l'organe de l'émail. Les objections qu'on peut faire à cette opinion sont si intimement liées à d'autres objections qui s'adressent à la théorie générale du professeur Huxley sur le développement des dents, qu'il ne peut être utile de les énumérer ici; qu'il nous suffise de dire que l'évidence, appuyée par des autorités égales à la sienne, enseigne qu'il n'existe point de membrane véritable, comme la membrane préformative, dans le point dont il parle.

Waldeyer soutient que la membrane de Nasmyth est produite par une partie de l'organe de l'émail; il prétend que, après que l'émail s'est complètement formé, les cellules de l'épithélium externe de l'organe de l'émail s'appliquent à la surface de l'émail et deviennent *cornées*; c'est de cette manière qu'il explique sa résistance aux agents chimiques, et l'odeur spéciale qui s'en exhale lorsqu'on la brûle.

Son extrême minceur, au premier abord, est une objection à faire à l'hypothèse de Waldeyer; mais une objection plus sérieuse est qu'il n'y a pas d'exemple d'un phénomène aussi singulier, c'est-à-dire, qu'une partie d'un même organe se calcifie, tandis que le reste se transforme en une substance cornée; et puis, en outre, que deviennent ces cellules épithéliales sur les dents, dont le cément forme une couche épaisse à la surface de l'émail? D'ailleurs, d'après les travaux du Dr Magitot, la couche des cellules en question (épithélium externe de l'organe de l'émail) s'atrophie avant que l'émail soit complètement formé; ce fait, s'il est confirmé, est fatal à la théorie de Waldeyer.

Kölliker, dont l'opinion s'éloigne beaucoup de celle de Waldeyer et qui d'ailleurs ne semble pas bien fixé sur la nature de la membrane de Nasmyth, la regarde provisoirement comme une couche continue, sans structure, formée par les cellules de l'émail après qu'elles ont complètement terminé le travail de formation des fibres; ce serait, pour ainsi dire, une espèce de vernis sécrété à la surface de la dent.

---

1. En effet, puisque le cément de la racine se développe lui-même aux dépens de la capsule membraneuse.

Cette théorie ne rendrait point compte de la présence des lacunes dans la membrane de Nasmyth.

§ 4. — **Pulpe dentaire.**

La pulpe dentaire, qui remplit la chambre centrale de la dent ou la cavité pulpaire, est l'organe formateur de la dent ; par suite, ses caractères anatomiques se modifient suivant l'âge. Si la pulpe est ce qui subsiste de l'organe formateur de la dent, elle aussi est la source à la fois vasculaire et nerveuse d'où l'ivoire tire sa vitalité.

La pulpe peut être considérée comme formée d'une substance fondamentale, muqueuse, gélatineuse, contenant de nombreux éléments cellulaires, qui sont surtout abondants à la périphérie. On peut y découvrir la présence de quelques fibres de tissu conjonctif, mais surtout lorsqu'arrive la période de dégénérescence de l'organe. Des vaisseaux et des nerfs s'y distribuent en très grande abondance.

Les éléments cellulaires de la pulpe sont disposés, comme on peut s'en assurer sur une coupe transversale, dans le sens de rayons allant du centre à la circonférence. Cette disposition est surtout nettement accusée dans cette couche particulière de cellules qui forment la surface de la pulpe et portent le nom de *odontoblastes*.

La couche odontoblastique, parfois aussi appelée *membrane de l'ivoire*, parce qu'elle adhère habituellement d'une manière plus intime à l'ivoire qu'à la pulpe elle-même et y reste attachée lorsqu'on arrache la pulpe, est formée d'une simple rangée de grandes cellules allongées, d'aspect sombre, d'apparence granuleuse, avec un gros noyau très apparent occupant l'extrémité de la cellule la plus rapprochée de l'ivoire.

Le contour si net que possèdent les odontoblastes sur une pulpe traitée par l'acide chromique, l'alcool, et même par l'eau, ne s'observe point lorsqu'on les étudie sur une pulpe normale, à l'état frais ; et l'on croit que ces éléments ne possèdent point de membrane d'enveloppe spéciale. Les odontoblastes fournissent des prolongements de trois espèces : les *prolongements de l'ivoire* (qui ne sont autres que les fibrilles de l'ivoire) pénètrent dans les tubes de l'ivoire ; un seul odontoblaste peut fournir plusieurs de ces prolongements ; par l'intermédiaire des *prolongements latéraux*, les odontoblastes communiquent latéralement les uns avec les autres ; par l'intermédiaire du *prolongement pulpaire*, ils se mettent en rapport avec une couche de cellules plus profondes, cellules intermédiaires, en quelque sorte, pour le volume, entre les odontoblastes et les cellules centrales de la pulpe. La membrane de l'ivoire revêt la pulpe à la manière d'un épithélium. Les odontoblastes varient beaucoup dans leur forme, à différentes périodes ; sur des pulpes de très jeunes sujets, avant la formation de l'ivoire, ils sont arrondis ou plutôt pyriformes ; durant la période de leur plus grande activité fonctionnelle, l'extrémité dirigée du côté de l'ivoire est tronquée, bien qu'elle tende à s'effiler en quelque sorte pour former le prolongement de l'ivoire ; dans un âge avancé, ils deviennent difficiles à distinguer et présentent une forme arrondie ou ovoïde. La substance qui forme la plus grande masse de la pulpe, comme nous l'avons déjà dit, est ferme, d'une consistance gélatineuse ; elle est un peu plus dense à la périphérie ; c'est là peut-être ce qui a donné lieu à cette opinion manifestement erronée que la pulpe est enveloppée par une membrane propre.

Les vaisseaux de la pulpe sont très nombreux ; trois artères et plus y pénètrent par l'ouverture du sommet de la racine ou foramen, et s'y partagent en branches qui d'abord, parallèles au grand axe de la pulpe, forment à leur terminaison un plexus situé immédiatement au-dessous des cellules de la membrane de l'ivoire.

Je ne sache pas qu'on ait rencontré des lymphatiques dans la pulpe dentaire.

Les nerfs arrivent généralement à la pulpe sous forme d'un tronc volumineux et de trois ou quatre troncs beaucoup plus petits ; après avoir suivi une direction parallèle entre eux et à l'axe de la pulpe, et n'avoir donné que quelques branches anastomotiques, ils viennent former dans la partie renflée de la pulpe un riche plexus au-dessous de la membrane de l'ivoire. On ne connaît pas d'une manière certaine le mode de terminaison exact des fibres nerveuses dans la pulpe ; les fibrilles primitives, qui sont extrêmement abondantes près de sa surface, forment généralement des réseaux, mais sans que ceux-ci semblent être leur véritable terminaison.

Boll, comme nous l'avons déjà signalé dans un passage précédent, a fait, sur ce point, des recherches plus fructueuses que les autres auteurs ; sur une pulpe plongée pendant une heure dans une solution très diluée d'acide chromique, il a pu distinguer près de la surface de l'organe une quantité innombrable de fibrilles nerveuses déliées, dépourvues de myéline (il a pu les suivre et constater d'ailleurs leur continuité avec les fibres à myéline plus volumineuses). La destination dernière de ces fibrilles nerveuses est obscure ; mais Boll les a vues traverser la membrane de l'ivoire et suivre une direction parallèle à celle des fibrilles dentinaires, en nombre tel qu'il en a conclu qu'elles avaient été arrachées aussi des tubes de l'ivoire. Toutefois, quelle que soit la probabilité de cette hypothèse, l'auteur n'a pu voir une fibrille nerveuse pénétrer directement dans un tube de l'ivoire, et aucun observateur n'a été plus heureux jusqu'à présent.

J'ai déjà dit que la pulpe subit des altérations dans un âge avancé. La réduction de son volume, la calcification progressive de son tissu, ajoutant ainsi à l'épaisseur des parois de la cavité pulpaire, sont les modifications les plus apparentes que l'on observe. Sur les pulpes qui ont subi une dégénérescence encore plus prononcée, la couche des cellules odontoblastiques s'atrophie ; les fibres de tissu conjonctif se montrent en plus grande abondance, et leur développement coïncide avec la diminution dans le nombre des éléments cellulaires ; enfin les vaisseaux capillaires s'oblitèrent, par suite de thromboses se faisant dans les troncs les plus volumineux ; les nerfs subissent la dégénérescence graisseuse, et la pulpe ne représente plus alors qu'une masse rétractée, invasculaire, insensible. Ces altérations peuvent se produire sans amener la décomposition de la pulpe, et ne s'accompagnent point d'abcès d'alvéolaire ; mais une dent dont la pulpe a subi l'atrophie sénile est rarement solide dans son alvéole.

§ 5. — Gencive.

La gencive se continue avec la membrane muqueuse de la face interne des lèvres, du plancher de la bouche et de la voûte palatine ; elle s'en distingue surtout par sa plus grande densité. Sa résistance est due, en partie, aux faisceaux de tissu fibreux très abondants qu'elle renferme, en partie à l'union très étroite qu'elle affecte avec l'os sous-jacent, par la fusion de ses faisceaux fibreux profonds très serrés avec ceux du périoste. Les faisceaux qui viennent du périoste se dirigent en formant une sorte d'éventail, jusqu'au-dessous de la couche épithéliale. Aussi il n'y a pas de ligne de démarcation bien nette entre la gencive proprement dite et le périoste, lorsque, sur une coupe, on les examine dans leurs rapports naturels (*in situ*).

La gencive est hérissée de papilles volumineuses, à large base, qui sont tantôt simples et tantôt composées ; l'épithélium est formé de couches de cellules de plus en plus aplaties à mesure qu'on se rapproche de la surface ; mais ce sont des cellules cylindriques qui forment la couche la plus profonde de l'épithélium, ou couche de Malpighi.

On trouve sur la gencive, dans de légères dépressions, ou simplement étalées à sa surface, de petites agglomérations d'épithélium pavimenteux. Ces agglomérations, ou *glandes de Serres*[1], n'ont point de signification connue. Au voisinage des sacs dentaires de développement, on trouve des agglomérations épithéliales à peu près semblables, qui ne semblent être que des restes du collet de l'organe de l'émail, qui subit cette curieuse transformation lorsqu'il a fini de remplir sa fonction spéciale. Les gencives sont riches en vaisseaux, mais remarquablement pauvres en nerfs.

Au niveau du collet des dents, la gencive se continue avec le périoste de la face interne des alvéoles, dans lesquelles elle pénètre sans aucune ligne de démarcation.

§ 6. — Périoste alvéolo-dentaire.

Le périoste alvéolo-dentaire, ou membrane de la racine, est formé d'un tissu conjonctif de moyenne densité, dépourvu de fibres élastiques et très riche en vaisseaux et en nerfs.

Le périoste est plus mince près du collet de la dent, et à ce niveau, par des modifications insensibles, il se transforme pour former la gencive et le périoste du bord alvéolaire. La même transition s'opère au sommet de la racine. La direction générale des fibres du périoste alvéolo-dentaire est transversale, c'est-à-dire que ces fibres vont de la paroi alvéolaire au cément, sans solution de continuité, accompagnées de nombreux vaisseaux capillaires ; un simple examen des faisceaux de tissu

---

1. Serres (*Essai sur l'anatomie et la physiologie des dents*) a en effet décrit des glandes spéciales, auxquelles il a donné le nom de *glandes tartariques*, parce que, dans sa pensée, elles étaient destinées à sécréter le tartre qui se rencontre si fréquemment à la base des dents. Il n'y a pas en réalité de glandes de Serres, et cet auteur a sans doute pris pour des glandes les petits amas d'épithélium dont il est question ici. (Trad.)

conjonctif, comme on peut le voir sur une coupe transversale
faite sur une dent décalcifiée dans son alvéole, suffira pour
démontrer qu'il y a une membrane unique, et qu'il est impossible de distinguer rien qui ressemble à deux membranes, une
pour la racine et l'autre pour l'alvéole ; l'étude du développement du périoste alvéolo-dentaire prouve également que le

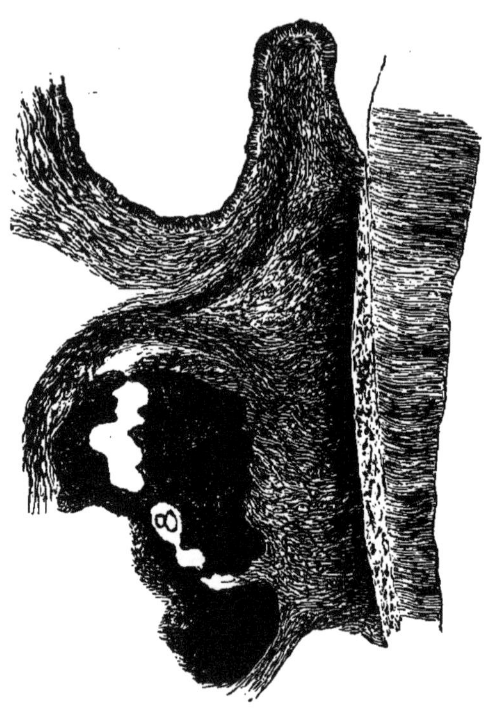

Fig. 50. — Coupe comprenant un côté de la racine d'une dent, la gencive, le périoste
alvéolo-dentaire, et le bord de l'os de l'alvéole. On voit une bande fibreuse contourner
l'alvéole et se diviser en deux faisceaux, dont l'un se dirige en haut vers la gencive,
dont l'autre gagne plus directement le cément. On aperçoit, entre la dent et l'alvéole,
les orifices de nombreux vaisseaux qui ont été coupés transversalement.

tissu mou qui entoure la racine et celui qui tapisse l'alvéole
sont une seule et même chose. Il n'y a donc qu'une seule
membrane, qui s'appelle le périoste alvéolo-dentaire.

Dans le plan le plus rapproché de la paroi alvéolaire, les
fibres du périoste se groupent en faisceaux très apparents ;
en fait, le périoste, à ce niveau, ressemble beaucoup à une

membrane fibreuse ordinaire ; dans le plan plus profond, par lequel il s'unit au cément, le périoste est formé d'un fin lacis de faisceaux entrecroisés, dont le plus grand nombre viennent se perdre à la surface du cément.

Bien qu'il y ait une différence tranchée dans les caractères histologiques observés aux deux faces opposées de la membrane de la racine, néanmoins les faisceaux fibreux si nets du plan externe se confondent insensiblement dans leur trajet avec les mailles du fin lacis formé dans le plan interne, et nulle part on n'observe de solution de continuité.

Je n'ai jamais vu les fibres, soit sur une coupe transversale, soit sur une coupe longitudinale, passer directement, en suivant le plus court chemin, de la paroi alvéolaire au cément ; invariablement, elles suivent un trajet oblique, qui, selon toute probabilité, permet à la dent un certain degré de mobilité, sans que les fibres soient tiraillées ou rompues.

La membrane de la racine tire ses vaisseaux de trois sources différentes, d'après Wedl : des gencives, de l'os, des vaisseaux qui se rendent à la pulpe, ces derniers formant l'appoint le plus important.

Les nerfs viennent aussi en grande partie de ceux qui se rendent à la pulpe dentaire ; quelques filets nerveux viennent des canaux inter-alvéolaires (ces canaux osseux, qui contiennent des vaisseaux et des nerfs, sont situés dans les cloisons verticales qui séparent les alvéoles des dents contiguës).

Je serais disposé à croire que la pulpe dentaire et le tissu qui forme la membrane de la racine ont une origine commune, et étaient, dans le principe, en continuité sur toute la base de la pulpe. Si l'on admet cette disposition, il sera plus facile de comprendre comment il se fait qu'ils se partagent en commun les vaisseaux et les nerfs.

CHAPITRE IV

Le développement des dents se fait suivant un processus qui, sujet à quelques modifications dans les différents groupes de vertébrés, conserve cependant chez tous certains caractères essentiels, ce qui permet d'en fixer les traits principaux dans un exposé général.

Dans le point où une dent doit se former, phénomène précédant toute calcification, les tissus mous affectent toujours une disposition particulière ; on donne le nom de *germes dentaires* à ces zones de tissus mous ainsi modifiés dans un but spécial. Tout ou partie seulement des éléments mous qui constituent le germe d'une dent se convertit en tissus dentaires par le dépôt de sels calcaires dans leur propre substance ; mais il y a toujours au moins quelques portions du germe dentaire qui se transforment effectivement en dent. La dent n'est pas un produit de sécrétion ou d'excrétion du germe dentaire ; elle en est une véritable transformation. Les détails de cette transformation trouveront plus utilement leur place plus loin ; il nous suffira de dire, pour l'instant, que les trois tissus principaux de la dent qui s'appellent : ivoire, émail et cément, sont formés par des parties distinctes du germe dentaire, et c'est pourquoi on a l'habitude d'employer les termes d'organe de l'émail et d'organe de l'ivoire; l'existence d'un organe du cément particulier est plus douteuse; affirmée par quelques auteurs, elle est contestée par d'autres.

Dans la plupart des ouvrages d'Anatomie que les étudiants peuvent avoir l'occasion de consulter, on voit encore que l'histoire du développement des dents est divisée en trois périodes, sous les noms de *période papillaire, période folliculaire,* et *période éruptive.*

Cette division en périodes repose sur une conception fausse, sur des théories qui aujourd'hui manquent de fondement, et il y a tout avantage à l'abandonner d'une manière absolue. L'exposé du développement des dents, tel que nous allons le faire dans les pages qui suivent, s'appuie, pour ce qui concerne l'homme et les Mammifères, sur les travaux de Kölliker, Thiersch et Waldeyer; pour ce qui concerne les Reptiles et les Poissons, en partie sur les travaux de Huxley et de Santi-Sirena, mais principalement sur nos propres recherches et celles de Hertwig. On verra que cet exposé se trouve en contradiction avec les travaux publiés sur ce sujet par un auteur d'une autorité grande et méritée, le professeur Owen. Pour expliquer ces divergences il faut nécessairement admettre que les méthodes modernes d'investigation, appliquées aux recherches histologiques, ont révélé des faits qui n'étaient pas démontrables autrefois. Cependant il y a déjà plus de vingt ans que le professeur Huxley, dans un travail remarquable, a démontré l'inexactitude de certaines théories admises à cette époque. Je suis absolument convaincu, d'ailleurs, que la description qui va suivre, dans ses traits généraux, représente la réalité, et que la plupart des faits que je vais exposer, peuvent être vérifiés par tout observateur désireux de le faire.

Les germes dentaires ne se forment jamais à la surface de la muqueuse buccale, mais toujours un peu au-dessous de cette surface, et parfois même, chez certains animaux, à une très grande profondeur. Chaque germe dentaire se compose, dans le principe, de deux parties, et de deux parties seulement : le germe de l'émail et le germe de l'ivoire ; et ces deux germes proviennent de sources distinctes ; le premier résulte d'un développement particulier de l'épithélium buccal ; le second provient d'une transformation des couches plus profondes de la membrane muqueuse. Des parties accessoires, comme une capsule dentaire, peuvent, dans la suite, et secondairement, se développer ; mais, dans le principe, chaque germe dentaire ne se compose que d'un germe de l'émail et que d'un germe de l'ivoire, et les formes les plus simples de germes dentaires ne renferment jamais rien de plus. L'existence d'un organe de l'émail, à la première période du développement, est d'ailleurs absolument indépendante de la formation ultérieure d'émail proprement dit par sa propre transformation en un tissu calcifié, puisque j'ai démontré la présence de cet organe dans le germe des dents qui n'ont point d'émail, et en fait, dans tous les germes dentaires.

La portion du germe dentaire destinée à se transformer en ivoire est souvent désignée sous le nom de *papille de l'ivoire*, parce qu'elle a la forme d'une papille ; et jusqu'à un certain point, on peut dire que l'organe de l'émail n'est autre chose que l'épithélium de la papille de l'ivoire. Toutefois, une pareille proposition, sans être absolument fausse, pourrait induire en erreur, si elle impliquait que l'organe de l'émail ne se développe que secondairement ; ce qui est vrai, c'est que son apparition est contemporaine de celle du germe de l'ivoire, si elle ne la précède. L'idée la plus générale que je puisse donner de cet organe est la suivante : la couche la plus profonde de l'épithélium buccal envoie dans les tissus mous sous-jacents un prolongement dont la forme et la structure sont déjà distinctes et caractéristiques avant que le germe de l'ivoire lui-même ait une forme définie. Ce prolongement s'élargit à son extrémité profonde, et, comme on le voit sur une coupe, se bifurque de manière à ressembler approximativement à la lettre γ renversée; on pourrait encore, avec plus de vraisemblance, le comparer à une petite cloche munie d'une poignée ; c'est là ce qui constitue la première phase du germe de l'émail (voir fig. 58). En même temps, au-dessous de lui, dans le tissu muqueux, le germe de l'ivoire commence à accuser sa forme papillaire.

Comme la marche et les détails du développement dentaire varient chez les différents animaux, je vais décrire son histoire successivement chez les diverses espèces animales.

§ 1ᵉʳ — Développement des dents chez les Poissons Cartilagineux.

Si l'on examine une coupe transversale prise sur la mâchoire inférieure d'un Chien de mer (Scyllium canicula), on constate que les dents en voie de développement sont situées à la face interne de l'os maxillaire à demi ossifié, les germes dentaires les plus jeunes occupant le point le plus déclive (fig. 51); à mesure qu'ils s'élèvent, ces organes sont à un degré plus avancé de calcification; enfin, par delà le bord même du maxillaire, on trouve des dents dont la période active de fonctionnement est terminée et qui sont sur le point de disparaître par suite d'un mouvement de translation lent et continu opéré par la membrane muqueuse qui supporte les dents et contourne le bord de la mâchoire.

Sur la figure 51, on peut voir quatre dents à une période avancée de calcification, et au-dessous, quatre germes dentaires beaucoup plus jeunes ; deux seulement des quatre premières dents sont complètement dégagées de l'épithélium ; l'épithélium recouvre encore en partie la troisième ; enfin, toutes les autres dents sont complétement cachées sous le revêtement épithélial, et, par suite, lorsque les parties molles sont en place, dans leur rapport naturel, elles se trouvent en dehors de la cavité buccale.

Toutes les dents, dont la calcification n'est pas terminée, sont recouvertes par un feuillet réfléchi de la membrane muqueuse (*c, fig. 51*) qui les protège pendant la durée de leur calcification.

Bien qu'on puisse donner à cette membrane le nom de feuillet réfléchi, ce n'est point, comme l'avait supposé le professeur Owen, une membrane à bord libre, isolée de la surface sur laquelle les dents se développent; il n'y a point, par conséquent, entre cette surface et le feuillet muqueux, de profonde fissure, ni de cul-de-sac, à la face interne du maxillaire, et l'épithélium ne descend pas d'un côté de ce cul-de-sac jusqu'au fond, pour remonter de l'autre en formant une couche distincte. Bien que ce feuillet soit facile à arracher de la surface des germes dentaires qu'il recouvre, encore y est-il adhérent à l'état normal, sans solution de continuité. L'épithélium qui, du maxillaire, passe sur ce feuillet pour le recouvrir, forme une couche que sur la figure 51 on voit rompue précisément dans le point (entre la troisième et la quatrième dent) où elle abandonne le maxillaire pour aller tapisser la surface du feuillet membraneux.

Les conditions dans lesquelles se développent les dents chez les Poissons cartilagineux sont particulièrement favorables pour montrer les homologies des différentes parties qui forment les germes dentaires, avec celles qui constituent la dent développée. A la base du maxillaire, dans le point où l'on rencontre les germes dentaires les plus jeunes, les tissus d'où la papille dentaire prend naissance se confondent insensiblement, d'un côté, avec le tissu qui forme le feuillet protecteur, et de l'autre, avec le tissu qui recouvre la surface convexe du maxillaire et dans lequel sont fixées les dents.

Aucune ligne de démarcation tranchée, à ce moment, n'existe entre la base de la papille dentaire et les tissus environnants dont elle s'élève, contrairement à ce qui s'observe pour les germes dentaires des Mammifères et des Reptiles; tout ce qu'on peut dire, c'est que les germes de l'ivoire sont de nature cellulaire, c'est-à-dire, formés de cellules larges et arrondies, tandis que le reste de la muqueuse est formé plutôt d'éléments fibrillaires, et se transforme par modifications insensibles, en tissu gingival dense, tel qu'on l'observe sur le bord du maxillaire.

Les germes de l'ivoire, et par suite, l'ivoire sont incontestablement dérivés du tissu conjonctif de la membrane muqueuse, immédiatement sous-jacent à l'épithélium, et on ne peut mettre davantage en doute que les organes de l'émail ne soient simplement l'épithélium modifié de cette même membrane muqueuse.

Cette conclusion, d'ailleurs, n'est pas nouvelle, et on avait pu la tirer déjà de l'étude du développement des dents chez d'autres animaux; mais, chez le Chien de mer, la démonstration est beaucoup plus nette, parce que chez tous les autres animaux les premiers phénomènes du développement se trouvent plus ou moins rapidement obscurcis par des complications ultérieures.

Il est donc important d'étudier avec soin, sur le Chien de mer, les rapports de l'épithélium qui constitue l'organe de l'émail, avec l'épithélium qui tapisse la cavité buccale. Comme je l'ai déjà dit, à l'état normal, il n'y a pas de cul-de-sac à la face interne du maxillaire, et l'épithélium passe directement (au niveau de l'espace situé entre la troisième et la quatrième dent, sur la figure 51) sur le feuillet protecteur de la membrane muqueuse (c, fig. 51). Mais, bien que l'épithélium se réfléchisse directement sur ce feuillet, il n'en descend pas moins aussi par une couche continue pour tapisser la surface sur laquelle se développent les dents et les germes dentaires, donnant à chacun d'eux un revêtement complet, et remplissant tout l'intervalle compris entre les germes dentaires et le feuillet protecteur. Dans cette situation, l'épithélium ne forme pas une simple couche qui descend d'un côté pour recouvrir les germes dentaires, jusqu'au fond d'un cul-de-sac, et remonter de l'autre en tapissant la face interne du feuillet protecteur ; sa disposition est telle qu'il n'est en rapport qu'avec les germes dentaires ; on lui donne le nom d'*organe de l'émail*, parce qu'au niveau des germes dentaires les cellules épithéliales prennent manifestement une forme cylindrique et paraissent absolument différentes des cellules épithéliales voisines.

L'extrémité terminale profonde de cet épithélium, ou, en

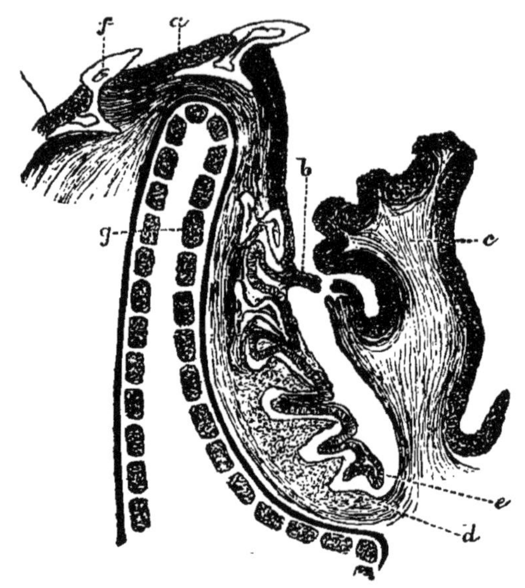

Fig. 51. — Coupe transversale faite sur la mâchoire inférieure d'un *Chien de mer.* — *a.* Epithélium buccal. — *b.* Epithélium buccal passant sur le feuillet réfléchi de la muqueuse. — *c.* Feuillet réfléchi (feuillet thecal). — *d.* La plus jeune pulpe dentaire. — *e.* Le plus jeune organe de l'émail. — *f.* Dent sur le point de tomber. — *g.* Couche calcifiée du maxillaire.

d'autres termes, l'organe de l'émail le plus jeune, forme une sorte de petite cloche qui coiffe une éminence du tissu conjonctif de la membrane muqueuse, éminence qui représente le plus jeune germe de l'ivoire, avec la forme qu'on peut observer sur la coupe de la figure 51 (*d*). Le plan des cellules épithéliales le plus rapproché de la papille de l'ivoire est formé de cellules cylindriques allongées, à noyau situé près de l'extré-

mité éloignée de la papille, tandis que le reste de l'organe de
l'émail se compose de cellules plus petites, quelques-unes
pourvues de prolongements anastomotiques, de manière à
former une sorte de réseau cellulaire délicat qui semble toutefois différer beaucoup de ce qu'on retrouve dans l'organe de
l'émail des Mammifères. Ce tissu est assez consistant pour
maintenir en continuité tous les organes de l'émail, même
lorsqu'on les déplace sur une coupe, et l'ensemble peut être
considéré comme un organe de l'émail composé. Les cellules
cylindriques, dont nous avons parlé, recouvrent toute la surface de développement de chaque dent, mais s'atrophient en
partie dans l'intervalle des germes dentaires.

Avant d'aller plus loin dans la description du développement
des germes dentaires, il est utile de nous reporter aux phases
primitives de l'accroissement du Chien de mer, pour bien nous
rendre compte des rapports qui existent entre les dents et les
épines du derme.

Sur la mâchoire inférieure d'un jeune Chien de mer, il n'y a

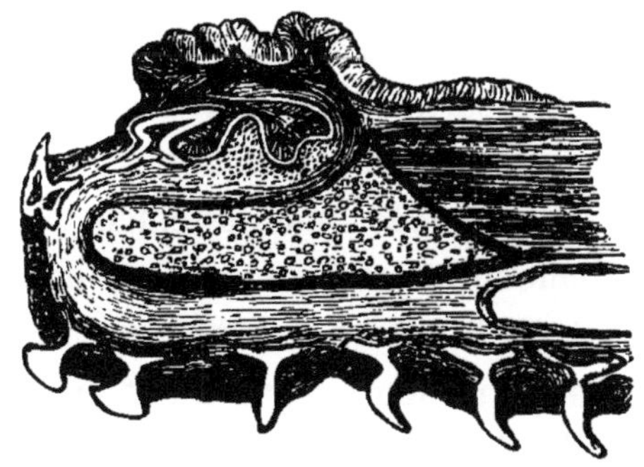

Fig. 52. — Coupe de la mâchoire inférieure d'un jeune *Chien de mer*, montrant la
continuité des épines de la peau situées sous la mâchoire, et des dents qui sont
situées sur le bord et à la face interne.

point de lèvre; c'est pourquoi les épines qui recouvrent la peau
viennent rejoindre les dents qui recouvrent la surface du maxillaire (fig. 52).

Un coup d'œil jeté sur la figure 52 suffit pour démontrer

l'identité de nature des dents et des épines du derme, malgré les différences qu'on peut observer dans leur forme et leur volume. A mesure que le Chien de mer grandit, la continuité des dents et des épines du derme au niveau de la mâchoire s'interrompt par l'allongement de la peau en forme de lèvre. Cette lèvre apparaît plus tôt à la mâchoire supérieure qu'à la mâchoire inférieure, et au début, les épines se continuent même jusqu'au bord et à la face interne de la lèvre nouvellement formée; néanmoins elles ne tardent pas à en disparaître complètement. Au point de vue de la structure, les dents et les épines du derme sont, sous beaucoup de rapports, exactement semblables ; les épines, cependant, tombent beaucoup moins souvent que les dents et, par suite, sont moins fréquemment reproduites; aussi est-il bien moins facile de les rencontrer à toutes les périodes de leur développement. Je crois néanmoins que ce développement suit une marche absolument semblable à celle du développement des dents elles-mêmes.

Gegenbaur a montré que, chez la *Selache* [1], la membrane muqueuse de la bouche est recouverte d'épines dont la structure resemble à celle des dents, et que ces épines sont souvent limitées à des régions particulières s'étendant en arrière jusqu'au pharynx; ces mêmes régions, chez les *Ganoïdes* et les Poissons osseux, sont occupées manifestement par des dents. Hertwig enfin a démontré que les épines du derme se développent exactement de la même manière que les dents, avec cette seule diffférence que leurs germes ont encore moins de tendance à s'individualiser.

§ 2. — Développement des dents chez les Poissons Osseux.

Si nous passons, de l'étude du développement des germes dentaires chez les Poissons Cartilagineux, à celle du dévelop-

---

1. Poisson de mer de la famille des Sélaciens et analogue au Requin. On lui donne aussi le nom de Pélerin.

pement chez les Poissons Osseux, la première différence que nous observons est la suivante : chez les poissons cartilagineux, chaque germe dentaire, j'entends chaque germe de l'émail, provient du germe de la dent voisine plus ancienne ; chez les poissons osseux, chaque germe de l'émail se développe d'une manière indépendante et, pour ainsi dire, de toutes pièces (de novo). En tout cas, dans les limites de mes propres recherches (et je ne sache pas que d'autres travaux aient été publiés sur ce sujet, depuis nombre d'années), je n'ai pu établir aucune connexion entre les germes des dents de différents âges.

Cette origine individuelle et indépendante d'un nombre indéfini de dents n'ayant aucune relation avec celles qui les ont précédées, n'a été observée d'une manière certaine que sur les poissons osseux ; on ne connaît rien du développement des dents chez les *Ganoïdes*.

L'épithélium buccal, dont l'épaisseur et les autres caractères sont très variables chez les différents poissons, envoie profondément un prolongement qui forme un organe de l'émail, tandis qu'une papille de l'ivoire, s'élevant à sa rencontre, finit par s'en recouvrir comme d'un bonnet. Ce qui advient de ce prolongement dépend beaucoup des caractères de la dent qui va se développer ; si, sur cette dent, il ne doit pas se former d'émail ou s'il ne doit y en avoir qu'une couche rudimentaire, les cellules de l'organe de l'émail restent petites et insignifiantes, comme chez le Maquereau. Si, au contraire, on trouve sur la dent achevée un revêtement partiel d'émail, comme, par exemple, la petite pointe d'émail qui existe sur les dents de l'Anguille (voir fig. 81), le développement ultérieur de l'organe de l'émail est extrêmement intéressant.

Sur le sommet de la papille de l'ivoire, coiffé par le chapeau d'émail, les cellules de l'organe de l'émail arrivent à des dimensions considérables, mesurant jusqu'à 0^{mm},125 de longueur ; sur les côtés de la papille, l'organe de l'émail, formant

calotte, ne disparaît pas; mais il n'existe plus qu'à.l'état rudimentaire. Ainsi, quoique l'organe de l'émail recouvre toute la
hauteur de la papille de l'ivoire, les cellules qui le forment
n'atteignent point de dimensions considérables dans les points
autres que ceux où doit se développer l'émail (fig. 53). La con-

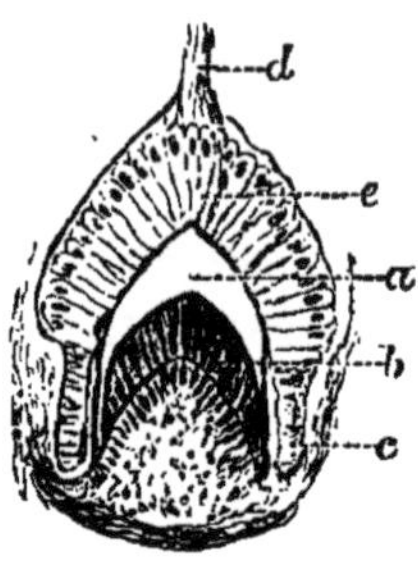

Fig. 53. — Germe dentaire d'une Anguille. — *d*. Collet de l'organe de l'émail. —
e. Cellules de l'émail. — *a*. Chapeau d'émail. — *b*. Chapeau de dentine. — *c*. Cellules de l'émail rudimentaires correspondant à cette partie du germe de l'ivoire, où
ne doit point se former d'émail.

naissance de ce fait permettra le plus souvent à un observateur
de dire, sans se tromper, à la simple inspection d'un germe
dentaire, si la dent une fois achevée sera ou non recouverte
d'une couche d'émail. En tout état de cause, il y a un organe
de l'émail ; mais, s'il ne doit pas se former d'émail, les cellules
qui constituent cet organe n'arrivent jamais à différer notablement de l'épithélium environnant ; en d'autres termes, l'organe de l'émail tout entier aura le caractère qu'il présente à
la partie inférieure du germe dentaire de l'Anguille, tel qu'on
l'observe dans la figure 53.

Il existe, cela va sans dire, de grandes différences de détail
dans le développement des dents des Poissons, différences qui
tiennent à ce que les dents se développent dans les conditions
de siège les plus variées ; mais les recherches auxquelles je
me suis livré ont présenté, d'une manière générale, des résultats si uniformes et si concordants que la description qui précède suffit, et que nous pouvons immédiatement passer à l'étude
du développement des dents chez les Reptiles. Ajoutons seule-

ment, avant de terminer, qu'il n'est pas du tout vrai de dire que le développement des dents des Poissons représente une période transitoire du développement des dents des Mammifères.

§ 3. — Développement des dents chez les Reptiles.

Si l'on considère individuellement les germes dentaires des Reptiles, il ne paraît pas y avoir de différence fondamentale entre eux et les germes dentaires des Poissons ou des Mammifères. L'organe de l'émail provient de l'épithélium buccal ; l'organe de l'ivoire provient du tissu sous-muqueux, absolument de la même manière ; mais, ce qu'il est intéressant d'étudier chez les Reptiles, ce sont les rapports que présentent entre eux et avec les dents déjà développées les germes dentaires successifs. La fréquence avec laquelle se succèdent les dents chez les Reptiles fait qu'il est facile d'obtenir des coupes qui montrent ces dents à toutes les périodes de leur développement. A la face interne de la mâchoire inférieure, on trouve une région exclusivement occupée par des dents en voie de développement, région pour laquelle j'ai proposé le nom de *zone de développement dentaire ;* cette région est limitée d'un côté, en avant, par l'os maxillaire et les dents qu'il supporte, et de l'autre en arrière, par une paroi de tissu fibreux conjonctif nettement définie. Sur la *salamandre*, par exemple (fig. 54), à droite de la dent qui est en fonction, complètement développée, on aperçoit quatre sacs dentaires qui se suivent, le plus jeune étant le plus rapproché de la ligne médiane de la bouche. A mesure que ces sacs dentaires se développent, ils semblent par une sorte de migration se rapprocher du bord du maxillaire, en même temps que de nouveaux sacs plus jeunes se développent derrière eux. Chez la salamandre, la prolifération de l'épithélium est manifestement le premier phénomène apparent ; cette produc-

tion d'épithélium en forme de prolongement a toujours une relation étroite avec le *collet* d'un organe de l'émail plus ancien. (Le
collet est une bande étroite d'épithélium qui subsiste quelque
temps et maintient les rapports de l'organe de l'émail avec
l'épithélium dont il dérive). Les nouveaux organes de l'émail
ne proviennent donc pas directement de l'épithélium de la sur-

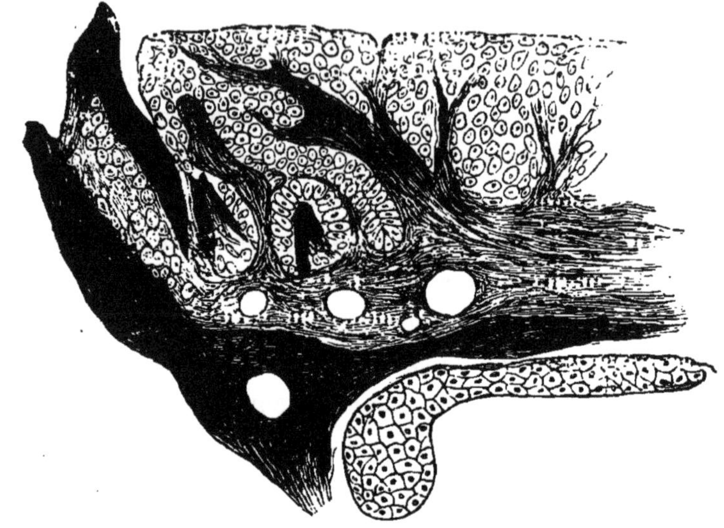

Fig. 54. — Coupe de la mâchoire supérieure du *Triton cristatus* (Salamandre). Au
côté interne de la dent fixée au maxillaire sont trois germes dentaires plus jeunes.

face buccale, mais des collets des organes de l'émail des dents
précédentes.

Chez la Salamandre, les dents en voie de développement
s'étendent suivant une longue ligne qui se dirige vers le palais,
et, comme elles ne sont point pressées les unes contre les autres,
on peut étudier, sur une même coupe, les rapports des organes
de l'émail de trois ou quatre dents successives, à des âges différents ; la disposition de ces dents peut, en réalité, très bien
être comparée à celle qu'on rencontre chez le Chien de mer
(voir fig. 51).

Le sac dentaire de la Salamandre offre un bon exemple de sac dentaire dans sa forme la plus simple ; il se compose uniquement d'un organe de l'émail et d'un germe de l'ivoire, sans aucune enveloppe particulière ; le *sac* est complètement de nature cellulaire, et, si on le rompt, par la pression, on n'en voit sortir que des éléments cellulaires. Les cellules de l'organe de l'émail sont volumineuses, semblables à celles de l'organe de l'émail de l'Anguille ; aussi, les dents des Salamandres ont-elles leur extrémité recouverte d'émail, comme celles de ce poisson ; elles en diffèrent par leur forme bifurquée, forme indiquée de très bonne heure par la configuration de l'organe de l'émail.

Chez la Grenouille, on observe une disposition particulière dans les rapports des deux mâchoires : lorsque la bouche est fermée, la mâchoire inférieure, dépourvue de dents et sans lèvres, est reçue immédiatement en arrière de la mâchoire supérieure et des dents qu'elle supporte, et par suite, confine dans d'étroites limites la zone de développement des dents. C'est pourquoi, je n'ai pu m'assurer si les germes dentaires de nouvelle formation, ou plutôt si leurs organes de l'émail, provenaient des germes précédents ou naissaient de toutes pièces (de novo). L'analogie semblerait indiquer la première solution ; mais les apparences sont en faveur de la seconde.

Chez les Lézards, les nouveaux germes dentaires se développent à une grande profondeur au-dessous de la surface de la muqueuse, de sorte que le collet de l'organe de l'émail s'allonge dans des proportions énormes, pour atteindre la papille de l'ivoire, qui, comme chez la Salamandre, occupe dans le principe, le plancher de la zone de développement. Les dents des Lézards présentent un revêtement d'émail plus complet que celles de la Salamandre, c'est pourquoi les cellules de l'émail se développent beaucoup plus bas sur les côtés du germe de l'ivoire. Les germes dentaires s'entourent, en outre, d'une capsule adventive provenant surtout de la condensaution du tissu conjonctif environnant, qui s'écarte et se tasse à mesure de leur accroissement. Le développement ultérieur du germe dentaire est d'ailleurs identique à celui du germe des Mammifères; nous pouvons donc nous en tenir là de sa description.

Chez les *Reptiles Ophidiens* (serpents), on trouve quelques particularités qui caractérisent cette classe d'animaux. La manière dont le serpent avale ses aliments semble devoir rendre fréquemment nécessaire le renouvellement de ses dents; bien que

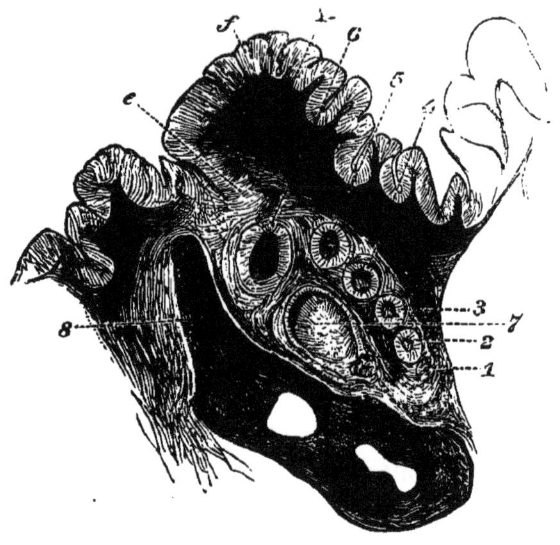

Fig. 55. — Coupe transversale de la mâchoire inférieure d'un serpent commun. — *e*, prolongement profond de l'épithélium. — *f*, épithélium buccal. — 1, 2, 3, etc., germes dentaires, à différents âges. — 8, dent en place, avec son tranchant oblique, dont la pointe n'arrive point jusqu'à la surface de la muqueuse.

je ne possède pas de données suffisantes pour estimer d'une manière certaine la durée de chaque dent, le grand nombre de ces organes développés en réserve, destinés tous à se succéder dans le même point sur la mâchoire, semblent indiquer que cette durée est très courte.

J'ai observé, sur une même coupe, jusqu'à dix dents successives, et leur disposition, particulièrement sur la mâchoire inférieure, qui subit un énorme déplacement au moment de la déglutition, est tout à fait remarquable. Les nombreux sacs dentaires successifs au lieu d'être placés côte à côte, comme chez la Salamandre, sont situés sur une ligne presque verticale, parallèlement à la surface du maxillaire ; ils sont en outre contenus dans une sorte d'enveloppe générale formée de tissu conjonctif, espèce de poche qui empêche leur déplacememt lorsque la bouche se dilate.

Le prolongement profond de l'épithélium buccal pénètre

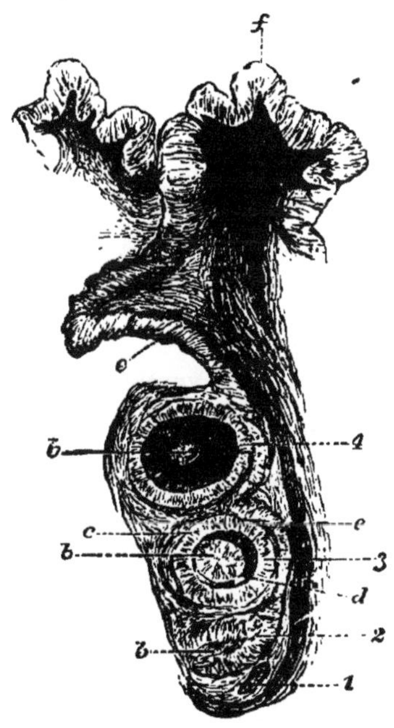

Fig. 56. — Dents de serpent en voie de développement. — *f*, épithélium buccal. — *e*, collet des organes de l'émail. — *b*, pulpe de l'ivoire. — *c*, cellules de l'émail. — *d*, dentine. — 1, 2, très jeunes germes dentaires. — 3, 4, germes plus âgés.

dans le sac dentaire par son sommet, et l'on peut suivre ce prolongement et le voir s'enrouler de haut en bas autour des sacs dentaires, jusqu'au fond de la zone. On peut ici saisir sur le vif le processus intime de la formation d'un organe de l'émail, et d'une papille de l'ivoire, et ce processus ne diffère, par aucun caractère essentiel, de celui observé chez les autres animaux.

On voit, d'une manière aussi nette que possible, que chaque organe de l'émail est une dépendance de l'organe de l'émail de la dent qui précède, et que les organes de l'ivoire, visiblement indépendants entre eux, se développent en rapport avec les organes de l'émail.

Comme les sacs dentaires atteignent des dimensions considérables, ils subissent un changement curieux dans leur position; au lieu de conserver une direction verticale, ils s'inclinent de telle sorte que les dents en se développant deviennent plus ou moins parallèles au grand axe de la mâchoire. L'utilité d'une pareille modification est évidente. Si la dent restait verticale lorsqu'elle a déjà atteint une certaine longueur, il serait à craindre que son sommet ne perforât la membrane muqueuse, quand la bouche s'ouvre largement; la position des dents, dont le grand axe est parallèle à celui du maxillaire, rend un pareil accident impossible.

La dent ne reprend sa position verticale qu'au moment où elle doit occuper définitivement sa place sur le bord de la mâchoire.

Comme je l'ai déjà signalé, l'organe de l'émail est volumineux, pourvu de larges cellules de l'émail; celles-ci sont destinées à former une mince couche d'émail. C'est donc bien de l'émail véritable qui constitue le mince revêtement des dents des Serpents, et ce n'est point du cément, comme l'ont avancé le professeur Owen et d'autres observateurs.

J'ai passé rapidement, à cause du manque d'espace, sur de nombreuses particularités qui se rattachent au développement des dents des Reptiles; on trouvera, dans les *Philosophical Transactions* pour 1875, un exposé plus complet de mes observations à ce sujet.

§ 4. — Développement des dents chez les Mammifères.

On peut déjà se rendre compte des phénomènes primitifs qui auront pour résultat ultime la formation d'une dent, à une période encore peu avancée du développement du fœtus, c'est-à-dire, avant même le début de l'ossification, alors que le maxillaire inférieur ne consiste encore que dans le cartilage de Meekel enveloppé par le tissu embyonnaire, et que les bourgeons latéraux, qui doivent devenir les maxillaires supérieurs, ne font

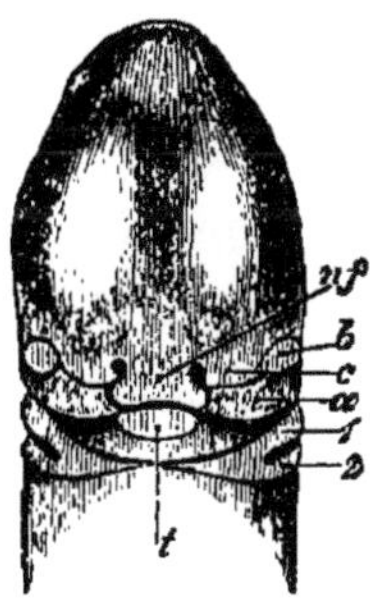

Fig. 57. — Embryon de cinq semaines, d'après Carpenter. — 1, 2, les deux premiers arcs viscéraux. — *a*, bourgeons maxillaires supérieurs. — *t*, langue. — *b*, yeux. — *c*, bourgeon naso-frontal. — *nf*, bourgeon frontal médian.

qu'atteindre le bourgeon médian qui formera l'os intermaxillaire ou incisif [1]. Donc, vers le quarantième ou le quarante-cinquième jour de la vie intra-uterine (chez l'homme), dans le point correspondant au futur bord alvéolaire, on voit apparaître une dépression arrondie, s'étendant à toute la longueur du

1. Il n'est peut-être pas inutile d'indiquer, en quelques mots, comment se développent les différentes parties qui constituent la bouche et ses dépendances, et quel est l'état de ces parties à l'époque de l'apparition des germes dentaires.

La bouche et ses dépendances, c'est-à-dire les deux mâchoires, le nez, le voile du palais et le pharynx se développent aux dépens du premier arc viscéral et des cellules cérébrales antérieure et moyenne. L'orifice buccal apparaît de la manière suivante : de la cellule cérébrale antérieure (chez l'embryon de 20 jours environ) naît un *bourgeon* dit *frontal*, et des cellules cérébrales moyennes naissent deux *bourgeons latéraux;* ces trois bourgeons se rapprochent et limitent un espace (orifice buccal) complété inférieurement par le développement rapide de deux *bourgeons inférieurs*, qui constitueront la mâchoire et la lèvre inférieures. Le bourgeon frontal s'élargit bientôt, se fissure et forme deux appendices latéraux, ou *bourgeons incisifs*, centre de développement des os incisifs. En dehors de chaque bourgeon incisif se creuse l'orifice des narines limité par une saillie qui sera l'aile du nez.

Vers le quarantième ou le quarante-cinquième jour de la vie intra-utérine, c'est-à-dire à l'époque où apparaissent les premiers rudiments des germes dentaires, le travail de formation a déjà fait de rapides progrès. Les bourgeons incisifs sont presque réunis; les narines et les ailes du nez sont à peu près

maxillaire. La dépression et les bords saillants qui la limitent sont formés par un épaississement considérable de la couche des cellules épithéliales, et sur une coupe transversale on peut constater que la prolifération des éléments épithéliaux s'est faite d'une façon beaucoup plus énergique en profondeur, dans la substance du maxillaire, que dans le sens de la hauteur, de sorte qu'un véritable *cul-de-sac* épithélial s'enfonce dans le tissu sous-muqueux embryonnaire (*a*).

Ainsi, dans un certain sens, il y a bien un sillon dentaire; mais ce n'est pas la même chose que ce qu'on a décrit sous ce nom dans les manuels, et c'est pourquoi il vaut mieux ne pas employer ce terme, ou tout autre analogue, pour désigner la dépression légère dont il est question et qui est presque entièrement remplie de cellules sphériques ou aplaties, les cellules cylindriques formant la couche la plus profonde. Bientôt, du fond de la dépression, ou un peu latéralement bourgeonne une lamelle épithéliale qui, au lieu de descendre verticalement, s'infléchit en arrière; l'étroit cul-de-sac que forme ainsi secondairement cette lamelle, et qui sur une coupe ressemble exactement à une glande tubuleuse, constitue le rudiment du

formées; les bourgeons latéraux ont convergé vers la ligne médiane et sont sur le point de se réunir aux bourgeons incisifs pour compléter la mâchoire et la lèvre supérieures. A cette même époque, les bourgeons inférieurs sont complètement soudés l'un à l'autre, et la mâchoire et la lèvre inférieures forment un arc ininterrompu. Nulle part encore, il n'y a trace de tissu osseux, et toutes les parties sont constituées par le tissu embryonnaire mou; mais l'arc maxillaire inférieur renferme à titre de soutien, au centre des éléments qui le composent, une bande cartilagineuse s'étendant à toute sa longueur; c'est le cartilage de Meckel, qui ne joue, à vrai dire, aucun rôle dans le développement des dents. Ce développement s'annonce uniquement par l'apparition sur la partie arrondie des arcs maxillaires, c'est-à-dire sur les futurs bords alvéolaires, d'une couche de cellules épithéliales, qui s'épaissit rapidement et subit des modifications qui sont étudiées plus loin. (Trad.)

(*a*) Si par la macération, ou par l'action d'un acide, on détachait l'épithélium de sa surface, il en résulterait un sillon sur la pièce, et c'est là probablement ce qu'a vu et décrit Goodsir sous le nom de *sillon dentaire primitif;* mais, comme les étudiants peuvent le constater d'après notre description, jamais, à aucun moment, il n'y a rien de semblable à un sillon ouvert tel que l'a décrit Goodsir, sinon comme résultat de la macération, c'est-à-dire de la destruction partielle de la pièce anatomique.

futur organe de l'émail. Bientôt, à l'extrémité profonde de ce cul-de-sac, les cellules prolifèrent en très grande abondance et le dilatent jusqu'à lui donner une forme qui rappelle celle d'un vase de Florence. Toutefois il ne faut pas oublier que le cul-de-sac épithélial existe sur toute la longueur du maxillaire, et que ce qui, sur une coupe, représente une glande tubuleuse est en réalité un épais feuillet ou une lame continue d'épithélium; mais les dilatations de l'extrémité profonde du cul-de-sac, qui nous l'ont fait comparer à un vase de Florence, n'existent que dans les points où doivent ultérieurement se développer des dents [1].

Les cellules qui occupent la périphérie du cul-de-sac dilaté sont cylindriques ; des cellules polygonales remplissent le centre de la zone de dilatation. Bientôt, la partie dilatée du cul-de-sac, à mesure qu'elle s'enfonce plus profondément dans le maxillaire, change de forme ; sa base s'aplatit, et les bords de cette base descendent en s'accroissant plus que le centre, de sorte que la partie la plus profonde du prolongement épithélial, présente une concavité qui regarde en bas; on peut la comparer alors à une petite cloche suspendue verticalement

---

1. L'auteur s'explique assez clairement sur ce qu'il faut, ou plutôt sur ce qu'il ne faut pas entendre par le mot *sillon dentaire primitif*, pour qu'il ne puisse se faire de confusion dans l'esprit du lecteur. Lorsque lui-même parle de la *dépression arrondie* qui s'étend primitivement à toute la longueur de la mâchoire, il faut évidemment comprendre la dépression que forme à la surface du tissu embryonnaire, l'accumulation de l'épithélium, le *bourrelet épithélial,* la *crête épithéliale* de Kolliker, en d'autres termes, la dépression qui subsisterait sur le bord alvéolaire, si l'on enlevait le bourrelet épithélial par la macération; c'est cette dépression qui devient sillon par l'enfoncement du bourrelet; mais lorsque toutes les parties sont en place, le sillon est plein, c'est-à-dire qu'il n'apparaît sur une coupe que grâce à l'aspect différent des deux tissus, embryonnaire et épithélial.

Que faut-il entendre encore par ce que Ch. Tomes appelle le cul-de-sac secondaire (secondary inflection) de l'épithélium, naissant du fond de la dépression ou sur le côté? Ce que, selon toute probabilité, MM. Legros et Mogitot (*origine et formation du follicule dentaire chez les Mammifères*, 1873) ont déérit sous le nom de *lame épithéliale*. Cette lame épithéliale qui naît à la face postérieure concave de cette partie du bourrelet épithélial qui s'enfonce dans le tissu embryonnaire est, en réalité, le rudiment du futur organe de l'émail. C'est à cette lamelle que s'appliquent les développements de l'auteur.   (Trad.)

par un étroit cordon épithélial qui la maintient en rapport avec l'épithélium de la surface; on peut encore en comparer la coupe à un croissant dont les cornes très longues s'allongent par en bas. En même temps que l'organe de l'émail prend cette forme,

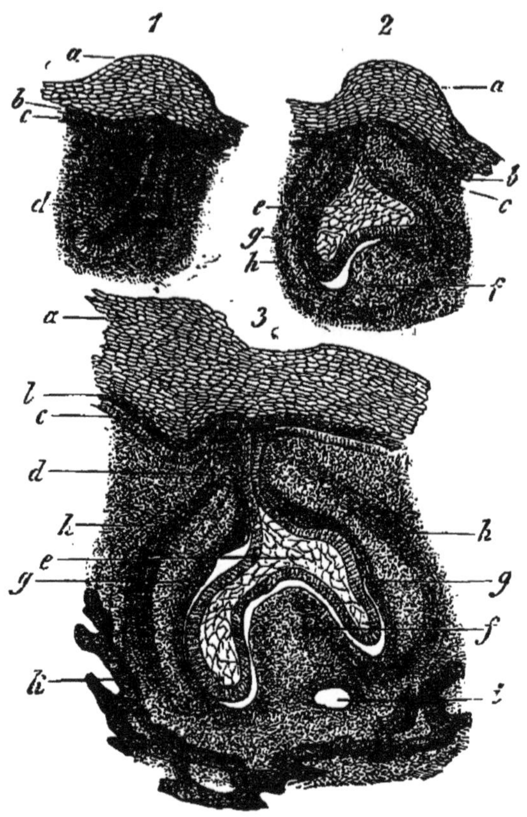

Fig. 58. — Germe dentaire d'un Mammifère à trois périodes (d'après Frey). — *a*, épithélium buccal épaissi au-dessus du germe. — *b*, cellules épithéliales plus jeunes. — *c*, couche de cellules profondes ou couche de Malpighi. — *d*, inflection de l'épithélium pour former l'organe de l'émail. — *e*, réticulum étoilé. — *a*, germe de l'ivoire. — *g*, feuillet interne du futur sac dentaire. — *h*, feuillet externe de ce même sac. — *c*, vaisseaux coupés en travers. — *k*, os de la mâchoire.

apparaît le germe de l'ivoire, dont la description sera rendue plus facile si nous poursuivons encore plus loin le développement de l'organe de l'émail.

Les cellules périphériques de l'organe de l'émail conservent la forme prismatique ou cylindrique; mais celles du centre se transforment en un réseau étoilé, formé de cellules ramifiées dont le centre est occupé par un noyau très apparent et dont les prolongements s'anastomosent librement avec ceux des cellules voisines. Cette transformation des cellules épithéliales en un réseau étoilé, est surtout remarquable, tout à fait au centre de l'organe de l'émail; dans le plan rapproché de sa surface, les prolongements ramifiés des cellules étoilées sont courts et difficiles à apercevoir.

La transformation des cellules qui occupent le centre, et forment la masse de l'organe de l'émail en un réseau étoilé se fait du centre à la périphérie; mais elle s'arrête brusquement au moment d'atteindre la couche des cellules cylindriques qui constituent la surface de l'organe de l'émail, autour de la papille de l'ivoire; entre le réseau étoilé et les cellules cylindriques existe une mince couche de cellules dont la forme s'est peu modifiée : elles constituent le *stratum intermédiaire*.

Jusqu'ici, les cellules qui forment la périphérie de l'organe de l'émail sont partout égales; elles sont cylindriques ou prismatiques; mais, à partir du moment où apparaît la papille de l'ivoire, celles de ces cellules qui sont en rapport immédiat avec cette papille deviennent à la fois plus longues et plus larges, tandis que celles qui recouvrent la surface libre ou partie convexe de l'organe de l'émail n'augmentent pas de volume; déjà même, à cette période peu avancée, d'après quelques auteurs, ces dernières commencent à s'atrophier. Les cellules qui forment comme un bonnet à la surface de l'organe de l'ivoire ou de la *papille*, par le fait de leur allongement et du refoulement du noyau à leur extrémité, prennent les caractères que nous décrirons comme appartenant aux *cellules de l'émail* (épithélium de l'émail, épithélium interne de l'organe de l'émail).

L'organe de l'émail, à ce moment, se compose (en procédant de dehors en dedans), d'un *épithélium externe*, d'un *réticulum étoilé*, d'un *stratum intermédiaire* et d'un *épithélium interne*. Les épithéliums interne et externe se rencontrent et se conti-

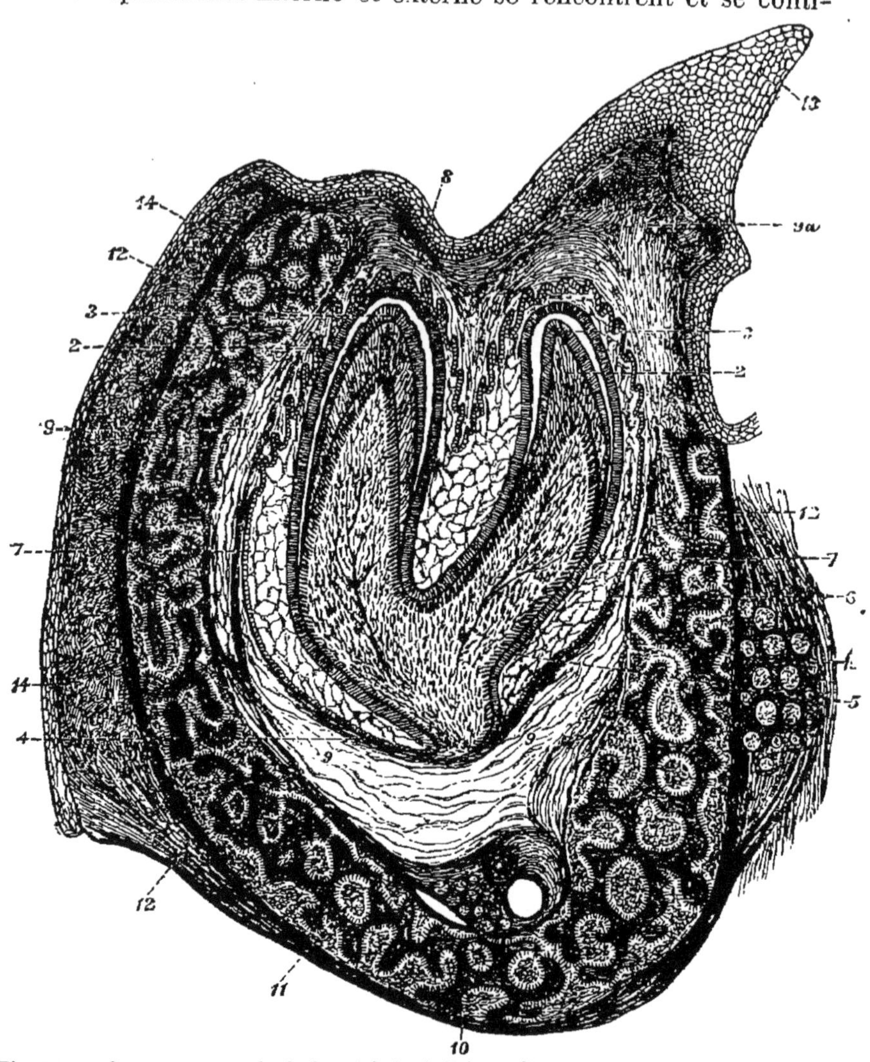

Fig. 59. — *Coupe transversale de la mâchoire inférieure d'un agneau, comprenant une dent postérieure en voie de développement*, d'après Waldeyer (Henle's Zeitschrift. f. Rat. Méd., 1865).

1. Germe de l'ivoire, avec sa bordure d'odontoblastes. — 2. Ivoire formé. — 3. Email formé. — 4. Point où l'épithélium interne et l'épithélium externe de l'organe de l'émail se continuent entre eux. — 5. Cellules de l'émail, ou épithélium interne. — 6. Epithélium externe de l'organe de l'émail. — 7. Réticulum étoilé de l'organe de l'émail. — 8. Saillies papillaires plongeant dans l'organe de l'émail. — 9. Tissu connectif qui entoure le sac et se continue en haut avec celui du germe (*ga*), ce dernier constitue ce qu'on a appelé le sac dentaire. — 10. Vaisseaux et nerfs du maxillaire. — 11. Os maxillaire. — 12. Périoste du maxillaire. — 13. Epaississement de l'épithélium au-dessus de la jeune dent. — 14. Tégument externe avec son épiderme. — 15. Faisceaux musculaires du plancher de la bouche.

nuent sur le bord de la base de l'organe de l'émail, tandis qu'à son sommet l'épithélium externe demeure, par l'intermédiaire du collet de l'organe de l'émail, en rapport de continuité avec les cellules de la *couche muqueuse de Malpighy*.

Ainsi, l'organe de l'émail tout entier a pour origine l'épithélium buccal, avec lequel, par l'intermédiaire de *son collet*, il reste longtemps en rapport, et cet organe, ainsi que tous ses dérivés, doivent être considérés absolument comme des *produits de nature épithéliale*. Mais l'organe de l'émail seul provient directement de l'épithélium; l'organe de l'ivoire a une origine complètement différente.

Dans le tissu embryonnaire du maxillaire, à une petite profondeur au-dessous de la surface, dans un point correspondant à l'accumulation des cellules épithéliales, dont l'accroissement ultérieur doit former l'organe de l'émail, apparaît la première trace du germe de l'ivoire (*a*). C'est tout d'abord seulement un point plus opaque dans le tissu embryonnaire, sans qu'on puisse alors observer aucun changement de structure; ce point est situé dans la concavité de l'organe de l'émail. Ainsi le germe de l'ivoire apparaît de très bonne heure, c'est-à-dire presque en même temps que se forme un organe de l'émail bien défini; mais l'organe de l'émail est bien en avance sur lui en tant que tissu déjà spécifié, et les modifications premières qui ont pour résultat définitif la formation d'un organe de l'émail sont très visibles bien avant qu'on puisse découvrir l'existence d'un germe de l'ivoire. D'après Dursy, la zone opaque, qui devient plus tard le bulbe de l'ivoire, forme, comme le prolongement réfléchi de l'épithélium qui devient le germe de l'émail, une bande continue dans toute la longueur du maxillaire; cette

---

(*a*) Le terme de *papille de l'ivoire*, bien que très applicable à l'organe dont il s'agit, s'associe généralement à une conception erronée et à des vues anciennes sur le développement des dents; lorsqu'il est employé dans notre description, les étudiants doivent se garder de croire qu'il existe à un moment donné quelque chose comme des papilles libres, chez aucun animal.

bande ne se transforme en une masse globuleuse que dans les points correspondant aux germes de l'émail et s'atrophie entre ces germes.

De la base du bulbe de l'ivoire partent des prolongements qui se dirigent en dehors et un peu en haut, de manière à embrasser, en quelque sorte, le bord libre de l'organe de l'émail ; à une période plus avancée, leur développement devient tel, qu'ils entourent l'organe de l'émail tout entier.

Ces prolongements de la base du bulbe de l'ivoire sont les rudiments du sac dentaire. A leur origine, donc, le sac dentaire et l'organe de l'ivoire sont de nature identique ; ils sont une dépendance du tissu sous-muqueux ; ils diffèrent par là de l'organe de l'émail, qui dérive, comme je l'ai déjà dit, de l'épithélium buccal.

Pour récapituler en peu de mots les faits qui sont dès à présent établis, et hors de toute contestation, le germe de la dent des Mammifères se compose tout d'abord de trois parties : la première, l'organe de l'émail, dérive de l'épithélium de la surface ; les deux autres, l'organe de l'ivoire et le sac dentaire, prennent naissance au milieu du tissu embryonnaire compact, et loin de la surface.

L'organe de l'émail est formé par l'accroissement rapide des cellules qui occupent le fond du prolongement du stratum de Malpighy, dépendance lui-même de l'épithélium buccal ; le germe de l'ivoire et le sac dentaire se développent en contact intime avec cet organe de l'émail, aux dépens du tissu sous-muqueux.

Si, à cette première période, on pouvait réellement démontrer l'existence d'une *membrane basement* [1] (ce qui n'est pas), l'organe de l'émail et l'organe de l'ivoire seraient situés de chaque côté de cette membrane, séparés par elle.

1. Ou membrane préformative dont il sera question plus loin.

L'étude du mode d'apparition des différentes parties qui constituent le germe dentaire nous amène à la période de début de la calcification. Mais, avant de procéder à la description de ce nouveau phénomène, il est indispensable d'étudier encore plus minutieusement la structure des différents organes où va s'opérer la calcification. L'organe de l'émail, comme je l'ai déjà dit, forme une sorte de calotte qui recouvre le bulbe de l'ivoire ; c'est sur le sommet du bulbe qu'il offre sa plus grande épaisseur ; il s'amincit sur les bords, à mesure qu'il approche de la base du bulbe.

L'organe de l'émail est entouré à sa périphérie d'une couche de cellules épithéliales qui, dans le point de sa surface immédiatement en contact avec le bulbe de l'ivoire, deviennent cylindriques, s'allongent considérablement et prennent le nom d'*épithélium interne de l'organe de l'émail*, mais qui, dans le reste de sa surface extérieure, prennent le nom d'*épithélium externe de l'organe de l'émail*. La masse la plus considérable de l'organe de l'émail est constituée par un réseau de cellules étoilées, qui se transforment graduellement, pour former d'abord une couche de cellules arrondies, le *stratum intermédiaire*, et enfin les *cellules de l'émail* ou *épithélium interne*. La partie essentielle de l'organe de l'émail est cette couche de cellules de l'émail qui, en se calcifiant, formeront l'émail. Chez les animaux inférieurs, ainsi que chez le plus grand nombre des Reptiles, sinon chez tous, l'organe de l'émail tout entier n'est représenté par presque rien autre chose que ces *cellules de l'émail*.

Les cellules de l'épithélium interne (cellules de l'émail) forment une couche très uniforme, à éléments prismatiques, chaque cellule formant par pression réciproque un hexagone très régulier.

Ces cellules sont quatre ou cinq fois plus longues que larges ; leur noyau, de forme ovale, volumineux, occupe leur extrémité la plus éloignée de l'ivoire. Waldeyer prétend que ces cellules ne possèdent une membrane d'enveloppe que sur le côté, mais qu'à leur extrémité, le protoplasma est libre, sans revêtement membraneux.

Près de la base du germe de l'ivoire, dans le point où l'épithélium interne devient l'épithélium externe, les cellules ne sont plus aussi allongées ; elles se modifient graduellement, pour prendre la forme cubique des cellules de l'épithélium externe. Par leur extrémité fixe, les cellules de l'émail s'allongent en formant des prolongements qui se continuent avec ceux des cellules du stratum intermédiaire, d'où l'on peut facilement conclure que les cellules de l'émail, celles au moins qui sont destinées à former l'émail, proviennent des cellules de cette couche particulière.

Le *stratum intermédiaire* est formé de cellules qui, par leurs caractères, tiennent à la fois des cellules de l'émail et des cel-

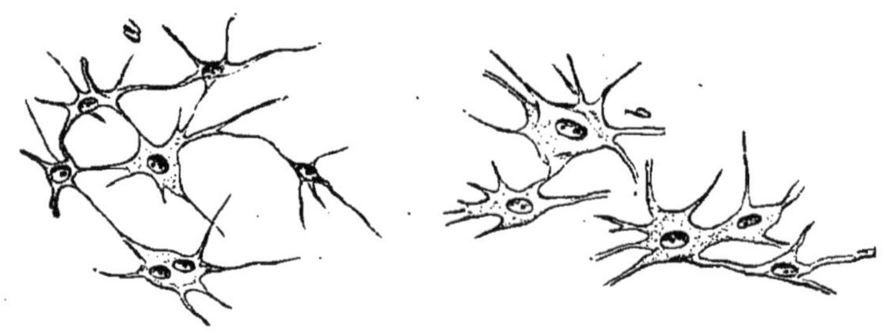

Fig. 60. — Cellules du réticulum étoilé de l'organe de l'émail (d'après Frey).

lules du réseau étoilé ; elles sont pourvues de prolongements, mais moins apparents que ceux des cellules étoilées, avec lesquelles elles s'anastomosent d'un côté, tandis que de l'autre elles sont en rapport avec les cellules de l'émail.

Les cellules étoilées, proprement dites, sont remarquables la longueur de leurs prolongements anastomotiques ; les éseaux interstitiels qu'elles forment sont remplis d'un liquide che en albumine, ce qui fait que la masse n'a guère que la consistance d'une gelée ; comme cette masse ainsi constituée forme la plus grande partie de l'organe de l'émail des Mammifères, je lui ai donné le nom de *gelée de l'émail* ou de *pulpe de l'émail.*

Les fonctions et le but de cette partie de l'organe de l'émail ne sont pas bien définis ; l'émail peut parfaitement se former en son absence, comme on l'observe chez les Reptiles et les Poissons ; chez les Mammifères même, elle disparaît avant que l'émail soit achevé, de sorte que l'épithélium externe et l'épithélium interne arrivent en contact. On a supposé que la fonction de la pulpe de l'émail se bornait à tenir la place que doit remplir ultérieurement la dent à mesure qu'elle se développe.

L'épithélium externe de l'organe de l'émail se compose de cellules cubiques ou sphériques ; il présente peu d'intérêt, mais il fournit matière à controverse sur le point de savoir ce qu'il devient avec les progrès du développement. Waldeyer défend cette opinion, qu'après la disparition de la pulpe de l'émail et du stratum intermédiaire les cellules de l'épithélium externe s'appliquent sur les cellules de l'émail et sur l'émail achevé en s'incrustant d'une matière cornée, et qu'elles se transforment en membrane de Nasmyth. Kölliker, et Legros et Magitot, ne partagent point l'opinion de Waldeyer. M. Magitot a établi que l'atrophie de ces cellules est précoce, et qu'elles disparaissent effectivement avant l'atrophie complète de l'organe. Pour des raisons que j'ai données ailleurs, je ne suis pas non plus de l'avis de Waldeyer sur ce sujet, et je partage plutôt les vues du Dr Magitot. L'épithélium externe a été vu par Nasmyth, Huxley et Guillot ; mais il n'avait pas été complètement décrit avant les recherches de Robin et Magitot.

Une question, qui semble aussi simple que celle de la vascularité ou de la non-vascularité de l'organe de l'émail, n'est pas encore résolue ; Wedl affirme que l'organe de l'émail ne renferme pas de vaisseaux ; Legros et Magitot sont du même avis ; le Dr Lionel Beale, d'autre part, a établi qu'il y avait un réseau vasculaire dans le stratum intermédiaire.

La face interne de l'organe de l'émail, celle qui s'applique sur le bulbe de l'ivoire, offre un contour parfaitement uni, tandis que la surface externe est hérissée de nombreuses saillies papillaires dans lesquelles pénètrent les vaisseaux sanguins du sac dentaire. Ces papilles sont en tout semblables à celles de la gencive, et se continuent avec elles. Parfois on peut les suivre le long du collet de l'organe de l'émail, et on croit généralement qu'elles jouent un rôle important dans la formation de l'émail, point sur lequel je reviendrai.

L'étroit cordon de cellules par lequel l'organe de l'émail reste en rapport avec la couche de Malpighy, d'où il provient, a une longueur et une direction qui varient beaucoup chez les différents animaux ; chez l'homme, ce cordon est court et droit ; chez le veau, il est très développé et ondulé dans son trajet. Ce cordon ne reste pas la simple ligne qu'il était au début de sa formation ; mais il se couvre de varicosités, de bourgeons, formés de cellules polyédriques, qui modifient profondément son aspect.

Il nous reste à étudier l'origine des germes dentaires des dents permanentes. Les vingt dents permanentes qui sont précédées par des dents temporaires naissent d'une portion du germe de ces dernières. Les douze vraies molaires seules ont une origine distincte. Vers la seizième semaine de la vie intra-utérine, du collet de cellules qui unit l'organe de l'émail du germe de la dent temporaire au stratum de Malpighy, bourgonne un second prolongement réfléchi de l'épithélium, dont l'aspect rappelle le premier rudiment du germe de la dent temporaire ; ce prolongement descend sur le côté interne du sac de la dent temporaire, et, par une série de modifications en tout semblables à celles qui aboutissent à la formation du germe de la dent temporaire, il se transforme en germe de la dent permanente.

Le germe de la première molaire permanente se développe au bout de la seizième semaine, par un bourgeonnement analogue de l'épithélium, sur le prolongement de la lamelle épithéliale primitive d'où les germes temporaires de l'émail ont pris naissance. La seconde molaire permanente naît du collet de l'organe de l'émail de la première molaire, mais à une époque éloignée, c'est-à-dire, trois mois après la naissance.

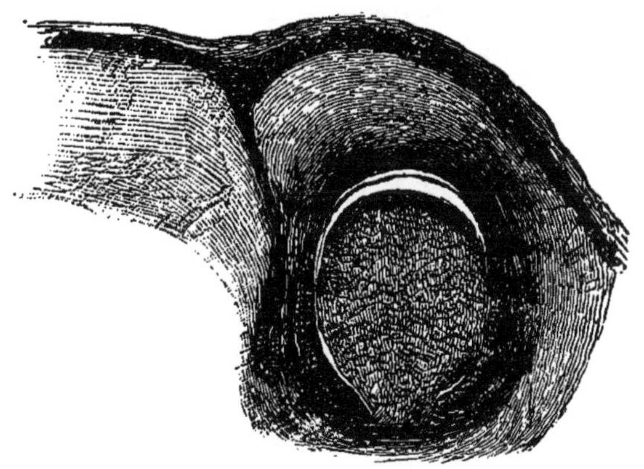

Fig. 61. — Germe dentaire d'une dent temporaire de l'Armadille. On voit l'organe de l'émail de la dent temporaire, et à gauche, le germe de l'émail de la dent permanente qui doit lui succéder.

Enfin le germe de l'émail de la dent de sagesse se développe également aux dépens du collet du germe de la seconde molaire permanente, mais beaucoup plus tard (après trois ans : M. Magitot).

Les figures 61 et 62 représentent les germes de l'émail des dents permanentes bourgeonnant du collet des organes de l'émail des dents temporaires. Bien des différences de détails, comme le point où se fait le bourgeonnement, la profondeur à laquelle il pénètre dans les parties environnantes, et d'autres particularités, existent non seulement pour les dents des différents animaux, mais encore pour les dents des différents points de la bouche chez un même animal. Mais, en réalité, ces détails n'ont pas une très grande importance.

Le germe de la dentine, ou bulbe de l'ivoire, dont l'origine a déjà été étudiée, n'est, dans le principe, qu'une portion du tissu sous-muqueux du maxillaire, devenue plus riche en vaisseaux et en éléments cellulaires que les parties voisines, et sa

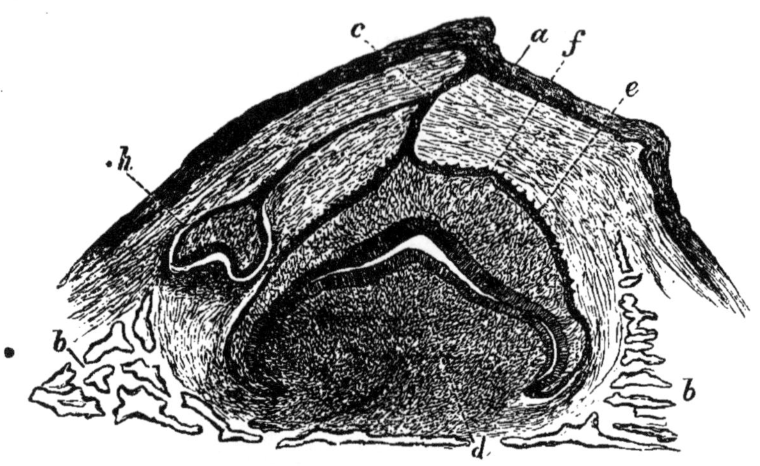

Fig. 62. — Coupe faite sur la mâchoire supérieure d'un petit chat, au moment de la naissance. — *a*, épithélium buccal. — *b*, maxillaire. — *c*, collet de l'organe de l'émail. — *d*, papille de l'ivoire. — *e*, cellules de l'émail. — *f*, réticulum étoilé. — *h*, germe dentaire de la dent permanente dont l'organe de l'émail est dérivé du collet du germe de la dent temporaire.

structure alors n'est pas essentiellement différente de celle des tissus environnants. Très rapidement le germe prend la forme de la couronne de la dent future : celle d'un cone simple, s'il s'agit d'une canine ; celle d'une bicuspidée, s'il s'agit d'une dent à deux tubercules ; en même temps que s'opèrent ces changements, la couche des cellules qui forment la surface du germe et qui sont en rapport étroit avec les cellules de l'émail se différencie des parties situées au-dessous d'elles.

Ces cellules qui, en se calcifiant, formeront l'ivoire, appartiennent à une couche très distincte, qui, lorsque la calcification est commencée, est beaucoup plus adhérente au chapeau d'ivoire déjà formé qu'au reste de la pulpe et s'arrache avec ce chapeau lorsqu'on le sépare de la pulpe. C'est pourquoi cette couche de cellules a reçu le nom de *membrane de l'ivoire*. Mais les étudiants doivent bien se garder de tomber dans cette erreur de croire qu'il s'agit d'une membrane, au sens propre du mot.

Les cellules individuelles qui en se réunissant constituent la

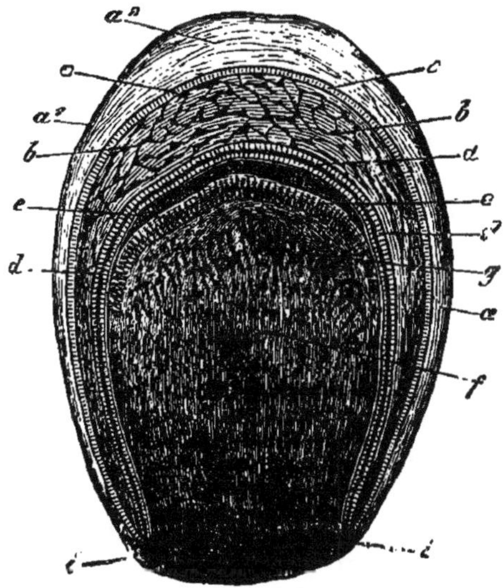

Fig. 63. — Sac dentaire d'un veau. — *a*, sac dentaire. — *a*1, *a*2, parties centrales et périphériques du sac. — *b*, cellules étoilées de l'organe de l'émail. — *c*, épithélium externe de l'organe de l'émail. — *d*, épithélium interne de l'organe de l'émail. — *e*, odontoblastes. — *f*, bulbe de l'ivoire ou papille. — *g*, vaisseaux du bulbe de l'ivoire. — *i*, point où le sac se confond avec la base de la papille de l'ivoire.

membrane de l'ivoire sont appelées *odontoblastes*. Leur forme est variable, chez un même animal, suivant que la formation de l'ivoire est active ou non ; mais elles sont toujours beaucoup plus longues que larges, et sont pourvues d'un noyau ovale, plus rapproché de leur extrémité profonde. Les cellules odontoblastiques présentent plusieurs prolongements qui sont désignés par leur direction ; ainsi les prolongements qui pénètrent dans l'ivoire déjà formé portent le nom de *prolongements de l'ivoire;* ceux qui, du côté opposé, s'enfoncent dans la profondeur de la pulpe, où ils rencontrent d'autres cellules, prennent le nom de *prolongements pulpaires;* enfin, les prolongements qui font communiquer latéralement les odontoblastes entre eux, portent le nom de *prolongements latéraux.*

Avant de faire la description détaillée des transformations que subissent les différents éléments que nous avons étudiés, pour devenir de l'émail, de l'ivoire ou du cément, il ne sera pas hors de propos de consacrer quelques mots à l'étude de la calcification en général.

Avant d'aller plus loin, il n'est peut-être pas inutile, pour les étudiants qui pourraient éprouver quelque difficulté à concilier les descriptions des différents auteurs, de faire brièvement l'historique des vues émises, à différentes époques, sur le sujet que nous étudions; cet exposé est d'autant plus nécessaire que l'on rencontre encore, dans des livres d'anatomie, excellents d'ailleurs, des descriptions inexactes (a).

Avant Goodsir (1838), Raschkow avait décrit, d'une manière assez vague, le développement des dents, comme se faisant au-dessous de la membrane muqueuse, sans indiquer d'ailleurs, d'une façon précise, comment prenaient naissance les différentes parties du germe dentaire. Les travaux de Goodsir, qui substituèrent à des notions vagues et très générales, un exposé de recherches défini et intelligible, furent acceptés sans plus d'examen par le plus grand nombre des anatomistes, sinon par tous. Aussi, pendant et après cette période, nous trouvons dans tous les manuels, même contemporains, la description donnée par Goodsir, reproduite presque sans changement. Il est donc nécessaire de rapporter en quelques mots quelles étaient les vues de cet auteur.

Goodsir pensait qu'aux premières périodes de la vie fœtale un sillon libre, ouvert, apparaissait continu sur toute la longueur du bord courbe des mâchoires; que du fond de ce sillon, s'élevaient des papilles isolées et libres, en nombre égal à celui des dents de lait; que ces papilles se recouvraient par le fait de l'enfoncement du sillon et de la réunion de ses bords au-dessus d'elles, en même mps que se développaient des cloisons transversales, et qu'ainsi chaque papille se trouvait en fin de compte renfermée dans son propre follicule. Nous n'avons pas à nous appesantir sur les détails

____

(a) Le présent exposé était en préparation lorsque j'ai pu consulter l'excellent résumé de MM. Legros et Magitot, qui m'a été d'une grande utilité.

de la description, telle que l'a donnée Goodsir ; il nous suffira de rappeler qu'il a distingué quatre périodes : la *période du sillon dentaire primitif* ; la *période papillaire* ; la *période folliculaire* ; et enfin, la *période éruptive* (cette dernière période, à une époque éloignée des autres).

Non seulement ces vues de Goodsir étaient acceptées sans conteste pour les dents des Mammifères, mais elles étaient encore appliquées au développement des dents chez les Reptiles et les Poissons, et c'est ainsi que, dans les *Odontographiés* du professeur Owen et du professeur Giebel, on peut voir la description du développement des dents chez les Reptiles et les Poissons être en parfait acbord avec la théorie de Goodsir. Mais l'exposé de ces auteurs est beaucoup plus éloigné de la vérité que ne l'étaient les théories de Goodsir, qui s'appliquaient aux dents des Mammifères.

Un écrivain aussi consciencieux que le professeur Huxley, qui le premier a démontré que les périodes de Goodsir n'existaient point en réalité chez la Grenouille, le Maquereau et d'autres poissons, les a cependant acceptées, sans examen, comme réelles pour les Mammifères. *Marcusen* (a) (1849) a donné un bon exposé d'ensemble sur la question, rapportant l'émail à l'épithélium buccal, et le professeur Huxley (1854), en même temps qu'il démontrait que la période des papilles libres ne s'observait pas chez certains poissons et reptiles (fait démontré également pour la Salamandre par le Dr Beale), a exprimé d'une façon nette et forte les mêmes vues que Marcusen sur l'origine de l'organe de l'émail, et par suite sur l'origine de l'émail. Tout en regrettant que l'influence des travaux de Goodsir et de Arnold sur les esprits des anatomistes ait été assez forte pour favoriser des déductions qui s'éloignaient de plus en plus de la réalité, on ne comprendrait point que je ne leur accordasse qu'une mince valeur ; ces auteurs ont fait un pas en avant ; leurs erreurs ont été probablement celles des méthodes d'investigation qu'ils employaient ; d'ailleurs, l'erreur dans l'observation est facile à comprendre, car lorsque, par exemple, le maxillaire est, par la macération ou l'emploi d'un acide faible, dépouillé de son épithélium, on trouve les choses dans un état qui diffère peu de celui décrit par Goodsir.

Pendant bien des années, la question resta sans faire un pas ; mais, en 1863, le professeur Kolliker démontra d'une manière

---

(*a*) Dans le résumé historique de MM. Robin et Magitot, dont j'ai parlé, ces auteurs n'ont pas accordé aux travaux de Marcusen et de Huxley (1849-1854) l'importance qu'ils méritent (bien qu'ils les aient signalés) et il me semble qu'ils en ont donné beaucoup trop au travail de Natalis Guillot (1858).

irréfutable l'origine réelle de l'organe de l'émail et ses rapports avec l'épithélium buccal, le germe de l'ivoire et le sac dentaire.

Les vues de Kolliker, absolument justes au fond, ont été encore perfectionnées par les travaux de Waldeyer, Kollmann. Hertz, Legros et Magitot, Wedl et d'autres auteurs; mais quelques points de détails seulement ont été modifiés.

Un élève de Kolliker, M. Santi-Sirena, a montré que le développement des dents des Reptiles présentait de nombreux points de ressemblance avec celui des dents des Mammifères; mais je n'ai connu le résultat de ses observations que d'après une notice préliminaire. Mes propres recherches sur les dents des Batraciens, des Poissons et des Reptiles, développées plus haut avec détail, ont démontré la ressemblance exacte et générale du processus dans toute la série des Vertébrés, ce qui ne s'accorde nullement avec les idées des professeurs Owen et Giebel.

§ 5. — Follicule dentaire.

Dans la description qui précède, il n'a, pour ainsi dire, pas été question du follicule dentaire, ou de cette portion de tissu formant une sorte de capsule autour du germe de l'ivoire et de l'organe de l'émail. Aux premières périodes du développement, on voit les tissus qui forment la papille dentaire envoyer des prolongements en dehors et en haut de la base de cette papille (*h*, dans la figure 58). Ces prolongements semblent se développer rapidement en hauteur, de manière à embrasser l'organe de l'émail; cependant, il est difficile de dire si les choses se passent réellement ainsi, ou si le follicule ne résulte pas simplement de la spécialisation sur place des tissus assez peu définis dans lesquels s'est développé lui-même l'organe de l'ivoire. Cet allongement de la base de la papille de l'ivoire est la première apparition d'un sac dentaire spécial, qui a ainsi une origine commune avec l'organe formateur de l'ivoire.

Tandis que ces changements s'opèrent, le sac dentaire se loge dans une gouttière de l'os largement ouverte, gouttière dont le fond et les côtés se développent avec une grande rapidité. Si, à cette époque, on dépouille les mâchoires de leurs gencives, les capsules des dents en voie de développement sont arrachées avec la gencive elle-même, dont on ne peut les séparer que par une section; la gouttière osseuse reste ainsi complètement dénudée et vide. En fait, la capsule ou le sac qui renferme le germe dentaire est formé de presque tout le tissu conjonctif qui sépare de l'os les germes de l'ivoire et de l'émail.

Tout d'abord, la paroi folliculaire ne se distingue du tissu conjonctif environnant que par sa plus grande richesse en éléments cellulaires et fibreux, et en vaisseaux; elle est formée, en réalité, d'un tissu plus dense et plus compact. Arrivés à leur développement le plus complet, les sacs se divisent en deux couches : une couche externe, mince, formant paroi; et une couche interne, d'un tissu plus lâche et très peu dense. A la base du sac dentaire, la paroi folliculaire ne peut se séparer ni se distinguer de la base de la papille de l'ivoire, avec laquelle elle se confond. La paroi folliculaire est riche en vaisseaux. Sur toute la surface de l'organe de l'émail, elle se hérisse de prolongements, sous forme de papilles, ou de villosités qui s'enfoncent dans l'épithélium externe de l'organe de l'émail (voir fig. 59); quelques auteurs attachent une grande importance à ces saillies, qui sont analogues aux papilles libres de la surface des gencives, pensant qu'elles ont de l'influence sur la direction des prismes de l'émail et sur la régularité du dessin qu'ils forment; mais cette opinion est loin d'être universellement acceptée. La couche interne, c'est-à-dire la plus lâche et la plus molle de la paroi folliculaire, dont la consistance n'est pas beaucoup plus grande que celle du réticulum étoilé de l'organe de l'émail, est très développée chez les Ruminants, qui présentent un dépôt de cément coronaire. MM. Robin et Magitot croient que la spécialisation de cette partie du sac dentaire est assez nette pour en justifier la description sous le nom d'*organe du cément*.

On admet que la couche interne du sac dentaire est destinée à la formation du cément, et que la couche externe, avec la couche de tissu conjonctif environnant, se change en périoste alvéolo-dentaire ; mais, pour mon compte, je ne puis admettre la réalité de cette distinction, dans la pratique. Sur les dents humaines, les deux feuillets de la paroi folliculaire ou du sac cessent, relativement de bonne heure, de pouvoir être distingués, et leur importance n'est pas assez grande pour nécessiter une description détaillée.

Un autre organe, auquel on attachait de l'importance autrefois, et qu'on sait maintenant n'être qu'un simple faisceau de tissu fibreux dense, est le *gubernaculum*. Les sacs dentaires des dents permanentes, à mesure de leur accroissement, s'entourent d'une coque osseuse, qui est complète, sauf en un point qui correspond à leur sommet et qui est percé d'un orifice. A travers cet orifice passe un mince cordon fibreux, très visible, lorsque l'os qui l'entoure est enlevé, et qui porte le nom de *gubernaculum*, d'après cette idée, entretenue par les anciens anatomistes, qu'il joue un rôle pour produire ou diriger l'éruption de la dent. Les gubernaculums des sacs dentaires des dents permanentes antérieures perforent l'alvéole et s'attachent à la gencive en arrière du collet des dents de lait correspondantes ; ceux des bicuspidées permanentes s'attachent au périoste des alvéoles de leurs dents temporaires.

<table>
<tr>
<td colspan="3">ÉTAT DE L'EMBRYON</td>
<td colspan="11">DÉSIGNATION DES FOLLICULES</td>
</tr>
<tr>
<td rowspan="2">Sa longueur vertex aux talons.</td>
<td rowspan="2">Son poids total.</td>
<td rowspan="2">L'âge correspondant.</td>
<td colspan="5">DENTITION TEMPORAIRE</td>
<td colspan="6">DENTITION PERMANENTE</td>
</tr>
<tr>
<td>Incisive centrale.</td>
<td>Incisive latérale.</td>
<td>1re molaire.</td>
<td>2e molaire.</td>
<td>Canine.</td>
<td>Incisive centrale.</td>
<td>Incisive latérale.</td>
<td>Canine.</td>
<td>1re pré-molaire.</td>
<td>2e pré-molaire.</td>
<td>1re molaire.</td>
</tr>
<tr>
<td>3 centim.</td>
<td>3 gr. à 3 gr. 1/2</td>
<td>7e semaine.</td>
<td colspan="5">A cette date, on n'observe au bord des mâchoires de l'embryon que le bourrelet épithélial et la lame de Külliker. Les bourgeons des os maxillaires supérieurs et incisifs ne sont pas soudés, et l'arc maxillaire inférieur ne contient que le cartilage de Meckel, sans aucune trace osseuse. C'est dans le cours de cette septième semaine que se forment successivement, et dans l'ordre de leur désignation, les cordons épithéliaux (organes de l'émail) et la dentition temporaire.</td>
<td colspan="5">Aucune trace de ces follicules.</td>
<td>»</td>
</tr>
<tr>
<td>3 à 4 centim.</td>
<td>10 à 12 gr.</td>
<td>9e semaine.</td>
<td colspan="5">A cette date apparaît, en regard de l'extrémité plongeante du cordon épithélial, la première trace du bulbe. Cette genèse a lieu à peu près simultanément ou à un ou deux jours d'intervalle pour la même série des follicules temporaires.</td>
<td colspan="5">Aucune trace de ces follicules.</td>
<td>»</td>
</tr>
<tr>
<td>4 à 6 centim.</td>
<td>45 à 48 gr.</td>
<td>10e semaine.</td>
<td colspan="5">A ce moment, la paroi folliculaire se détache de la base du bulbe pour s'élever sur les côtés. Cette genèse s'effectue dans le même ordre que les précédentes.</td>
<td colspan="5">Aucune trace de ces follicules.</td>
<td>»</td>
</tr>
<tr>
<td>5 à 18 centim.</td>
<td>100 à 120 gr.</td>
<td>15e semaine.</td>
<td colspan="5">La paroi folliculaire continue son évolution. Le bourgeon épithélial commence sa transformation en organe de l'émail.</td>
<td colspan="5">»</td>
<td>Apparition du cordon épithélial descendant de la lame.</td>
</tr>
<tr>
<td>8 à 10 centim.</td>
<td>120 à 180 gr.</td>
<td>16e semaine.</td>
<td colspan="5">La paroi folliculaire est close; le cordon épithélial est rompu, et le follicule est dès lors indépendant de toute connexion avec la muqueuse.</td>
<td colspan="5">Apparition du cordon épithélial par dérivation du cordon primitif de chacune des dents caduques correspondantes.</td>
<td>»</td>
</tr>
<tr>
<td>20, 21 centim.</td>
<td>180 à</td>
<td>17e semaine.</td>
<td colspan="2">Apparition du cha- dentine.</td>
<td></td>
<td colspan="2">Appar. du chap. de dentine.</td>
<td colspan="5">»</td>
<td>A parition</td>
</tr>
</table>

			Dimensions en haut. vert. du chapeau de dentine.						
21 à 24 centim.	220 à 250 gr.	18e semaine (4 mois).	»	»			»	Apparition du chapeau de dentine.	Apparition de la paroi folliculaire.
25 à 27 centim.	280 à 450 gr.	20e semaine.	$1^{mm},5$	$1^{mm},5$	1^{mm}	1^{mm}	$1^{mm},5$	Apparition du bulbe.	Clôt. de la paroi, rupture du cordon.
32 à 35 centim.	1 kil. à 1 kil. 500	25e semaine (six mois).	$1^{mm},9$	$1^{mm},9$	$1^{mm},4$	$1^{mm},4$	$1^{mm},9$	La paroi folliculaire, apparue après la vingt et unième semaine, a déjà acquis un certain développement.	Apparition du chapeau de dentine.
37 à 39 centim.	1 kil. 500 à 2 kil.	28e semaine (6 m. 1/2).	$2^{mm},4$	$2^{mm},4$	2^{mm}	2^{mm}	$2^{mm},4$	La paroi folliculaire continue son évolution; le bourgeon épithélial commence sa transformation en organe de l'émail.	Le chapeau de dentine a $0^{mm},1$ à $0^{mm},2$ de haut. vert
40 à 42 centim.	2 kil. à 2 kil. 500	32e semaine (7 m. 1/2).	$2^{mm},9$	$2^{mm},9$	$2^{mm},4$	$2^{mm},4$	$2^{mm},9$	Continuation des mêmes phénomènes évolutifs.	Les chapeaux de dentine qui recouvrent les sommets bulbaires sont soudés.
44 à 47 centim.	2 kil. 500 à 3 kil.	36e semaine (8 m. 1/2).	3^{mm}	3^{mm}	$2^{mm},8$	$2^{mm},8$	3^{mm}	Continuation des mêmes phénomènes évolutifs.	Le chapeau de dentine a $0^{mm},8$ à 1^{mm} de hauteur verticale.
45 à 52 centim.	3 kil. à 3 kil. 500	39e semaine (9 mois).	$3^{mm},5$	$3^{mm},5$	3^{mm}	3^{mm}	$3^{mm},5$	Clôture de la paroi folliculaire (le chapeau de dentine n'est pas apparu; sa genèse n'a lieu que dans le premier mois qui suit la naissance).	Le chapeau de dentine a 1^{mm} à 2^{mm} de hauteur verticale.

§ 6. — Calcification.

On dit qu'un tissu est *calcifié*, quand la trame organique qui le forme s'indure et s'imprègne de sels de chaux. Cette imprégnation par les sels de chaux peut être si complète que la base organique se trouve réduite, pour ainsi dire, à son minimum; tel est le cas, par exemple, pour l'émail des dents d'un individu adulte; la matière organique constituante ne forme plus que 1 à 3 p. 100 de la masse, de sorte, qu'en fait, cet émail tout entier disparaît, si on le soumet à l'action d'un acide; d'autres fois, la substance organique peut subsister en assez grande proportion, pour conserver la structure particulière au tissu, même après la disparition des sels calcaires par l'emploi des acides : tel est le cas pour l'ivoire, l'os et le cément. Le phénomène de la calcification peut s'opérer suivant deux processus : dans le premier cas, le dépôt de sels se fait au sein même de la substance de l'organe formateur, qui se trouve ainsi transformé en tissu calcifié; dans le second, l'organe formateur rejette à sa surface les matériaux organiques et inorganiques, et excrète, pour ainsi dire, le tissu nouveau qui en résulte.

Les coquilles des nombreux Mollusques nous offrent un exemple de ce dernier processus. Chez les Mollusques, le *manteau*[1] sécrète la coquille, et si elle se brise, il peut réparer les fractures, sans subir lui-même d'altération apparente. L'ivoire, l'os et l'émail (a) offrent, au contraire, des exemples de calcification par substitution.

Les sels de chaux insolubles se modifient dans leur consti-

---

1. Le manteau des Mollusques est cette peau molle et visqueuse qui forme souvent des replis et enveloppe plus ou moins complètement l'animal. Chez les *Mollusques nus* le manteau reste charnu, mais chez le plus grand nombre, il sécrète, en un ou plusieurs points, une substance dure ou calcaire, la *coquille* qui sert à les protéger.

(a) Tous les observateurs n'admettent pas que l'émail se forme de cette manière. (Voir page 161.)

tution, si on les associe aux composés organiques ; c'est là un fait important, que Raynie a signalé le premier, et qui a été plus récemment étudié avec soin par Harting et le Dr Ord.

Si l'on opère avec lenteur le mélange d'une solution d'un sel de chaux soluble, avec une autre solution capable de précipiter la chaux, le sel précipité tombera au fond du vase, sous forme de poudre amorphe, ou, dans certains cas, sous forme de tout petits cristaux. Mais, en présence de la gélatine, de l'albumine et de beaucoup d'autres composés organiques, la forme et les caractères physiques des sels de chaux précipités sont matériellement modifiés, et, au lieu d'une poudre amorphe, on trouve des formes variées, mais bien définies, dont les caractères diffèrent absolument des cristaux produits en dehors de l'intervention d'une substance organique.

M. Raynie a constaté que le carbonate de chaux, ainsi formé lentement dans une solution mucilagineuse ou albumineuse, se dépose sous forme de globules, que leur structure laminée peut faire comparer à de petits oignons. Ces globules, arrivant en contact, s'agglomèrent pour former une masse unique laminée, comme si les lamelles immédiatement voisines devenaient continues entre elles. Dans ces agglomérations globulaires, qui, à un moment donné, présentent assez l'aspect d'une framboise, les globules plus petits qui les constituent, perdent peu à peu leur individualité, et bientôt il n'y a plus qu'une masse unique, où ils sont tous confondus. M. Raynie donne, comme explication de la structure laminée de cette masse, que les masses plus petites qui la composent se sont aplaties en couches concentriques ultérieurement soudées les unes aux autres ; et, dans la substitution de la forme globulaire à la forme amorphe ou cristalline, lorsque le sel de chaux se trouve en présence de différentes substances organiques, cet auteur prétend avoir trouvé la clef pour expliquer le développement des coquillages, des dents et des os. Nous arrivons ici aux recherches du professeur Harting ; cet auteur a trouvé que d'autres sels de chaux se comportaient de la même manière que le carbonate, et qu'en modifiant les conditions de l'expérience, on pouvait voir se produire des formes variées (*a*). Mais le fait le plus important qu'ont mis en lumière les recherches du professeur Harting est celui de la constitution très particulière des *calcosphérites*, nom sous lequel il désigne les formes globulaires vues et décrites par Raynie. Raynie avait déjà, en effet, signalé que ces masses étaient formées de lames concentriques semblables aux couches d'un oignon, et il avait, en outre, remarqué que l'albumine entrait elle-même dans la constitution des globules, puisque ceux-ci conservaient leur forme, même après avoir été traités par un acide.

Mais le professeur Harting a montré que l'albumine qui demeure lorsqu'on a traité un calcosphérite par un acide, n'est plus de l'albumine ordinaire ; c'est une albumine profondément modifiée ; elle est devenue extrêmement résistante à l'action des acides, des alcools et de l'eau bouillante; en fait, elle est devenue une substance analogue à la *chitine* qui forme en grande partie l'enveloppe résistante des insectes.

Pour cette albumine modifiée, Harting propose le nom de *calcoglobuline*. Il semble que, dans ce nouveau composé, la chaux soit, en quelque sorte, soustraite à ses combinaisons chimiques, puisque la calcoglobuline, même après avoir été soumise à l'action des acides, conserve obstinément de dernières traces de ce sel.

Le *calcosphérite* possède donc une véritable substance fondamentale formée de calcoglobuline, qui peut conserver sa forme et ses caractères de structure, même après la disparition de la plus grande partie des sels de chaux.

Après ces considérations, on ne peut manquer d'être frappé

(*a*) Ainsi, il a réussi à produire artificiellement des cristaux de Dumb-bell.

de cette observation facile à faire en étudiant la calcification :
c'est que l'on rencontre constamment, dans les tissus calcifiés,
des parties remarquables par leur indestructibilité : par exemple, si l'on cherche à détruire l'ivoire au moyen d'acides très
énergiques, ou par des procédés de décalcification différemment
combinés, comme la putréfaction, etc., il restera toujours une
masse de tubes enroulés, les *gaines de l'ivoire* de Neumann,
qui ne sont autres que les parois des tubes de l'ivoire.

De même encore, si l'on décalcifie un os par certains procédés, on voit persister de larges tubes, que l'on reconnaîtra pour
les parois des canaux de Havers (Kölliker), et de petits corps
arrondis, qui ne sont autres que les lacunes osseuses isolées.
Dans la cuticule de l'ivoire, nous possédons encore un très
bel exemple de tissu essentiellement indestructible.

Un fait dont on saisira mieux l'importance, lorsqu'on aura
suivi la description complète du développement des tissus dentaires, c'est que, sur les limites de la calcification, entre le tissu
complètement calcifié, et la substance organique formative, qui
n'est pas encore imprégnée de sels de chaux, existe constamment une couche d'un tissu qui, par ses propriétés physiques et
chimiques, est analogue à la *calcoglobuline.*

Il est digne de remarque également, que les formes globulaires sphériques s'observent constamment sur les bords du
mince chapeau d'ivoire en voie de formation, et qu'on peut les
voir encore distinctement au milieu et autour des espaces interglobulaires (voir fig. 29) ; enfin, MM. Robin et Magitot ont signalé
et décrit les sphérules de sels de chaux qui existent en grande
abondance et à l'état d'isolement dans les jeunes pulpes des
dents humaines, ainsi que dans les pulpes des Herbivores, où
leur présence avait été signalée déjà par Henlé.

Quoique la calcification de la dentine commence avant celle
de l'émail, il est préférable d'étudier d'abord la calcification de
l'émail, dont la marche est plus simple et plus facile à saisir.

Développement de l'émail. — Comme je l'ai déjà dit, je suis absolument de l'opinion qui veut que l'émail soit formé par la transformation effective des cellules de l'organe de l'émail en émail ; mais, comme cette opinion n'est pas partagée par tous les auteurs qui ont écrit sur ce sujet, je signalerai d'abord la théorie opposée, c'est-à-dire, celle qui veut que l'émail soit en quelque sorte sécrété ou exhalé par les cellules de l'émail. En faveur de cette dernière théorie, on peut citer les noms d'hommes ayant une autorité incontestée, comme le professeur Huxley, Kölliker et Wenzel ; mais les raisons qui ont déterminé leur manière de voir s'appuient sur des faits qui nous paraissent susceptibles d'interprétations différentes. Kölliker croit que les cellules de l'émail ne subissent pas de transformation directe, mais que l'émail est rejeté au dehors, à l'extrémité de ces cellules, sous forme de fibres de l'émail ayant nécessairement la même forme que les cellules de l'émail qui les excrètent, et se continuant avec elles.

Le motif invoqué par le professeur Huxley pour nier la transformation directe des cellules de l'émail en émail, serait fondé sur ce fait, qu'une membrane pourrait être isolée de la surface de l'émail, à toutes les périodes de son développement, lorsqu'on le traite par les acides ; cette membrane se trouverait ainsi évidemment entre l'émail déjà formé, et les cellules de l'émail ; c'est pourquoi, cet auteur refuse d'admettre que les cellules de l'organe de l'émail contribuent directement, d'une manière quelconque, au développement de l'émail, quoiqu'elles puissent d'ailleurs intervenir d'une façon indirecte.

J'aurai à revenir ultérieurement sur la nature de cette membrane ; pour l'instant, il me suffira de dire que la membrane en question ne peut être démontrée et, en fait, n'existe probablement pas, sinon comme résultat de l'emploi des réactifs chimiques.

Les cellules de l'épithélium interne de l'organe de l'émail

ou cellules de l'émail, ont déjà été en partie décrites : ce sont des cellules allongées, formant un épithélium prismatique très régulier, devenues hexagonales par pression réciproque. Leur longueur et leur diamètre sont d'ailleurs très variables, chez les différents animaux.

Quoique ces cellules soient unies aux cellules du stratum intermédiaire par des prolongements partant de leur base, elles sont, en général, plus intimement adhérentes à l'émail, dès que celui-ci commence à se former, qu'au reste de l'organe de l'émail; on met à profit cette observation, et lorsqu'on a ouvert un sac dentaire, la meilleure manière d'obtenir les cellules de l'émail est de racler la surface de l'émail. Les cellules

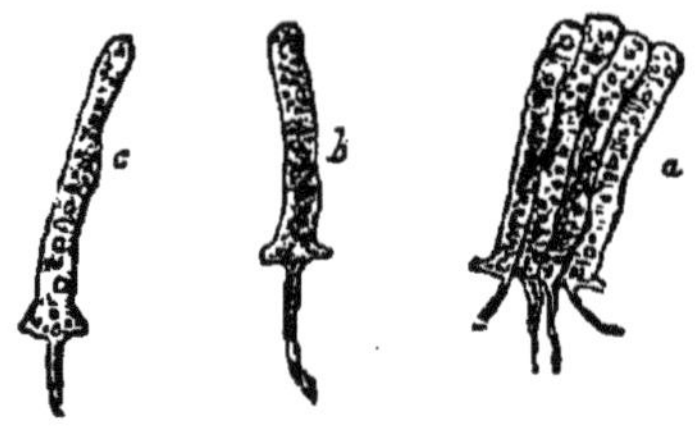

Fig. 64. — Cellules de l'émail avec les prolongements de Tomes.

ainsi arrachées présentent souvent un prolongement effilé partant de leur extrémité dirigée vers l'émail, prolongement que mon père a décrit le premier et qui est connu sous le nom de *prolongement de Tomes* (fig. 64). Ces cellules présentent, en outre, un léger élargissement à cette même extrémité, surtout lorsqu'on les a plongées dans la glycérine ou tout autre liquide qui détermine leur retrait ; le bout de la cellule, qui est déjà en partie imprégné de sels calcaires à sa périphérie, et qui par suite est devenu rigide, n'est plus susceptible de subir le retrait du reste de l'élément. Ces extrémités dilatées, comme déjetées en dehors, montrent souvent une ligne de contour très nette, et l'aspect de leur embouchure, semblable à celle d'une trompette, tend à confirmer l'opinion de Waldeyer qui croit que le protoplasma de la cellule n'est point protégé par une membrane à ses extrémités (fig. 65). L'imprégnation par les sels de chaux débute par l'extrémité libre de la cellule de l'émail, et envahit la périphérie avant le centre, et c'est à ce fait qu'est due l'existence des *prolongements de Tomes*, car, lorsque la cellule de l'émail est arrachée de l'émail déjà formé, elle s'en sépare naturellement au niveau de la ligne de calcification, et l'on voit alors la portion centrale ou axe de la cellule, encore épargnée par la calcification, se projetter plus loin que la portion périphérique envahie, au contraire, par la calcification, dans une certaine étendue.

En d'autres termes, si l'émail en voie de formation était

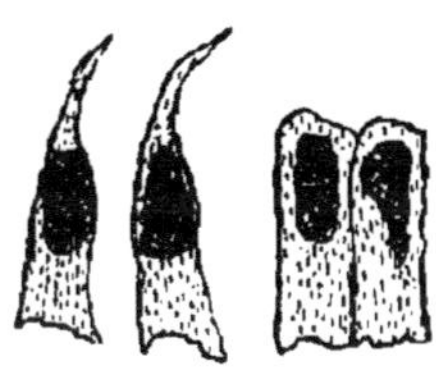

Fig. 65. — Cellules de l'émail. — Les deux cellules de gauche ont été plongées dans la glycérine, qui les a rétrécies, et présentent leurs extrémités en forme d'embouchure de trompettes telles qu'elles sont décrites dans le texte.

séparé des cellules de l'émail qui y adhèrent, sa surface serait criblée de trous, chaque petit trou indiquant le centre d'un prisme de l'émail ; et, si l'on pouvait enlever une mince couche transversale et superficielle de cette surface, cette couche serait perforée d'une série de trous disposés à intervalles réguliers.

Comme la surface de l'émail en voie de formation n'a pas encore atteint toute sa dureté, il est parfaitement possible d'obtenir de semblables coupes sur de petits fragments ; plus la coupe est superficielle, plus les trous sont larges, preuve de ce que nous avons déjà établi, à savoir : que la calcification commence, sur chaque cellule, à sa périphérie. Mieux encore, il est possible, en employant les acides, d'obtenir les mêmes coupes sur une plus large échelle, car, sous l'influence de ces réactifs, la couche d'émail la plus jeune s'enlève comme une membrane, emportant d'un côté les cellules de l'émail, et de l'autre les prismes de l'émail, adhérents par leurs extrémités. Si l'on enlève de chaque côté, à la fois les cellules de l'émail et les prismes de l'émail, la partie intermédiaire demeure sous forme de ce qu'on a appelé la *membrane préformative*. C'est à travers ses trous, que se moulent et passent les prolongements des extrémités des cellules de l'émail.

La nature réelle de la membrane qu'on peut ainsi enlever de la surface de l'émail en voie de développement a été, pour la première fois, démontrée par mon père, et son explication a été acceptée par Waldeyer et d'autres auteurs. On verra que cette membrane, qui n'est que le produit de l'action destructive des acides, correspond à la membrane préformative de quelques écrivains et à la membrane décrite par le professeur Huxley comme existant entre les cellules de l'émail et l'émail ; on verra en outre que, de ce fait qu'une membrane peut s'enlever de la surface de l'émail, lorsqu'on a fait réagir un acide, il ne faut pas conclure que la théorie qui veut que l'émail soit le produit de la transformation directe de l'organe de l'émail soit erronée.

Les extrémités des cellules de l'émail qui vont se transformer en émail sont granuleuses ; cet aspect granuleux est dû au dépôt de parcelles de sels calcaires, comme le prouve leur transparence ramenée par l'action des acides.

Les cellules de l'émail situées d'un côté de la membrane se séparent très bien l'une de l'autre, restant seulement légèrement adhérentes par leur extrémité dilatée (voir plus haut), et le fait que nous pouvons isoler la couche d'émail la plus jeune sous forme d'une mince membrane s'explique probablement par sa nature chimique. Cette couche semble appartenir à cette classe de substances particulièrement résistantes, que l'on rencontre sur les limites de la calcification, et se comporte exactement comme la calcoglobuline (voir p. 154) du professeur Harting ; en tout cas, on peut dire, sans craindre de se tromper, que cette couche a subi quelque modification chimique qui la prépare à recevoir l'imprégnation complète des sels de chaux.

La calcification de l'émail devient si complète que la structure fibreuse du tissu n'apparaît plus que très faiblement sur des coupes longitudinales, et que chaque fibre en particulier semble dépourvue de structure, sauf qu'elle présente une striation peu accusée (voir p. 58). Dans l'émail anormal, imparfait, le centre des fibres n'est pas complètement calcifié, l'arrêt de

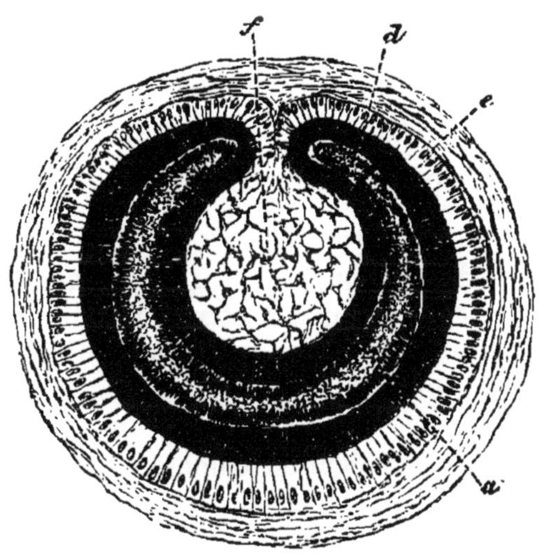

Fig. 66. — Coupe transversale du sac dentaire d'une dent à poison (dent de vipère). La pulpe en forme de croissant (*a*) est entourée d'une couche d'ivoire (*d*). Plus en dehors existe une couche de cellules cylindriques. Ces cellules sont volumineuses à la surface extérieure de la dent qui sera recouverte d'une mince couche d'émail; mais lorsqu'elles passent entre les cornes du croissant pour pénétrer dans cette partie qui constituera le canal à poison, elles perdent leurs caractères, et sont remplacées par des cellules étoilées (*f*). Dans cette dernière partie, il ne se forme point de revêtement d'émail.

développement les ayant frappées brusquement, au milieu de leur transformation calcaire.

Le tissu étoilé de l'organe de l'émail disparaît quelque temps avant que la couche d'émail soit complètement formée, dans toute son épaisseur; il se transforme peu à peu en couvrant la surface de l'émail jusqu'à l'époque de la sortie de la dent; c'est pourquoi, avant l'éruption, l'émail d'une dent est crayeux et opaque à sa surface.

L'émail des dents des Reptiles se développe aux dépens d'un organe de l'émail qui ne possède, à aucune période, de tissu étoilé ; c'est également le cas pour tous les Poissons que j'ai examinés jusqu'ici. Sur les crochets à poison des Serpents, les cellules de l'émail, dans l'intérieur du tube contenant le poison, semblent se transformer en un réticulum étoilé, et cette transformation, dans ce cas, semble n'être autre chose qu'une métamorphose réversive ou rétrograde.

Les noyaux des cellules de l'émail, qui sont relégués à l'extrémité la plus éloignée de l'émail, comme on peut le voir (fig. 65), semblent se retirer devant la calcification ; ils n'exercent pas d'ailleurs d'influence particulière sur ce phénomène.

Comme je l'ai déjà mentionné, Kölliker n'admet pas la théorie que je viens d'exposer, de la calcification de l'émail, par cette raison péremptoire, selon lui, qu'à toutes les périodes de la formation de l'émail, on voit les cellules de l'émail conserver les mêmes dimensions et la même forme.

Cet auteur regarde la calcification comme un phénomène de sécrétion, l'émail s'écoulant, pour ainsi dire, de l'extrémité libre de chaque cellule de l'émail ; et c'est pourquoi, les prismes de l'émail correspondraient, en volume et en nombre, aux cellules de l'épithélium de l'émail ; il considère les *prolongements de Tomes* comme des fragments du tissu dur sécrété, qui sont encore adhérents à la cellule mère.

Les arguments que j'invoque, pour adopter des vues absolument opposées, ressortent des développements précédemment donnés ; ce sont, pour les résumer : l'existence des *prolongements de Tomes* ; la rigidité de l'embouchure évasée des cellules de l'émail ; la surface criblée de trous de la couche d'émail la plus jeune ; la *membrane fenestrée*, qu'on en peut isoler ; et enfin, la relation de cette membrane avec l'existence des prolongements des cellules de l'émail.

Schwann pensait que la cellule de l'émail s'allongeait indéfiniment à son extrémité libre (c'est-à-dire à l'extrémité qui regarde l'émail), et que la partie nouvellement formée, la plus jeune de la cellule, se calcifiait à mesure qu'elle se formait ; cette opinion diffère peu de celle de Kölliker, qui préfère s'exprimer autrement, en disant que cette extrémité de la cellule laisse écouler, ou sécrète constamment une substance, qui lui devient extérieure. Mon père,

Waldeyer, Hertz, et nombre d'autres auteurs croient, au contraire, que la cellule de l'émail ne s'accroît point par son extrémité libre, mais bien par son extrémité fixe, celle qui contient le noyau, et que c'est la partie la plus ancienne de la cellule elle-même qui s'imprègne de sels calcaires et forme l'émail.

L'opinion du professeur Huxley, j'imagine, s'appuie sur ce fait qu'une membrane peut être isolée de la surface de la plus jeune couche d'émail, et que cette membrane doit nécessairement séparer les cellules de l'émail des prismes de l'émail. Si l'on accepte l'explication que mon père a donnée de la nature de cette membrane, l'objection disparaît.

Mes propres recherches sur le développement des dents des Poissons, fournissent encore des faits qui tendent à rendre évidente la théorie que je soutiens. Comme je l'ai déjà signalé, les cellules de l'émail, sur certains points de l'organe de l'émail de quelques Poissons, tels que l'Anguille et la Perche, et de quelques Batraciens, comme la Salamandre, ont des dimensions bien plus considérables que celles du reste de l'organe. Ces cellules extraordinairement développées, trois fois aussi longues que les mêmes cellules situées à la partie inférieure de l'organe, occupent exactement la place du chapeau d'émail terminal qui caractérise les dents de ces animaux. De plus, lorsqu'il existe déjà une certaine quantité d'émail de formé, la longueur de ces cellules égale exactement l'épaisseur que prendra le chapeau d'émail, lorsque leur transformation en émail sera complète (voir p. 123). Enfin, dans le sac dentaire de la dent à poison d'une vipère, la distribution des grandes cellules coïncide avec celle de l'émail sur la dent complètement développée.

Développement de l'ivoire. — L'ivoire se forme à la surface du bulbe dentaire, ou *papille*, de dehors en dedans, de telle sorte qu'une couche d'ivoire, une fois calcifiée, ne peut plus s'accroître extérieurement. Toute formation nouvelle devra prendre place à l'intérieur du chapeau de dentine précédemment formé. J'ai déjà donné des détails assez étendus sur la nature du bulbe dentaire; il me reste à décrire avec plus de précision la nature des éléments qui recouvrent sa surface. Les cellules qui constituent la membrane de l'ivoire, auxquelles Waldeyer a très justement appliqué le nom d'*odontoblastes*, forment une couche très nettement définie à la face interne de la coque d'ivoire ; elles sont disposées sur une seule rangée ; les cellules qui sont situées immédiatement au-dessous d'elles sont d'une forme absolument différente, à tel point même, qu'il ne semble pas y avoir, comme dans le stratum intermédiaire de l'organe de l'émail, des caractères établissant la transition entre les deux espèces de cellules. On n'observe, en un mot, rien de pareil à une succession de cellules placées bout à bout et soudées entre elles, de manière à former les tubes de l'ivoire, conformément à la description des anciens auteurs.

Les cellules odontoblastiques diffèrent de forme, suivant que l'ivoire est ou non dans sa période de formation active. Mais, à l'époque de leur plus grande activité, elles sont élargies à leur extrémité dirigée vers le chapeau de dentine, et semblent être, de ce côté, brusquement tronquées. Les différents prolongements des cellules ont déjà été décrits ; il existe parfois plusieurs *prolongements de l'ivoire* pour une. seule cellule, et Boll en a compté jusqu'à six.

Les odontoblastes formés d'une substance finement granuleuse sont, d'après Boll et Waldeyer, dépourvus de toute membrane d'enveloppe ; leur noyau généralement ovale, situé à l'extrémité de la cellule la plus éloignée de l'ivoire, s'allonge parfois dans la direction des prolongements dentinaires, au point de devenir ovoïde ou même conique.

Les prolongements de l'ivoire pénètrent dans les tubes de l'ivoire, et souvent il arrive, lorsqu'on écarte avec précaution, par traction, la membrane de l'ivoire de la surface de l'ivoire, que ces prolongements, qui ne sont autres que les fibrilles dentinaires, s'étirent, sans se rompre, entre les deux surfaces ; on peut alors les apercevoir en grand nombre (fig. 67).

Les odontoblastes, comme on peut le voir sur la figures 68, sont exactement contigus, et il n'y a place entre eux pour aucun autre tissu, pendant toute la période de formation de l'ivoire. Avant le début de la calcification, toutefois, ces cellules ne sont pas aussi régulièrement cubiques à leurs extrémités rapprochées, et la présence d'une zone claire, qui semble limiter la pulpe à cette époque, fait supposer qu'elles sont plongées

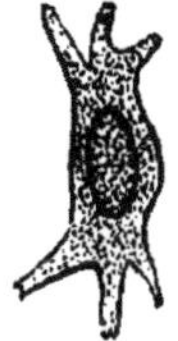

Fig. 67. — Cellule odontoblastique isolée.

dans une gelée transparente et amorphe qui déborde un peu autour d'elles. Pour faire mieux comprendre mon explication par une image familière, la surface de la pulpe, à cette époque, rappelle l'aspect de ces gelées transparentes que l'on sert sur la table, avec des fraises ou d'autres fruits, plongés dans la

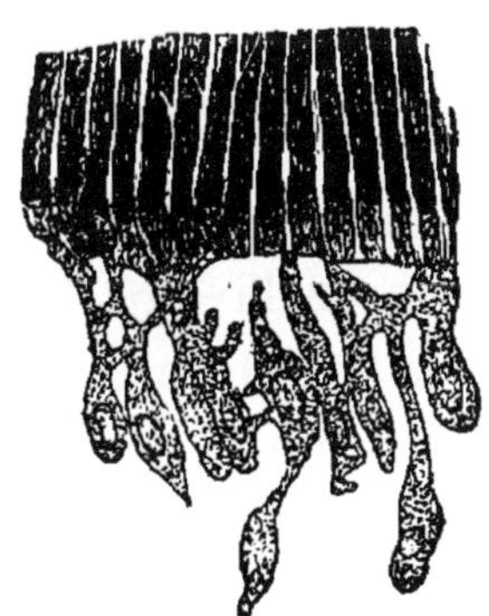

Fig. 68. — Odontoblastes *en place*, d'après Waldeyer.

masse et se tenant rapprochés un peu au-dessous de la surface. Mais il devient impossible d'apercevoir rien de semblable, une fois la calcification commencée (fig. 68).

Lorsque la pulpe a achevé, dans le temps voulu, la formation de l'ivoire, les cellules odontoblastiques sont plus allongées, en même temps que leur contour est plus arrondi; elles s'effilent en dehors pour former les prolongements dentinaires, au lieu de se terminer par une extrémité tronquée.

Les cellules que Lent a représentées comme étant les cellules formatives de l'ivoire ne sont, j'imagine, que des odontoblastes pris sur une dent d'adulte, alors que leur temps d'activité fonctionnelle était passé, et j'incline à croire que les opinions exprimées, par certains auteurs, sur le développement de l'ivoire, sont sujettes à caution comme reposant précisément sur l'aspect que présentent ces cellules déjà vieilles.

L'ivoire, suivant moi, est formé par la transformation directe des cellules odontoblastiques, absolument comme l'émail résulte de la transformation des cellules de l'émail; l'ivoire nait de ces cellules et d'elles seules.

Conformément à cette manière de voir, qui est celle de Waldeyer, Frey, Boll, Dr Lionel Beale, et de beaucoup d'autres auteurs, les fibrilles de l'ivoire, les gaines de l'ivoire, et la substance fondamentale située entre ces dernières, sont, au même titre, des produits de la transformation des cellules odontoblastiques. En d'autres termes, ces trois espèces de tissus peuvent être considérés comme formant trois degrés de la transformation d'une seule et même substance : nous avons en premier lieu, la fibrille de l'ivoire, tissu mou, d'un ordre un peu plus élevé que le simple protoplasma de la cellule; ensuite, la gaine de l'ivoire, un de ces tissus particulièrement résistants qui occupent les limites de la calcification; et enfin, la substance fondamentale, tissu achevé, dont la calcification est absolument complète.

Le rapport qui existe entre ces différents tissus, semble indiqué par ce fait, que les tubes de l'ivoire, une fois formés, peuvent encore être envahis par une calcification progressive, et, par suite, voir leur calibre diminuer dans une proportion notable. Ainsi mon père a établi (pour les dents incisives des Rongeurs) que les tubes qui partent de la cavité pulpaire, près de la base, sont, dans le plus grand nombre des cas, manifestement plus larges que ceux qui partent de la pulpe sur un point plus élevé ; comme ces derniers ont été, à un moment donné, plus rapprochés de la base de la dent, on en conclut que les tubes de l'ivoire subissent une diminution de calibre après leur formation primitive. Sur les dents des *Sciuridés*, j'ai trouvé une différence de calibre, de près d'un tiers ou même de la moitié, entre les tubes de l'ivoire situés près de la base de la dent, et ceux situés près de la surface de mastication.

Le Dr Lionel Beale a appelé aussi l'attention sur ce fait, que le calibre des canaux dentinaires est à son maximum dans le point le plus rapproché de la pulpe, et, à son minimum, dans le point le plus éloigné, à la périphérie de la dent, c'est-à-dire, dans les parties les plus anciennement formées. Cet auteur a signalé, en même temps, que la calcification continue encore, quoique très lentement, dans un âge avancé, au point d'amener souvent l'oblitération des tubes à la surface de l'ivoire. Enfin MM. Robin et Magitot ont établi que les dents deviennent plus riches en sels calcaires, à mesure que l'âge augmente, de sorte que l'analyse des dents humaines donne les résultats les plus différents suivant les âges.

Pour comprendre comment un tube de l'ivoire, une fois formé, peut en venir à perdre un tiers ou la moitié de son calibre, il faut admettre nécessairement que ce qui était d'abord du tissu mou (fibrille dentinaire), dans la lumière du canal, se transforme extérieurement en *gaine de l'ivoire*, tandis que ce qui était d'abord gaine de l'ivoire, s'est transformé en substance fondamentale unissante. D'autres preuves de ce fait, observées par des écrivains consciencieux, confirment cette opinion. La diminution du calibre d'un tube une fois formé implique nécessairement la transformation de la fibrille de l'ivoire en gaine de l'ivoire, et de cette dernière en substance fondamentale, puisque les tubes rétrécis ne présentent d'ailleurs aucun caractère particulier ; leurs parois ne paraissent point être plus épaisses ; il n'y a de changé, en définitive, que le diamètre du tube. Le phénomène de la carie dentaire semble encore favorable à l'opinion que la fibrille de l'ivoire, la gaine de l'ivoire et la substance fondamentale, ne sont qu'un même tissu à trois âges différents.

Sous l'influence de la carie, en effet, les parois des tubes qui sont invisibles ou presque invisibles sur l'ivoire parfaitement normal, redeviennent très apparentes.

Comme je l'ai déjà dit plus haut, la partie la plus externe des odontoblastes se transforme en une substance fondamentale gélatineuse, qui devient le siège de la calcification, tandis que la partie la plus centrale reste molle, sans modification, pour former les fibrilles. Entre a fibrille centrale, qui reste molle, et la substance fondamentale calcifiée, est cette portion qui enveloppe immédiatement la fibrille, c'est-à-dire la gaine de l'ivoire; suivant l'expression du Dr Lionel Beale, la gaine est à la fois formée d'une matière protoplasmatique et d'une matière calcifiée.

Tous les auteurs n'admettent pas que la masse entière de l'ivoire provienne de la transformation des cellules odontoblastiques. Ainsi Kölliker et Lent croient que, si les canaux dentinaires et leur contenu sont des prolongements des odontoblastes, la substance fondamentale est une sécrétion, soit de ces cellules, soit du reste de la pulpe, et que, par suite, c'est une substance *intercellulaire*; leur opinion est donc à cheval entre la théorie de la sécrétion et la théorie de la conversion. Kölliker s'exprime ainsi : « Puisque les cellules de l'ivoire s'effilent immédiatement à leur extrémité périphérique pour former la fibrille de l'ivoire, au lieu de se développer, comme on le croyait autrefois, de manière à envelopper la fibrille, qui serait considérée alors comme leur partie centrale, il est impossible de faire dériver immédiatement l'ivoire de ces cellules. » Mais le professeur Kölliker n'a-t-il pas en vue et ne décrit-il pas ces cellules déjà vieilles et déformées, que son élève Lent a représentées? on ne peut pas dire d'un odontoblaste jeune, à sa période d'activité, « qu'il est effilé en fibrille dentinaire »; une coupe bien faite d'un ivoire jeune, en voie de formation, montre, au contraire, que ces odontoblastes présentent une extrémité tronquée, cubique, du côté de l'ivoire, et qu'ils ne s'effilent pas du tout en prolongements de l'ivoire à ce moment ; il n'y a pas entre eux, par conséquent, la moindre place pour une substance intercellulaire.

Hertz est d'accord avec Kölliker pour considérer la substance fondamentale « comme une sécrétion fournie par l'ensemble des cellules de l'ivoire, sécrétion qui n'a aucun rapport histologique défini avec chaque cellule individuellement. » Mais je crois que son dessin représente la surface d'une pulpe adulte qui n'est plus à sa période d'activité, et dans laquelle la formation de l'ivoire a presque complètement cessé.

Kölliker et Lent professent qu'une seule cellule suffit pour former une fibrille de l'ivoire dans toute sa longueur ; ils n'ont pas pu constater nettement l'allongement des cellules de la pulpe située dans la couche sous-jacente aux odontoblastes, car ils en auraient conclu que la membrane de l'ivoire est contamment renouvelée par de nouvelles cellules sous-jacentes. Dans la dernière édition, cependant, Kölliker s'exprime avec beaucoup plus de réserve sur ce point.

MM. Robin et Magitot ont cru que la substance de l'ivoire résulte de la transformation des odontoblastes, mais que les tubes étaient des espaces situés entre ces cellules, au lieu de correspondre à leur partie centrale ou axe. Ils ajoutent que les prolongements de la cellule, quand ils existent, sont repliés et ne sont pas compris dans le tube de l'ivoire. Il est évident que cette théorie est incompatible avec ce que nous connaissons des cellules odontoblastiques et de leurs longs prolongements, les fibrilles de l'ivoire, qui occupent la cavité des canaux de l'ivoire. Aussi cette théorie ne doit-elle pas nous arrêter.

La très mince couche d'ivoire qu'on observe sur les bords du chapeau de dentine en voie de formation est molle et élastique, et si transparente qu'elle semble amorphe, dépourvue de structure. Dès qu'elle a acquis une épaisseur un peu plus considérable, des corps globulaires commencent à apparaître dans son intérieur, petits dans la partie la plus mince, plus volumineux à mesure que le chapeau de dentine s'épaissit. Comme ces globules sont compris dans la substance même du chapeau d'ivoire, leur accroissement et leur réunion s'opèrent évidemment sans que les cellules de la pulpe interviennent d'une manière directe; en fait, les choses se passent exactement suivant le processus indiqué par les expériences de Raynie et du professeur Harting (voir p. 154). Ainsi, dans la formation de l'ivoire, une période de transformation préparatoire pour l'inprégnation des sels calcaires, précède manifestement cette complète imprégnation ; et celle-ci s'annonce par la présence de masses globulaires et la réunion ultérieure de ces masses. La présence de ces formes globulaires et, par suite, de larges espaces interglobulaires sur l'ivoire adulte, est le signe manifeste d'un arrêt de développement, et n'a pas d'autre signification.

Lorsque la formation de l'ivoire et de l'émail est achevée sur toute l'étendue de la couronne d'une dent, lorsque cette couronne a atteint toutes ses dimensions, la reproduction d'une nouvelle pulpe formative (sur les dents à accroissement limité) ne se fait plus que sur une zone qui va se retrécissant de plus en plus, de sorte que le collet et, en fin de compte, une ou plusieurs racines sont le résultat de la transformation de cette pulpe nouvelle en substance dentaire. Pour les dents à accroissement indéfini, au contraire, la pulpe formative ne subit aucun retrait; les parties qui s'ajoutent incessamment à la base de la dent ont des dimensions constantes, parfois de plus en plus grandes, comme cela arrive pour les défenses de quelques animaux, dont la forme est conique.

Développement du cément. — En même temps que les racines des dents sont ainsi formées, un nouveau tissu, c'est-à-dire le cément, se dépose à leur surface. D'après la ressemblance du cément avec le tissu osseux, on aurait pu croire qu'il serait facile de bien connaître la nature du développement de ce tissu. En fait, nous n'avons que peu de données positives sur ce sujet.

Suivant quelques auteurs, dont la plupart sont des autorités considérables, il n'y a pas d'*organe du cément* spécial. Le cément résulterait de la calcification des éléments fournis par la capsule du follicule dentaire, qui, sur cette partie de la dent (la racine), n'est d'ailleurs point séparée de la surface de l'ivoire par un organe de l'émail, ni par aucun autre tissu.

D'autres auteurs, au nombre desquels il faut compter MM. Robin et Magitot, affirment nettement l'existence d'un *organe du cément*, qui mérite une désignation particulière, au même titre que l'organe de l'émail et l'organe de l'ivoire. Mon ami le Dr Magitot, répondant aux renseignements que je lui demandais à ce sujet, me dit que la publication de son mémoire et des figures qu'il renferme a été forcément retardée par la publication urgente d'un autre ouvrage, mais qu'il s'en tient fermement à sa première opinion.

Je ne vois rien qui m'autorise, jusqu'ici, à décrire, comme partie distincte, un *organe du cément*. Cependant je veux actuellement suspendre absolument mon jugement sur ce sujet, en attendant que le Dr Magitot publie ses recherches. Quoi qu'il en soit, l'opinion la plus générale est que le développement du cément est tout à fait analogue à celui de l'os, les tissus mous, qui doivent se calcifier, étant fournis par le tissu conjonctif de la paroi du follicule dentaire.

Bien qu'on ait beaucoup écrit sur le développement des os, plusieurs hypothèses se trouvent encore en présence sur ce sujet. La plupart des observateurs, cependant, sont maintenant d'avis que la formation de l'os, qu'il dérive du cartilage, ou qu'il provienne d'une membrane, se fait d'après deux modes qui ne diffèrent pas essentiellement; bien plus, que le processus est toujours identique, comme le tissu qui en résulte. Ainsi, on n'attribue au cartilage calcifié ou non calcifié qu'un rôle subordonné; il ne joue, pour ainsi dire, que le rôle d'une charpente, d'un support temporaire, qui sert jusqu'à ce que l'os soit formé (Rollet) [1].

1. L'ancienne théorie de la formation du tissu osseux aux dépens du cartilage par *substitution* ou par *envahissement* (Ch. Robin) est aujourd'hui complètement

D'après cette opinion, l'os résulte de la calcification d'un tissu nouveau, dont la formation et la prolifération précèdent l'apparition de l'os; lorsqu'il s'agit d'os formés aux dépens du cartilage, le tissu nouveau se développe et s'accroît en creusant le cartilage, en prenant son point de départ, soit sous le périoste, soit dans les cavités médullaires existant déjà dans le cartilage normal.

Qu'il s'agisse de la formation d'un os aux dépens d'une membrane, ou de l'épaississement d'un os par additions se faisant à sa surface, aux dépens de son périoste, ou qu'il s'agisse du dépôt de cément sur la racine d'une dent, le phénomène est analogue, c'est-à-dire qu'il y a production d'un tissu mou nouveau qui s'ossifie. Par suite, il ne serait pas absolument exact de dire que le cément résulte de l'ossification du sac

abandonnée. Depuis les travaux de Wirchow, de Muller, etc., on s'accorde généralement à admettre que l'ossification du cartilage présente deux phases successives : 1° une phase préparatoire dans laquelle le cartilage se calcifie et devient un tissu *ostéoïde;* 2° une phase définitive caractérisée par l'apparition des *ostéoplastes* et la formation de la substance osseuse vraie.

Dans la première phase, la substance fondamentale du cartilage s'incruste de sels calcaires, et en même temps, les cellules du cartilage se segmentent et prolifèrent, et chaque nouvelle cellule s'entoure d'une capsule secondaire.

Dans la seconde phase, la prolifération des cellules continue, mais les capsules cartilagineuses se dissolvent et la substance interstitielle calcifiée disparaît en partie par résorption, laissant de grandes cavités anfractueuses remplies de ces cellules.

Ce sont les cellules cartilagineuses transformées et ressemblant aux cellules embryonnaires qui par leurs modifications deviendront successivement *ostéoblastes, ostéoplastes* (cellules osseuses), et même substance fondamentale. En réalité on peut donc dire que l'os tout entier s'est formé aux dépens d'un *tissu nouveau.*

Lorsque l'os prend naissance dans le tissu conjonctif, le processus est, pour ainsi dire, identique : ce sont alors les corpuscules du tissu conjonctif qui jouent le rôle des cellules du cartilage, en passant par les mêmes phases, c'est-à-dire qu'ils deviennent successivement cellules embryonnaires, ostéoblastes, et ostéoplastes, et en même temps substance fondamentale.

Pour le cément, tissu dont l'analogie avec l'os est frappante, et dont les *lacunes* représentent exactement les ostéoplastes des os, il n'y a pas lieu, selon nous, de se préoccuper outre mesure de la présence d'un *organe du cément spécial.* Ce tissu est évidemment produit aux dépens des éléments conjonctifs de la capsule du follicule, qui prolifèrent, se transforment et se calcifient exactement comme les éléments analogues qui forment l'os sous le périoste et dans le tissu conjonctif.

Les *fibres de Sharpey,* qu'on peut observer dans le cément comme dans l'os, ne sont autre chose que des filaments de tissu conjonctif non modifié, incrustés de sels calcaires, qui s'enfoncent perpendiculairement dans ce tissu (Trad.).

dentaire, quoique cela soit vrai à un point de vue général.

La surface immédiate d'un os en voie de formation, est recouverte d'une couche de larges cellules granuleuses, qui l'entourent comme un épithélium. Les cellules qui forment cette couche, qui, en même temps, sont pourvues de prolongements déliés, ont reçu le nom de *ostéoblastes*. C'est par leur calcification directe que l'os est formé.

La part qui revient à mon père et à feu M. de Morgan, dans un important ouvrage sur le développement des os, n'a été que très imparfaitement reconnue par certains écrivains du continent. Sous le nom de *cellules osseuses*, les ostéoblastes ont été décrits par ces auteurs dans les termes les plus clairs, de même qu'ils ont indiqué ce fait capital que l'os résulte de la calcification d'un *nouveau* tissu. L'extrait suivant de leur travail, servira à prouver ce que j'avance : « Nous rencontrons ici (près de l'os), disent ces auteurs, au lieu de cellules pourvues de longs prolongements ou de cellules disposées en faisceaux fibreux, des cellules agrégées formant une masse, et si étroitement réunies qu'il y a peu de place entre elles pour un tissu intermédiaire. Ces cellules semblent s'être développées et accrues aux dépens d'éléments existant à une époque antérieure, et former comme un trait d'union entre ces éléments et l'os. *Partout autour d'un os en voie de développement, un examen attentif démontrera la présence de ces cellules adhérentes à sa surface, en même temps que la surface de l'os lui-même présentera une série d'éléments semblables déjà ossifiés...* Pour ces éléments, nous proposons le nom de cellules osseuses, pour les distinguer des cellules lacunaires ou autres éléments cellulaires. »

En dehors de la couche des ostéoblastes, mais dans un plan encore très rapproché du cément parfait, existe une sorte de réticulum ou de réseau formé de cellules anastomosées par leurs prolongements ; ces cellules, pourvues d'un gros noyau arrondi, ont chacune trois ou quatre prolongements de même nature, de sorte que le tissu qu'elles forment, à moins que la coupe ne soit très mince, paraît d'une texture très compliquée grâce à l'entrelacement de ces prolongements cellulaires ; en outre, un grand nombre de ces prolongements pénètrent et se perdent dans la substance fondamentale transparente, amorphe, du cément déjà formé. Le rôle qu'elles jouent dans son développement n'est pas très bien défini, à moins qu'elles ne se calcifient, pour former les fibres de Sharpey (voir p. 99).

En dehors du fin réseau de fibres entre-croisées, qui a été bien représenté et décrit par le Dr Lionel Beale, les tissus mous qui entourent la racine, ont plutôt le caractère du tissu fibreux ordinaire et peuvent se réduire en fibrilles. Les faisceaux fibreux se dirigent principalement de l'alvéole vers la dent. Un grand nombre d'entre eux traversent toute l'épaisseur des tissus mous, s'étendant de l'alvéole osseuse, d'où ils naissent, à la surface du cément de la dent, où ils viennent se perdre.

A mesure qu'ils se calcifient, les ostéoblastes perdent leur individualité, et toute trace de la plupart d'entre eux disparaît. Quelques-uns, cependant, conservent leur individualité, pour former les *lacunes encapsulées*, que je vais maintenant décrire.

De même que sur une cellule de l'émail, ou sur un odontoblaste, la calcification commence par la surface et s'avance à l'intérieur jusqu'à ce qu'elle ait atteint une profondeur plus ou moins grande, de même, pour les ostéoblastes, le dépôt de sels calcaires se fait de dehors en dedans. Pour employer une courte comparaison, nous pouvons considérer les ostéoblastes en voie de calcification, à un œuf dont la cavité centrale diminue peu à peu et s'oblitère par le dépôt de couches successives à l'intérieur de sa coquille (cela ne veut nullement dire qu'on rencontre rien de semblable à des couches stratifiées dans chaque ostéoblaste). Dans un certain nombre d'ostéoblastes, la calcification ne marche pas avec cette régularité, c'est-à-dire, de manière à oblitérer la portion centrale des cellules en même temps qu'elle les fusionne à leur périphérie ; mais cette calcification s'avance avec une certaine irrégularité vers le centre des éléments, laissant subsister des traînées de tissu qui ne se calcifient point, et finalement, s'arrêtant avant d'oblitérer complètement la portion centrale de ces cellules. Quoique, pour la facilité de la description, j'aie donné au centre de la cellule ostéoblastique le nom d'*espace*, il n'est pas vide, à l'état normal, mais renferme une substance molle, non calcifiée, qui représente, dans cette place, le noyau de la cellule.

Sur des préparations de dents de vaches, colorées par le carmin, un noyau arrondi peut souvent être vu renfermé dans une *lacune étoilée;* le noyau disparaît bientôt, sans jouer de rôle actif dans la détermination de la forme de la lacune (fig. 69).

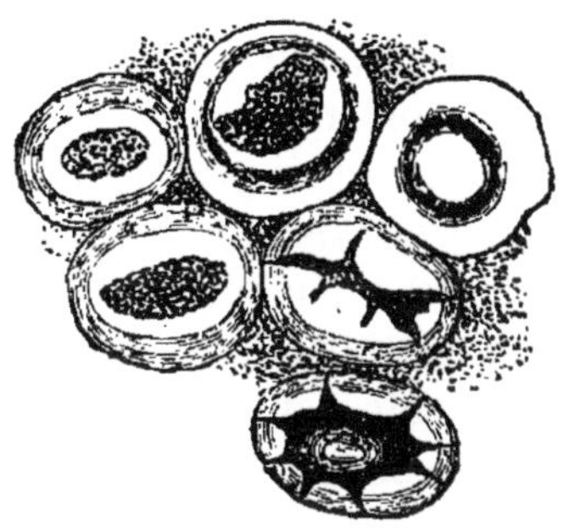

Fig. 69. — Lacunes encapsulées.

Le noyau peut aussi se voir sur les os d'un fœtus humain, en voie de développement, et les traces en sont admirablement conservées dans les lacunes des os d'un animal qu'on croit être un Ptérodactyle des terrains Wealdiens ; une coupe de ces os a été figurée par mon père dans l'ouvrage dont j'ai parlé.

De même que la calcification, en pénétrant irrégulièrement dans l'intérieur de chaque cellule, n'en fait point le corps homogène, qui résulterait de l'imprégnation de toute sa masse, de même elle peut ne point unir entre elles les cellules contiguës assez complètement pour faire disparaître leur contour. Une lacune, ainsi enveloppée d'une ligne de contour qui indique les limites de la cellule primitive ou d'un groupe de cellules, est ce qu'on a appelé *lacune encapsulée.*

L'explication précédente qui est l'expression exacte des opinions du Dr Lionel Béale, de Waldeyer, de Rollet et de mon père, est celle qui semble le plus en accord avec les faits observés. Le Dr Sharpey résume ainsi les différentes opinions émises à ce sujet, à différentes époques : « on croit généralement que les *lacunes* du cément dérivent des cellules du tissu mou, englobé dans l'ossification, par une sorte de transformation qui a été différemment expliquée. Quelques-uns supposent que les cellules deviennent les lacunes et envoient des prolongements (comme les cellules pigmentaires) pour former les canalicules (Schwan); d'autres croient que ce n'est pas la cellule toute entière, mais son noyau qui se transforme ainsi, et que c'est la substance du noyau qui, ultérieurement resorbée, laisse une lacune (Todd et Bowman). Henlé croit que la lacune est une cavité qui subsiste au centre de la cellule, incomplètement pénétrée par la calcification et que les canalicules sont des boyaux qui résultent du dépôt inégal de la substance dure, comme les pores des cellules végétale. Le Dr Sharpey croit plutôt que les lacunes et les canalicules sont de petits vides subsistant entre les mailles des fibres réticulaires (fibres de Sharpey) au moment où elles se déposent, absolument comme des vides sont laissés artificiellement dans le tissage de certains tissus (le vide est donc en dehors des cellules et non pas dans leur intérieur comme le croyait Henlé), et que c'est l'anastomose entre elles des petites cavités entre les réseaux des lamelles qui donne naissance aux canalicules. En même temps, il ne parait pas d'ailleurs invraisemblable à Sharpey, qu'une cellule ou un noyau de cellule puisse, dans le principe, exister dans la lacune ou cavité centrale, noyau qui, peut-être, détermine la place où doit se former la lacune. Hassall partage l'opinion de Schwan, tandis que Gerber et Bruns semblent plutôt accepter les vues de Todd et Bowman.

L'opinion de Sharpey, qui n'est généralement pas admise, est la seule qui diffère essentiellement de celle des autres auteurs. La cause qui détermine la formation d'une lacune simple, ou d'une lacune encapsulée, dans des points particuliers, est inconnue ; tout ce qu'on peut dire de certain sur ce sujet, se trouve en substance dans l'extrait suivant de l'ouvrage de mon père et de de Morgan, auquel j'ai fait allusion plus haut : « Nous n'apercevons, disent-ils, les limites d'une lacune primitive que dans le cas où les lacunes n'ont qu'un nombre restreint de canalicules ou même en sont entièrement dépourvues. En règle générale, à laquelle il n'y a que peu d'exceptions, quand une anastomose existe entre deux lacunes voisines, il semble que les lacunes se confondent avec les parties environnantes, et ne sont plus reconnaissables comme éléments distincts.

D'après Kölliker, le cément, au lieu de se former d'abord d'une seule couche continue, se dépose par lamelles isolées, qui se réunissent ensuite les unes aux autres. Sur les dents des Primates, des Carnivores, des Insectivores, etc., le cément, du moins en couche d'une certaine épaisseur, est confiné aux racines des dents. Pour différentes raisons, cependant, la membrane de Nasmyth peut être considérée comme une couche de cément excessivement mince, mais c'est une question dont nous avons déjà dit un mot à propos de cette membrane, et qu'il est inutile de reprendre ici de nouveau. Il nous suffira de dire que cette membrane paraît appartenir à cette classe de tissus intermédiaires, qui ne sont pas complètement calcifiés, mais qui n'ont plus leur vitalité pleine, et partager avec ces tissus le remarquable pouvoir de résistance aux agents chimiques, qui les caractérise.

Membrane préformative. — Pour qui se livre à l'étude du développement des dents, il n'y a rien de plus obscur que le conflit des opinions diverses exprimées par les différents auteurs, touchant la nature et la situation de la membrane préformative, membrane dont, jusqu'ici, j'ai évité avec soin toute description. Il n'est certainement pas encourageant, lorsqu'on a pris beaucoup de peine pour esquisser une description, de constater que la plupart des auteurs contemporains nient complètement son existence. J'essaierai cependant, dans la limite de mes forces, et sans croire moi-même à l'existence de cette membrane, de faire un peu de jour sur la question, et de montrer du doigt les causes des divergences d'opinion.

D'après les anciennes théories sur le développement des dents, théories sous l'influence desquelles le plus grand nombre des auteurs ont écrit, le germe dentaire n'était autre chose, dans le principe, qu'une papille de la membrane muqueuse, papille libre, découverte, qui, par la suite, s'enfonçait dans une dépression et s'enveloppait d'une capsule, etc. (voir page 146). De plus, les anciens histologistes enseignaient que de minces membranes amorphes, *membranes basements*, se rencontraient dans les points les plus variés : entre autres, sous l'épithélium de la membrane muqueuse, et que l'existence de ces membranes (au point de vue physiologique) était d'une grande importance, en ce qu'elles formaient une limite bien définie que les tissus ne pouvaient franchir. Comme conséquence nécessaire de ces vues, on considérait comme acquis le fait que la papille dentaire était recouverte à sa surface d'une *membrane basement*, ou de la *membrane préformative*.

Ainsi donc, cette membrane existait nécessairement entre l'organe de l'émail et la papille de l'ivoire ; et, de cette conception, s'élevait la difficulté de comprendre le processus de la calcification. Henlé pensait que les traces de l'existence de cette membrane disparaissaient rapidement, mais que la calcification se faisait en sens contraire de chaque côté de sa surface ; de dedans en dehors, pour l'émail ; de dehors en dedans, pour l'ivoire.

Le professeur Huxley, partant de la même hypothèse, en ce qui concernait la situation de cette membrane, c'est-à-dire, croyant qu'elle existait entre l'organe de l'émail et la papille de l'ivoire, arrivait à une conclusion différente, en ce qui concernait les phénomènes ultérieurs. S'appuyant sur ce fait, qu'une couche continue de tissu, ou une membrane, pouvait s'enlever de la surface de l'émail en voie de développement (voir page 159) il en concluait que c'était la membrane préformative primitive qui devenait ultérieurement la membrane de Nasmyth ; par suite, que l'émail se développait sans participation directe de l'organe de l'émail, puisque cette membrane séparait l'émail formé de l'organe de l'émail. Les raisons que j'ai de ne pas considérer les conclusions de Huxley, comme étant l'expression de la réalité, sont exposées à la page 156. La membrane, si facile à démontrer, de Huxley, est, je le crois, artificielle, et représente quelque chose qui n'existe pas dans le tissu normal.

Kölliker affirmait avec conviction l'existence de la membrane préformative, et, dans la première édition de son Histologie, exprimait l'avis qu'elle se transformait en membrane de Nasmyth ; quoiqu'il ne donne pas actuellement d'autre explication de l'origine de la membrane de Nasmyth, je n'ai pas trouvé que, dans ses travaux les plus récents, il s'expliquât clairement sur le sort ultérieur de la membrane préformative.

Nous avons donc trois destinations assignées à la membrane qui recouvre la papille de l'ivoire, ou membrane préformative ; elle est située :

1° Entre l'ivoire et l'émail (Henlé).

2° Entre l'émail et l'organe de l'émail, ou en dehors de l'émail (Huxley).

3° Entre l'ivoire et la pulpe.

Nous arrivons aux écrivains qui nient l'existence de cette membrane d'une manière absolue, et expliquent autrement les apparences observées.

Markusen croit que ce n'est rien autre chose que la première couche ossifiée de la papille ; le Dr Lionel Béale nie très carrément l'existence d'une membrane, dans une quelconque des trois situations signalées plus haut, ainsi que Hertz, Wenzel et Waldeyer.

MM. Robin et Magitot ont fourni une explication plausible de l'apparence d'une membrane limitante à la surface de la pulpe ; la voici en peu de mots : la pulpe formative est riche d'une substance transparente, de consistance gélatineuse (formant en réalité sa masse principale), qui rappelle à l'observateur la substance contenue dans le cordon ombilical. Cette substance est un peu plus dense à la surface de la pulpe, où elle forme un milieu pour les ostéoblastes, et se projette un peu en dehors de ces éléments; il en résulte que, sur une coupe, ou sur un bord mince, elle fait l'effet d'une sorte de vernis à la surface de la papille. Si sa densité devient encore plus considérable près de la surface, par rapport au tissu sous-jacent, cette substance peut se plisser, et ressembler ainsi à une membrane repliée ou déchirée. Je suis très disposé à accepter cette explication.

Je suis porté à croire que, sans les théories erronées qui font naître les germes de l'ivoire comme une papille libre à la surface de la muqueuse, papille qui, en raison des opinions courantes, était nécessairement recouverte par une *membrane basement*, il n'aurait jamais été question d'une membrane préformative. En tout cas, il est difficile d'imaginer qu'une pareille membrane puisse exister sur des papilles formées à une aussi grande distance de la surface muqueuse que chez les Serpents, ou le Lézard (fig. 55). S'il y avait une pareille membrane chez ces animaux, elle ne pourrait être qu'une formation secondaire à la surface de la masse des cellules qui, primitivement, constituent le rudiment de la papille de l'ivoire ; dans ce cas, elle ne serait plus une partie de cette membrane basement générale de la muqueuse buccale, car il faudrait supposer que cette membrane a été entraînée profondément sous forme d'un cul-de-sac tapissant le prolongement profond de l'épithélium, dont elle serait alors une dépendance, bien plutôt que du germe de l'ivoire. Comme aucune de ces suppositions ne paraît probable, comme je ne sache pas d'ailleurs qu'on puisse admettre d'autres explications, j'en conclus que l'existence d'une pareille membrane n'est pas suffisamment démontrée. La question en elle-même, cependant, n'est peut-être pas absolument résolue.

CHAPITRE V

DÉVELOPPEMENT DES MACHOIRES ET ÉRUPTION DES DENTS

Les modifications que subissent les mâchoires, à l'époque du développement, de l'éruption et de la chute des dents, ont depuis longtemps attiré l'attention des anatomistes, et entre autres, de Hunter, qui, le premier, a donné un aperçu suffisamment juste de ces phénomènes. Dans la première édition de sa *Chirurgie dentaire,* mon père a donné le résultat d'une série d'observations faites sur des mâchoires qu'il avait collectionnées, et ce résultat confirme, en général, les conclusions de Hunter, tout en les complétant sur beaucoup de points, et en mettant des faits nouveaux en lumière. J'ai donc largement puisé dans l'œuvre de mon père, pour écrire le présent chapitre. Le professeur Humphrey, sans connaître ces recherches qui n'ont été publiées que comme introduction à la *Chirurgie dentaire,* a institué une série d'expériences sur de jeunes animaux en voie de développement, expériences qui tendent absolument à confirmer les faits que mon père avait déjà démontrés, d'une façon aussi concluante, en comparant avec soin entre eux un grand nombre de maxillaires desséchés.

Le court exposé qui suit, sans prétendre à une précisi scientifique absolue, sera peut-être de quelque utilité po l'étudiant, auquel il servira de guide dans la lecture des pag suivantes, et de point de repaire, au milieu des faits nombreux qu'il lui sera donné d'observer. Notre description vise le maxillaire inférieur, à cause de sa situation, qui l'isole des autres os et rend son étude plus facile. Aucune différence fondamentale n'existe, d'ailleurs, pour ce qui concerne le développement du maxillaire supérieur.

Les différentes parties du maxillaire inférieur répondent à des usages différents; une partie du corps affecte une relation intime et étroite avec les dents; l'autre partie, qui répond à un but déterminé, ne se met que secondairement en rapport avec ces organes.

La portion alvéolaire du maxillaire, c'est-à-dire, celle qui est située au-dessus du canal dentaire inférieur, se développe autour des dents; lorsque celles-ci tombent, elle disparait, pour se reproduire encore au moment de la seconde dentition; cette partie disparait enfin définitivement, après la chute des dents, dans un âge avancé.

La portion du maxillaire située au-dessous du canal dentaire, c'est-à-dire cette portion qui joue un rôle essentiel dans les actes de la déglutition et de la respiration, est la dernière à acquérir un développement considérable; mais une fois formée, elle ne disparait jamais; seulement, dans la vieillesse, lorsque les muscles de la mastication ne remplissent plus qu'imparfaitement leurs fonctions, elle s'atrophie, dans une certaine mesure.

Pour bien comprendre l'objet de notre description, il est essentiel d'avoir devant les yeux l'histoire de l'évolution, très différente, pendant la vie, des deux portions du maxillaire, dont nous venons de parler.

Chez le jeune fœtus, longtemps avant que la nécessité des mouvements de la déglutition et de la respiration soit imminente, une mince lamelle osseuse commence à apparaître, au-dessous des germes dentaires, sous forme, pour ainsi dire, d'une gouttière demi-circulaire qui s'étend à tout le maxillaire, et dans laquelle sont logés tous les germes dentaires en voie de développement. La gouttière osseuse ainsi formée est située au-dessus du cartilage de Meckel, et s'interpose entre les vaisseaux et nerfs maxillaires inférieurs, encore à l'état rudimentaire, et les dents. Les bords du sillon osseux s'élèvent à la même hauteur que le sommet des germes dentaires, mais ils ne s'inclinent pas au-dessus d'eux de manière à les recouvrir, comme cela arrive pour les germes dentaires des dents permanentes ; le long sillon osseux est donc manifestement ouvert à sa partie supérieure.

Examinons maintenant l'état du maxillaire, au moment de la naissance : les deux moitiés de l'os ne sont pas encore soudées, elles ne sont unies que par un fibro-cartilage : « les bords alvéolaires sont profondément creusés de larges cryptes ouvertes, plus ou moins complètement formées. La profondeur de ces cellules osseuses est juste suffisante pour contenir les dents en voie de développement et les pulpes dentaires ; les premières s'élevant au niveau des bords alvéolaires du maxillaire. A cette époque, les cryptes ou alvéoles ne sont pas encore disposées sur une ligne régulière, et ne sont pas toutes également complètes ; les cloisons qui divisent en une série de loges ce qui, à une époque antérieure, n'était qu'un sillon continu, sont moins complètes à la partie postérieure qu'à la partie antérieure de la bouche.

Les alvéoles des incisives centrales de la mâchoire supérieure et de la mâchoire inférieure sont un peu plus larges dans le fond qu'à l'orifice, et cette différence devient encore plus prononcée par suite de la dépression qui existe sur la paroi linguale de chaque alvéole, pour recevoir la pulpe de la dent permanente correspondante. Ces alvéoles sont séparées des cryptes des incisives latérales par une cloison qui se dirige obliquement en arrière et en dedans vers la ligne médiane.

Les alvéoles des incisives latérales occupent une position légèrement postérieure, relativement à celles des incisives

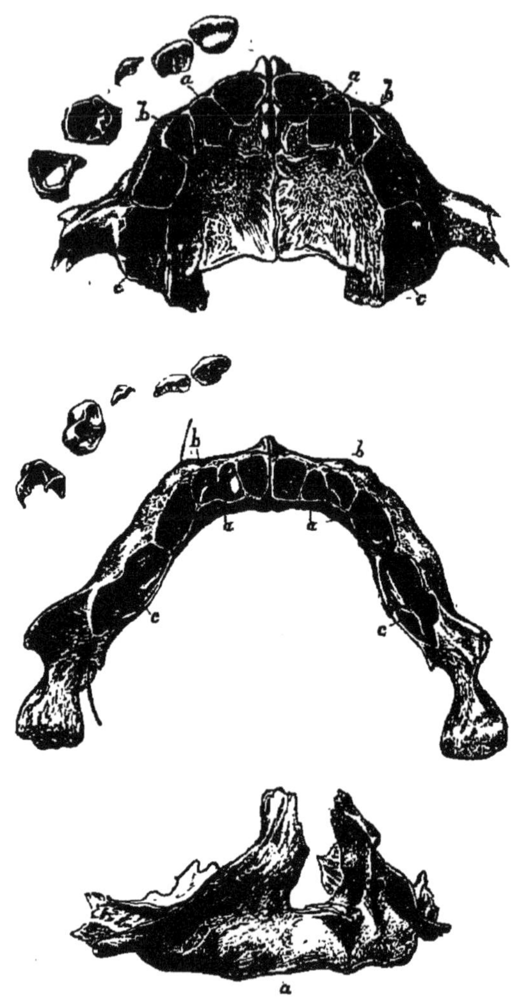

Fig. 70. — Mâchoires supérieure et inférieure d'un fœtus de neuf mois ; les dents ont été enlevées d'un côté sur chaque mâchoire, pour montrer l'état de la calcification à cette époque. — *a*. Alvéoles des incisives. — *b*. Alvéoles des canines. — *c*. Alvéoles de la deuxième molaire temporaire et de la première molaire permanente. — Une soie de sanglier traverse le canal dentaire inférieur.

centrales, et sont séparées des alvéoles des canines par une cloison qui se dirige obliquement en arrière, et sur la mâchoire inférieure, en dehors par rapport à la ligne médiane de la bouche. Par suite de la direction de ces cloisons les alvéoles des incisives centrales sont plus larges en avant qu'en arrière ;

l'inverse a lieu pour les alvéoles des incisives latérales, comme le montre la figure 70. Les alvéoles des dents canines sont situées un peu en avant de celles des incisives latérales, et presque sur le même plan que celles des incisives centrales, ce qui donne aux mâchoires une forme un peu aplatie en avant. » (*Chirurgie dentaire*, Joh. Tomes, 1873).

Tandis que les alvéoles des dents forment presque toute la masse du maxillaire inférieur, à la mâchoire supérieure, les bords alvéolaires ne descendent guère au-dessous du plan de la voûte palatine, bien que les alvéoles soient déjà assez profondes. On ne peut pas dire que le sinus existe alors, comme cavité distincte, car il est à peine représenté par une légère dépression, sur la paroi de la cavité des fosses nasales, et les alvéoles ne sont encore à cette époque séparées des cavités orbitaires que par une mince cloison osseuse.

La figure 70, en même temps que les particularités que nous avons signalées, représente les différentes dents avec le degré de calcification auquel elles sont parvenues.

La moitié de la longueur des couronnes des incisives centrales, près de la moitié de la couronne des incisives latérales, et le sommet seulement des canines, sont calcifiés ; les premières molaires temporaires sont achevées seulement sur leur face triturante ; les deuxièmes molaires temporaires ont leurs tubercules plus ou moins irrégulièrement réunis ; sur beaucoup de spécimens, les quatre tubercules forment entre eux un anneau d'ivoire, enfermant une dépression centrale, où l'ivoire n'est pas encore formé.

Au moment de la formation des dents permanentes, ce même rapport existe dans la marche de la calcification des incisives et des canines ; aussi, lorsque, comme on l'observe parfois, le développement des dents a été troublé, à une certaine époque, pour redevenir normal à une époque ultérieure, on peut constater que la moitié inférieure de la couronne des incisives centrales, que le tiers environ de la couronne des incisives latérales et le sommet seulement des canines, présentent l'*érosion en gâteau de miel*, tandis que le reste de la couronne est régulier ; cette érosion marque d'une manière évidente et permanente la limite du développement qu'avait atteint chacune de ces dents, à l'époque où elles ont été frappées.

Après avoir indiqué, avec quelque développement, les caractères que présente le maxillaire d'un fœtus de 9 mois, nous pouvons maintenant étudier les modifications qui précèdent l'éruption des dents de lait ; les maxillaires augmentent de volume ; de l'os nouveau apparaît dans tous les points où des tissus mous les unissaient encore aux autres os, aussi bien que sous leur périoste. Mais les dimensions des maxillaires ne s'accroissent pas également dans toutes les directions, de sorte que la forme de ces os subit des modifications essentielles.

En même temps que les sacs dentaires s'allongent, les alvéoles se creusent en profondeur, et leurs bords forment une ouverture rétrécie au-dessus de ces sacs ; le tissu osseux se développe activement au niveau des sutures qui réunissent les deux moitiés des mâchoires, et ce développement a pour effet d'incliner en dedans les alvéoles des incisives centrales. Sur le maxillaire inférieur l'apophyse articulaires qui, dans le principe, dépassait à peine le niveau du bord alvéolaire, s'élève rapidement ; mais la direction de la branche ascendante reste tout d'abord oblique, quoique l'angle de la mâchoire s'accuse en forte saillie pour l'insertion des muscles. A l'âge de six mois, la symphyse du menton est encore très marquée, et le tubercule mentonnier commence à apparaître.

Une crypte osseuse additionnelle, pour la première molaire permanente, est également apparue ; mais sa séparation de l'alvéole de la seconde molaire temporaire dont elle n'était point distincte, tout d'abord, est encore incomplète, surtout à la mâchoire inférieure. A la mâchoire supérieure, l'alvéole de la première molaire permanente n'a pas encore de paroi postérieure ; les cellules (alvéoles) osseuses des incisives centrales permanentes sont déjà très nettes ; celles des incisives latérales achèvent de se creuser sur la paroi postérieure des dents temporaires correspondantes.

A huit mois, environ, l'éruption des dents ou la *dentition*

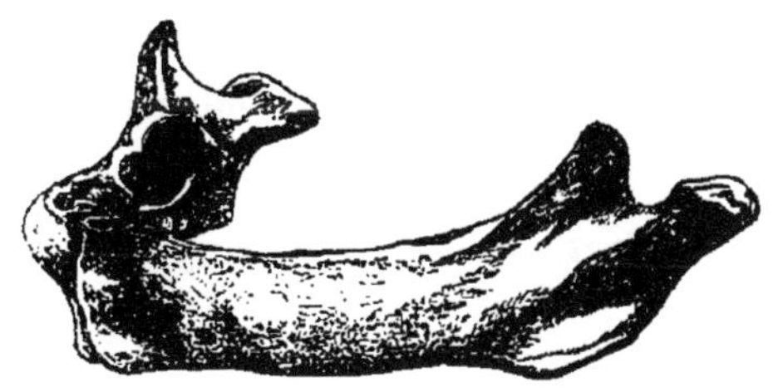

Fig. 71. — Maxillaire inférieur d'un fœtus de neuf mois.

est en pleine activité ; l'ankylose a consolidé la symphyse du menton ; le tubercule mentonnier est très nettement marqué ; sur la mâchoire supérieure le sinus forme déjà une dépression profonde, qui s'étend sous les deux tiers internes de la cavité orbitaire.

Laissons un instant de côté l'histoire de l'éruption des dents, pour suivre le développement des mâchoires. Dans ce but, il nous semble nécessaire de prendre quelques points de repaire fixes pour mesurer les changements qui surviennent dans les autres parties de l'os. Sur le plus grand nombre des os, les apophyses qui donnent insertion aux muscles conviendraient peu à cet égard, parce que leur position varie avec l'accroissement général des dimensions de l'os ; c'est ainsi qu'une apophyse située à une distance de l'extrémité de l'os qui équivaut au tiers de la longueur totale, sera encore à la même distance de cette extrémité, lorsque la longueur de l'os aura doublé. Les quatre petits tubercules qui donnent insertion aux muscles génio-glosses, et génio-hyoïdiens, ne prêtent point à une semblable objection, puisqu'ils sont déjà placés, pour ainsi dire, à l'extrémité de l'os, ou du moins de chacune de ses moitiés ; leur rapport général avec le canal dentaire infé-rieur, rapport dont les variations sont à peine appréciables, indique que leur position est approximativement constante.

Les points de repère choisis sont donc : les apophyses géni, le canal dentaire inférieur et son orifice, le trou mentonnier. Le trou mentonnier lui-même subit quelque changement de position ; mais ce changement peut être facilement calculé, et on peut tout de suite en indiquer la nature. Lorsque le maxil-laire augmente de volume, de nombreuses couches osseuses s'ajoutent à sa surface extérieure, aux dépens du périoste, ce qui nécessairement allonge d'autant le canal dentaire. Mais cet allongement ne se fait point précisément dans la direc-tion du trajet primitif ; dans sa partie surajoutée, le canal se dirige en s'inclinant en dehors et en haut. Si nous ne ruginons l'os qu'au niveau du point où le canal se courbe sur une mâchoire d'adulte, opération que la nature accomplit souvent pour nous sur des maxillaires appartenant à des vieillards, ou si nous escomptons simplement le changement survenu, le trou mentonnier devient un excellent point de repère.

Le trou mentonnier qui subit la presque totalité de son changement de position dès les premiers mois qui suivent la naissance, répond alors au centre de l'alvéole de la première molaire temporaire ; plus tard, il correspond à la racine de la première bicuspidée, qui, on le voit, remplace ainsi exacte-ment, sur la même ligne verticale, la première molaire tempo-raire.

A la face interne du maxillaire, les tubercules qui donnent insertion aux muscles génio-glosses et génio-hyoïdiens, se trouvent chez le fœtus au niveau ou très peu au-dessous de la base des alvéoles des incisives centrales, situation qu'ils conservent dans la suite, par rapport aux incisives perma-nentes. Les deux apophyses géni supérieures sont à peu près situées sur la même ligne horizontale que le trou mentonnier.

Le résultat général que fournissent les mensurations prises suivant ces points de repère, est que la portion de l'arcade alvéolaire de l'adulte occupée par les dents qui sont précédées de dents temporaires, c'est-à-dire, par les incives, les canines et les bicuspidées, correspond exactement à la totalité de l'arcade alvéolaire de l'enfant dont la dentition temporaire est complète ; on constate, en outre, que les différences observées ne se rapportent point à un changement fondamental dans la forme, ou à un développement osseux interstitiel, mais proviennent simplement des couches surajoutées à sa surface extérieure chez l'adulte. En moins de mots, les vingt dents permanentes de devant, prennent, exactement sur une ligne verticale, la place des dents temporaires, et l'accroissement du maxillaire, chez l'adulte, ne se fait qu'à la partie postérieure qui correspond aux vraies molaires, et d'autre part, par sa surface. Que l'on mesure la distance qui existe, à la face interne de l'os, entre la cloison qui sépare la première et la seconde molaire temporaire d'un côté, et la cloison correspondante du côté opposé, mensuration faite, au niveau des tubercules géni, sur les maxillaires d'un fœtus de neuf mois et d'un enfant de neuf mois, et l'on verra que, sur ce dernier, la distance n'a pas sensiblement augmenté, ou est restée la même, malgré l'augmentation considérable des autres dimensions de l'os.

D'autre part, si l'on tire une ligne imaginaire transversale passant par les mêmes points, et si l'on élève de son centre une autre ligne rejoignant en avant les apophyses géni, on verra que la longueur de cette ligne est approximativement la même sur les deux maxillaires.

Que si, au lieu d'atteindre les apophyses géni seulement, la ligne précédente est prolongée jusqu'à la paroi alvéolaire antérieure, on pourra alors observer une grande différence; c'est qu'en effet, à mesure et en même temps que se développent les cryptes des dents permanentes, à la face interne des dents temporaires, ces dernières et leur paroi alvéolaire antérieure sont lentement poussées en avant, phénomène dont nous pouvons voir la conséquence dans l'écartement qui se fait· entre chaque dent temporaire, avant leur chute, lorsque les phases de la dentition s'accomplissent jusqu'au bout d'une façon normale.

Si nous mesurons, dans le but de les comparer, des maxil-

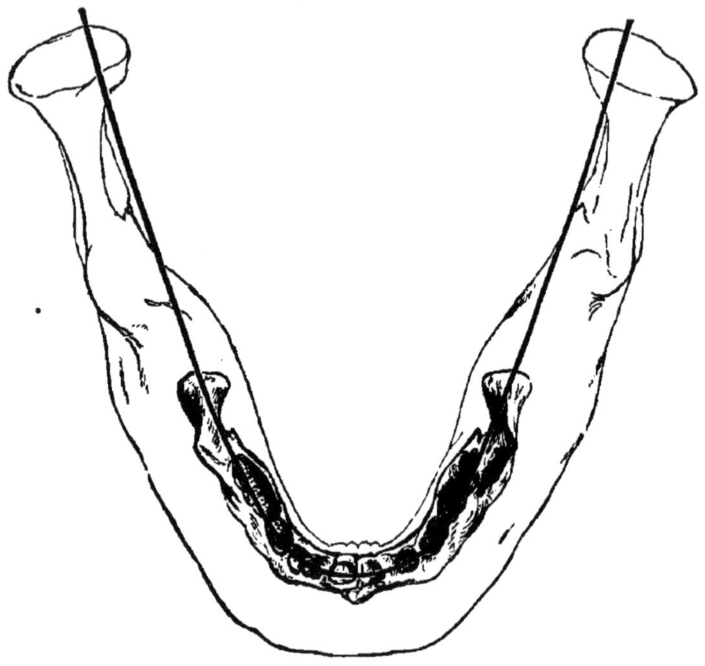

Fig. 72. — Diagramme représentant le maxillaire inférieur d'un fœtus de neuf mois, superposé à un maxillaire d'adulte, pour montrer dans quelle direction se fait l'accroissement de cet os.

laires d'adultes et des maxillaires d'enfants de huit mois, nous constaterons absolument les mêmes résultats, ce que j'ai essayé de démontrer d'une manière frappante, par la figure 72.

Cette figure montre que l'accroissement des dimensions du maxillaire inférieur s'est fait dans deux directions : par allongement de ses branches, en arrière, à mesure que s'ajoute la série des grosses molaires se succédant à intervalles éloignés ;

et se fait par additions à la surface externe (antérieure) de l'os qui se trouve ainsi épaissi et fortifié.

L'étude du développement du maxillaire, dans la direction verticale, n'est pas moins instructive. Comme je l'ai déjà signalé,

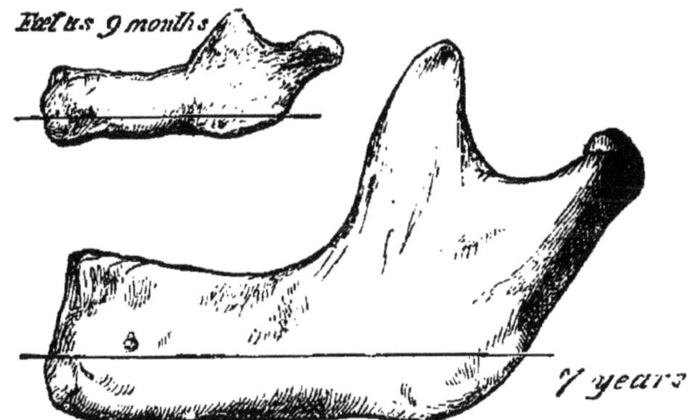

Fig. 73. — Mâchoire inférieure. La ligne horizontale indique le niveau du canal dentaire inférieur.

on trouve que l'histoire de la portion du maxillaire située au-dessous du canal dentaire inférieur, est très différente de

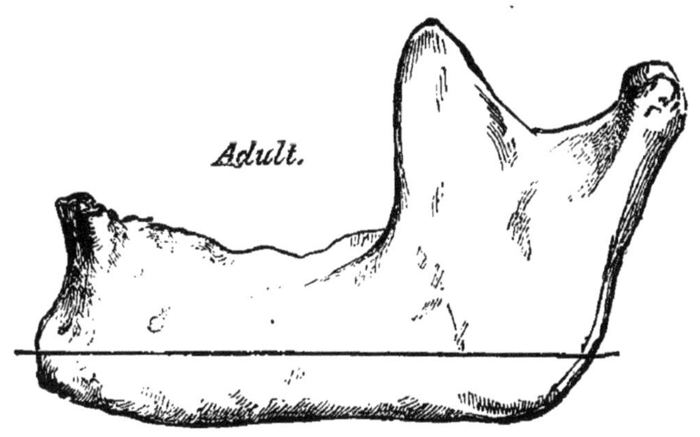

Fig. 74. — Maxillaire inférieur d'adulte.

l'histoire de la portion située au-dessus de cette ligne. A partir de la naissance jusqu'à l'époque de l'éruption des dents temporaires, le maxillaire, au-dessous du canal dentaire, ne s'est que très peu développé dans le sens vertical ; les alvéoles, au contraire, situées au-dessus de ce canal, ont été le siège d'un développement beaucoup plus actif.

Maintenant, si nous passons du fœtus de neuf mois à l'enfant de sept ans, chez lequel la dentition temporaire est complète, la charpente du maxillaire au-dessous de notre ligne de convention a atteint une dimension verticale, presque égale à celle qu'on observe chez l'adulte ; enfin, chez le vieillard, cette dimension ne diffère pas, d'une manière appréciable, de ce

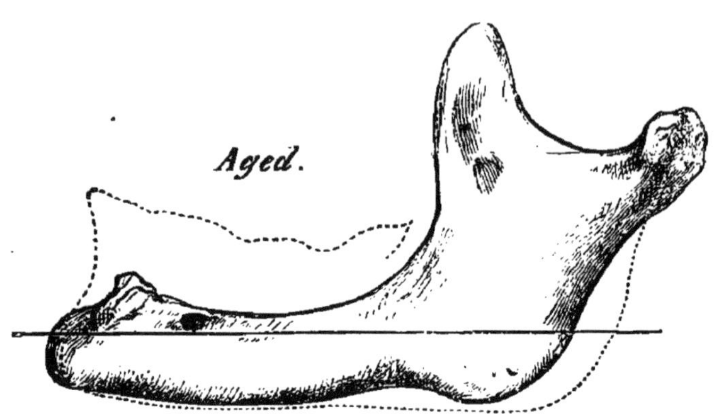

Fig. 75. — Maxillaire inférieur de vieillard ; la ligne ponctuée indique le contour des parties que la résorption a fait disparaître, à mesure que le maxillaire prenait la forme qui caractérise l'âge avancé.

qu'elle est chez l'adulte. La portion alvéolaire du maxillaire, en revanche, est beaucoup plus haute chez l'adulte que chez l'enfant (cette différence n'est pas suffisamment marquée dans notre figure), et en résumé, c'est l'accroissement de cette portion qui constitue presque toute l'augmentation verticale des dimensions du maxillaire, dans le passage de l'enfance à l'âge adulte.

Sur le maxillaire inférieur, nous pouvons considérer ce fait comme une preuve que la base de cet os n'a que peu de relation avec le développement des dents, mais que la porte supérieure ou alvéolaire est dans une dépendance étroite, absolue avec ce développement. Je reviendrai d'ailleurs sur ce point en parlant de l'éruption des dents.

Il nous reste à donner encore quelques détails sur la manière dont s'effectue l'accroissement du maxillaire.

L'os s'accroît, mais en petite proportion, au niveau de la symphyse, avant la réunion complète de ses deux moitiés; la part prise par la symphyse, dans l'accroissement général du maxillaire, semble, d'ailleurs, devenir presque insignifiante, à la fin de la période intéra-utérine. L'accroissement par la surface, par les bords alvéolaires, par la base du maxillaire se fait d'une manière continue, l'os s'épaissit surtout, comme je l'ai déjà dit, par sa surface externe.

Mais l'accroissement principal des dimensions du maxillaire consiste surtout dans l'allongement qui se fait par la partie postérieure. Comme l'a signalé le premier Kölliker, l'épais cartilage articulaire joue un rôle important dans ce travail. La formation du maxillaire ressemble presque à un processus destructif, c'est-à-dire, qu'une très grande quantité d'os se forme d'abord, pour disparaître peu de temps après par résorption; on peut comparer le phénomène au procédé des modeleurs, qui enlèvent d'épaisses et importantes masses de leur modèle, pour lui donner sa forme définitive.

En d'autres termes, et pour mieux faire comprendre ce que je veux dire, si tout l'os continuellement formé, subsistait, l'apophyse coronoïde s'étendrait du condyle à la région de la première bicuspidée, et toutes les dents situées en arrière de celle-ci resteraient ensevelies dans sa base; il n'y aurait point de *col* au-dessous du condyle, et la ligne oblique interne représenterait une barre osseuse de dimensions égales à celles du condyle. Il faut donc nécessairement admettre que la surface articulaire, revêtue de son cartilage, a successivement occupé tous les points de cette ligne oblique, mais qu'à mesure que cette surface reculait en déposant dans son cartilage des masses d'os nouveau, un processus à marche parallèle faisait disparaître par résorption tout ce qui était en surcroît.

A la face externe du maxillaire, on peut généralement constater la présence d'une crête légère, qui s'étend presque jusqu'à l'extrémité de l'os; si une semblable saillie avait subsisté à la face interne, l'artère et le nerf dentaires inférieurs eussent été détournés de leur direction; mais, au contraire, de ce côté, l'os nouvellement formé s'est rapidement resorbé, de manière à creuser une gouttière immédiatement au niveau de la face interne du condyle, et l'examen microscopique de la paroi osseuse, à cet endroit, montre que les lacunes de Howship, dont la présence caractérise l'état de résorption, sont répandues en abondance à la surface, démontrant que c'est en ce point que cette résorption a été la plus active.

En même temps, l'apophyse coronoïde, dont la base recouvre, dans le principe, la seconde et la troisième molaires, développées successivement, se reporte en arrière par résorption active de sa partie antérieure, et formation incessante d'os à sa partie postérieure.

Le périoste qui revêt l'extrémité postérieure du maxillaire, produit également de l'os avec une grande activité, pour former les angles de la mâchoire et les parties voisines.

Il est bon d'ajouter que la direction suivant laquelle se fait l'accroissement, sur les jeunes maxillaires, se trouve indiquée par une série de petites crètes; de même, des traces manifestes et caractéristiques de l'absorption osseuse se rencontrent au col du condyle, à la face antérieure de l'apophyse coronoïde, tandis que les marques d'une production active s'observent à la face postérieure de cette apophyse. Ces témoignages constituent une base sérieuse d'observation, et n'ont pas seulement une valeur théorique. Deux exemples d'arrêt de développement du maxillaire (*Chirurgie dentaire*, page 108) nous fournissent comme une preuve expérimentale de la théorie de la formation et du développement du maxillaire, tels que nous les avons exposés.

Quelques auteurs, cependant, maintiennent que l'accroissement de la mâchoire n'est pas seulement le résultat de l'al-

longement de ses branches en arrière, et de l'épaississement,
par couches superposées à la surface externe seule, mais qu'il
résulte encore d'un *développement interstitiel.*

Wedl est disposé à se rallier à cette opinion, et la question,
je crois, ne peut pas être considérée comme absolument résolue. Bien qu'il soit difficile de concevoir clairement un développement interstitiel se faisant au milieu d'un tissu aussi
dense et aussi résistant que l'os, et que les doctrines exposées
dans les pages qui précèdent, réunissent, *à priori*, en leur
faveur, toutes les probabilités, il n'en est pas moins vrai que
l'odontologie comparée nous montre des faits quelque peu
contradictoires. Quoi qu'il en soit, le fait de l'allongement du
maxillaire en arrière, à mesure que se développent successivement les grosses molaires, se trouve suffisamment prouvé,
en ce qui concerne l'homme et presque tous les Mammifères,
pour qu'on puisse en tirer des conclusions pratiques.

Il nous reste à signaler les modifications que subissent la
branche ascendante et l'angle de la mâchoire. Chez le fœtus,
la branche ascendante ne dépasse que très légèrement l'axe
du corps, et le condyle s'élève à peine au-dessus du bord
alvéolaire.

Graduellement la ligne de développement dont la direction
est indiquée très bien, même sur un maxillaire adulte, par le
trajet du canal dentaire inférieur, tend à se relever ; du tissu
osseux se dépose en grande abondance, au niveau du bord
postérieur et de l'angle du maxillaire, de sorte que chez
l'adulte, la branche ascendante arrive à former presque un
angle droit avec le corps de la mâchoire.

Dans un âge avancé, à mesure que l'énergie musculaire s'af-
faiblit, l'os tend à disparaître autour de l'angle de la mâchoire,
et c'est ainsi que, de nouveau, la branche ascendante ne semble
plus rencontrer le corps de l'os qu'à angle obtus. Mais toutes
les modifications qui caractérisent les maxillaires âgés sont

le résultat d'une résorption osseuse superficielle et non interstitielle, correspondant à l'atrophie des muscles, des apophyses ptérygoïdes, etc.

Le mécanisme par lequel les dents, à l'époque de l'éruption, sont poussées au dehors et viennent occuper leur place, est loin d'être parfaitement élucidé. L'explication la plus simple semblerait être qu'elles s'élèvent par suite du dépôt d'ivoire qui s'ajoute continuellement à leur base ; c'est-à-dire, que leur éruption est le résultat de l'allongement de leurs racines.

De nombreuses et très sérieuses objections surgissent, qui démontrent avec évidence, que cette explication est absolument insuffisante pour rendre compte de tous les faits observés. Et tout d'abord, on a vu souvent des dents à racines atrophiées (que, pratiquement, on peut considérer comme dépourvues de racines), faire leur éruption ; en outre. une dent peut avoir toute la longueur de ses racines et demeurer renfermée dans le maxillaire pendant la moitié de la vie, pour faire son éruption dans un âge avancé. Enfin, quand une dent parfaitement normale a fait son éruption, la distance parcourue par la couronne est matériellement plus grande, dans un temps donné, que le total de l'allongement des racines, opéré dans le même temps.

Pour en revenir à l'anatomie comparée, la dent d'un Crocodile s'élève, pulpe dentaire et le reste, évidemment sous l'impulsion d'une autre force que sa propre élongation ; et mes propres recherches sur le développement et la succession des dents des Reptiles, montrent jusqu'à l'évidence qu'une force absolument indépendante de l'accroissement en longueur, déloge et déplace successivement toutes les dents, et leur fait faire leur éruption. Mais quelle peut être la nature de cette impulsion ? C'est un problème qui n'est pas encore résolu, car les explications que j'ai lues sont, à mon avis, moins satisfaisantes que l'aveu de notre ignorance.

Vers le huitième mois après la naissance, les cryptes osseuses qui contiennent les dents temporaires de la partie antérieure de la bouche, commencent à disparaître. Le phénomène de la résorption marche avec une plus grande activité à la partie antérieure des couronnes que sur leur sommet, de sorte que bientôt toute la paroi alvéolaire externe a disparu. Au fond de la bouche, les cryptes ont encore leurs bords renversés en dedans ; c'est-à-dire, que les cryptes sont encore en voie de développement dans cette partie de la cavité buccale.

Quand une dent est sur le point de percer, une résorption très active de l'os environnant se produit, particulièrement en avant, la paroi postérieure étant encore nécessaire pour former une partie de la crypte de la dent permanente correspondante. Mais à peine la couronne a-t-elle passé à travers le vide et l'orifice libre ainsi formé, que la résorption est remplacée par la production osseuse, et que l'os se développe rapidement, de manière à embrasser étroitement le collet de la dent.

Les bords alvéolaires s'accroissent en hauteur, à mesure que s'allongent les racines des dents ; comme cet allongement des racines est un phénomène précoce, la portion alvéolaire du maxillaire prend comme un brusque développement.

Le phénomène, toutefois, ne s'accomplit pas d'une manière uniforme, dans toute l'étendue de la bouche ; car, s'il en était ainsi, les dents, au moment du rapprochement des mâchoires, ne se rencontreraient qu'en arrière, les branches ascendantes ne s'étant pas allongées d'une quantité proportionnelle.

Les dents de la partie antérieure de la bouche sortent les premières, et la hauteur du maxillaire augmente d'abord en avant ; en dernier lieu, sortent les dents postérieures, et le développement de l'os en hauteur se fait alors en arrière ; sur ces entrefaites, l'allongement des branches de la mâchoire s'est opéré lentement, mais sans interruption. Ainsi se trouvent remplies les conditions nécessaires pour que toutes les dents viennent se placer mutuellement dans un antagonisme parfait.

Trousseau a insisté sur ce point, que l'éruption des dents

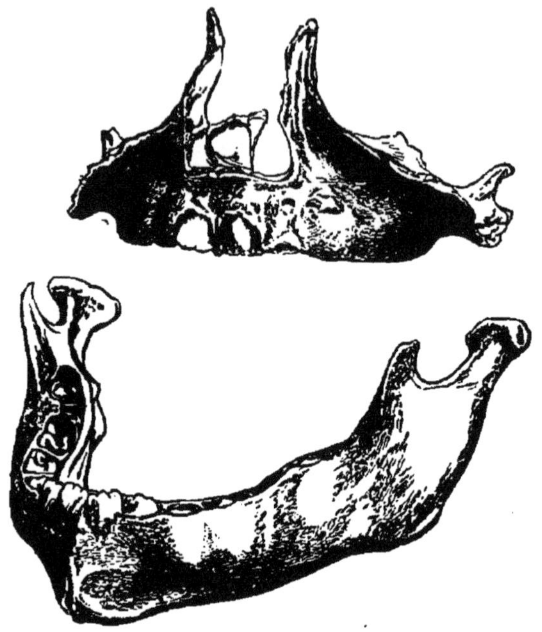

Fig. 76. — Mâchoires d'un enfant mâle de neuf mois, chez lequel l'éruption des dents vient de commencer.

n'est pas un phénomène continu, qui, une fois commencé, marche sans trève, jusqu'à sa complète terminaison, mais un processus interrompu par des périodes de repos. Les dents, d'après cette conception, font leur éruption par groupes ; l'éruption de chaque groupe de dents se fait dans une très courte période, à laquelle succède une période de cessation complète des phénomènes. Les variations individuelles sont nombreuses, mais l'exposé qui suit peut être considéré comme approchant très près de la vérité.

Les incisives centrales inférieures font leur éruption de six à neuf mois ; cette éruption se fait rapidement et est complète au bout de dix jours, ou à peu près ; puis vient un repos de deux ou trois mois.

Apparaissent ensuite les quatre incisives supérieures ; repos de cinq mois ; puis, les incisives latérales inférieures et les quatre premières molaires. Alors repos de quatre ou cinq mois.

Les canines offrent cette particularité remarquable, que ce sont les seules dents temporaires qui font leur éruption entre des dents déjà sorties et en place. C'est à cela, autant qu'à la longueur plus considérable de leurs racines (bien qu'il ne soit point prouvé qu'il y ait un rapport entre ces phénomènes), que Trousseau attribue la lenteur avec laquelle s'effectue l'éruption de cette dent, qui n'est achevée qu'au bout de deux ou trois mois. D'après cet auteur, les enfants sont plus tributaires des troubles constitutionnels, à l'époque de l'éruption des canines, qu'à toute autre époque. Le docteur West croit, au contraire, que c'est l'éruption des petites molaires qui expose aux plus grands accidents. On peut ajouter que les canines se développent dans un point beaucoup plus éloigné du bord alvéolaire que les autres dents, de sorte qu'elles parcourent un plus long trajet ; évidemment, ce grand déplacement n'est pas uniquement l'effet de l'élongation de la racine, manifestement insuffisante pour déterminer un pareil mouvement de translation.

Les époques fixées pour l'éruption des dents de lait sont très variables ; il n'y a pas deux auteurs donnant les mêmes ; mais ce qu'on peut dire, c'est que toutes les dents de lait sont généralement sorties à la fin de la seconde année. Les cas dans lesquels les incisives ont fait leur éruption avant la naissance, ne sont pas excessivement rares.

Les couronnes de toutes les dents de lait ont fait leur éruption totale que les racines sont encore inachevées, présentant une large ouverture à leur base, et ce n'est qu'entre quatre et six ans que la dentition temporaire peut être considérée comme étant complètement terminée.

A six ans, phénomène annonçant l'apparition des dents per-

manentes, on peut observer que les dents temporaires s'écartent légèrement les unes des autres ; elle viennent occuper un
plan plus antérieur, poussées en avant, peut-être, par l'accroissement considérable des cryptes des dents permanentes situées
derrière elles. On peut se faire une idée générale des rapports
des dents permanentes et des dents temporaires en jetant un
coup d'œil sur la figure 77. On remarquera que les canines

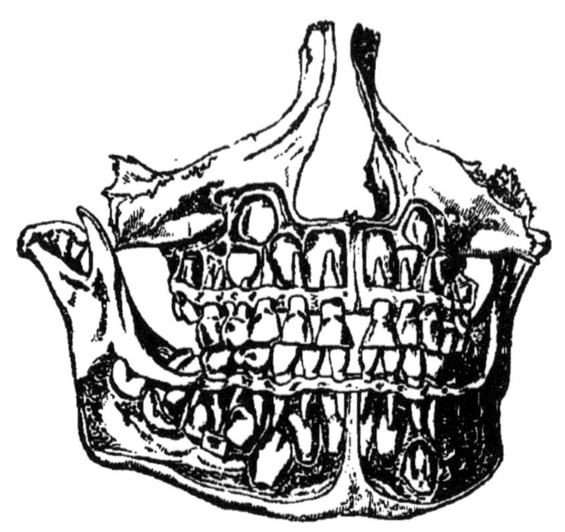

Fig. 77. — Mâchoires normales, bien conformées, dont la lame alvéolaire antérieure a
été presque toute enlevée, pour bien montrer les dents permanentes en voie de développement dans leurs cryptes au sein des maxillaires.

sont situées très loin au-dessus et en dehors de la ligne des
autres dents, et qu'il y a un léger chevauchement des bords
des incisives centrales sur les incisives latérales.

Les bicuspidées sont contenues dans des alvéoles osseuses
très étroitement embrassées elles-mêmes par les racines des
molaires temporaires ; et de là vient que l'extraction de ces
dernières entraîne parfois les unes et les autres.

Les premières molaires permanentes font leur éruption, par
un procédé absolument semblable à celui décrit pour l'éruption
des dents temporaires : c'est-à-dire, que leurs cryptes osseuses
sont largement ouvertes par la résorption de leurs parois ; que
les couronnes traversent l'ouverture ainsi formée ; et que de l'os

nouveau se développe rapidement pour embrasser leur collet, avant même que la racine ait encore atteint une longueur considérable.

Le phénomène ultime est alors la résorption de la racine des dents temporaires, point sur lequel mon père a poursuivi d'actives recherches.

La racine de ces dents, à son sommet, ou dans un point très rapproché, s'excave en une série de petites dépressions cupullaires ; les dépressions se creusent, finissent par se réunir ; et ainsi, graduellement, toute la racine disparaît. Bien que, le plus ordinairement, la résorption se fasse d'abord du côté de la racine le plus rapproché de la dent permanente correspondante, le fait n'est pas constant. La racine peut être et est souvent attaquée du côté opposé, et sur beaucoup de points à la fois.

Le cément est habituellement attaqué le premier, mais parfois, c'est l'ivoire ; il arrive même que l'émail se creuse et disparaît par extension du phénomène de la résorption. La couche d'ivoire, cependant, qui constitue l'enveloppe immédiate de la pulpe, semble résister à la destruction plus que toutes les autres parties de la dent, et persiste souvent en effet, pendant un certain temps, sous forme d'une espèce de colonne creuse.

La résorption des dents temporaires est absolument indépendante de la pression ; j'ai déjà signalé que l'excavation du début avait un siège extrêmement variable, et je puis ajouter que, chez beaucoup d'animaux inférieurs, par exemple, chez la Grenouille, ou le Crocodile, le sac dentaire en voie de développement, se loge tout entier dans une excavation creusée au devant de lui dans la base de la dent qui l'a précédé, et que s'il y avait eu pression du sac sur la dent, les cellules de son organe de l'émail eussent été inévitablement comprimées et absolument modifiées dans leur forme.

En outre, lorsque la résorption et la chute des premières

dents se sont faites de bonne heure, avant que les dents permanentes correspondantes soient prêtes à sortir, de petites alvéoles complètes se sont formées en arrière des dents temporaires tombées, alvéoles qui séparent nettement celles-ci des dents

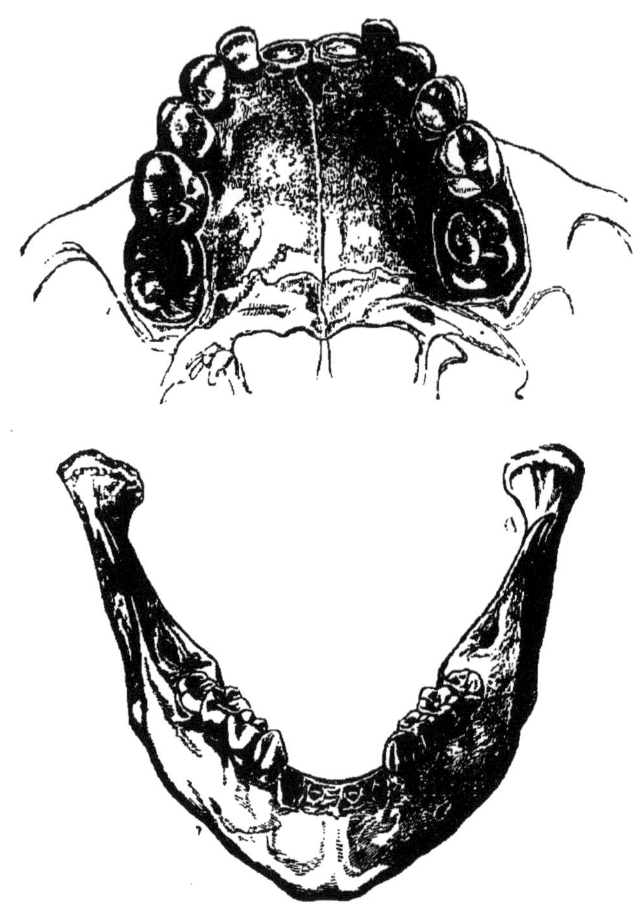

Fig. 78. — Mâchoires d'un enfant de six ans ; sur la mâchoire supérieure on voit deux alvéoles complètes correspondant aux points où manquent les incisives centrales temporaires tombées.

permanentes qui doivent les remplacer (fig. 78). La résorption peut aussi, d'ailleurs, attaquer les racines des dents permanentes, nouvelle preuve que l'on ne doit pas considérer ce phénomène comme nécessairement dépendant du voisinage d'une dent qui se déplace.

Immédiatement appliquée à l'excavation produite par la résorption d'une dent temporaire, existe une masse de tissu mou très vasculaire, qu'on appelle *organe absorbant* [1]. La surface de cette saillie se compose de grandes cellules qui semblent d'une nature particulière, et présentent une certaine ressemblance avec les cellules connues sous le nom de *cellules myeloïdes*, ou *cellules géantes*, des auteurs contemporains. L'examen microscopique de la surface de la dent excavée, montre sur cette surface une série de petites dentelures hémisphériques ou *lacunes de Howship*, dans chacune desquelles s'enfonce une des cellules géantes qu'on peut quelquefois voir en place sous l'instrument.

Quelle est la nature exacte de la fonction de ces cellules géantes ou *ostéoclastes?* on l'ignore ; mais leur présence est un fait constant là où se fait la résorption d'un tissu dur. Les uns supposent qu'elles poussent des prolongements amiboïdes, d'autres qu'elles secrètent un liquide acide ; mais en fait, on ne sait rien de précis à ce sujet. Un phénomène analogue et aussi très curieux se passe lorsqu'un fongus creuse et perfore dans tous les sens la masse de l'ivoire, comme le fait s'observe très souvent sur des dents cariées depuis longtemps.

Le processus de résorption, une fois commencé, n'est pas nécessairement continu ; il peut être remplacé momentanément par la production de dépôts osseux, sur la surface même qui a été érodée ; et cela, grâce à l'intervention des cellules absor-

---

1. Les physiologistes ont cherché de bien des manières à expliquer le phénomène de la chute des dents temporaires : Fox invoquait la pression de la dent permanente poussant au-dessous de la dent temporaire ; Fauchard attribuait la destruction des racines des dents temporaires à l'action d'un fluide corrosif secrété à cet effet ; Laforgue admettait l'action de ce même fluide, secrété par une substance spéciale placée derrière la dent.

Il ne semble pas que la lumière soit faite encore d'une manière complète sur ce sujet ; cependant, on s'accorde généralement à admettre l'existence d'un organe particulier de résorption, placé au-dessous de la dent temporaire, vu et décrit successivement par les différents auteurs, sous le nom de *fongus, corps fongiforme, papille, tubercule, organe absorbant.* C'est ce dernier terme qui paraît le mieux répondre à la fonction qu'il remplit. C'est Delabarre père, qui a le premier démontré l'existence de ce corps spécial et indiqué son rôle destructeur. Mais de nouvelles recherches seraient nécessaires pour éclaircir son origine et la nature de son action particulière. (T.)

Dantes elles-mêmes, qui sont susceptibles de se calcifier dans les excavations qu'elles se sont creusées.

Les alternatives de résorption et de production osseuses, si fréquentes dans l'inflammation de la pulpe, ou du périoste alvéolo - dentaire, qu'elles indiquent à coup sûr l'existence ancienne de ces affections, accompagnent fréquemment, à l'état normal, la chute des dents temporaires, et se manifestent par le dépôt, dans les excavations de l'ivoire ou même de l'émail, d'un tissu qui ne diffère pas du cément.

L'éruption des dents permanentes est un phénomène absolument analogue à celui de l'éruption des dents temporaires. La résorption de l'os, surtout à la surface extérieure des cryptes, se fait rapidement, et un orifice beaucoup plus large que la couronne de la dent s'est bientôt formé.

Il en résulte que la moindre force suffira à déterminer la direction prise par la couronne qui sort ; un fragment de racine de dent temporaire, l'action des lèvres et de la langue, etc., sont des agents tout-puissants pour changer la disposition des dents.

Les dents temporaires sont verticales ; les dents permanentes, à la partie antérieure de la bouche, sont obliques, laissant ainsi une place entre les incisives latérales et la première bicuspidée pour la dent canine, qui, pendant son développement, se tient en dehors de la ligne des autres dents. D'ailleurs, comme les couronnes sont toujours beaucoup plus larges que les collets, il serait manifestement impossible pour elles de sortir toutes en même temps.

Les dents permanentes font généralement leur apparition dans l'ordre suivant : premières molaires permanentes, à sept ans ; un peu plus tard, incisives centrales inférieures ; puis, les incisives centrales et latérales supérieures ; les premières bicuspidées, les canines, les secondes bicuspidées, les deuxièmes molaires permanentes, les troisièmes molaires permanentes.

La période d'éruption est variable; en comparant plusieurs tableaux, je trouve que les divergences principales ont rapport à la date de l'apparition des canines et des secondes bicuspidées. Les canines semblent évidemment appartenir à la onzième ou à la douzième année; mais quelques auteurs estiment que la seconde bicuspidée sort postérieurement, d'autres, antérieurement à cette date.

Nous pouvons maintenant revenir aux phénomènes qui se passent du côté des bords alvéolaires. Tout d'abord, existaient une série de cryptes à bords renversés en dedans, enveloppant les dents temporaires; puis ces cryptes ont en grande partie disparu, pour permettre l'éruption de ces dents; enfin leurs parois se sont rapidement reformées autour des collets, pour former les alvéoles des dents temporaires.

De nouveau, à la chute des dents temporaires, les alvéoles ont disparu; les cryptes des dents permanentes se sont largement ouvertes, et les dents permanentes ont apparu au dehors en traversant les orifices.

En dernier lieu, de l'os se reforme de manière à embrasser étroitement les collets des dents permanentes, alors même que les racines sont encore incomplètement formées.

Prenons pour exemple les premières molaires supérieures ou inférieures; leurs racines courtes, largement ouvertes à leurs extrémités, occupent toute la profondeur des alvéoles, et atteignent respectivement le plancher du sinus et le canal dentaire inférieur. Ces racines ne peuvent évidemment dépasser ces limites; elles ont atteint la plus grande profondeur qui soit possible, et comme elles s'accroissent encore en longueur, les alvéoles doivent nécessairement se creuser par élévation de leur bord libre.

On ne saurait trop insister sur ce fait, que les alvéoles s'agrandissent avec les dents, et se moulent sur elles, à mesure qu'elles s'allongent. Les dents ne viennent pas prendre possession d'alvéoles plus ou moins préparées ou préexistantes; mais c'est l'alvéole qui est subordonnée à la position de la dent; en quelque lieu qu'une dent vienne à se placer, son alvéole se formera autour d'elle.

De l'appréciation exacte de ce phénomène dépend toute notre manière de comprendre le mécanisme de la dentition; la position des dents détermine celle des alvéoles; et la forme du bord alvéolaire préexistant, n'a presque rien à voir avec la disposition des dents.

Pendant la période d'éruption des dents permanentes, on

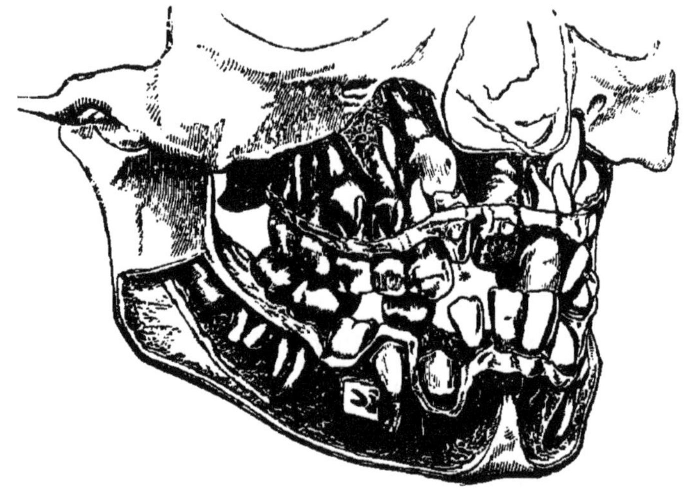

Fig. 79. — Mâchoires d'un enfant de quatorze ans. Ce spécimen démontre bien nettement que la hauteur du bord alvéolaire correspond exactement au collet de chaque dent, dont ce bord est absolument dépendant. Une dent temporaire (la première molaire temporaire inférieure droite) s'est élevée, jusqu'à atteindre le niveau des dents permanentes voisines, et le bord de l'alvéole a suivi le mouvement et monté jusqu'au collet de cette dent.

peut constater, sur un crâne desséché, que le niveau du bord alvéolaire est très irrégulier; c'est que le niveau du bord de chaque alvéole correspond au collet des dents, dont les unes ont atteint leur point culminant, tandis que les autres sont à peine sorties du maxillaire.

Lorsque les dents temporaires demeurent en place plus longtemps que ne le comporte l'état normal, on peut les voir atteindre le niveau général des dents permanentes (qui est considérablement supérieur à celui des dents temporaires), de manière à jouer leur rôle dans l'acte de la mastication (fig. 79.) Lorsque le cas se présente, les alvéoles se développent autour d'elles et viennent avec la dent occuper un niveau plus élevé qu'auparavant.

Nous en avons, je crois, assez dit pour expliquer l'entière dépendance des alvéoles, par rapport aux dents; c'est là une relation que chaque jour les dentistes mettent à profit, dans le traitement des irrégularités de position des dents. Il nous reste à dire quelques mots des forces qui déterminent la position des dents.

Comme, lorsqu'une dent a abandonné sa crypte osseuse, l'os ne l'embrasse pas immédiatement d'une manière étroite, et que l'alvéole au contraire est beaucoup trop large pour elle, il en résulte qu'une force très minime suffit pour modifier sa direction; bien plus, une force très légère, mais constante, est suffisante pour changer la position d'une dent, même lorsqu'elle a atteint toute sa longueur.

Du côté de la face externe de l'arcade alvéolaire, les lèvres, organes musculaires, exercent une pression très égale et symétrique sur les couronnes des dents; d'un autre côté, la langue les pousse en avant, avec une égale symétrie; entre ces deux forces, les lèvres et la langue, les dents se disposent naturellement, suivant une courbe régulière. Le fait que les lèvres et la langue sont bien les agents qui contribuent surtout à *modeler* l'arcade dentaire, est bien démontré par ce qui arrive aux individus qui sont, depuis leur enfance, affectés d'une hypertrophie des amygdales, et qui, en conséquence, sont obligés de respirer par la bouche constamment et largement ouverte. Chez eux, la tension des lèvres, toujours plus considérable vers les coins de la bouche, produit une pression sur l'arcade alvéolaire à ce niveau, et l'inclinaison en dedans des bicuspidées. On peut constater ainsi que les individus affectés d'hypertrophie des amygdales présentent presque invariablement une des variétés de bouche connues sous le nom de bouche en forme de V.

Quand les couronnes des dents sont sorties à un niveau suffisant, pour venir se mettre en contact avec les dents opposées, les unes et les autres prennent très rapidement, et forcément, comme cela s'explique par des causes mécaniques, une position dans laquelle elles se correspondent dans un antagonisme parfait; bien plus, si quelque temps même après leur éruption, cet antagonisme n'était pas régulier, les dents s'arrangeraient elles-mêmes de manière à reprendre tout à fait leur position normale.

CHAPITRE VI

ATTACHEMENT DES DENTS

Bien que les différents modes d'attachement et de fixité des dents aux os qui les supportent, suivent en passant de l'un à l'autre une sorte de gradation qui rend impossible une classification, à la fois simple et très exacte, toujours est-il qu'on peut, pour la commodité de l'étude, en décrire trois genres : attachement au moyen d'une membrane fibreuse ; attachement par ankylose ; attachement par implantation dans des alvéoles osseuses.

1° *Attachement au moyen d'une membrane fibreuse.* — Un excellent exemple de ce mode d'implantation est fourni par les dents des Requins et des Raies ; chez ces animaux, les dents n'ont point de rapport direct avec les mâchoires cartilagineuses plus ou moins calcifiées, mais sont simplement entourées par la membrane muqueuse, dure et fibreuse qui les recouvrait. Cette membrane qui porte les dents avec elle, forme une espèce de tapis qui glisse sur la surface convexe de la mâchoire de telle sorte que les dents situées d'abord à la face interne, et vers le bord inférieur du maxillaire, où des germes nouveaux se développent incessamment, montent sur le bord supérieur de l'os par un mouvement de rotation, et viennent occuper le point le plus élevé (voir la description de la dentition du Requin). Ce fait du glissement opéré par toute la gencive fibreuse, avec les dents qui y sont fixées, à la surface du maxillaire, est le résultat d'une disposition accidentelle infligée aux mâchoires du requin.

Les bandes fibreuses qui maintiennent chacune des dents du Requin, ne sont que des dépendances du feuillet de la membrane muqueuse qui fournit les papilles de l'ivoire, et l'on peut suivre, pour ainsi dire, l'évolution fibreuse du tissu muqueux qui entoure la base de la papille de l'ivoire; à la base de cette jeune papille on ne trouve pas trace de tissu fibreux, tandis que des bandes fibreuses, d'un tissu très dense, sont attachées à la base des dents complètement calcifiées.

Un mode d'attachement presque unique, est celui dont la Baudroie (*Lophius piscatorius ou Angler*), nous offre un exemple; chez ce poisson, quelques-unes des dents les plus larges sont susceptibles de se mouvoir sous l'influence d'une pression s'exerçant de dehors en dedans, et de reprendre leur position aussitôt que la pression ne s'exerce plus [1]. Ces dents sont maintenues en place principalement par des ligaments de tissu fibreux dense, fixés à la partie interne de leur base ; la membrane muqueuse, de nature fibreuse, qui s'insère sur le reste de la base de la dent, constitue une réunion de ligaments, moins nets et plus lâches, qui n'empêchent point l'organe de céder à la pression s'exerçant de dehors en dedans. Le plus grand nombre des dents de la Baudroie sont d'ailleurs anchylosées sur le maxillaire, comme chez beaucoup d'autres poissons.

Le développement de ces bandes fibreuses ou ligaments n'a pas été étudié à fond, mais j'ai quelque raison de croire qu'il

____

[1]. Dans un travail intéressant, publié en janvier 1878 dans le *Quarterly journal microscopical science*, Ch. Tomes a montré que le Brochet commun possédait aussi un certain nombre de dents mobiles, et a étudié avec soin leur mode d'attachement qui ne paraît pas différer beaucoup de celui des dents de la Baudroie.

y a là quelque chose de semblable au mode de fixité des dents
du Requin, mais de plus nettement défini ; ce sont simplement
des parties de la membrane muqueuse qui s'est transformée
dans les points où elle est immédiatement contiguë à la base
de la papille de l'ivoire.

2° *Attachement par ankylose.* — Que la dent soit fixée par *le
mode membraneux*, ou qu'elle soit maintenue dans une alvéole,
entre l'os et la dent, existe toujours une membrane organisée,
plus ou moins vasculaire ; dans le mode d'attachement que nous
considérons actuellement, il n'y a point de membrane intermédiaire, mais le tissu calcifié qui constitue la dent, et celui qui
constitue l'os sont en continuité directe, à tel point qu'il est
souvent difficile de distinguer, à l'œil nu, le point de jonction
des deux tissus.

Les dents sont parfois peu solidement fixées à l'os et s'en
séparent sous l'action d'une force très modérée ; d'autres fois,
elles sont si intimement soudées à l'os qu'un fragment de ce
dernier s'enlève généralement avec la dent.

Chez un poisson, aujourd'hui disparu, dont le plus proche
parent vivant est actuellement le Requin anormal d'Australie,
le *Cestracion Philippi*, la partie inférieure des dents est formée
d'ostéo-dentine, et ce tissu ressemble si parfaitement au tissu
osseux lui-même, qu'il est presque impossible de trouver le
point où l'os commence et où la dent finit ; alors même qu'il
n'y a pas ressemblance intime dans les caractères histologiques
de la dent et de l'os, on trouve souvent que l'ivoire de la base
de la dent se confond plus ou moins avec l'os situé au-dessous,
dans une certaine zone que l'on peut considérer comme une
sorte de région de transition.

D'après les descriptions courantes qu'on lit dans les manuels,
on pourrait supposer que l'union par ankylose constitue un
phénomène très simple, c'est-à-dire que la base de la papille de
l'ivoire, ou de la capsule dentaire, en se calcifiant, soude la dent

à la surface de l'os maxillaire déjà développé. Sur le petit nombre d'animaux que j'ai examinés (a), je n'ai pas trouvé que cette explication répondît exactement à la réalité des choses. Il est bien rare, et l'on n'a peut-être même jamais observé, qu'une dent soit directement fixée sur une simple surface plane du maxillaire disposée pour la recevoir ; l'union de l'os et de la

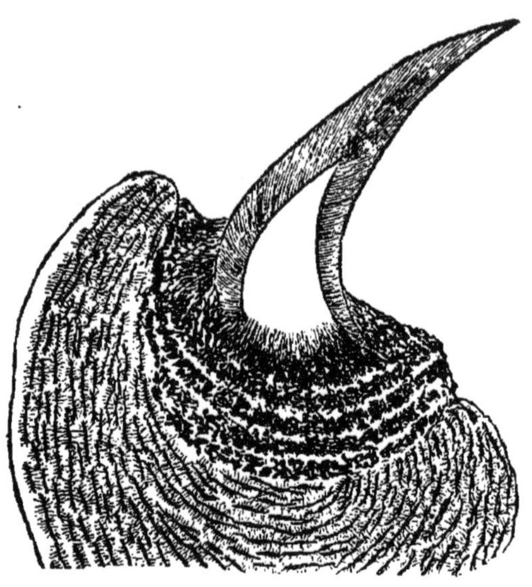

Fig. 80. — Coupe d'une dent et d'une portion de la mâchoire d'un Python, montrant la différence tranchée qui existe entre l'*os d'attachement* et l'os maxillaire proprement dit.

dent se fait généralement par l'intermédiaire d'une masse osseuse (plus ou moins grande) qui s'est spécialement développée pour donner attache à chacune des dents, et qui disparaît elle-même après la chute de ces organes (fig. 80).

J'ai proposé le nom d'*os d'attachement* pour la masse ainsi formée et qui est exactement l'analogue de l'alvéole des dents à alvéoles. La classe des Ophidiens fournit un exemple remarquable de ce mode d'union, et sa description chez ces animaux, suffira pour nous donner une bonne idée de son carac-

(a) *Transactions of the odontological Society*, déc. 1874. — *Studies on the hment of Teeth.*

tère général. Si l'on soumet à l'examen microscopique la coupe d'une de ces dents et de l'os maxillaire sous-jacent, on trouvera que la couche osseuse qui embrasse étroitement la base de la dent diffère manifestement du reste de l'os. Ce dernier a une texture délicate, ses lacunes, avec leurs innombrables canalicules, sont très régulières, et la stratification est évidemment parallèle à la surface du maxillaire. L'*os d'attachement*, au contraire, est d'une texture grossière, rempli d'espaces irréguliers, très différents des lacunes régulières du tissu osseux, et sa stratification est rigoureusement parallèle à la base de la dent. L'ivoire de la base de la dent s'infléchit profondément en dedans (fig. 80), et ses tubes se perdent dans le tissu ossiforme ; la fusion même est si intime, qu'en brisant des morceaux de dents, avec l'os d'attachement qui les supporte et qui souvent s'arrache avec elles, on peut constater que la dent et l'os d'union sont plus intimement unis que ce tissu spécial et l'os maxillaire entre eux.

L'étude de son développement prouve encore que ce tissu particulier a un rapport intime avec la dent dont il est la continuation, car il disparaît tout entier lorsque la dent tombe, et se développe de nouveau spécialement, pour la dent prochaine qui vient prendre sa place. Le périoste qui recouvre les autres parties de l'os maxillaire, semble jouer un rôle important dans la production de cette substance osseuse particulière, et la capsule dentaire, en s'ossifiant, paraît aussi contribuer, dans une certaine mesure, à son développement.

Pour la Grenouille, on admet généralement que les dents sont fixées par leur base et une partie de leur surface extérieure, dans un sillon continu dont la paroi externe est beaucoup plus élevée que l'interne. C'est là, cependant, une description insuffisante ; la dent, comme on l'observe sur une coupe, est fixée par sa face antérieure sur un tissu osseux particulièrement développé à cet effet, et qui s'étend à une certaine hau-

teur sur cette face ; pour constituer la paroi interne de la gouttière et soutenir la dent en arrière, un pilier osseux s'élève de
l'os sous-jacent, pilier qui disparaît complètement quand la dent
tombe, pour se reproduire de nouveau pour la dent suivante.

Lorsque les dents sont fixées, comme on le voit chez beaucoup de Poissons, sur ce qu'on prend à l'œil nu pour une
simple surface osseuse plane , l'examen microscopique m'a
démontré, d'une manière générale, et, en fait, sur toutes les

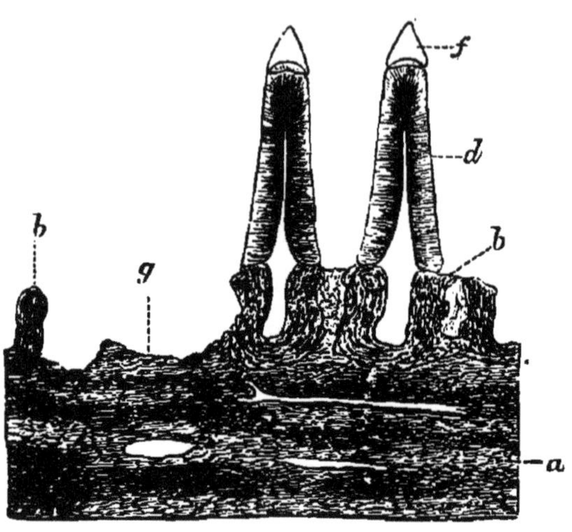

Fig. 81. — Attachement des dents sur la mâchoire inférieure de l'*Anguille*. — *a.* Os
de la mâchoire. — *b.* Os d'union. — *d.* Dentine. — *f.* Email. — *g.* Vide causé par
la chute d'une dent.

pièces que j'ai examinées, que chaque dent est implantée dans
une dépression beaucoup plus large qu'elle, et que le vide est
rempli par un tissu osseux particulier de nouvelle formation ;
ou bien, que les dents sont portées sur des piliers étroitement
unis entre eux, l'espace qui les sépare étant comblé par un
tissu dont la calcification est moins régulière que celle de l'os.

Un bon exemple de ce dernier mode d'union nous est fourni
par l'Anguille (fig. 81). Chaque dent surmonte un court cylindre
osseux, creux, dont la stratification diffère complètement de
celle du corps de l'os maxillaire ; quand la dent que cette
colonne supporte est tombée, l'os d'union, qui est le cylindre

creux, disparaît jusqu'au ras de l'os maxillaire, comme on le voit (fig. 81) à gauche des dents en place. Si l'on pratique, à un grossissement considérable, l'examen histologique de cette portion du maxillaire, on verra que l'os, dans ce point, est excavé par des *lacunes de Howship*. Comme ankylose, ce mode d'attachement des dents est moins parfait que celui des dents du Serpent, car les tubes de l'ivoire ne s'infléchissent point à la base de la dent et ne s'unissent d'aucune manière avec l'os situé au-dessous. Par suite, les dents de l'Anguille sont beaucoup moins solidement fixées et tombent très facilement.

Quelques poissons du genre *Morue* présentent un type d'at-

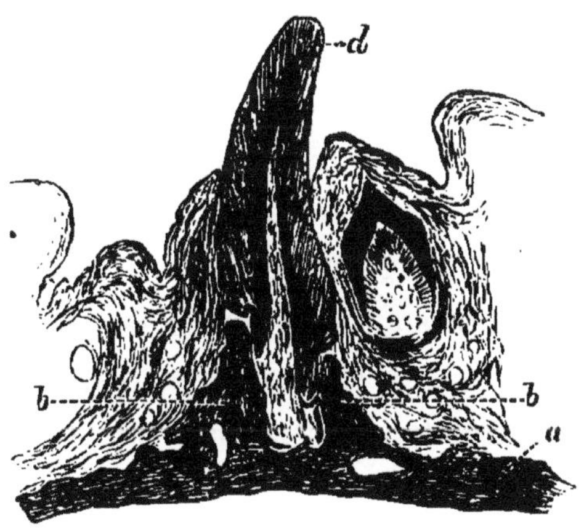

Fig. 82. — Attachement des dents de la *Morue*. — *a*. Os de la mâchoire. — *b*. Os d'union. — *d*. Ivoire de la dent.

tachement des dents qui nous sert de transition pour arriver aux dents à alvéoles (fig. 81). Chez la Morue, donc, les dents surmontent un cylindre creux formé d'*os d'union*, qui ressemble beaucoup au cylindre qui porte les dents de l'Anguille; mais ici, les dents ne surmontent pas simplement le cylindre osseux, elles pénètrent à une certaine profondeur dans sa cavité, et une sorte d'épaulement circulaire très net les arrête sur le bord du cylindre qui les emboîte. La base de la dent n'est point d'ailleurs rétrécie et ne forme point un cône; elle est largement ouverte, et rien n'autorise à en faire une assimilation quelconque avec une racine. La cavité de la pulpe se confond et se continue avec la cavité du cylindre osseux, dans lequel elle descend à une petite profondeur.

Les supports osseux des dents proviennent des nombreuses trabécules osseuses qui s'élèvent simultanément de l'os maxillaire placé au-dessous de la dent nouvelle; ces trabécules se réunissent pour former une sorte de réseau osseux lâche qui se remplit et devient dense par les progrès de la calcification. Autant que mes propres recherches m'autorisent à le dire, il y a un processus commun dans toutes les formes d'union des dents à l'os par ankylose, quelles que soient les différences dans le résultat apparent du phénomène. Les dents, lorsqu'elles arrivent en place, y sont bientôt fixées par un développement d'os excessivement rapide; cet os nouveau est une excroissance plus ou moins directe de l'os maxillaire lui-même, dont l'activité productive est stimulée, on ne sait comment, par le voisinage de la dent. En résumé, cet os, développé dans un but spécial, se présente sous une forme variable; mais en tout état de cause ce n'est pas la capsule dentaire, ce sont les tissus extérieurs à celle-ci qui concourent, par leur ossification, à fixer la dent dans sa position.

3° *Attachement par implantation dans une alvéole.* — Dans ce mode d'attachement, comme dans l'attachement par ankylose, il se fait un développement particulier de tissu osseux, qui s'applique sur la base de la dent; mais, loin d'y avoir fusion des tissus dentaires avec l'os, par continuité directe, il y a interposition d'une membrane vasculaire organisée. Nous avons déjà décrit la manière dont les alvéoles sont, pour ainsi dire, moulées sur les racines des dents; nous avons montré combien elles sont subordonnées et dépendantes; nous n'avons presque rien à ajouter, si ce n'est que le tissu mou, membraneux, qui existe entre la dent et l'os, ne peut, soit au point de vue purement anatomique, soit au point de vue du développement, être divisé en deux couches ; c'est une membrane simple, à laquelle on a donné le nom de *périoste alvéolo-dentaire*. Il est absolument incontestable que cette membrane est *simple*, et il est facile de s'en convaincre en l'observant en place, avec ses vaisseaux et ses faisceaux de fibres qui la traversent dans le sens de son épaisseur, en allant de la dent à l'os, et *vice versa*.

La nature et le développement des alvéoles, chez un petit nombre de Poissons et de Reptiles qui ont des dents à alvéoles, réclament un examen plus attentif. D'après ce que j'ai pu observer sur les coupes des mâchoires d'un jeune crocodile, je ne suis point disposé à considérer les alvéoles de ces animaux comme semblables, à tous égards, aux alvéoles des dents des Mammifères. En tout cas, elles ne se développent pas dans une dépendance aussi étroite avec chaque dent en particulier ; bien au contraire, les dents successives viennent prendre possession d'une alvéole préexistante.

Bien qu'il y ait des animaux chez lesquels l'implantation dans une fausse alvéole soit complétée par ankylose à la paroi ou au fond de l'alvéole, jamais on n'a observé chez l'homme un seul exemple d'ankylose entre la dent et les parois osseuses de l'alvéole, pas plus d'ailleurs qu'on ne l'a observé sur un animal quelconque, présentant, comme mode d'attachement des dents, le type alvéolaire parfait.

DEUXIÈME PARTIE

ANATOMIE COMPARÉE

CHAPITRE PREMIER

LES DENTS DES POISSONS

Dans les pages qui suivent, il ne faut pas chercher autre chose que la description sommaire de quelques formes typiques ; la place, qui nous est mesurée, ne nous permet pas de parler d'un grand nombre d'animaux, ni même de faire l'étude complète et détaillée de la dentition, chez les quelques types que nous avons choisis. Dans la classe des Poissons, il n'est pas d'ailleurs facile de faire un choix, et, vu la diversité presque e des formes de dentition qu'on y rencontre, c'est une tâche articulièrement ardue de présenter un exposé général ; le plus u'on puisse faire, c'est de placer sous les yeux du lecteur la description de quelques formes individuelles, d'après lesquelles l pourra se faire l'idée la meilleure et la plus générale de la dentition de la classe entière.

On peut diviser les poissons en :

1° Pharyngobranches,	4° Ganoïdes,
2° Marsipobranches,	5° Osseux,
3° Elasmobranches,	6° Dipnoïdes.

Les *Pharyngobranches* ne renferment que l'*Amphyoxus*.

Les *Marsipobranches* comprennent les Lamproies et les **Myxines** parasites.

Les *Elasmobranches* comprennent les Requins et les Raies (*Plagiostomes*), et les Chimères et leurs alliés (*Holocéphales*). Le squelette de ces animaux est cartilagineux, avec une croûte ossifiée.

Ganoïdes. — Le plus grand nombre des poissons de cette classe a disparu. Parmi ceux qui existent, le plus connu est le *Lepidosteus* ou Brochet osseux.

Les *Poissons osseux* renferment les poissons communs de nos mers et de nos rivières.

Les *Dipnoïdes* comprennent le *Lepidosirene*, ou Poisson de Vase, qui peut vivre longtemps dans la terre humide [1].

Les *Marsipobranches* ne doivent pas nous arrêter longtemps. Ces animaux sont dépourvus de vraies dents calcifiées ou dents d'ivoire et l'armature de leur bouche se réduit à des saillies coniques, de nature cornée, ou à des lames dentelées.

La *Myxine parasite* [2], animal qu'on trouve dans l'intérieur d'autres poissons plus gros, ne possède qu'une dent médiane ayant la forme d'un cône recourbé, de consistance cornée, et qui, on le suppose, est destinée à jouer le rôle de crampon, en même temps que les bords dentelés des lames cornées qui recouvrent la langue, servent à lui frayer un chemin dans l'intérieur de son hôte.

Le disque circulaire concave qui circonscrit la bouche des *Lamproies* est recouvert de dents cornées, concentriquement disposées, dont la forme est celle d'un cône simple. Des plaques cornées existent, en outre, sur la langue et le palais.

Les dentitions des *Plagiostomes* présentent beaucoup plus de

1. Il n'est pas besoin de faire remarquer qu'il s'agit moins ici d'une classification générale des Poissons, que d'une division commode et un peu arbitraire adoptée par l'auteur pour la description des dents de ces animaux. Il sera d'ailleurs presque toujours facile de s'y reconnaître, et nous ne manquerons pas, lorsqu'il sera question de poissons généralement peu connus, d'indiquer exactement le genre et l'ordre auxquels ils se rapportent.

2. Genre de Poisson de l'ordre des *Cyclostomes*, ou *Suçeurs*. La Myxine parasite peut se fixer dans l'intérieur des autres poissons, grâce à la forme de sa bouche et de ses dents.

cité et d'uniformité, dans leur type, que celles de la plu-
dés autres poissons, et c'est pourquoi, il est préférable de
ncer par la description des dents des animaux de cette
; il ne faut pas oublier toutefois que, sous plus d'un rap-
les Plagiostomes forment la classe supérieure des pois-
ns, et, par suite, présentent de nombreuses affinités avec les
traciens.

Chez les Plagiostomes, la bouche est une fente transversale,
lus ou moins arquée, s'ouvrant à la face inférieure de la tête,
une petite distance en arrière de l'extrémité du museau ; c'est
grâce à cette disposition que le Requin, pour saisir sa proie,
est obligé de se retourner sur le dos ou au moins sur le côté.

Les mâchoires, représentées, chez les Plagiostomes, par
l'arc que forment les quatre palatins en haut, et en bas par le
cartilage de Meckel, en l'absence de véritables maxillaires
supérieurs et d'os prémaxillaires, sont en grande partie cartilagineux (quoique recouverts d'une croûte plus ou moins ossi-
ée), et c'est pourquoi elles se raccornissent et se déforment
aucoup par la dessiccation. La forme des mâchoires se mo-
e dans les différents groupes de Plagiostomes ; chez quel-
es-uns des animaux de cette classe, chaque mâchoire forme
arc demi-circulaire presque parfait, tandis que chez d'au-
es, les deux mâchoires sont presque droites et parallèles
tre elles (voir fig. 83 et 87) ; mais chez tous, la surface active,
ondie du maxillaire, est recouverte de dents disposées sur
sieurs rangées parallèles et concentriques.

Les dents de la rangée marginale, c'est-à-dire celles qui occu-
le bord même du maxillaire, sont généralement dans une
ion verticale, tandis que celles des rangées situées au-des-
plus profondément dans la bouche, s'inclinent en arrière,
une direction plus ou moins oblique, signe qu'elles ne
nt point encore arrivées à leur période de pleine activité.

ous ce rapport, d'ailleurs, les différentes espèces de Requins présentent des différences remarquables ; par exemple, chez le grand *Requin blanc des Tropiques*, les dents qui forment la première rangée, sur le bord de la mâchoire, sont droites, tandis que les dents de toutes les rangées suivantes sont complètement couchées ; chez beaucoup d'autres requins, la face interne du maxillaire représente une surface partout arrondie, sur laquelle les dents des rangées intermédiaires sont placées dans une position qui tient le milieu entre la verticale de la rangée supérieure et l'horizontale de la rangée la plus reculée. Il n'y a que les dents des rangées antérieures qui soient découvertes ; un feuillet ou repli de la membrane muqueuse recouvre et cache les dents qui ne sont pas encore complètement calcifiées ni fermement attachées à la gencive.

Chez le *Lamna* (Touille)[1] (fig. 83), dont l'exemple est particuliè-

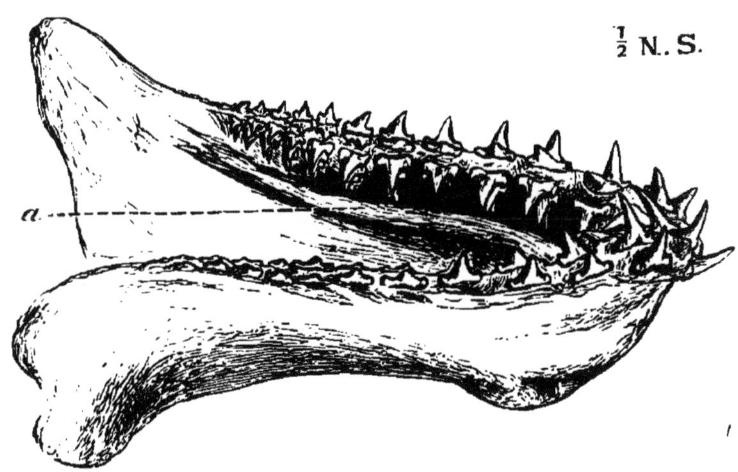

Fig. 83. — Mâchoire inférieure de Lamna (Touille). — *a*. Bord du repli de la membrane muqueuse qui recouvre les dents encore incomplètement développées.

rement démonstratif, les dents sont disposées sur la courbe des mâchoires, en lignes concentriques très régulières ; dans les rangées successives, les dents sont situées exactement en face les unes des autres, au lieu d'alterner, comme cela s'observe chez

1. Genre de poisson de la famille des Squales, de l'ordre des Sélaciens (Plagiostomes).

es requins ; ces dents sont fixées et assujetties dans une
ive fibreuse, très dense, qui embrasse étroitement leur base
quée ; cette gencive dense, qui porte les dents avec elle,
sse en totalité, de bas en haut sur la face interne, et de de-
ans en dehors sur le rebord du maxillaire qu'elle *affleure*,
our emprunter un terme à la géologie.

Chez le *Lamna*, les dents de la deuxième et de la troisième

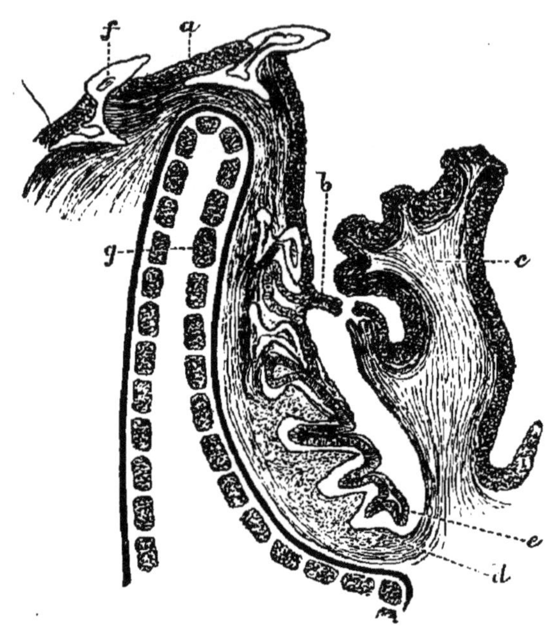

Fig. 84. — Coupe transversale faite sur la mâchoire inférieure d'un *Chien de mer*. —
a. Epithélium buccal. — *b*. Epithélium buccal passant sur le feuillet réfléchi de la
muqueuse. — *c*. Feuillet réfléchi (feuillet thecal). — *d*. La plus jeune pulpe dentaire. — *e*. Le plus jeune organe de l'émail. — *f*. Dent sur le point de tomber. —
g. Couche calcifiée du maxillaire.

gées sont à demi inclinées, tandis que les dents des ran-
ées postérieures sont complètement couchées et recouvertes,
à l'état frais, par un feuillet réfléchi de la membrane muqueuse ;
feuillet, desséché et ratatiné sur la figure que nous représen-
s ici, descend au-dessous du niveau qu'il occupait tout
abord.

Ainsi les rangées de dents, primitivement développées à la
e du maxillaire, s'élèvent graduellement et viennent succes-

sivement occuper la première place sur le bord de la mâchoire, pour disparaître ensuite, après avoir dépassé le point *f* de la figure 84. On comprend dès lors pourquoi les dents du Requin se rencontrent en si grande abondance à l'état fossile, tandis que les autres indices de l'existence de ces poissons sont assez rares; chaque requin, dans le cours de son existense, rejette un grand nombre de dents, qui tombent au fond de la mer et sont englobées dans les dépôts qui s'y forment.

Ces dents ne sont jamais ankylosées avec les maxillaires : jamais elles n'affectent aucun rapport direct avec les os; mais comme je l'ai dit plus haut, elles sont maintenues en place par une membrane fibreuse résistante qui les enchâsse étroitement; leur mode d'union a été d'ailleurs plus spécialement étudié dans un autre chapitre (page 208).

La membrane fibreuse qui constitue la gencive, glisse en masse sur la surface convexe du maxillaire, emportant incessamment de bas en haut de nouvelles rangées de dents, comme le démontre une pièce de la collection de M. André. Il peut être intéressant de résumer, d'après le professeur Owen, comment on a pu acquérir la preuve que le glissement ou la rotation de la membrane muqueuse est un mouvement effectif, et que ce n'est pas le maxillaire lui-même en totalité qui se renverse lentement de dedans en dehors. Une Raie à aiguillon avait enfoncé son dard à travers le maxillaire inférieur d'un Requin (Galeus), entre deux rangées (verticales) de dents qui n'étaient pas encore entrées en fonction; quand il fut permis d'observer l'animal, le dard avait conservé sa position, évidemment fixé dans le maxillaire depuis longtemps, ce que démontrait l'état des dents des deux rangées entre lesquelles il s'était enfoncé. Ces dents étaient beaucoup plus petites et plus rabougries que celles des rangées voisines.

Le développement de ces dents, qui en dernier lieu s'étaient éloignées à une certaine distance de l'aiguillon, avait donc été

ndément troublé par sa présence, et il est difficile de com-
dre comment il en eût été de la sorte, si les dents à la pre-
ère période de leur développement, n'eussent été beaucoup
rapprochées de lui; mais si l'on admet que la gencive
braneuse, avec les dents qui y sont fixées, subit un mou-
ment de translation à la surface du maxillaire, la difficulté
disparaît.

Les formes des dents des différentes espèces de Requins
sont variables et caractéristiques pour chacune; cependant, dans
quelques espèces, elles subissent des modifications avec l'âge,
et présentent, en outre, des différences de forme et de volume
sur la mâchoire supérieure et inférieure, ou sur les différents
points de la bouche, chez le même sujet. Chez le *Lamna*, par
exemple, sur la mâchoire supérieure, les troisièmes dents de
chaque rangée, en comptant à partir de la ligne médiane, sont
très petites, en même temps que sur les deux mâchoires, on peut
observer une diminution graduelle du volume des dents, à
mesure qu'elles se rapprochent du fond de la bouche.

Ainsi donc, s'il est souvent possible de rapporter une dent
donnée à un genre ou même à une espèce, cela n'est pas sans
demander une grande attention.

Les dents du *Requin blanc sanguinaire* (Carcharias) sont aplaties, triangulaires, convexes sur leur face postérieure, avec des
ords tranchants légèrement dentelés; le professeur Owen a
fait cette remarque que, si le rapport entre le volume des dents
et le volume du corps était le même chez les requins disparus
que chez les requins actuellement vivants, les dimensions des
dents du *Cacharodon* tertiaire indiqueraient l'existence d'un
requin aussi gros que la baleine.

La relation intime qui existe entre les dents et les épines du
derme, qui ressort de l'étude du développement et qui a été
abondamment démontrée à la page 3 et à la page 118, est
e manifeste dans la structure histologique. On trouve,

chez les requins, un grand nombre d'épines du derme, qu'il serait impossible de distinguer des dents, si on les voyait isolées, tellement la ressemblance est complète, tant au point de vue de la forme extérieure, qu'au point de vue de la structure intime. La dent représentée à la page 87 nous montre très bien quelle est le plus généralement la structure de ces deux organes chez les requins; on y voit une masse centrale de vaso-dentine, une couche plus extérieure d'ivoire dont les tubes sont si fins, si réguliers et si serrés qu'on peut lui appliquer le nom d'ivoire

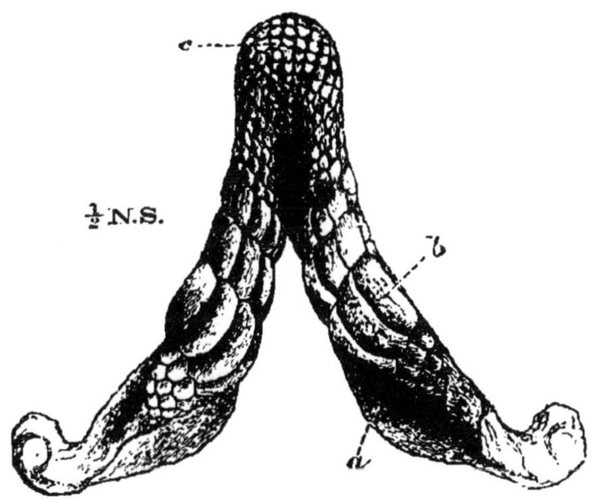

Fig. 85. — Mâchoire inférieure du *Cestracion Philippi*.
a. Dents jeunes qui ne sont pas encore en fonction. — *b*. Dents postérieures, à large surface triturante. — *c*. Dents antérieures plus petites et à sommet aigu.
Les dents nouvelles se développent profondément à la face interne de la mâchoire, et sont, comme chez les autres Requins, protégées par un feuillet de la membrane muqueuse.

dur, non vasculaire; enfin, en dehors de cette couche, existe un mince vernis d'émail.

Dans les mers de l'Australie vit un requin, le *Cestracion Philippi* (fig. 85), qui a une dentition très différente de celle des autres requins et très intéressante à connaître, parce que cet animal est le seul survivant qui nous représente aujourd'hui des formes autrefois répandues sur tout le globe. A la partie antérieure de la bouche, les dents sont petites et très nom-

ses; ce sont des pavés aplatis, pressés par leurs bords les
s contre les autres, dont le centre s'élève en formant des
tits cônes, à sommet aigu, qui s'effacent bientôt, lorsque
les dents ont atteint la position dans laquelle elles doivent
jouer un rôle actif.

A mesure qu'elles se rapprochent du fond de la bouche, les
dents s'émoussent, augmentent de volume, en même temps
que leur nombre diminue dans chaque rangée. Un coup d'œil
jeté sur la figure 85 donnera de leur forme générale une idée
plus nette que n'importe quelle description. Les dents qui sont
à leur période d'activité, au fond de la bouche, sont toujours
très usées; leur chute et leur remplacement s'exécutent, comme
chez les autres Requins, par rotation de la membranc muqueuse à la surface du maxillaire, et c'est ainsi, comme on a
pu le deviner, qu'un nombre immense de dents fossiles de Cestracions ont pu être retrouvées.

Les dents du *Cestracion* sont disposées pour broyer les
substances dures; c'est à cela qu'elles servent, en effet, puisque
la nourriture de ces animaux consiste en poissons à coquilles
(mollusques), etc. Ces dents sont formées de vaso-dentine et
d'ostéo-dentine, recouvertes d'une couche protectrice, dont la
structure est obscure, mais qui n'est probablement autre chose
que de l'émail.

Les Cestracions disparus remontent à une époque reculée,
on les rencontre dans les couches palæozoïques, et ils
ent uniformément répandus sur le globe, en grande abondance; le volume d'un grand nombre de ces dents démontre
aussi l'existence passée d'espèces beaucoup plus grosses que
Cestracion Philippi actuel, si timide et si inoffensif. Un grand
re d'espèces éteintes ne sont connues que par des dents
; pour beaucoup d'autres, on a découvert des fragments
mâchoire avec les dents en place; c'est ainsi que des frag-
s du maxillaire inférieur de l'*Acrodus*, dont on a com-

paré les dents isolées à des sangsues fossiles, ont été trouvés avec leurs dents disposées en séries.

Le *Pristis* ou Scie de mer, en ce qui concerne la bouche proprement dite, ne présente rien de remarquable; les dents, petites et émoussées, ressemblent à celles d'un grand nombre de raies; mais le museau est d'une longueur énorme, prolongé sous forme d'une spatule gigantesque, dont les bords minces sont armés d'épines dermales volumineuses, disposées à intervalles réguliers et implantées dans des alvéoles distinctes (fig. 86). Ces épines dermales, ou *dents rostrales*, comme on les a parfois appelées, ne tombent point pour être remplacées par d'autres, mais elles s'accroissent aux dépens d'une pulpe persistante; pour la structure, elles sont tout à fait semblables aux dents des Myliobates (page 86): elles consistent en une série de denticules parallèles, au centre de chacun desquels existe une cavité pulpaire ou canal médullaire.

On ne sait pas très exactement quel usage la Scie de mer fait de son museau armé; mais les dents rostrales sont, pour plusieurs raisons, d'un grand intérêt pour l'odontologiste; l'une de ces raisons est que ce sont des épines du derme, dont la structure est absolument identique à celle des dents actuelles d'une autre espèce de raie, les *Myliobates;* en outre, ces épines

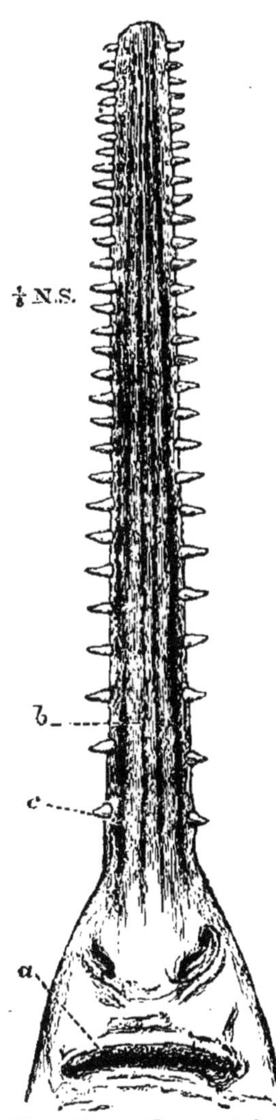

Fig. 86. — *Rostre* et face inférieure de la tête de la *Scie* (Pristis). *a.* Bouche. — *b.* Rostre. — *c.* Dent rostrale. Les dents qui recouvrent les bords des mâchoires proprement dites sont si petites qu'on ne peut les représenter dans la figure.

sont *alvéolées,* c'est-à-dire qu'elles présentent un mode d'implantation qui n'est pas du tout fréquent pour les dents des poissons; enfin, elles s'accroissent aux dépens d'une pulpe persistante, ce qui est exceptionnel chez les poissons.

D'une manière générale, les dents des Raies (raies bouclées) diffèrent des dents des Requins typiques, en ce qu'elles sont individuellement plus émoussées, et plus étroitement rapprochées les unes des autres, au point de former une sorte de pavage à la surface des mâchoires, chaque dent n'étant séparée de sa voisine que par un très petit intervalle.

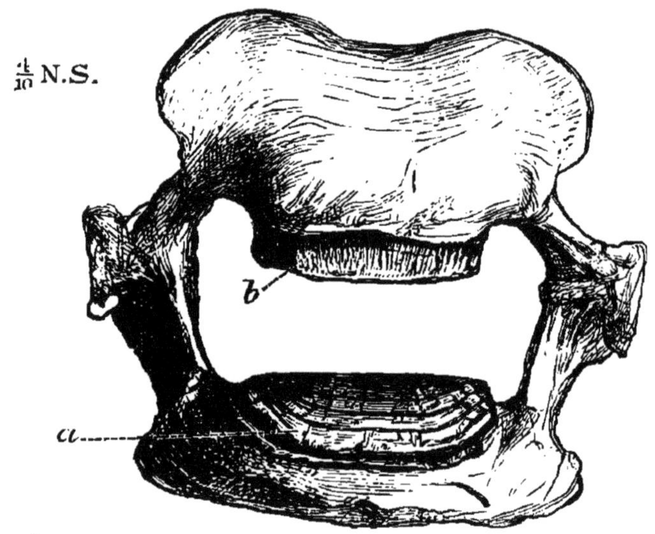

Fig. 87. — Mâchoires des *Myliobates*. En *a*, on voit la mosaïque formée par les larges pavés aplatis qui constituent les dents. Ces dents les plus anciennes sont sur le point de tomber par suite du mouvement de rotation opéré par la membrane muqueuse à la surface de la mâchoire. — La lettre *b* montre la face profonde d'un des pavés dentaires, qui présente de fines cannelures.

La surface dentigère des mâchoires est très arrondie, et, chez quelques-uns de ces poissons, cette surface est complètement cachée sous une mosaïque de dents (fig. 87). Ainsi, chez les *obates*, les puissantes mâchoires sont droites dans le sens transversal, en même temps que leur surface active représente, ns le sens antéro-postérieur, un segment de sphère. Les dents forment un pavage épais et résistant sur les mâchoires; pour la manière dont elles se développent et se renouvellent, elles sont identiques à celles des autres *Plagiostomes;* le rôle actif auquel elles sont destinées est indiqué par l'étendue de l'usure qui s'observe à la surface triturante des dents en fonction.

De nombreuses espèces ont de la sorte les mâchoires recouvertes de dents, dont le nombre est variable; ainsi les *Myliobates* présentent une série de dents centrales oblongues, très larges, autour desquelles sont disposées trois rangées de dents petites, de forme hexagonale; chez l'*Œtobatis*, les larges dents centrales oblongues, aplaties, constituent toute l'armature de la mâchoire.

La structure des dents des *Myliobates* a déjà été décrite et figurée (voir page 86).

Les Poissons osseux forment le groupe qui comprend précisément tous les poissons qui nous sont le plus familiers; et, dans les limites mêmes de ce groupe, la dentition est tellement variable, qu'il est difficile, sinon impossible de poser à son sujet des règles générales. Il n'est pas rare de trouver des dents pressées en masse sur chacun des os qui forment une partie du squelette de la bouche et du.pharynx, et parfois en nombre incalculable. Ces dents présentent une si grande variété à tous les points de vue que, même dans les limites d'une seule famille, on trouve de notables différences entre elles.

Chez le *Brochet commun*, la bouche est remplie de dents à pointes aiguës, généralement inclinées en arrière, qui, sur quelques points, sont plus volumineuses que sur d'autres. Le bord de la mâchoire inférieure est armé de dents d'une taille gigantesque et très aiguës; les dents les plus petites sont tout à fait antérieures et disposées sur plusieurs rangs; les dents les plus volumineuses sont fixées sur les côtés. Lorsque le brochet (cela est bien connu des pêcheurs) a saisi un poisson, il le presse en travers de sa bouche, le transperce et le fixe au moyen de ses dents les plus volumineuses; puis, lorsqu'il l'a retenu quelque temps, lorsqu'il l'a mutilé et qu'il a rendu toute fuite impossible, il l'avale, généralement la tête la première. La ténacité de la prise du brochet se montre dans la manière dont il saisit une amorce; il la serre si fortement que, lorsque le pêcheur *donne un coup*, l'hameçon ne *force* pas du tout la bouche de l'animal; quand il a tiraillé l'amorce quelque temps, il la lâche, et le pêcheur s'aperçoit qu'il n'a rien accroché.

Sur le bord de la mâchoire supérieure, il n'y a que quelques

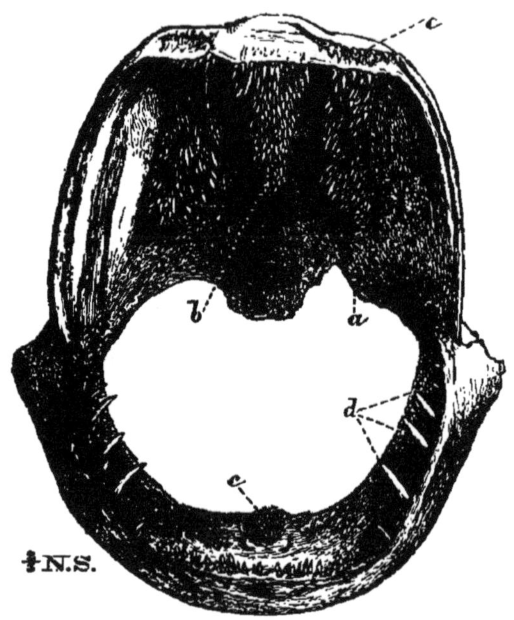

Fig. 88. — Mâchoires d'un Brochet, vues de face, plus largement ouvertes qu'à l'état normal pour bien montrer les dents. — *a*. Groupe de dents situées sur l'os palatin. — *b*. Groupe de dents situées sur le vomer. — *c*. Groupe de dents situées sur l'os lingual. — *d*. Dents particulièrement volumineuses, espacées sur le bord de la mâchoire inférieure. — *e*. Groupe de dents situées sur les os inter-maxillaires.

dents, tout à fait antérieures, de dimensions insignifiantes, fixées sur les os intermaxillaires; chez les Poissons, il est absolument exceptionnel de voir des dents sur les os maxillaires vrais. La voûte buccale du brochet présente trois larges bandes parallèles de dents; les dents de la bande médiane (sur le vomer) sont inclinées en arrière; les dents des bandes latérales (sur les os palatins) sont inclinées en arrière et en dedans.

Quelques-unes de ces dernières sont très volumineuses, mais jamais au même degré que celles qui occupent les côtés de la mâchoire inférieure (fig. 88).

L'os lingual et les trois os médians qui sont derrière lui portent de petites dents disposées sur une surface oblongue; les surfaces internes des os branchiaux (os qui supportent les branchies) sont armées de petites dents semblables; mais le dernier ou cinquième arc branchial (arc qui ne porte pas de branchie, les os qui le forment étant les os pharyngiens inférieurs) porte des dents plus volumineuses. Les os pharyngiens supérieurs (qui forment la partie moyenne des quatre arcs branchiaux antérieurs) portent également des dents recourbées, plus volumineuses que celles qui couvrent le reste des surfaces internes de chacun des arcs branchiaux.

La bouche et le pharynx du brochet sont donc ainsi hérissés de dents, qui, toutes, sont légèrement inclinées en arrière, et, si l'on avait le malheur de laisser prendre ses doigts dans la bouche d'un brochet vivant, on verrait combien peu de chance a de s'échapper, une fois prise, la proie qu'il a saisie.

Les dents du brochet sont formées d'une masse centrale de vaso-dentine, recouverte d'une couche d'ivoire dont les tubes se dirigent en droite ligne vers la surface, comme dans l'ivoire dur, non vasculaire; enfin, le tout est revêtu d'une pellicule d'émail très dur, très dense, sans structure apparente. Les dents sont fixées à l'os par ankylose, se renouvellent très fréquemment et sont remplacées par d'autres dents qui se développent sur un des côtés de leur base.

Quoique le brochet possède beaucoup plus de dents que nombre d'autres poissons, on peut le prendre comme type de la majorité des Poissons osseux, à cet égard. La place dont nous disposons ne nous permet de signaler encore qu'un petit nombre de formes particulières ou plus exceptionnelles.

La *Baudroie* (Lophius piscatorius), poisson dévastateur, qui a une bouche énorme, en disproportion avec son petit corps et sa petite taille, se cache dans la vase ou se tapit au fond de l'eau et se précipite sur les poissons plus petits qui viennent à sa portée ; ce poisson est remarquable par le mode de fixité de ses dents, dont quelques-unes, les plus volumineuses, au lieu d'être ankylosées sur les bords des mâchoires, y sont fixées de la manière décrite à la page 209, c'est-à-dire qu'elles peuvent s'incliner, en décrivant un arc de cercle, vers la partie interne de la cavité buccale, tandis que ce mouvement qu'on ne rencontre d'ailleurs que chez ce poisson de mœurs voraces est impossible en dehors. L'utilité d'une semblable disposition est évidente ; les dents laissent entrer la proie en toute liberté mais elles l'empêchent de sortir, et constituent ainsi un piège des mieux combinés.

Une autre dentition bien curieuse à observer, est celle du *Loup marin* (Anarrhicas Lupus)[1], habitant des eaux britanniques et qu'on voit quelquefois à Londres, dans la boutique des marchands de poissons, sous le nom de Chat marin (fig. 89). Les dents situées sur les os intermaxillaires sont coniques, à long sommet émoussé, dirigé en avant et en dehors ; ces dents ont pour antagonistes des dents de forme à peu près semblable, situées à la partie antérieure du maxillaire inférieur ; les os palatins portent une double rangée de dents coniques, courtes, émoussées, à surface broyante circulaire ; le vomer est aussi armé d'une double rangée de dents beaucoup plus volumineuses et plus courtes ; le maxillaire inférieur est occupé par des dents qui diffèrent peu de ces dernières, sauf celles que nous avons signalées à sa partie antérieure.

Toutes les dents du *Loup de mer* sont faiblement ankylosées ec les os sous-jacents, et chacune d'elles est fixée sur un élongement osseux défini qui lui forme une espèce de pié-

1. Loups marins ou Anarrhyques, genre de poissons voraces de la famille des es, de l'ordre des Acanthoptherygiens.

destal. Les mâchoires sont mises en mouvement par des muscles puissants, et il est bien rare de trouver un spécimen sur lequel il n'y ait au moins quelques dents de cassées. Le Loup de mer se nourrit de Mollusques ; il broie avec ses dents les plus émoussées les parties dures qui les recouvrent, tandis que

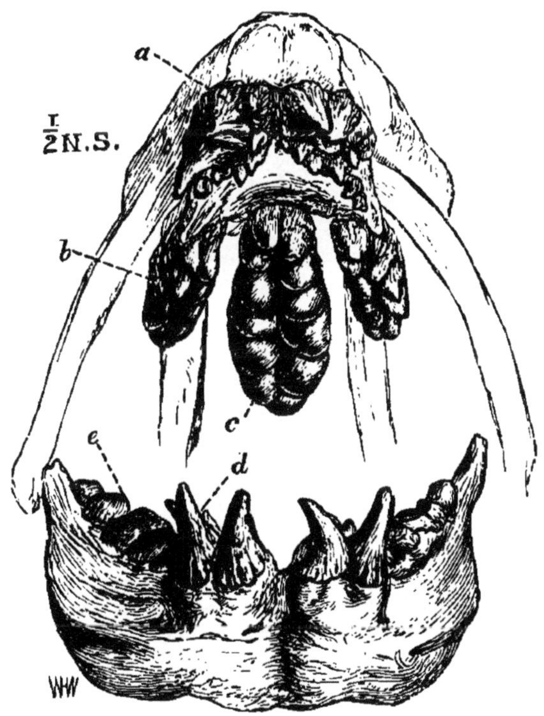

Fig. 89. — Os de la bouche d'un *Loup marin* (Anarrhicas Lupus). La lettre *a* indique les dents à sommet aigu et divergent qui occupent les os inter-maxillaires ; la lettre *d* indique les dents semblables qui sont situées à la partie antérieure des mandibules, et la lettre *e*, les dents molaires arrondies qui occupent les parties moyennes et postérieures. Sur les os palatins (*b*) et sur le vomer (*c*) existent encore de volumineuses dents broyantes.

ses dents antérieures lui servent à arracher ces coquillages des rochers auxquels ils sont généralement attachés.

Dans le groupe des Poissons connus sous les noms de *Gymnodontes* [1] (poissons à dents nues), les dents et les bords des os dentigères forment une sorte de *proue* qui n'est point protégée par les lèvres. Le spécimen figuré ici représente la mâchoire

1. Famille de l'ordre des Plectognathes.

érieure et la mâchoire inférieure du *Diodon* ainsi appelé
e que, pour un observateur superficiel, ce poisson semble
posséder que deux dents. Un poisson de la même famille,
chez lequel une division médiane partage chaque mâchoire
en deux moitiés égales, a reçu au même titre le nom de *Tétrodon*. Chaque mâchoire est formée de tissu osseux et de dents

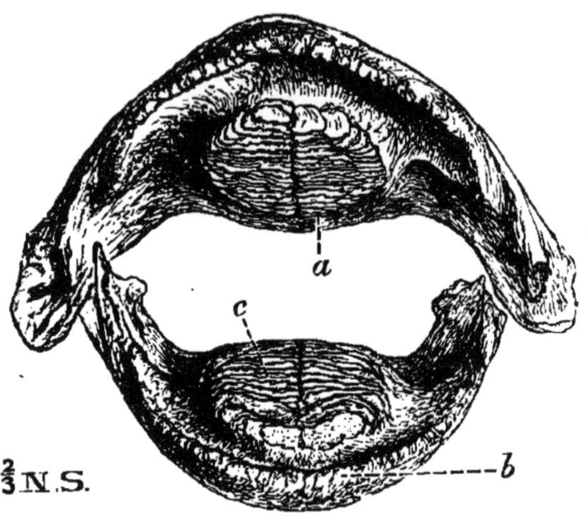

Fig. 90. — Mâchoires d'un *Diodon*. — *a*. Base des lames dentaires, point où se développent les nouvelles lames d'ivoire. — *b*. Bord de la mâchoire inférieure principalement formé par les bords des denticules. — *c*. Dents composées, formées de
lamelles de dentine superposées et ankylosées les unes aux autres.

confondus d'une manière intime; la masse arrondie, volumineuse (*c*, dans la figure), qui est située immédiatement en dedans
du bord des mâchoires, se compose d'une série de lames
d'ivoire horizontales, dont les bords postérieurs sont plus étroits
que les bords antérieurs. Ces lames sont réunies les unes aux
autres par l'effet de la transformation, en une sorte d'ostéo-dentine, des restes de la pulpe de chaque dent. La résistance inégale que ces deux tissus, l'os et l'ivoire, offrent à l'usure qu'ils
subissent, sert à maintenir constamment la surface irrégulière.
bord des mâchoires est également pourvu dans toute sa
gueur de dents plus petites, horizontalement disposées, ou
e lamelles de dentine, remplacées à mesure qu'elles s'usent,
des lamelles nouvelles, qui se développent au-dessous des

anciennes, dans des cavités situées profondément dans la substance de l'os (fig. 90).

Les nouvelles dents ou les lames d'ivoire nouvelles qui se forment à la base des masses hémisphériques sur les mâchoires, (au point *a*), ou profondément dans la substance de l'os, n'arrivent point à la période d'activité par le mode ordinaire, consistant à déplacer les dents qui les précèdent, pour être remplacées à leur tour ; les dents nouvelles ne viennent en fonction que par l'usure effective et totale de tout ce qui est au-dessus d'elles, ivoire et os, et c'est ainsi qu'elles arrivent à occuper, par le fait, le point le plus élevé du maxillaire. Les bords de la mâchoire sont, d'ailleurs, principalement formés de tissu dentaire, avec des bandes étroites de tissu osseux interposé.

Le *Tétrodon* ne possède pas le disque triturant arrondi du *Diodon*, ou, en tout cas, celui-ci est à peine représenté ; les bords des mâchoires sont plus tranchants. Sur une section de la mâchoire d'un *Gymnodonte*, probablement d'un *Triodon*, que je possède, le bord est excessivement tranchant ; son acuité et sa résistance se trouvent assurées par une disposition des dents, analogue à celle du Diodon, mais encore beaucoup plus ingénieuse. Au lieu d'être quadrilatères et aplatis comme chez le Diodon, les denticules qui forment le bord des mâchoires, chez le Triodon, sont coniques et constituent une série de cônes creux emboîtés les uns dans les autres, à sommet dirigé en haut. Les cônes sont fixés par leur base à l'os sous-jacent, et la surface active est formée par le denticule conique le plus élevé ou le plus superficiel de la série. Ce denticule est lui-même effilé et recouvert d'une couche d'émail dont l'épaisseur considérable est disproportionnée à la quantité d'ivoire ; l'os qui limite le denticule, en avant et en arrière, étant beaucoup moins dur que lui, s'use plus vite, laissant le denticule acéré toujours proéminent ; lorsque par l'usure, une certaine épaisseur d'os a ainsi disparu, le denticule tombe faute de soutien, et le denticule sous-jacent se trouve être à découvert. Cette disposition rappelle, en quelque sorte, la manière dont on protège le bord tranchant d'un ciseau ou d'une faux, en plaçant la lame d'acier dur entre deux lames de fer plus doux ; on peut encore comparer le bord de la mâchoire à un sandwich placé sur le côté ; la série centrale des denticules se trouve placée entre deux minces couches de tissu osseux.

Chez le *Poisson Perroquet* (Scarrus)[1] dont la bouche s'allonge en forme de bec, les dents individuelles sont plus apparentes ;

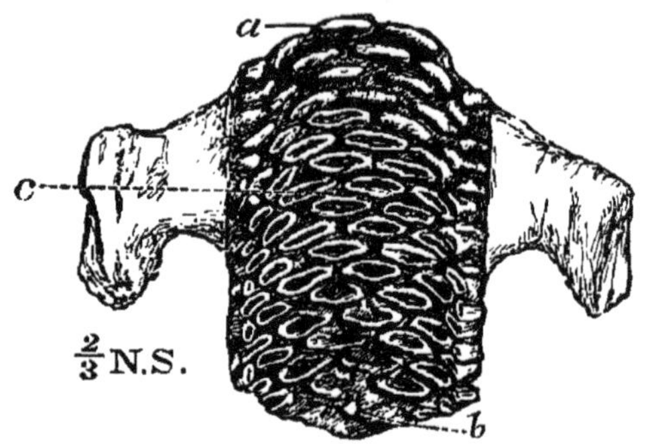

Fig. 91. — Os pharyngien inférieur d'un *Scarrus* (Poisson Perroquet). — *a*. Bord postérieur, où les dents sont intactes. — *c*. Zones ovales que forment les dents dont les pointes sont usées. — *b*. Bord antérieur de l'os, où les dents sont presque complètement usées.

toute la surface extérieure de la mâchoire est recouverte d'une espèce de mosaïque, formée de dents pressées en masse les unes contre les autres. Mais ces dents ne constituent que la surface extérieure et le rebord du maxillaire, de sorte que celui-ci, par sa partie interne osseuse, concourt à former la surface active ; mais, grâce à sa dureté moindre, qui le fait s'user plus rapidement, il laisse le bord formé d'ivoire et d'émail toujours proéminent et plus ou moins tranchant (fig. 94).

Chez le Poisson perroquet, les deux os pharyngiens inférieurs n'en forment qu'un, et l'os résistant qui résulte de leur fusion

1. Genre de poisson de la famille des *Labroïdes*, de l'ordre des Acanthopthérygiens ou poissons osseux de Cuvier.

est armé de dents broyantes; l'os pharyngien inférieur a pour antagonistes deux os pharyngiens supérieurs également pourvus de dents. Les dents que porte l'os pharyngien inférieur y sont ankylosées et disposées de manière à toujours présenter une surface inégale; lorsqu'elles sont nouvellement formées, les dents ont de minces bords aplatis, à peu près comme les incisives humaines; ces dents sont recouvertes d'émail; lorsque la calcification progressive a oblitéré la cavité pulpaire centrale et que l'usure a atteint une certaine limite, ces dents présentent un anneau d'émail entourant un anneau d'ivoire, qui lui-même renferme une partie centrale osseuse, comme on l'observe dans la figure 91. Grâce à la dureté très différente de ces trois tissus, la surface reste constamment rugueuse et inégale. Les os pharyngiens supérieurs sont pourvus d'une armature semblable, et, à mesure que les dents et les os qui les supportent s'usent, des dents nouvelles se développent d'avant en arrière, de telle sorte que toute l'armature pharyngienne supérieure semble effectuer un mouvement de translation en arrière. L'armature de l'os pharyngien inférieur se renouvelle de la même manière; seulement les dents nouvelles et l'os nouveau, au lieu de se développer à l'extrémité antérieure, se développent à l'extrémité postérieure.

C'est ici le lieu de signaler les volumineuses dents pharyngiennes qu'on rencontre chez un grand nombre de poissons. Tels poissons, qui n'ont pas une dent sur toute la surface buccale, ont les os pharyngiens pourvus de dents; chez la *Carpe* et ses alliés, qui n'ont pas de dents dans la bouche proprement dite, les deux os pharyngiens inférieurs portent de longues dents acérées, quelques-unes opposées entre elles, d'autres opposées à une espèce de tubercule corné, situé sur une apophyse de la base de l'os occipital.

Il existe quelques poissons complètement dépourvus de dents; l'*Esturgeon*, dont la bouche forme un tuyau protrac-

est édenté. Il en est de même du petit cheval de mer, ou *pocampe* [1], maintenant si commun dans les aquariums.

Mais, en règle générale, les Poissons sont remarquables par le d nombre de leurs dents, dents qui tombent d'une manière ontinue et sont remplacées par des dents nouvelles pendant un temps illimité.

Chez tous les poissons dont nous avons parlé jusqu'ici, on a vu que les dents des différentes parties de la bouche diffèrent par le volume et par le rôle qu'elles ont à remplir; mais s'il en est ainsi c'est uniquement parce que nous avons naturellement choisi pour la description des formes particulières, et d'un caractère remarquable, à un titre quelconque; chez les Poissons, chez ceux surtout qui ont un nombre incalculable de dents, il est beaucoup plus fréquent que toutes les dents soient semblables pour la forme et le volume, dans toutes les parties de la bouche; en règle générale, les poissons ne divisent pas très complètement leurs aliments; ils ne font usage de leurs dents que pour saisir leur proie, et l'avalent sans la soumettre à aucune mastication; c'est pourquoi, les dents des poissons ne sont, la plupart du temps, que des cônes aigus, légèrement recourbés et inclinés en arrière. Ainsi, bien que la bouche du Brochet commun soit couverte d'un nombre immense de dents aiguës, cet animal avale sa proie tout entière, et très souvent, celle-ci arrive vivante dans l'estomac; le seul rôle rempli par les dents est de l'empêcher de s'échapper lorsqu'elle est prise.

L'*implantation alvéolaire* n'est pas le mode de fixité des dents habituellement observé dans la classe des poissons; mais on l'observe parfois : par exemple, chez le *Brochet Barracuda* (Sphyræna). Cet animal a ses dents, en forme de lancette, enchâssées dans des alvéoles distinctes, aux parois desquelles, dit-on, elles finissent par s'ankyloser faiblement. Le *Poisson lime* et

1. Ce petit poisson, d'une forme très curieuse, et aujourd'hui bien connu, forme un genre de l'ordre des *Lophobranches*.

d'autres peuvent encore être cités comme exemples d'implantation alvéolaire. Bien que les dents nouvelles apparaissent habituellement sur un des côtés des dents anciennes, dans quelques cas il arrive que ces dents, développées dans des cavités alvéolaires, au sein de la substance osseuse même, déplacent celles qui les ont précédées dans une direction verticale; c'est ce qu'on observe pour les dents pharyngiennes des *Tanches de mer*, ou les curieuses incisives, semblables à celles de l'homme, du *Poisson à tête de mouton* (Sargus). Le *Lepisosteus* a aussi ses dents fixées dans des alvéoles incomplètes, aux parois desquelles elles sont ankylosées; c'est d'ailleurs ce qui arrive assez fréquemment pour les dents des poissons, quand elles sont complètement alvéolées.

Les dents des poissons présentent tous les degrés de volume et de finesse; chez quelques-uns (*Chætodontes*), les dents sont aussi fines que des cheveux, et si molles qu'elles sont flexibles.

Les dents qui sont très fines et en même temps très rapprochées portent le nom de *dents en velours;* celles qui sont un peu plus grosses, le nom de *dents en brosse;* enfin, celles qui sont encore plus fortes et plus dures, le nom de *dents en cardes.* Toutes les formes de dents, coniques, cunéiformes, sphéroïdales, lamelliformes, se rencontrent; en fait, les dents des poissons revêtent des formes infiniment variées.

Il existe quelques poissons, parmi les gros *Siluroïdes*, qui ont des dents très fortes, très volumineuses, longues de plus d'un pouce et demi, et très solidement ankylosées aux os sous-jacents.

Il est rare d'observer des différences entre les dents des mâles et des femelles; cependant cette *différence sexuelle* peut se constater, chez quelques espèces de *Raies bouclées*. Bien qu'il ne s'agisse pas, à proprement parler, de caractère dentaire, il ne saurait être déplacé de signaler ici l'armature particulière de la mâchoire du *Saumon* mâle, à la saison du frai.

L'extrémité du maxillaire inférieur s'allonge et se dirige le sommet en haut ; l'espèce de crochet cartilagineux, résistant, ainsi formé, est de dimensions telles que, pour rendre la fermeture de la bouche possible, il est reçu dans une profonde dépression creusée pour lui entre les os intermaxillaires. Chez quelques Saumons du Canada, ce prolongement est, on le suppose, constant chez les plus vieux mâles ; mais, sur les Saumons anglais, il disparaît et n'existe qu'à l'époque du frai. Un vilain poisson, appelé *Kelt* (le Huch), offre ce prolongement à l'état de développement considérable ; cet appendice est probablement employé comme arme de guerre, car on trouve constamment quelques-uns de ces saumons morts le flanc profondément labouré par le choc de leurs ennemis.

Il y a peu de chose à dire, en termes généraux, de la structure des dents des Poissons. La masse de l'organe chez la plupart de ces animaux est formée de vaso-dentine plus ou moins modifiée ; celle-ci est généralement recouverte, à sa surface extérieure, d'un mince vernis d'émail, si mince que ce tissu semble le plus souvent dépourvu de structure.

La dentine dure, non vasculaire, compose aussi les dents d'un grand nombre de poissons, et chez quelques-uns d'entre eux, cette dentine est remarquable par la finesse de ses tubes ; en fait, toutes les variétés de dentine, depuis la dentine dure, non vasculaire, à tubes déliés, jusqu'à ce tissu spécial, impossible à distinguer de l'os ordinaire, se rencontrent dans cette classe d'animaux.

Une dentine particulière, d'une texture très complexe (labyrintho-dentine), se rencontre chez quelques poissons ; la dentine du *Lepisosteus* (brochet d'Amérique, poisson ganoïde) a été représentée à la page 92.

L'émail existe souvent en couche mince, vernissant la surface de l'ivoire (voir fig. 38) ; parfois il forme toute l'extrémité, une sorte de pointe de lance, au sommet de la dent, comme chez l'Anguille (fig. 81) ; d'autres fois, il forme une couche épaisse, pénétrée elle-même par un système spécial de tubes (voir fig. 24).

Le cément est relativement très rare chez les Poissons.

Le professeur Kölliker a montré que, chez un grand nombre de poissons, le squelette se rapproche plus, par sa structure, de l'ivoire que de l'os vrai ; d'autre part, les écailles du derme et les épines protectrices du tégument externe sont souvent formées d'un tissu qui ressemble beaucoup à l'ivoire (professeur Williamson, *Phil. Transact.*, 1849). Nous pouvons donc dire que, si des lames osseuses ou dentinaires se développent à la surface de la peau, dans le but évident de la protéger contre les chances de destruction par attrition, c'est dans un but semblable que des dents se développent, dans cette partie de la membrane muqueuse qui recouvre les mâchoires.

A la limite qui sépare les Poissons des Amphibies, existe un animal, le *Lepidosirène*, ou poisson de vase, qui est plutôt un poisson qu'un amphibie ; l'armature de sa bouche est remarquable ; le bord de la mâchoire inférieure est formé par des lames dentaires ankylosées à l'os sous-jacent ; ces lames sont échancrées de cinq profondes entailles angulaires ; les angles saillants d'une lame supérieure correspondent aux angles rentrants d'une lame inférieure, et le bord des lames reste tranchant, parce qu'il n'y a que la partie antérieure seulement de leur surface qui soit formée de dentine dure et dense, tandis que le reste de la masse de l'organe est parcouru par de larges canaux médullaires, qui rendent son tissu moins résistant. Les lames coupantes de la mâchoire supérieure se développent sur la ligne médiane du palais, et il y a, en avant d'elles, des dents coniques aiguës, situées sur le prolongement antérieur d'un cartilage qui tient lieu de vomer ; ces dents ont parfois été décrites comme situées sur l'os nasal.

Il est probable que les deux dents coniques aiguës servent

de crampons, tandis que les bords coupants des dents profondément dentelées, sont employés pour couper les aliments.

Au point de vue de la structure et de la disposition, les lames dentaires du *Lepidosirene* sont analogues aux dents du *Ceratodus*, depuis longtemps connu seulement à l'état fossile, mais dont on a récemment capturé quelques spécimens vivants près de Queensland [1].

1. Cette ressemblance avait été, il y a quelques années, soupçonnée par mon ami M. Moseley ; depuis cette époque, d'autres auteurs l'ont signalée.

CHAPITRE II

Dans ces deux classes de Vertébrés, les dents ne sont jamais aussi nombreuses, ni situées aussi profondément sur les os de la bouche que chez les Poissons. Une double rangée de dents concentriquement disposées sur la mâchoire supérieure, entre lesquelles vient se placer, lorsque la bouche se ferme, une simple rangée de dents sur la mâchoire inférieure : telle est la disposition la plus communément observée chez les Batraciens.

Chez presque tous les Batraciens et les Reptiles, les dents se développent et se succèdent d'une manière indéfinie ; mais, chez un petit nombre de Lézards (Hatteria), on n'a pu déterminer d'une façon précise le mode de succession des dents, et l'on n'a même pas la certitude que cette succession existe. Des deux rangées de dents de la mâchoire supérieure, l'externe est située sur les os intermaxillaires et les os maxillaires, et s'étend habituellement plus en arrière que la rangée du vomer ou rangée interne.

Mais les déviations de ce type de dentition sont nombreuses : ainsi les Crapauds sont édentés, et la Grenouillle n'a pas de dents à la mâchoire inférieure.

Les dents de la grenouille forment une simple rangée sur le

de la mâchoire supérieure, et le sommet de ces dents ne se projette que très peu en dehors de la membrane muqueuse; dents vomériennes sont peu nombreuses et ne recouvrent qu'une surface peu étendue.

La mâchoire inférieure, dépourvue des dents, se place lorsque la bouche se ferme complètement en arrière de la ligne des dents supérieures, et, comme elle n'a pas de lèvres, elle s'applique très exactement par sa surface arrondie à la face interne des dents supérieures. Il y a ainsi très peu de place laissée, à la mâchoire supérieure, pour l'évolution des jeunes sacs dentaires en voie de développement, et ceux-ci ne trouvent l'espace nécessaire pour achever leur évolution complète, qu'en déterminant la résorption de l'os solide le plus ancien, et des dents même qui les précèdent, de la manière suivante : Ces dents sont fixées à l'os par ankylose, et chacune d'elles est perchée sur un petit piédestal osseux, spécialement développé pour servir de support; les dents successives dont les germes étaient placés, dans le principe, au côté interne des vieilles dents, rongent la base des piédestaux osseux, et s'avancent effectivement au-dessous des dents qu'ils supportent, de telle sorte que la dent nouvelle achève son développement dans le point qui était ère la cavité pulpaire de la dent précédente.

Les dents de la Grenouille consistent en une masse de dentine e, recouverte d'une couche d'émail excessivement mince, nt l'existence a été mise en doute par quelques écrivains; de l'étude du sac dentaire de l'animal, il ressort que la he transparente qu'on observe est, à n'en pas douter, du le émail.

s dents du *Lézard d'eau* et de ses alliés, les *Salamandres*, remarquables, en ce que leur sommet porte une pointe l, à peu près semblable à celle des dents de l'Anguille fig. 81); il y a cette différence seulement que le sommet dents du Lézard est bifurqué, et qu'il y a en réalité deux pointes d'émail, dont l'une est un peu plus volumineuse et plus longue que l'autre.

Le *Tétard* a ses mâchoires armées d'épaisses lames cornées, c'est-à-dire que sa bouche ressemble à une bouche de Tortue; ces lamelles tombent et disparaissent avant qu'aucune dent vraie se développe; du moins je n'ai pu réussir à découvrir un seul germe dentaire, à la période où le bec corné est encore en usage.

Quelques Batraciens disparus étaient de grande taille ; le *Labyrinthodonte*, dont nous avons déjà décrit les particularités de structure (page 94), présentait une rangée de dents marginales sur la mâchoire supérieure, dents dont quelques-unes étaient beaucoup plus volumineuses et plus longues que les autres. Sur la mâchoire inférieure, les dents, semblables à celles de la mâchoire supérieure, étaient disposées en quelque sorte sur une double rangée incomplète; c'est-à-dire que les dents plus petites n'étaient point interrompues par la présence des dents plus volumineuses; elles formaient une série continue en dehors de la ligne de ces dernières. Le labyrinthodonte possédait en outre des dents palatines.

Chez cet animal, les dents étaient ankylosées dans de petites dépressions ou alvéoles, et les dents de remplacement se développaient probablement, comme chez la Grenouille, à la partie interne de la base des dents en place, car on ne trouve pas trace de cryptes osseuses dans le maxillaire.

Les *Chéloniens*, qui comprennent les différentes espèces de *Tortues*, n'ont pas de dents ; mais les bords de leurs mâchoires sont recouverts de plaques cornées dont la forme varie, suivant les habitudes de l'animal ; elles sont tranchantes et légèrement dentelées chez les espèces carnivores, râpeuses et émoussées chez les espèces herbivores.

Les *Reptiles Sauriens* (Lézards, etc.) ont, en règle générale, des dents de forme assez simple, confinées aux bords des

oires; les dents palatines sont plus rares. Les dents affec-
t des formes variées; elles sont émoussées et arrondies
ez beaucoup d'espèces, tandis que, chez d'autres, elles sont
es et effilées. Elles se composent généralement d'une
se centrale de dentine dure, plus ou moins complètement
couverte d'un chapeau d'émail; elles sont fixées à l'os par
kylose.

Quand la dent est ankylosée par sa face antérieure à un
parapet externe, formé par l'os de la mâchoire, l'animal est dit
pleurodonte; quand c'est la base même de la dent qui est
fixée sur le sommet du parapet, on dit qu'il est *acrodonte*.

Chez les Lézards, les dents se succèdent d'une manière indé-

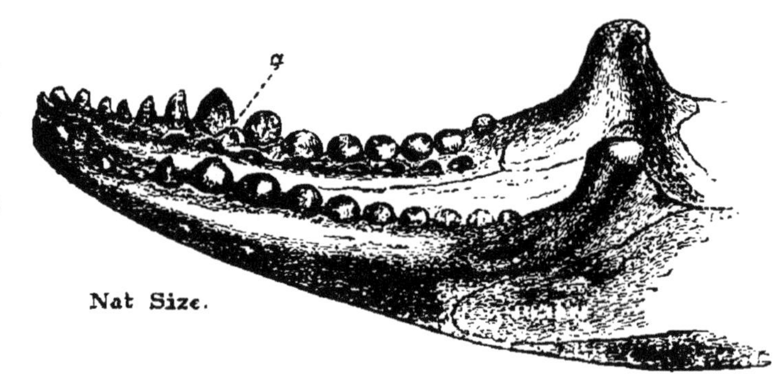

92. — Mâchoire inférieure d'un Lézard (Varanus Gouldii). — *a*, orifices conduisant
aux cavités de réserve.

e, et les nouvelles dents se développent à la partie interne
la base des dents anciennes qui, minées par la résorption,
ent, lorsque la dent de remplacement est arrivée à une
e période de son développement.

figure 92, qui représente la mâchoire inférieure du *Lezard*
itor, donnera une idée de la dention type de ce groupe.
dents ne sont ni très volumineuses ni très nombreuses;
y en a guère que trente sur la mâchoire inférieure; vers la
e antérieure de la bouche, elles sont un peu plus aiguës
arrière, mais la différence, sous ce rapport, n'est pas
tranchée.

Au côté interne de la base des dents, on voit des orifices qui conduisent dans des cavités, où les dents nouvelles sont en voie de développement (fig. 92).

Chez les Lézards, il existe de grandes variétés dans la forme des dents elles-mêmes ; les unes ont des bords finement dentelés, d'autres sont très émoussées et très arrondies ; mais, quant à la disposition générale des dents, ces animaux présentent une uniformité remarquable.

Les dents de quelques Lézards sont formées, à leur sommet, par de l'ivoire dur ordinaire, au centre duquel existe une cavité pulpaire simple, tandis qu'à leur base elles sont formées d'un tissu composé, parcouru par de nombreuses divisions de la cavité pulpaire centrale, comme on l'observe sur le *Lezard Monitor* (Varanus, voir page 91). Un Lézard du Mexique (*Helodermus*), qui passe pour venimeux, a des dents qui présentent une double cannelure, l'une en avant, l'autre en arrière ; mais il est probable que le pouvoir nuisible de cet animal a été quelque peu exagéré.

La vaso-dentine existe aussi dans les dents de quelques Sauriens, ainsi, par exemple, dans celles du grand *Iguanodonte* fossile ; chez cet animal, la vaso-dentine forme approximativement la moitié interne de la couronne des dents, tandis que la dentine dure forme la moitié externe ; outre cette particularité, les dents de l'Iguanodonte étaient encore remarquables par la distribution particulière de l'émail limité à la face externe de la couronne, et que sillonnaient de nombreuses crêtes dentelées ; c'est donc à la partie externe (antérieure) que se rencontrait le tissu le plus dur, l'émail ; sous l'émail, et venant après lui, l'ivoire dur, et enfin, tout à fait à la partie interne (postérieure) la vaso-dentine, moins résistante. C'est pourquoi, lorsque les dents s'usaient, elles conservaient pendant longtemps un bord tranchant.

Il y a, à la Nouvelle-Zélande, un Lézard auquel on a donné

noms variés de *Hatteria*, *Splenodon* et *Rhyncocephalus*; ce d présente une armature dentaire tout à fait particulière Gunther, *Phil. Trans.*, 1867).

Les os intermaxillaires de l'Hatteria sont armés de deux dents assez volumineuses pour occuper tout l'os en largeur, et dont l'extrémité a une forme qui rappelle les incisives tranchantes des Rongeurs; les autres dents sont petites et *acrodontes* par leur mode d'union avec l'os.

Mais ce qui fait l'originalité de l'Hatteria, c'est que les bords alvéolaires des mâchoires sont tranchants, et que, lorsque les dents sont usées, comme semble le démontrer l'observation de spécimens adultes, les bords tranchants de l'os lui-même viennent jouer le rôle d'organes masticateurs, à la partie antérieure de la bouche. Il m'avait paru probable que la surface ainsi exposée des mâchoires était susceptible de se recouvrir d'ivoire; mais l'examen histologique que j'ai pu faire sur une des pièces du British Museum, grâce à l'obligeance du Dr Gunther, m'a démontré que la surface dense, présentant tout à fait l'aspect de l'ivoire, qui sert à la mastication, est formée d'os véritable, et n'a aucun rapport avec les tissus dentaires.

Il y a bien peu d'autres exemples d'os, non recouverts de tissus dentaires, servant ainsi à la mastication.

Le grand *Dicynodon*, aujourd'hui disparu, mais que nous ont fait connaître des débris fossiles découverts en Afrique, possédait aussi des mâchoires, avec un bord aigu tranchant; on ne sait pas d'ailleurs si ces mâchoires étaient recouvertes d'écailles cornées semblables à celles des Tortues, ou si l'os lui-même rmait la surface active, comme chez l'Hatteria. Mais la particularité la plus frappante du *Dicynodon* était qu'avec de pareilles choires, coexistaient une paire de très volumineuses défenses, n guise de canines, qui se dirigeaient en bas et en avant en tant de la mâchoire supérieure et se développaient aux dépens d'une pulpe persistante, fait absolument exceptionnel dans la classe des Reptiles.

La dentition des *Reptiles Ophidiens* (Serpents) est très uniforme. On peut diviser commodément ces animaux en deux groupes : les Serpents venimeux et les Serpents non venimeux.

Les Serpents non venimeux ont une rangée de dents sur la mâchoire inférieure et deux rangées sur la mâchoire supérieure ; sur cette dernière, les os maxillaires portent une rangée, tandis que la deuxième rangée, interne et parallèle, est portée par les os palatins et ptérygoïdes.

Dans ces deux groupes de Reptiles, les dents sont fortement recourbées et solidement ankylosées aux os ; elles sont formées d'une masse centrale d'ivoire non vasculaire, recouverte d'une mince couche d'émail (il n'y a pas, comme on le croyait généralement, de couche de cément ; c'est de l'émail qu'on avait pris par erreur pour du cément).

Les deux moitiés du maxillaire inférieur sont réunies au niveau de la symphyse par un ligament très élastique ; leur articulation avec la base du crâne, par l'intermédiaire d'un os allongé, mobile, l'*os carré*, se fait de telle sorte qu'elle leur permet de s'éloigner largement du crâne, en même temps que l'une de l'autre, facilité d'écartement d'ailleurs rendue nécessaire par le volume considérable des animaux que le Serpent avale tout entiers.

Les dents du Serpent ne servent qu'à saisir la proie et à la retenir, car cet animal l'avale invariablement tout entière et ne fait aucune espèce de mastication.

Comme l'objet à avaler a souvent des proportions si considérables, que l'acte de la déglutition semble vraiment impossible, la bouche et le pharynx ont à subir une énorme dilatation. Nous avons déjà indiqué la disposition qui réussit à donner une mobilité suffisante à la mâchoire inférieure. Les germes dentaires successifs qui sont très nombreux occupent aussi chez le Serpent une situation toute particulière ; ils sont étroitement appliqués contre la surface de l'os, couchés parallèlement à son grand axe, et sont ainsi moins susceptibles de se déplacer et moins exposés aux injures que s'ils avaient été

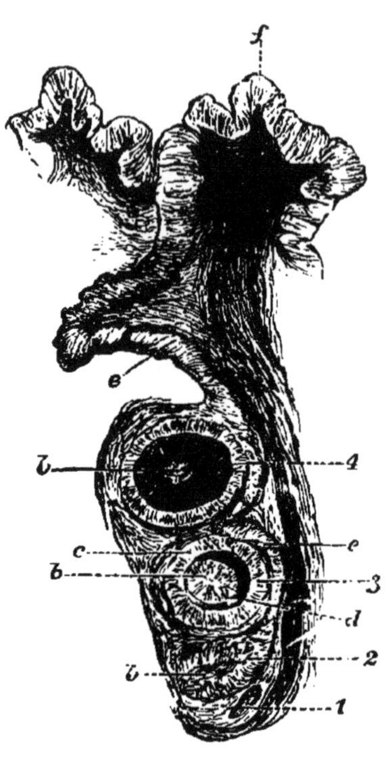

Fig. 93. — Dents d'un Serpent en voie de développement. — *f*, épithélium buccal. — *e*, collet des organes de l'émail. — *b*, pulpe de l'ivoire. — *c*, cellules de l'émail. — *d*, dentine. — 1, 2, très jeunes germes dentaires. — 3, 4, germes plus âgés.

placés verticalement, comme c'est le cas chez tous les autres animaux. Outre l'avantage d'une protection assurée par leur position, ils sont en outre entourés d'une capsule adventive de tissu conjonctif.

Comme les dents en voie de développement sont couchées parallèlement à l'axe longitudinal du maxillaire, lorsque le moment est venu pour elles de se substituer aux dents qui les ont précédées, elles ont non-seulement à exécuter un mouvement d'ascension, mais encore à prendre une position verti-; la manière dont ce dernier mouvement s'exécute est encore mystérieuse, et j'ai été absolument impuissant à saisir le mécanisme du phénomène.

Quand un Serpent a saisi sa proie, qu'il retient au moyen de ses dents aiguës, recourbées, il l'avale lentement par un mouvement de projection en avant, d'abord de sa mâchoire infé-

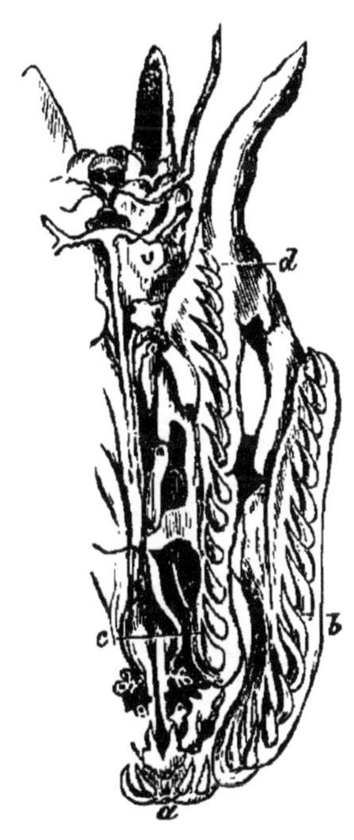

Fig. 94. — Moitié de la tête d'un Pithon vue par sa face inférieure (la mâchoire inférieure est enlevée). — *a*. Os intermaxillaires. — *b*. Os maxillaires supportant la
rangée externe des dents. — *c. d*. Os palatin et ptérygoïde, supportant les dents
qui constituent la deuxième rangée, ou rangée interne.

rieure, puis de sa mâchoire supérieure, jusqu'à ce que, pour ainsi dire, il se soit introduit lui-même sur le corps de sa proie. Lorsque celle-ci est grosse, la déglutition est extrêmement lente; mais un serpent commun anglais peut avaler une grenouille de grosseur moyenne, avec une très grande rapidité.

Il existe un Serpent d'Afrique (*Rachiodon*) qui n'a que des dents rudimentaires; sa nourriture consiste en œufs, qui arrivent sans être cassés jusqu'à l'œsophage, dans lequel s'avancent des prolongements épineux partis des vertèbres; ce sont ces épines qui servent à briser les œufs; il existe aussi dans l'Inde des Serpents (*Elachistodons*) dont la dentition présente une modification analogue.

J'ai déjà dit que les Serpents non venimeux avaient deux rangées complètes de dents sur la mâchoire supérieure, et que l'externe était située sur les os maxillaires, et l'interne sur les os palatins et ptérygoïdes. Les dents de ces Serpents, des *Pythons* par exemple, sont de simples cônes recourbés, et aucune d'elles n'est ni cannelée ni canaliculée (*a*) (fig. 94). Quelques Serpents inoffensifs, cependant, possèdent des dents particulières, qui se font remarquer par leur longueur plus considérable ; d'autres, ont sur la partie postérieure des os maxillaires, quelques dents

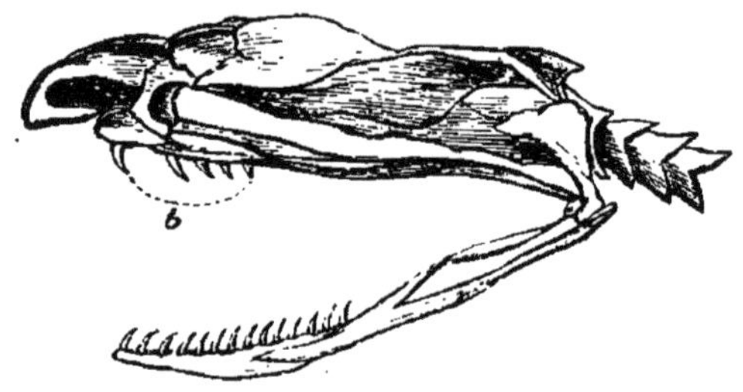

Fig. 95. — Tête et mâchoires de l'Hydrophis. — Les os maxillaires (*b*), au lieu de supporter une série complète de dents, ne sont armés que de quelques dents en avant. — La première dent est canaliculée, et constitue le crochet à poison.

cannelées ; mais, il n'y a pas de preuve suffisante pour établir que les sillons servent à introduire une salive âcre dans une blessure faite. Les Serpents venimeux ont ceci de caractéristique que les dents peu nombreuses portées sur les os maxillaires supérieurs sont courtes, à l'exception de la dent antérieure de chaque série, qui est beaucoup plus longue que celles situées en arrière. Ainsi l'*Hydrophis* (fig. 95), genre appartenant aux Serpents de mer venimeux, a cinq dents au plus sur

(*a*) On a proposé de diviser les *Ophidiens* en groupes distincts, suivant la présence ou l'absence de dents à sillon :

1° *Aglyphodontes.* — Dents maxillaires ni cannelées ni canaliculées.

2° *Opisthoglyphes.* — Quelques dents maxillaires postérieures cannelées.

3° *Proteroglyphes.* — Dents antérieures cannelées, dents postérieures pleines.

4° *Solenoglyphes.* — Un petit nombre de dents maxillaires canaliculées. Serpents venimeux.

les os maxillaires ; la première de ces dents est de beaucoup
la plus volumineuse, et elle est si profondément cannelée à sa
face antérieure qu'elle se trouve convertie en un tube, qui sert
à introduire le poison dans la plaie qu'elle a faite.

Il y a des Serpents venimeux, qui ont de nombreuses dents
sur la mâchoire supérieure, et qui présentent à peu près les
caractères extérieurs des serpents inoffensifs ; on les appelle
Serpents venimeux Colubrins (le terme *Coluber* désigne un
genre de Serpents inoffensifs). Ces animaux présentent la transition entre les serpents inoffensifs et ceux qui sont plus particulièrement venimeux, ou les Vipères. Le *Cobra* est un
exemple familier de Serpent venimeux Colubrin et presque
tous les Serpents venimeux d'Australie appartiennent à ce
groupe. Leurs crochets à poison ne sont pas très longs, mais
restent toujours relevés parce qu'ils sont ankylosés à l'os (le
maxillaire), qui est lui-même long et peu mobile, et qui supporte, en nombre variable, de petites dents insignifiantes, en
arrière du crochet à poison.

Chez les Serpents venimeux, *Viperins* (Puff-Adder, Serpents
à sonnettes, Vipères, etc.), l'appareil à poison est encore plus
spécialisé ; l'os maxillaire supérieur ne porte aucune dent derrière le crochet à poison ; il est si réduit dans sa longueur qu'il
présente une forme carrée et forme avec le crâne une articulation mobile.

Le crochet à poison est d'une telle longueur que, s'il était
constamment relevé, il constituerait pour l'animal un continuel
embarras ; aussi, lorsqu'il ne sert pas, est-il rabattu à plat sur
le palais et ne se relève-t-il que pour frapper ; à l'état de repos,
il est complètement dissimulé sous un repli de la membrane
muqueuse, qui, lorsqu'il se relève, se tend en se déployant sur
une partie de sa surface antérieure et sert principalement à
diriger le poison en bas vers le canal, en l'empêchant de
s'échapper autour de la surface de la dent.

Le mécanisme au moyen duquel le crochet à poison se relève est ainsi décrit par le professeur Huxley (*Anatomie des animaux vertébrés*, p. 241) :

« Lorsque la bouche est fermée, l'axe de l'os carré est dirigé obliquement en bas et en arrière; les os ptérygoïdes, portés en arrière, aussi loin que possible, redressent l'articulation ptérygo-palatine et font se continuer entre eux les deux axes des os palatins et des os ptérygoïdes (fig. 96). L'os trans-

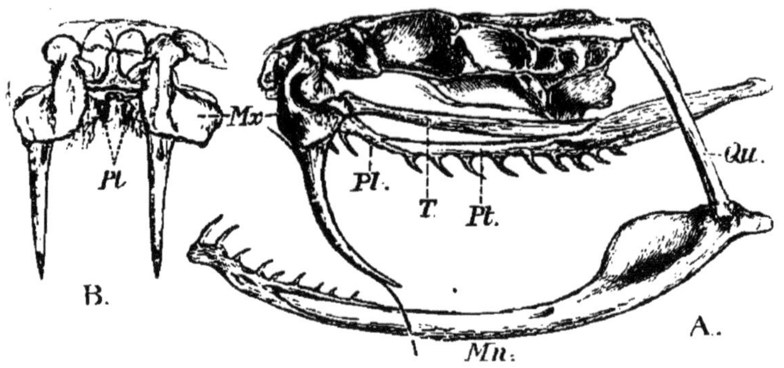

Fig. 96. — Tête du *Craspedocephalus melas* vue de face et de profil. — Une soie de sanglier est passée dans l'intérieur du canal à poison. — *Mx*. Os maxillaires. — *Pl*. Mandibules. — *Pt*. Os ptérygoïdes. — *Qu*. Os carré. — *T*. Os transverse.

verse se trouve également porté en arrière par l'os ptérygoïde et entraîne avec lui, dans le même mouvement, la partie postérieure des os maxillaires et fait que la face palatine de ces os, à laquelle est fixé le grand crochet cannelé à poison, regarde en arrière. Il en résulte que ces crochets se couchent sur la voûte du palais, cachés entre les replis de la membrane muqueuse. Lorsque l'animal ouvre la bouche pour saisir sa proie, les muscles digastriques tirent en haut l'angle des mandibules et, en même temps, reportent en avant l'extrémité postérieure de l'os carré. Ce mouvement entraîne nécessairement la propulsion en avant de l'os ptérygoïde, ce qui produit un double résultat : d'abord, la courbure angulaire de l'articulation ptérygo-palatine; en second lieu, la rotation partielle du maxillaire sur son articulation lacrymale, le bord caché du maxillaire se reportant en bas et en avant.

« En vertu de cette rotation du maxillaire, qui est d'un quart de cercle environ, la face dentigère de l'os regarde en bas, et les crochets se trouvent relevés dans la position verticale. Le Serpent *frappe* par la contraction simultanée de ses muscles crotaphytes, dont une partie recouvre la glande à poison; le poison est projeté dans la blessure à travers le canal du crochet, et, lorsque celui-ci est retiré, la bouche se referme par une série de mouvements en sens inverse des précédents, et toutes les parties reprennent leur première position. »

Le crochet à poison est une dent longue, aiguë, légèrement recourbée, parcourue par un canal qui commence sur sa face antérieure, près de l'os maxillaire, et se termine également à la face antérieure, à une courte distance du sommet; dans la figure 96, une soie de sanglier a été passée à travers le canal pour montrer le point où il commence et le point où il finit. Ce canal conduit le poison dans la piqûre, l'orifice supérieur du conduit étant en rapport étroit avec l'extrémité du canal excréteur de la glande à poison.

J'ai déjà dit que quelques Serpents, qui n'ont pas de crochets à poison définis, ont quelques grosses dents postérieures cannelées sur leur face antérieure; le rôle de ce sillon est, on le suppose, d'introduire, dans la blessure qu'a faite la dent, une salive plus ou moins venimeuse.

Que l'on se figure ce sillon antérieur gagnant en profondeur, et finalement se transformant en canal par l'accroissement et la rencontre de ses bords, et l'on aura une bonne idée de la nature du canal du crochet à poison, canal qui se trouve ainsi véritablement en dehors de la dent; ce crochet peut, au moins dans sa portion canaliculée, être considéré comme une dent mince et plate enroulée de manière à former un tube. De même qu'il y a, dans l'armature générale des os maxillaires, une série de transitions qui relient l'une à l'autre les formes extrêmes du Python inoffensif et du Serpent à sonnettes venimeux, de même, dans la forme de la dent à poison, il y a des transitions, des degrés, depuis le sillon simple jusqu'au canal complet.

Chez les Serpents venimeux du genre *Coluber*, le canal est visible à la surface extérieure de la dent, où une fissure très apparente indique le point où les deux lèvres du sillon se sont rencontrées (fig. 97). Ainsi le crochet à poison de l'*Hydrophis*,

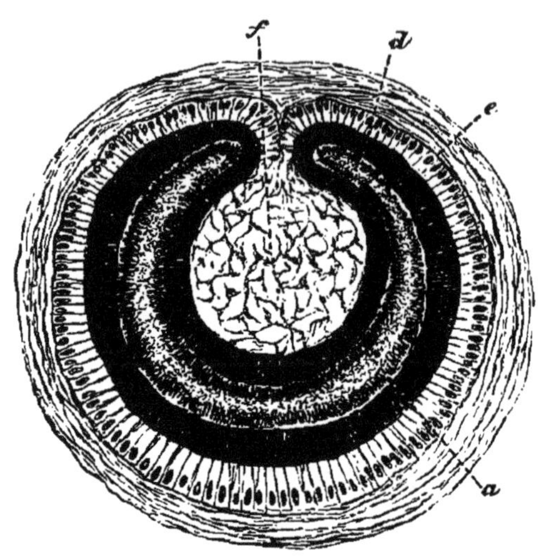

Fig. 97. — Coupe transversale du sac dentaire du crochet à poison d'une Vipère, avant que le canal ne soit complètement fermé par la rencontre des deux bords de la gouttière d'ivoire.

dont le canal est cependant complètement fermé, dans une partie de sa longueur, présente une ligne déprimée bien nette sur sa face antérieure, et, sur une coupe de la dent, il semble que les deux bords arrondis que forme l'ivoire sont devenus contigus, sans que leur contour ait, pour ainsi dire, subi de modification.

Mais, sur le crochet à poison d'un *Serpent vipérin*, les lèvres sillon sont aplaties et soudées l'une à l'autre d'une manière intime, qu'on ne peut voir aucune trace de leur union sur la ace extérieure et polie de la dent. Sur la figure que nous présentons (fig. 98), on peut voir que la chambre pulpaire une cavité aplatie enroulée en partie autour du canal formé le transport du poison.

Le crochet à poison est extrêmement aigu; son sommet descend un peu au-dessous du point où le canal à poison s'ouvre à la partie antérieure de la dent; cette disposition a fait comparer l'extrémité du crochet à poison aux pointes des seringues employées pour les injections sous-cutanées.

L'ivoire s'avance pour former la dent jusqu'à l'extrémité de

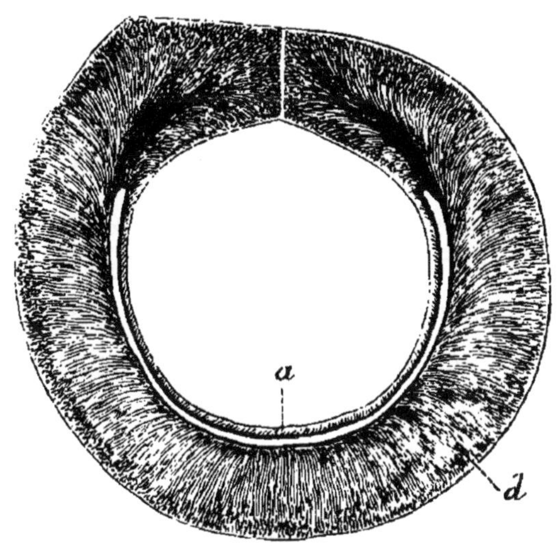

Fig. 98. — Coupe transversale du crochet à poison du Serpent à sonnettes. — *a*. Cavité pulpaire. — *d*. Dentine.

la pointe, recouvert par une couche d'émail excessivement mince, n'ayant pas plus de 0,04 de millimètre d'épaisseur, chez nos Vipères communes d'Angleterre; ainsi se trouve assurée l'acuité extrême de la dent sans préjudice de l'élasticité, qui eût fait défaut si la pointe avait été formée exclusivement d'émail cassant. L'émail recouvre toute la surface extérieure de la dent, mais il ne s'introduit pas dans le canal à poison, chez les Serpents vipérins; chez l'*Hydrophis*, je crois qu'il y pénètre. Comme le sommet de la dent est simple, le germe dentaire d'un crochet à poison ne se distingue du germe d'une autre dent ophidienne que lorsque le sommet de la dent est développé et qu'un sillon apparaît sur un des côtés (voir 8 et dans la figure 99).

Comme les Serpents venimeux se servent habituellement de

leurs crochets pour tuer leur proie, qu'ils n'avalent pas vivante par conséquent, la privation prolongée de ces crochets leur serait évidemment très préjudiciable ; d'un autre côté, par le fait qu'ils ont l'habitude de saisir les proies vivantes, ces crochets courent grand risque d'être brisés par les mouvements énergiques de l'animal saisi, sans compter l'impétuosité avec laquelle le Serpent porte ses coups.

Chez les Serpents venimeux types (Vipérins), la succession des dents se fait d'après un plan, qui est excellent pour empêcher toute perte de temps dans le remplacement du crochet à poison perdu. Sur les os maxillaires mobiles, existe un espace suffisant pour que deux crochets à poison puissent tenir côte à côte ; mais il n'y a jamais à la fois qu'un de ces crochets complètement ankylosé à l'os et en place, soit à l'extrémité gauche, soit à l'extrémité droite de l'os, laissant une autre place vacante à son côté pour un autre crochet.

Lorsque la dent active disparaît, elle est remplacée par une autre dent, mais sur la place libre à son côté, et non à la place qu'elle occupait elle-même, de sorte que c'est tantôt la partie gauche, tantôt la partie droite de l'os, qui se trouve alternativement occupée par la dent active. Ainsi, dans la figure 96 (B), le crochet à poison du côté droit occupe l'extrémité externe de l'os maxillaire, tandis qu'à gauche le crochet occupe l'extrémité interne de l'os.

La limite supérieure de la figure 99 est formée par le feuillet de la membrane muqueuse qui recouvre le crochet à poison, lorsqu'il est au repos (fig. 99). Les points représentés par les chiffres 1 et 2 sont contenus dans la poche que forme le repli de la muqueuse, et la coupe se trouve provenir d'un spécimen sur lequel la dent active était sur le point d'être remplacée, car, sur le plus grand nombre des spécimens, il n'y a qu'une dent, la dent en activité, qui occupe cette position. Une cloison libre, médiane, perpendiculaire à la muqueuse, semble destinée à empêcher les dents d'une série de passer du côté opposé, et probablement, en outre, à maintenir en place la dent de réserve, lorsque la dent plus ancienne se relève pour frapper.

Les crochets à poison de réserve, au moins au nombre de dix chez le Serpent à sonnettes, sont disposés en deux séries parallèles, séries comprenant par couple des dents à peu près du même âge; la dent active est fournie alternativement par

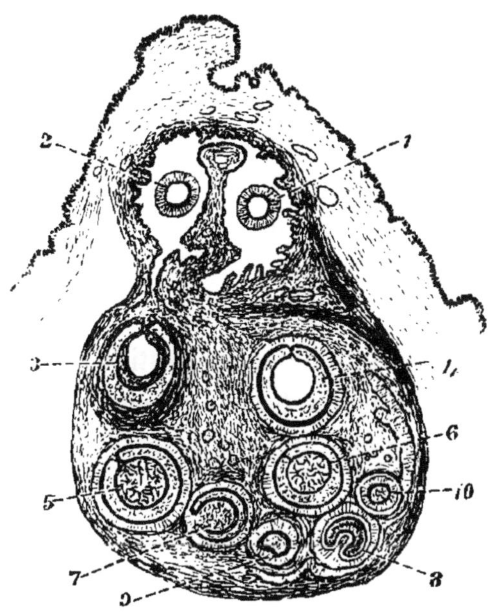

Fig. 99. — Coupe transversale des crochets à poison de réserve d'une Vipère. — 1. Dent en fonction dans sa position couchée; si elle était relevée, on ne la verrait pas, ou on la verrait suivant sa coupe longitudinale — 2. Dent qui remplacera la précédente. — 3. 4. 5, etc. Sacs dentaires, numérotés dans leur ordre de succession.

l'une ou l'autre série, comme l'indique, sur la figure, la succession des chiffres; une cloison de tissu conjonctif empêche les deux séries de dents de se confondre.

Les dents étant ainsi disposées par paires d'âge presque égal, il est naturel de supposer que leur succession a lieu d'une manière à la fois rapide et régulière. Toutes les dents de réserve restent couchées au-dessous et en arrière du feuillet muqueux qui recouvre la dent en fonction.

Cette disposition des dents de remplacement en séries paires n'existe pas chez le *Cobra*, les dents de remplacement de ce serpent ne forment qu'une série simple; ce fait pourrait peut-être expliquer la préférence des charmeurs de Serpents pour le Cobra, qui doit être plus longtemps qu'un Serpent vipérin à opérer le remplacement d'un crochet à poison tombé.

Mais, chez les Serpents venimeux *Colubrins*, le crochet à poison de remplacement se fait place à côté du crochet qui le précède; il n'y a donc peut-être aucune interruption dans la présence d'un crochet, et bien que ces animaux appartiennent, dans une certaine mesure, aux formes transitionnelles entre les serpents venimeux et les serpents inoffensifs, quelques-uns d'entre eux font une blessure des plus venimeuses et des plus mortelles.

Cette disposition de *deux* séries distinctes d'organes plus jeunes en voie de développement, destinés à tenir l'animal pourvu d'un *seul* organe en fonction permanente, est, autant que je sache, sans analogue dans la série animale.

Comme les autres dents ophidiennes, les crochets à poison s'ankylosent avec l'os qui les supporte, et leur fixité se trouve assurée de la manière suivante : des cannelures existent à la base de la dent; une sorte d'éperon s'élève de l'os sous-jacent pour maintenir chaque crochet à poison nouveau, à mesure qu'il vient en place.

Le poison est secrété par une glande salivaire qui est l'analogue de la parotide; par une disposition spéciale des muscles et de l'aponévrose, autour de cette glande, l'érection du crochet à poison et la production de la blessure déterminent le jet d'un flot abondant de poison. Le conduit excréteur de la glande se termine par une sorte de papille qui se met en rapport immédiat avec l'orifice supérieur du canal du crochet; le passage d'une partie considérable du poison dans le canal est assuré par l'application exacte d'une sorte de bouclier formé par la membrane muqueuse tendue sur le crochet relevé.

Chez les *Crocodiles*, les dents sont confinées aux bords dés mâchoires; elles sont très volumineuses et très aiguës. En général, elles sont coniques, à sommet aigu, souvent un peu comprimées dans le sens transversal, de manière à avoir des bords tranchants. Mais leur forme est très variable, suivant les espèces.

Les dents sont reçues dans des cavités alvéolaires distinctes, de forme tubulaire, aux parois desquelles elles ne s'ankylosent

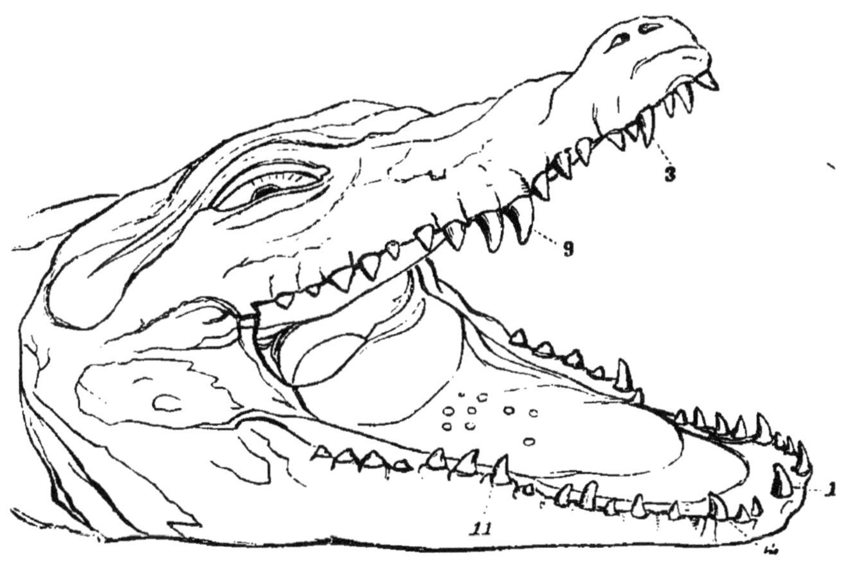

Fig 100. — Mâchoires d'un Crocodile. — La première, la quatrième et la onzième dent, sur la mâchoire inférieure; la troisième et la neuvième dent sur la mâchoire supérieure, sont, on le voit, plus volumineuses que les autres dents.

point; leur nombre est à peu près constant dans une même espèce (fig. 100).

Sur quelques parties des mâchoires, certaines dents acquièrent une longueur plus grande que leurs plus proches voisines; ainsi, chez le *véritable Crocodile*, les premières et les quatrièmes dents de la mâchoire inférieure sont particulièrement développées, et, sur le *Galesaurus* d'Afrique fossile, la différence de volume des dents est si tranchée que, sur la mâchoire supérieure aussi bien que sur la mâchoire inférieure, celles-ci peuvent être groupées en incisives et canines; leur volume et probablement leur fonction, justifient une semblable classification.

Au point de vue de la structure, les dents des Crocodiles sont formées d'ivoire dur, finement canaliculé, recouvert d'un chapeau d'émail sur la couronne, et d'une couche de cément dans leur portion alvéolaire. Comme je l'ai déjà dit, ces dents sont fixées dans des alvéoles tubulées; les dents nouvelles se déve-

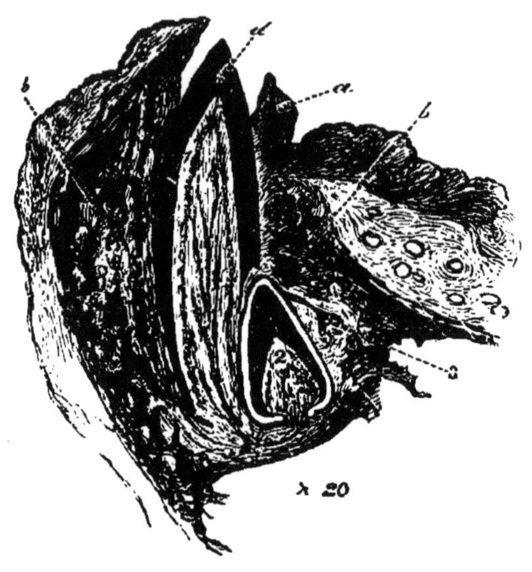

Fig. 101. — Coupe transversale de la mâchoire inférieure d'un jeune Alligator. — *a.* Épithélium buccal. — *b.* Alvéole osseuse. — *d.* Ivoire de la vieille dent. — 2. Dent qui doit prochainement succéder à la précédente, et ayant amené la résorption d'un des côtés de sa base. — 3. Jeune germe dentaire.

loppent incessamment à la partie interne de la base des dents anciennes et, lorsqu'elles atteignent un certain volume, la résorption s'attaque à la base des dents en place, et la dent de remplacement se meut dans l'espace ainsi obtenu, de manière à se placer dans une position verticale, au-dessous de la dent ancienne; par son développement ultérieur, elle détermine la résorption plus complète de la dent précédente, qu'en fin de compte elle repousse au devant d'elle, portant souvent ce qui reste de cette dent comme une sorte de bonnet qui coiffe son sommet, lorsqu'elle fait définitivement son éruption.

Chaque dent nouvelle succède donc à la dent ancienne sur une ligne verticale; c'est pourquoi jamais le nombre des dents n'augmente, et le jeune Crocodile qui vient de naître a le même nombre de dents que le Crocodile adulte (fig. 101).

Chez l'*Ichthyosaure* fossile, les dents, qui constituent une armature à peu près semblable à celle de quelques autres Crocodiles, n'étaient point fixées dans des alvéoles distinctes, mais étaient reçues dans un sillon continu peu profond, sur lequel des cloisons transversales étaient à peine indiquées.

Chez beaucoup de Reptiles, des dents se développent temporairement, dans le simple but de faciliter leur sortie de la coquille d'œuf; le museau dur des Crocodiles et l'espèce de groin développé chez les *Chéloniens* (diverses espèces de Tortues) remplissent évidemment le même but; mais les Serpents et les Lézards ont des dents aiguës développées sur les os prémaxillaires, dents qui disparaissent dans la suite.

Un Reptile disparu qui avait la plus grande ressemblance avec un oiseau, le *Ptérodactyle volant*, possédait de nombreuses dents; celles-ci, dans quelques espèces, occupaient toute la longueur des mâchoires; dans d'autres, au contraire, la partie antérieure des mâchoires est complètement dépourvue de dents, et, d'après son aspect, semble avoir servi de gaine à un bec corné; chez ces animaux, en même temps que de vraies dents, on peut donc supposer qu'il existait quelque chose comme un bec d'oiseau.

Les paléontologistes ont pris un vif intérêt à la découverte faite par le professeur Marsh, du Royal College, d'oiseaux fossiles possédant des dents. Dans le court exposé qui suit, j'ai fait libre usage du résumé très clair et très bien fait de M. Woodward (*Revue de science populaire*, octobre 1875), dont je conseille la lecture attentive à ceux que la question intéresse.

On croyait, depuis longtemps, qu'il n'y avait pas d'exemple d'oiseau possédant des dents bien que quelques-uns de ces animaux, tels que le *Harle-huppé* [1], eussent les bords de leur bec dentelés, et que le rôle de dents se trouvât rempli par cette armature cornée des mâchoires. Il est également digne de remarque, que le bord de l'os des mâchoires était également dentelé, chaque dentelure correspondant à une dentelure semblable sur le bec. Chez l'oiseau fossile décrit par le professeur Owen, provenant du sol de Londres, sous le nom de *Toliapicus odontopterix*, on ne sait rien de la forme du bec, mais les bords des mâchoires présentent de fortes saillies osseuses beaucoup plus apparentes que celles du *Harle-huppé*. Geoffroy Saint-Hilaire a en outre signalé l'existence d'une série de pulpes vasculaires sur le bord des mâchoires des perroquets, au moment de la naissance; ces pulpes, bien que destinées à former un bec corné et non à se transformer en dents, n'en rappellent pas moins exactement des pulpes dentaires.

On signale encore le célèbre fossile l'*Archæopterix*, oiseau monstrueux des terrains oolithiques, pourvu d'une longue queue articulée, et qui de l'avis de beaucoup de zoologistes possédait des dents ; quelque chose cependant manque pour convaincre : c'est que la mâchoire observée avec ses dents n'est pas *en place*, et qu'elle a peut-être appartenu à quelque autre animal qu'à celui dont la forme se trouve éternellement fixée dans le reste de l'impression fossile, bien que toutes les probabilités la désignent comme appartenant à l'Archæopterix.

Le professeur Marsh, explorant les dépôts crétacés de la région des Montagnes Rocheuses, a découvert les restes fossiles de plusieurs oiseaux, qui prouvent incontestablement que des oiseaux ont existé avec des dents véritables. Le premier oiseau pourvu de dents décrit par Marsh (*Ichthyornis*) avait des ailes puissantes et était probablement aquatique; les deux mâchoires étaient garnies de dents, il y en avait vingt et une sur chaque

---

1. Genre d'oiseau de la famille des Palmipèdes Lamellirostres, très voisin des canards.

branche de la mâchoire inférieure, et, à ce qu'il semble, le même nombre sur chaque maxillaire supérieur (fig. 102).

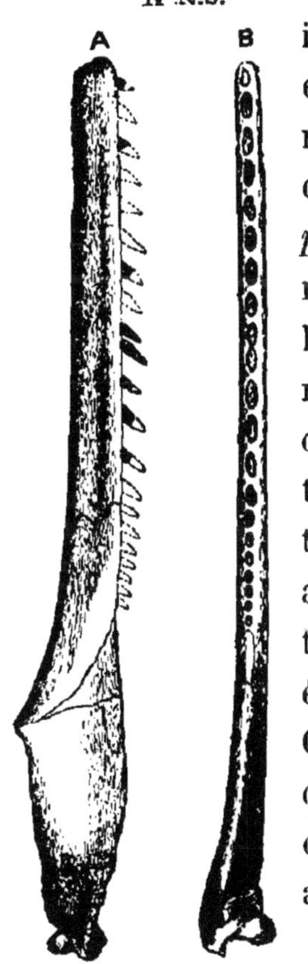

Fig. 102. — Mandibule de l'*Ichthyornis* (d'après Marsh). A, mandibule vu de côté, montrant les dents en place. — B, mandibule vu par sa face supérieure, montrant les alvéoles dans lesquelles s'implantent les dents.

Les dents aplaties et tranchantes sont implantées dans des alvéoles distinctes; elles sont inclinées en arrière et, dit-on, recouvertes d'un vernis d'émail. Un autre oiseau décrit par le professeur Marsh (*Hesperornis*) est aussi pourvu d'un très grand nombre de dents qui ne sont pas, d'ailleurs, fixées dans des alvéoles distinctes, mais sont reçues dans un sillon continu, comme les dents de l'*Ichthyosaure*. On trouve de légères traces d'un cloisonnement transversal au fond du sillon, mais il n'y a rien là qui ressemble à des alvéoles distinctes. Le mode de succession des dents était le même que celui observé chez le Crocodile et l'Ichthyosaure, c'est-à-dire qu'on a trouvé des dents de remplacement dans des cavités situées à la base des dents anciennes, chez l'*Hesperornis*.

Les os prémaxillaires ne portaient pas de dents, et le professeur Marsh incline à croire, d'après leur aspect, qu'ils étaient recouverts par un bec corné. Sur le maxillaire inférieur (os dentaire), le sillon dentaire, avec toutes les dents qu'il contient, s'étend à toute la longueur de l'os; l'*Hesperornis* était probablement un gigantesque oiseau plongeur; ses ailes sont rudimentaires, et il n'y a pas de carène au sternum. Selon toute probabilité, ses nombreuses dents aiguës, recourbées, servaient à prendre le poisson. Les descriptions et les figures du professeur Marsh ne sont que provisoires, mais description plus complète de ce très remarquable oiseau par le même auteur, ne tardera pas à paraître.

Sauf ces exceptions, les mâchoires de tous les oiseaux connus ont dépourvues de dents ; les feuillets cornés qui forment leur bec prennent la place et remplissent les fonctions des dents.

Entre la classe des Reptiles et celle des Mammifères, il y a un abîme, et nous ne connaissons pas actuellement de formes de dents qui puissent le combler. Cependant le professeur Owen a très récemment décrit un groupe de Reptiles fossiles auxquels il attribue des mœurs carnivores et qui auraient possédé certaines dents longues et aiguës rappelant les canines des Carnivores. Les *Reptiles* en question proviennent des dépôts lacustres (Triassiques ?) de l'Afrique méridionale, et le professeur Owen, en considération de leur analogie prononcée avec les Mammifères, propose pour eux le nom de *Theriodontes*. Mais on n'a pas encore donné de preuve décisive et concluante de leur parenté avec les Mammifères.

CHAPITRE III

La classe des Mammifères se divise en trois groupes :

1° ORNITHODELPHES.

Animaux avec chambre génito-urinaire commune (cloaque) et os coracoïdes séparés ; pas de vagin, pas de mamelles ; ne comprenant qu'un seul ordre, l'ordre des *Monotrèmes*, lequel ne contient que deux genres : les *Ornithorhynques* et les *Echidnés*.

2° DIDELPHES.

Animaux avec un vagin, etc. ; donnant naissance à des petits, dont l'état est encore extrêmement peu avancé, probablement sans intervention d'un placenta quelconque ; ces petits sont transportés près du mamelon de la mère, où, chez presque tous ces animaux, ils sont protégés par un repli du tégument abdominal qui forme le *marsupium* ou poche ; ne comprenant que l'ordre des *Marsupiaux*, animaux actuellement très abondamment représentés dans l'Australie et dans sa zone zoologique ; quelques-uns de ces animaux existent également en Amérique.

Les Kangouroos, les Wombats, les Oppossums, etc., sont les types les plus connus de Marsupiaux.

3° MONODELPHES.

Animaux placentaires, c'est-à-dire animaux chez lesquels le fœtus est en rapport avec la mère par l'intermédiaire d'un placenta vasculaire au moyen duquel il se nourrit pendant longtemps ; animaux qui naissent enfin dans un état déjà avancé.

Les rapports qui existent entre les différents ordres de Mammifères placentaires sont très complexes, et il est impossible de les placer d'une manière satisfaisante en séries consécutives, parce qu'un grand nombre de ces ordres présentent des affinités, non pas avec un, mais avec plusieurs autres ordres auxquels ils sont reliés par des formes transitionnelles. Le professeur Flower (Ostéologie, p. 6) a rangé les Mammifères dans la table suivante, chaque ordre étant placé près de ceux avec lesquels il présente le plus de points de ressemblance.

TABLEAU MONTRANT LES RAPPORTS ENTRE EUX DES DIFFÉRENTS ORDRES DE MAMMIFÈRES VIVANTS.

Espèce humaine.

Primates.

Simiens.

Lémuriens.

Cheiroptères.

Insectivores.   *Carnivores.*

Fissipèdes. Pinnipèdes.

Hyracoïdes.   *Cétacés.*

Rongeurs.   *Siréniens.*

Perissodactyles.

Proboscidiens.   *Ongulés.*

Suidés. Tylopodés.

Artyodactyles.

Tragulidés. Pecores.

Edentés.

es *Primates* renferment l'homme et les singes ; les Lémurs forment la transition entre les Primates, les Cheiroptères et les Insectivores.

es *Cheiroptères* comprennent les Chauves-Souris ;

Les *Insectivores* : Taupes, Hérissons, etc. ;

Les *Carnivores fissipèdes* : Chats, Chiens, Ours, etc. ;

Les *Carnivores pinnipèdes* : Veaux-Marins, Walrus, etc. ·

s *Cétacés* : Baleines, Cachalots, Porpoises, etc. ;

es *Siréniens* (*Cétacés herbivores*) : Lamantins, Dugongs, etc. ;

es *Ongulés* (Mammifères à sabot) :

Périssodactyles, ou à orteil impair : Cheval, Tapir, Rhinocéros, etc. ;

II. Artiodactyles ou Ongulés à orteils pairs : les Cochons et leurs alliés, les Chameaux, les Ruminants, etc. ;

Les *Hyracoïdes* comprennent l'Hyrax anormal seul (*Lapin biblique*) ;

Les *Proboscidiens* : Eléphants, Mastodondes fossiles, etc. ;

Les *Rongeurs* : Lièvres, Lapins, Rats, etc.

Les *Edentés* : Paresseux, Armadilles, Fourmiliers, etc.

Pour bien montrer la signification de ce tableau, entre les Carnivores et les Cétacés, on a placé les Veaux marins, dont quelques-uns, bien que vrais Carnivores, se rapprochent des Cétacés par beaucoup de particularités ; ou bien encore entre les Singes et les Insectivores se trouvent les Lémurs, qui appartiennent à des formes intermédiaires.

Nous ne connaissons pas un assez grand nombre des Mammifères disparus pour avoir, d'une manière précise, la vraie limite des affinités entre les différents ordres ; mais le tableau précédent sert à nous donner une idée plus exacte de nos connaissances actuelles que ne pourrait le faire un arrangement quelconque en série linéaire. Il n'est pas un animal pour lequel nous puissions indiquer et dire que nous connaissons toute sa ligne de descendance ; mais la descendance de quelques Ongulés a été singulièrement éclaircie dans ces dernières années, et la chaîne des modifications progressives, qui ont amené à une forme si spécialisée le Cheval, parti d'une forme tres généralisée, est maintenant bien complète.

Dans un traité qui ne s'occupe que des dents et qui doit nécessairement considérer les ordres les uns après les autres, il sera utile de s'écarter un peu de l'ordre naturel pour s'occuper d'abord des animaux dont la dentition offre le type le plus simple. Ainsi il est avantageux de décrire successivement les Edentés et les Cétacés, qui n'ont que peu de rapports les uns avec les autres, parce qu'ils ont également des dents de forme beaucoup plus simple que les autres Mammifères. Mais, autant que possible, l'ordre suivi dans la table, et que les étudiants feront bien de fixer dans leur mémoire, sera suivi dans notre description.

§ 1. — Remarques préliminaires.

Avant de commencer la description des formes que présentent les dents des Mammifères, il est désirable d'indiquer en peu de mots quelques-unes des causes qui semblent influencer

modifications observées, pour que le lecteur puisse bien
sir la portée de faits qui autrement lui sembleraient insigni-
ts, et qu'en même temps il s'intéresse davantage à des
tails de descriptions anatomiques, par elles-mêmes nécessairement arides et fastidieuses.

On peut se demander pourquoi ces remarques préliminaires
n'ont point été placées comme introduction aux chapitres qui
traitent des dents des Poissons et des Reptiles; je puis invoquer des motifs de deux ordres : en premier lieu, bien que
naturellement les mêmes principes généraux s'appliquent aux
dentitions des Reptiles et des Poissons et à celles des Mammifères, il n'était point possible, dans un court manuel, d'entre-
prendre une description assez détaillée des dents de ces animaux de classe inférieure, pour faire ressortir d'une façon
suffisante ces principes, alors même que les matériaux pour
le faire eussent été à notre portée; en second lieu, l'étudiant
ui a déjà suivi la série des modifications adaptives, dont les
erpents offrent l'exemple, saisira bien mieux la signification
s pages suivantes, étant familiarisé d'avance avec les exem-
es de la manière dont la structure d'un animal se modifie
conformité de ses habitudes.

Il n'y a pas beaucoup d'années encore, on expliquait habi-
ellement les faits variés, que révélait l'étude de l'anatomie
mparée, par cette hypothèse, qu'il y avait une sorte d'organi-
on modèle, de type, et que tous les autres en dérivaient par
modifications, des différenciations qui survenaient dans
but direct, bien défini, celui d'approprier l'animal à un
enre de vie particulier.

Pour les esprits sérieux, cette explication, si elle mérite ce
, n'avait jamais paru satisfaisante; toutefois c'était un effort
réduire en formule une série de faits fournis par une ob-
ation éclairée, et en ce sens, en l'absence surtout d'autre
lication meilleure, elle avait son utilité.

Parmi les faits que cette théorie du *type* cherchait à expliquer était le suivant : lorsqu'un animal possède quelque organe particulier, un examen attentif démontre que cet organe, quoique spécialisé, n'est après tout qu'un organe représenté par quelque chose chez ses parents ; ce quelque chose s'était développé, exagéré d'une manière particulière et à un degré jusquelà inconnu ; d'un autre côté, quand un organe manque, le même examen démontre que l'organe supprimé n'a pas complètement disparu, mais qu'on le retrouve atrophié et à l'état rudimentaire, et non plus dans son volume ordinaire et son activité fonctionnelle.

Ainsi les défenses du *Sanglier* ou du *Sus babirussa*, quoique très volumineuses et très particulières, ne sont pas des organes nouveaux ; ce sont simplement des dents canines, qui, chez ces espèces, atteignent des dimensions inaccoutumées. Dans le même ordre de faits, l'énorme défense droite du *Narwal* (voir fig. 118) n'est autre chose qu'une incisive latérale, dont l'homologue a été arrêtée dans son développement ; mais cette dernière n'est pas absente, puisqu'elle persiste, pendant toute la vie de l'animal, enfermée dans son alvéole. Chez le Narwal femelle, les deux dents, à l'état rudimentaire, restent constamment enfermées dans leurs alvéoles, et naturellement ne rendent pas à l'animal le moindre service, ni directement ni indirectement ; en outre, comme l'a montré le professeur Turner, chez les jeunes sujets, on découvre une deuxième paire d'incisives rudimentaires avortées, qui disparaît chez l'adulte.

L'école des biologistes modernes, rejetant cette théorie de l'*archétype* comme une hypothèse forcée et insuffisante, rapporte à une cause plus intelligible, je veux dire à l'*hérédité*, les ressemblances que présentent entre elles des dentions après tout dissemblables. Si nous supposons, comme l'évidence nous invite à le faire, que les nombreuses formes divergentes que

observons proviennent, par une série de modifications
gressives, d'un petit nombre de formes primitives ou mères,
n'aurons aucune difficulté à montrer comment, par des
édés que nous connaissons admirablement bien pour les
ir observés, c'est-à-dire la déchéance des organes devenus
tiles et le développement exagéré des organes employés
une manière particulière, comment, dis-je, de grandes diffé-
nces finissent par se produire.

Pour bien faire saisir ce qu'on entend par cette expression de
modifications adaptives, c'est-à-dire suppression des organes qui
ne servent plus, et développement exagéré des organes les plus
employés, nous pouvons recourir aux exemples fournis par la
dentition des Serpents venimeux et des Serpents non venimeux.
Chez ces derniers, les Serpents non venimeux, nous voyons
out d'abord les mâchoires recouvertes d'une rangée de dents
peu près égales ; puis, chez les Serpents venimeux du genre
Oluber, nous voyons la première de la série des dents de la
choire supérieure assumer un rôle important et spécial,
veux dire celui d'introduire dans une blessure une salive
nimeuse, et, à mesure que cette même dent s'accroît en vo-
e et gagne en importance, les dents situées en arrière, sur
os maxillaires, diminuer de nombre et de volume. Faisons
ore un pas en avant et nous arrivons aux Serpents veni-
ux vipérins, chez lesquels les dents maxillaires, devenues
plètement inutiles, ont totalement disparu, laissant sub-
r seul le crochet à poison, dont les dimensions se sont
rmément accrues et qui occupe l'os maxillaire tout entier.
ais chez beaucoup de Serpents venimeux *Colubrins*, trois
quatre dents petites et sans usage demeurent sur la
hoire, bien que leur fonction soit nulle, et semblent
s indiquer, en quelque sorte, par quelle gradation il faut
er pour arriver, chez les Serpents vipérins, à cette adap-
parfaite des moyens à la fin.

Il nous serait impossible, dans ces quelques pages, de développer au long les arguments par lesquels Darwin a établi ses
propositions essentielles; il nous suffit de dire ici, qu'il a pleinement convaincu tous ceux qui n'ont pas l'habitude, s'en
tenant à des impressions hâtives, de soumettre les faits à un
autre critérium qu'à l'exercice de leur raison, qu'il les a con-
vaincus, dis-je, qu'une modification quelconque dans la structure
d'une plante ou d'un animal, lorsqu'elle est utile pour celui
qui la subit, est susceptible, bien plus, assurée d'être transmise
et développée dans les générations successives, jusqu'à ce
qu'une différence profonde et matérielle ait plus ou moins
masqué la ressemblance avec la forme mère.

De même que l'homme, en faisant naître et en favorisant certaines modifications de forme, à sa convenance, a pu, dans le
cours d'un petit nombre d'années (c'est-à-dire dans une période de temps infinitésimale, comparée au temps énorme
depuis lequel la surface de la terre et des mers possède sa
forme actuelle, sans parler des immenses époques géologiques beaucoup plus anciennes), modifier profondément les
races de chiens, de chevaux, et augmenter le nombre des
plantes, dont tous, on le sait parfaitement, ont une origine commune; ainsi, dans la nature, des forces qui sont ou ont toujours été dans une action permanente, produisent les mêmes
effets.

Un éleveur de pigeons veut avoir un pigeon d'un plumage
particulier, avec quelques plumes un peu différentes de celles
d'un pigeon qu'il a vu ou dont il a entendu parler; il sait, par
expérience, que l'on trouve toujours quelques petites différences
entre plusieurs pigeons, et qu'en observant un nombre suffisant
de ces jeunes oiseaux et en mettant avec soin de côté plusieurs
de ceux qui tendent précisément dans la direction qu'il désire,
il finira par avoir ce qu'il cherche, et même il vous dira en con-
fidence que dans quelques années il fera une race avec les par-

ités désirées (*a*). Absolument de même que le plumage manquait est obtenu, ainsi, dans la nature, l'animal qui ue, c'est-à-dire l'animal qui est tout à fait propre à remplir place dans le monde, se produit sous l'empire de la loi nnue sous le nom de *survie du meilleur*.

Il suffit qu'une de ces petites modifications, qui se produisent toujours chez les animaux, constitue un bénéfice, pour que nous voyions probablement cette particularité se transmettre et se évelopper dans les générations successives.

Ainsi la doctrine de la *sélection naturelle*, ou *survie du meilleur*, est aussi complètement applicable aux dents d'un animal qu'à une partie quelconque de son organisme, et l'effet de cette loi naturelle tendra toujours à produire des différences avangeuses ou *adaptives*. D'un autre côté, la puissante force héréitaire tend à conserver tout ce qui, les conditions de la vie t changées, est devenu à peu près inutile, et nous pouns comprendre ainsi que les dents rudimentaires sont des ts en voie de disparition, puis qu'elles ont cessé d'être utiles leurs possesseurs, mais qu'elles languissent encore un certain ps sur la scène, retenues par la puissance héréditaire. lques dents ont complètement disparu; ainsi les incisives rieures des Ruminants n'existent plus, et on n'en trouve de e à aucune époque (*b*). D'autres demeurent encore à l'état atrophie et de réduction, ou ne persistent point pendant toute vie de l'animal, comme, par exemple, la première prémodu Cheval, ou les deux prémolaires externes, sur quatre, plus grand nombre des Ours (fig. 103).

vant d'abandonner cette partie de notre sujet, nous pouvons er un exemple instructif de l'action de ces influences. Il

Un éminent éleveur de pigeons, Sir J. Sebright, a déclaré à Darwin qu'il se fort de produire une plume donnée en trois ans.
On a avancé le contraire, mais en prenant une affirmation dans les livres, contrôler.

est très facile pour nous de constater combien la dentition d'un
Rongeur type est avantageuse pour cet animal, en lui rendant accessible un genre d'alimentation complètement perdue
pour les animaux qui n'ont pas les mêmes moyens de ronger
des coquilles ou autres corps durs; eh bien, il se trouve que,
dans trois parties du monde presque complètement séparées

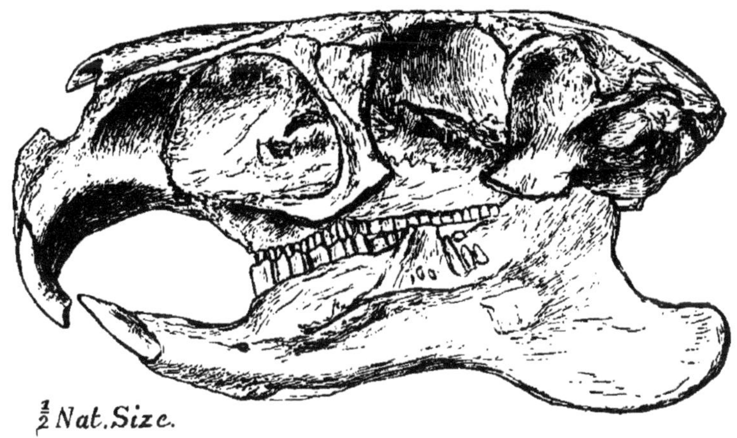

Fig. 103. — Crâne d'un Rongeur placentaire (Capybare) montrant le caractère général
de la dentition des Rongeurs.

l'une de l'autre, trois animaux qui ont des ancêtres complètement différents sont arrivés à la dentition type des Rongeurs.

Ainsi, dans l'Australie, région habitée presque exclusivement
par des Marsupiaux, le *Wombat* possède une dentition qui se
rapproche énormement de celle du Rongeur ordinaire à placenta. Dans l'île de Madagascar, où il n'existe d'autres Rongeurs
indigènes que quelques Souris, un animal Lémurien, le *Cheiromys* a une dentition modifiée dans la même direction; enfin,
partout ailleurs, répandus sur tout le globe, nous avons les
Rongeurs ordinaires.

En fait, trois animaux aussi différents d'origine qu'il soit possible de l'être, ont été modifiés par la sélection naturelle au
point de posséder des dentitions sinon identiques, au moins
très peu différentes au point de vue pratique.

Il est impossible de concevoir que ces trois animaux aient eu

quelque chose provenant d'une origine commune; leurs ancê-
es doivent avoir été absolument différents; les régions dans
lesquelles ils vivent sont isolées l'une de l'autre depuis un nombre d'années indéfini, et cependant chacune d'elles a produit
une *dentition de Rongeur type* (fig. 104). On sait peu de chose

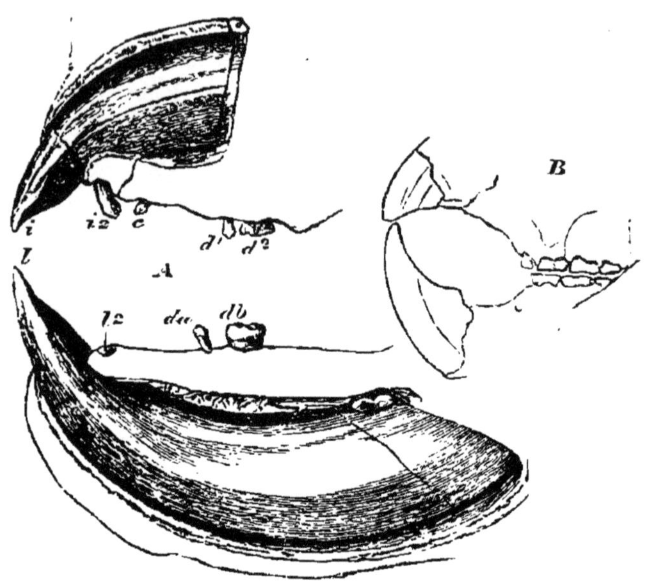

Fig. 104. — A. Dents de lait du *Cheiromys* avec les incisives permanentes en place.
Cet animal diffère des autres Rongeurs, en ce qu'il possède de nombreuses dents
de lait. — *i.* Incisive permanente. — *i.* 2. Incisive de lait postérieure. — *c.* Canine
temporaire. — *d. d* 2. — Molaires temporaires. — *l.* Incisive inférieure permanente. — *l.* 2. Canine inférieure temporaire. — *da. db.* Molaires temporaires inférieures (double de la grandeur naturelle).
B. — Figure réduite de la dentition permanente, qui ressemble exactement à celle
des vrais Rongeurs (d'après Peters).

des Lémuriens disparus, et on ne sait rien des ancêtres du
Cheiromys; mais dans le groupe compact des Marsupiaux, qui
existent actuellement en Australie, nous pouvons apercevoir
d'une manière obscure quelques-unes des étapes progressives
qui semblent conduire à la forme de dentition du Rongeur. En
Australie, il n'y a pour ainsi dire que des Marsupiaux; à Ma-
ascar, il y a plus de Lémuriens que de toute autre espèce
animale, et dans chaque cas, sans avoir de matériaux à sa
e, la sélection naturelle a produit son *Rongeur*.

En même temps, la force de l'hérédité se montre dans chacun de ces animaux, car ils conservent les traits caractéristiques des groupes d'où ils sont dérivés; et si, *à première vue*, on est frappé de la ressemblance de leurs dents, l'observation révèle qu'il y a dans leur dentition des points où le Wombat prouve ses affinités avec les Marsupiaux, et le Aye-Aye (*Cheiromys*) ses affinités avec les Quadrumanes.

Outre les modifications, qui sont directement utiles à l'individu, en ce qu'elles contribuent à lui procurer son alimentation, etc., toute qualité quelconque qui donnera à un mâle l'avantage sur les autres mâles, et par suite le rendra certain de propager sa race, sera assurée d'être transmise et *intensifiée*.

C'est ainsi que nous pouvons comprendre comment les mâles de quelques espèces prennent une brillante parure, comment les mâles d'un grand nombre d'oiseaux deviennent chanteurs, et, ce qui est pour nous d'un intérêt plus immédiat, comment les mâles de quelques races animales sont parvenus à posséder des instruments de combat qui manquent aux femelles. La possession d'un instrument de combat par le mâle trouve un exemple frappant dans les dents d'un grand nombre d'animaux. Les mâles de beaucoup de singes frugivores ont des dents canines beaucoup plus volumineuses que les femelles ; dans quelques espèces, ces dents sortent les dernières, et seulement au moment de la maturité sexuelle, et ne servent à leurs possesseurs que comme armes de combat contre les autres mâles. Le *Narwal* mâle est armé d'une défense unique allongée ; le *Dugong* mâle a des incisives qui jouent le rôle de défenses ; les femelles de ces animaux ont ces mêmes dents absolument insignifiantes.

Mais l'exemple le plus frappant de la transformation des dents en armes de combat sexuel, nous est fourni par un certain nombre d'animaux du groupe des Ruminants. Ainsi que 'er l'avait signalé depuis longtemps, ceux de ces animaux qui sont armés de cornes n'ont pas de dents canines, et *vice versa* ; c'est là une règle générale que l'on peut admettre, sauf de légères exceptions.

Le *Chevrotain porte-musc* mâle (Moschus moschiferus) possède des dents canines d'une longueur énorme, tandis qu'il est absolument dépourvu de cornes (voir fig. 105). La femelle, n'a

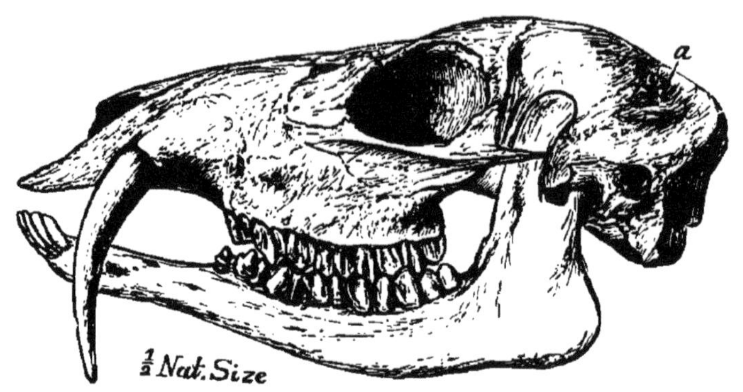

Fig. 105. — Crâne d'un *Moschus moschiferus*, sur lequel on voit la longue dent canine.

pas de dents canines. Le *Muntjack* [1] mâle, qui a des cornes très courtes, possède des dents canines, mais beaucoup moins volumineuses que celles du Chevrotain porte-musc. D'autres exemples de Daims dépourvus de cornes, mais armés de dents canines, sont fournis par le *Daim aquatique* de Swinhoé (Hydropotes inermis) et par le *Lophotragus Michianus*, deux daims de la Chine recemment découverts, et par les *Tragulidés*. Il est évident que les mâles pourvus d'armes plus puissantes que leurs voisins auront plus de chance d'être victorieux dans leurs batailles, de chasser les autres mâles, d'accaparer les femelles, et ainsi de transmettre leurs qualités particulières à leurs descendants, qui à leur tour seront favorisés au même égard. Il est donc très facile de comprendre comment, chez les animaux qui vivent en troupe, le développement des dents qui

1. Joli petit animal du genre *Cervulus*.

servent au combat sexuel a de la tendance à se prononcer de
génération en génération, jusqu'à ce qu'elles arrivent à former
des canines aussi manifestement spécialisées que celles du Chevrotain porte-musc ou du Sanglier.

Il suffit de faire remarquer au lecteur que, si les dents sont
absolument susceptibles de se transformer, à travers leurs
transformations variées, leur origine d'ancêtres dont les dents
s'éloignaient moins de la dentition typique des Mammifères,
se manifeste dans l'existence de dents rudimentaires ou d'autres caractères d'égale valeur. Bien que, selon toute probabilité, nous ne puissions saisir qu'une partie des influences qui
sont mises en jeu, la *sélection naturelle* et la *sélection sexuelle*
semblent suffisantes pour produire le plus grand nombre des
phénomènes de transformation observés.

Il nous reste à dire un mot d'une influence plus obscure en sa
nature : je veux parler de la *corrélation de développement* ou
de la *variation concomitante*. Lorsque nous voyons les cornes
développées chez un animal, les dents canines sont absentes, ou
bien encore, nous constatons qu'après la castration les dents du
Sanglier cessent de croître, et, si nous sommes d'ailleurs absolument incapables de saisir comment un de ces phénomènes
influence l'autre, nous pouvons du moins constater qu'il y a
coïncidence constante dans la cessation du développement des
armes sexuelles et la destruction de l'appareil sexuel lui-même ;
ou bien ce fait, également constant, que deux espèces d'armes
de combat ne se développent pas chez un même animal. Mais
il existe quelques corrélations de développement, d'une nature
encore plus mystérieuse, pour lesquelles le rapport est beaucoup plus difficile à saisir ; de ce nombre, est le rapport qui
existe entre les particularités de la peau et celles des dents. Les
Edentés, dont la peau est anormale, diffèrent par leurs dents de
la plupart des autres Mammifères ; les baleines fœtales, dont la
peau est encore plus anormale, n'ont que des dents rudimen-

taires, à la place desquelles, après la naissance, on trouve des lames de baleine (fanons).

M. Darwin (*Domestication des animaux et des plantes*, page 318) a rassemblé un grand nombre d'exemples curieux des rapports qui existent entre la chevelure et les dents. D'une manière générale, on peut dire que toute particularité anormale des cheveux coïncide avec une *anormalité* des dents. Ainsi on trouve en Turquie une race de chiens, qui sont presque glabres et qui ont très peu de dents ; leur dentition se réduit à une seule molaire de chaque côté et à quelques incisives imparfaites ; chez l'homme, la calvitie héréditaire se rencontre associée à une insuffisance héréditaire des dents.

Mais nous ne pouvons pas dire plus que ceci : c'est qu'une grande anormalité du système pileux coïncide avec l'anormalité des dents, car, si l'on a montré des exemples d'absence de cheveux coïncidant avec l'absence de dents, d'un autre côté on a vu l'abondance des poils dans plusieurs cas s'accompagner de l'absence des dents.

Ainsi, dans le cas de la famille poilue de Burmah, maintenant célèbre, la présence remarquable de poils soyeux développés sur la face, s'était transmise jusqu'à la troisième génération, et dans chaque cas, il y avait un grand nombre de dents qui manquaient. Un an ou deux après, un homme poilu et son fils, que l'on a dit venir de l'intérieur de la Russie, étaient exhibés à Londres, et tous les deux étaient aussi presque complètement dépourvus de dents (*a*).

Il y a déjà longtemps, une femme chevelue (Julia Pastrana)

(*a*) La bouche de cet homme offrait un exemple de la dépendance du développement du maxillaire avec la présence de dents. Ordinairement, l'augmentation de volume du maxillaire, entre la naissance et l'âge adulte, se manifeste par l'allongement des extrémités, qui permet le développement et l'éruption successive des molaires en arrière de l'espace occupé par les dents temporaires. Mais cet homme n'avait jamais eu de vraies molaires, et par suite le maxillaire ne s'était jamais accru dans sa partie postérieure, de sorte que, bien qu'il s'agit d'un homme complètement développé, ses mâchoires n'étaient pas plus volumineuses que celles d'un enfant.

était exhibée à Londres, et on avait généralement rapporté qu'elle avait un nombre de dents exagéré; il est certain qu'elle avait la bouche très proéminente et qu'on parlait de sa *face de chien* ou de sa *face de cochon;* mais M. Hepburn a présenté à la Société Odontologique des modèles de ses mâchoires, qui en sont incontestablement la reproduction exacte, et ces modèles ne montrent point un nombre de dents excessif. Les dents, celles du moins qu'on peut voir, sont extrêmement volumineuses, mais la bouche présente une hypertrophie générale des gencives et des bords alvéolaires portée à un tel degré, qu'on ne peut apercevoir qu'un petit nombre de ces dents.

Cela n'empêche pas le cas d'être fort intéressant pour les odontologistes, car dans ces dents volumineuses, dans ces énormes papilles de la gencive, dans cette abondance de poils sur la face, nous trouvons une disposition évidente à l'hypertrophie des téguments, hypertrophie embrassant, sur différents points, les différents appendices tégumentaires qui s'y rencontrent; et nous avons démontré précédemment que les dents sont des appendices du derme (voir page 121).

Il serait donc téméraire d'affirmer que nous avons découvert toutes les influences qui sont en jeu pour *modeler* les formes animales et végétales ; mais on peut affirmer, à coup sûr, que nous possédons actuellement la notion précise de plusieurs de ces influences, qui agissent d'une manière permanente et qui suffisent pour modifier profondément les animaux dans les générations successives.

En résumé, nous connaissons : la *sélection naturelle*, ou *survie du meilleur*, qui constitue une influence, grâce à laquelle les changements utiles à ceux qui les subissent seront conservés et transmis, en s'intensifiant, aux générations successives ; la *sélection sexuelle*, qui agit principalement en rendant les animaux qui possèdent certaines qualités, capables de propager leur race, tandis que les autres moins favorisés ne peuvent uver l'occasion de le faire ; enfin la *variation concomitante* entre les différents organes du corps, influence beaucoup plus obscure dans son mode d'action, mais d'où il résulte que les forces qui agissent sur un organe, peuvent secondairement amener des transformations dans un autre organe.

Par l'effet d'une action opérant en sens contraire, nous avons une certaine fixité dans l'organisation ; c'est ainsi que la *puissance héréditaire* s'affirme constamment par la conservation d'organes devenus inutiles, au moins pendant longtemps et par la réapparition éventuelle des caractères qui avaient disparu.

Je ne puis faire plus ici que de signaler en passant ces hautes questions de biologie ; si les quelques mots que j'en ai dits suffisent pour encourager l'étudiant à ne pas négliger l'étude des plus petits points de détail, dont il ne peut en ce moment saisir l'importance, et à le convaincre qu'il n'y a pas de caractère si vulgaire qui ne puisse projeter une vive lumière sur une parenté lointaine et sur la ligne de descendance de l'animal qu'il observe, mon but aura été pleinement atteint. Ce qui doit encore nous engager plus vivement à une observation minutieuse et laborieuse, c'est que les parties qui sont à l'état rudimentaire et qui, par suite, passent inaperçues sont souvent précisément celles qui nous enseignent le plus, car, n'ayant pas d'usage actuel, elles ne subissent pas cette transformation rapide qui est susceptible de se produire pour des organes activement employés.

§ 2. — Homologies des dents.

Un examen superficiel des dents des Mammifères qui possèdent deux séries de dents (*Diphyodontes*) suffira pour nous montrer que, malgré les anomalies apparentes amenées par les cations adaptives, une relation étroite existe entre les reuses dents des différents animaux; c'est-à-dire, que nous pouvons généralement ramener au même type ou *identi-fier* les incisives, les prémolaires et les molaires; bien plus, lorsqu'un animal ne possède pas au complet le nombre typique d'une catégorie de dents particulières, il nous est généralement possible d'indiquer avec certitude quelle est celle qui manque.

Comme il est difficile, ou comme il serait incommode de ne pas employer le terme de *dentition typique*, il est bon d'expliquer à part ce qu'il signifie et ce qu'il ne signifie pas.

J'ai déjà dit que le plus grand nombre des biologistes rejetaient absolument la théorie de l'*archétype*, théorie suivant laquelle toutes les ressemblances qui existent réellement étaient rapportées à l'influence d'une sorte d'*animal modèle* généralisé, sur le type duquel tous les autres animaux seraient façonnés; voilà d'abord ce que ne signifie pas le terme *dentition typique*. Ce qu'il signifie, c'est que cette dentition représente une forme si simplifiée, si peu modifiée dans une direction particulière, que nous pouvons la concevoir comme une forme commune originelle, d'où par modifications progressives, dans les générations successives, sont dérivées d'autres formes. Nous ne pouvons indiquer une dentition quelconque de Mammifère actuelle connue et dire : c'est là l'ancêtre, c'est là la forme typique de la dentition des Mammifères; mais nous connaissons déjà un grand nombre de formes fossiles qui s'en rapprochent beaucoup plus que d'aucune des formes actuellement vivantes, et comme des formes d'animaux de transition et d'animaux pourvus à un haut degré de caractères très généraux sont chaque jour mises en lumière, nous ne doutons pas qu'une de ces formes types d'autrefois ne puisse exister et ne puisse être découverte un de ces jours. Nous ne posséderions un témoignage absolu que si nous pouvions remettre à sa place chaque mammifère ayant existé dans le passé et connaître chaque pas fait dans la série des modifications qui ont

éné les divergences constatées, en fin de compte, dans les
titions. Mais l'évidence, sans avoir l'appui d'une démons-
tion oculaire absolue, suffit à nous satisfaire sur beaucoup
e points, et il y a ici évidence suffisante pour que nous
puissions dire avec hardiesse que notre dentition mammifère,
type ou *mère*, était en ce qui concerne le nombre des différentes espèces de dents,

$$i\,\frac{3}{3}\ c\,\frac{1}{1}\ prm\,\frac{4}{4}\ m\,\frac{3}{3} = 44,$$

et que, lorsqu'il y a moins de quarante-quatre dents, comme je
l'ai déjà dit, nous puissions, dans la plupart des cas, dire quelles
sont celles qui manquent.

Par exemple, si nous prenons un certain *Ours* et un *Babouin*[1] (chacun de ces animaux n'a que deux prémolaires, de
chaque côté), nous pouvons dire, en les comparant avec les
aux voisins, que dans le cas de l'Ours, c'est la deuxième
la troisième prémolaire qui manquent, et la première et
quatrième qui restent, tandis que chez le Babouin, c'est la
remière et la seconde qui manquent, la troisième et la qua-
ème qui sont présentes. Par homologie, nous comprenons
rapport exprimé ci-dessus : c'est un rapport qu'on pourrait
ut-être appeler un rapport de descendance.

L'homologie, dans ce sens, est presque équivalente à l'iden-
d'origine ou, en tout cas, à la similitude d'origine ; mais il
est plus nécessaire de faire intervenir cette identité ou cette
itude d'origine, lorsqu'il s'agit du but auquel, en fin de
pte, tend un organe, comme nous le montrerons plus loin
parlant des dents canines.

Les homologies des dents peuvent être envisagées sous deux
ects : en premier lieu, on peut envisager l'homologie des
ts considérées dans leurs rapports avec les autres parties

____

[1]. Espèce de singe du genre *Cynocéphale*.

du corps; en second lieu, leur homologie plus spéciale ou leurs rapports les unes avec les autres.

La relation des dents avec la peau, que nous exprimons en disant que ce sont des *appendices du derme*, aussi bien que la nature épidermique de l'émail et la nature dermique de l'ivoire, sont points qui ont été suffisamment étudiés dans les pages précédentes pour nous permettre d'arriver immédiatement aux homologies des dents considérées dans leurs rapports entre elles.

Les dents sont divisées en incisives, canines, prémolaires et molaires; mais ces catégories ne comportent pas toutes une définition satisfaisante. On définit les incisives : des dents implantées sur les os intermaxillaires, définition qui a le mérite de la précision ; en général, il y a une certaine ressemblance qui rapproche les dents incisives de la plupart des animaux. Mais lorsque l'on définit les incisives inférieures en disant que ce sont les dents qui correspondent à celles de la mâchoire supérieure, on fait une définition beaucoup moins satisfaisante, parce que ces dents ne sont pas situées sur un os distinct.

Les molaires sont des dents situées à la partie postérieure de la bouche, qui sortent en arrière des dents de lait (lorsqu'il y en a) et qui sont généralement destinées à broyer les aliments.

Les prémolaires sont des dents situées en avant des molaires et qui diffèrent habituellement de ces dernières par leur forme, qui est plus simple, par leur volume, qui est plus petit, et par ce fait que, chez le plus grand nombre des animaux, elles remplacent les dents de lait qui les ont précédées. Mais leur forme n'est pas toujours plus simple ni leur volume plus petit que ceux des molaires (chez le Cheval, par exemple) et elles ne remplacent pas toujours des dents temporaires (chez les Marsupiaux, par exemple), de sorte que cette définition n'a pas une précision absolue. Toutefois, en pratique, il est géné-

ement facile de reconnaître les prémolaires, et la division en
ts prémolaires et molaires est utile.

Le reproche, qu'on peut adresser à la dénomination de pré-
olaire, de ne pas répondre à une définition courte et logique,
'applique avec une force décuple aux canines (MM. Moseley et
ankester, *Journ. d'Anatomy and physiology*, 1869).

La meilleure définition qu'on puisse donner est encore celle
qui décrit la canine comme la dent la plus rapprochée en
arrière de la suture intermaxillaire, à condition qu'elle ne s'en
éloigne pas trop ; la canine inférieure est la dent qui se met en
rapport avec la face antérieure de la canine supérieure.

Les naturalistes ont perdu un temps bien précieux à démontrer que la canine a, pour ainsi dire, une individualité aussi
réelle que les autres catégories de dents, et en cherchant à
déterminer quelle est la dent canine chez les animaux qui ne
l'ont pas apparente ; la vérité réelle se trouve probablement
dans les considérations suivantes.

Un très grand nombre d'animaux, particulièrement les Carnivores, possèdent une dent située à une petite distance de la
tie antérieure de la bouche, atteignant une longueur inso-
lite, terminée par un sommet aigu et qui leur sert d'arme de
combat. La dent qui a subi cette transformation adaptive est
énéralement la première de celles qui occupent l'os maxillaire
roprement dit, c'est-à-dire en fait, la première de la série des
émolaires ; mais il arrive parfois que c'est quelque autre
nt qui a subi cette transformation particulière. Lorsque
ous emploierons le terme de canine, nous voudrons parler
la dent ainsi transformée, et généralement, sinon toujours,
ous entendrons parler de la même dent, c'est-à-dire de celle
i, dans la dentition typique des Mammifères, est la plus rap-
rochée de la dernière incisive ; nous voudrons parler de la
emière prémolaire si nous admettons cinq prémolaires au
u de quatre.

En pratique, il serait tout à fait incommode d'abandonner le terme de canine ; mais on se rappellera que sa signification équivaut simplement à *molaire caniniforme* et qu'en décrivant, par exemple, la dentition du Chien, nous nous ferons mieux comprendre, si nous disons qu'il a cinq prémolaires, dont la première a la forme d'une canine. Pour qui accepte la doctrine de l'évolution, il n'est pas nécessaire d'en dire plus, car on ne peut guère se refuser à admettre cette conclusion que les dents des formes mères n'étaient, comme celles des monophyodontes actuels, que très peu différentes les unes des autres. Puis, comme les animaux ont divergé et se sont modifiés suivant leurs besoins, leurs dents sont devenues elle-mêmes si différentes qu'une classification est devenue nécessaire. Ainsi les Carnivores auraient atteint un degré de différentiation tel que la canine mériterait certainement un nom distinct, tandis que dans d'autres lignes de descendance la différentiation ne s'étant pas avancée aussi loin, ou s'étant dirigée dans une voie très différente, il n'y aurait pas lieu d'employer pour la canine une qualification particulière.

Mais comme, en odontographie, toutes les dénominations avaient été établies sur cette base, qu'il y avait une *dentition type*, sur laquelle celle de tous les autres Mammifères prenait modèle, et comme la canine figurait dans cette dentition type, on la recherchait sur chaque animal ; il est donc instructif de signaler quelques exemples des difficultés auxquelles arrivent les anatomistes qui veulent, quand même, donner à une dent le nom de canine, toutes les fois qu'il y a une dent située sur l'os maxillaire, très rapprochée et en arrière de la suture qui unit cet os à l'os intermaxillaire, que ce soit d'ailleurs cette dent ou une autre qui soit volumineuse et aiguë, qu'elle soit *caniniforme* ou non.

Chez les Ruminants typiques, la mâchoire supérieure manque d'incisives et de canines (excepté le *Chevrotain porte-musc*, e *Daim aquatique de Swinhoé*, le *Daim de Michie*, le *Muntjac ervulus*) qui possèdent des canines); mais, à la partie antérieure de la mâchoire inférieure, sont groupées huit dents, étroitement serrées et d'une forme et d'un volume presque exactement semblables. La paire la plus externe de ces dents porte le nom de canines : 1° parce que, chez quelques espèces voisines, la dent occupant cette place est plus aiguë ; 2° parce que cette dent se place en avant de la canine supérieure quand la bouche se ferme (chez les animaux voisins qui ont une canine indubitable); 3° parce qu'enfin, elle *perce* après les autres dents (Owen).

Ces trois raisons sont mauvaises : parce que, la forme est un

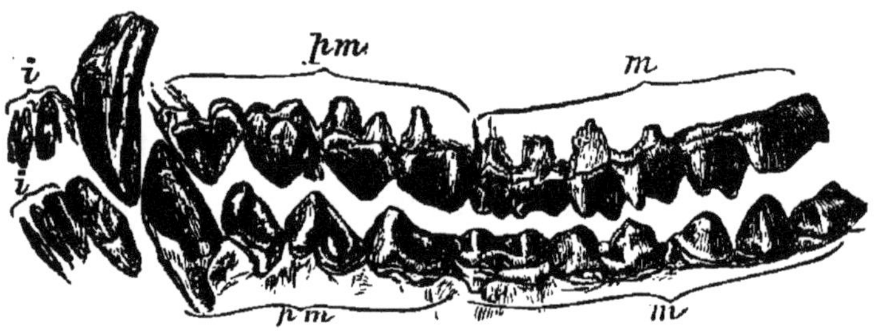

Fig. 106. — Oréodon Culbersonii (d'après Leidy). On remarquera qu'à la mâchoire supérieure, les quatre prémolaires de la dentition type des mammifères sont situées en arrière de la *canine*, mais qu'à la mâchoire inférieure, la dent qui remplit le rôle de canine, est la première des quatre prémolaires, et n'est pas du tout la dent correspondante de la canine supérieure.

guide peu sûr en homologie, et, quant au retard du développement, son éruption succède à celle de la troisième incisive, comme l'a montré le professeur Owen lui-même, dans le même laps de temps qui sépare l'éruption de la seconde de celle de la troisième. D'autre part, l'*Oréodon*, un Ruminant fossile, avec dents caniniformes, possédait huit incisives sur la mâchoire inférieure, et de plus *une dent caniniforme qui était la cinquième à partir de la ligne médiane*. Si l'on s'en rapporte à la position réciproque des dents de la mâchoire supérieure et de la mâchoire inférieure pour déterminer quelle est ou quelle n'est pas la canine, on n'hésitera pas un instant en voyant la dentition de l'*Oréodon*, pour désigner les dents qu'il faut appeler canines ; cependant la dent caniniforme se place en arrière de la canine supérieure ; en raison de ce témoignage, ce n'est donc pas une vraie canine.

Chez les *Lémurs*, il y a également huit dents inclinées qui occupent la partie antérieure de la mâchoire inférieure, et dont la paire la plus externe porte le nom de canines ; celles-ci ne méritent absolument ce nom, pour aucun autre motif que le fait de se placer en avant de la dent caniniforne de la mâchoire supérieure, et sont d'ailleurs absolument semblables aux autres incisives.

Mais c'est chez les Insectivores que les plus grandes difficultés se rencontrent.

On n'a pas appliqué à la *Taupe* moins de quatre formules

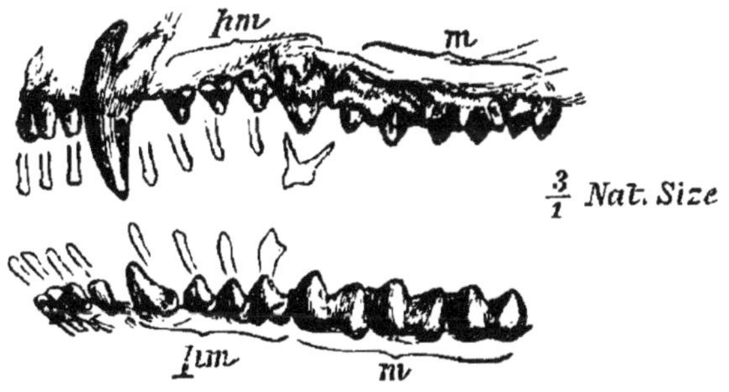

Fig. 107. — Dents supérieures et inférieures de la *Taupe commune*. — Chez cet animal, comme chez l'*Oréodon*, les dents qui remplissent les fonctions de canines à la mâchoire supérieure et à la mâchoire inférieure ne se correspondent pas.

dentaires, roulant toutes sur l'identification de la canine. Voici où se trouve la difficulté : la dent supérieure qui ressemble à une canine a deux racines ; elle est implantée (ainsi que la dent temporaire qui la précède) (Spence Bate) dans les limites de l'os prémaxillaire ; en outre, la dent inférieure, qui joue le rôle de canine et qui en a la forme se place en arrière, au lieu de se placer en avant de la grande dent supérieure.

L'*Ericulus* possède, à la place de la canine supérieure, une dent longue, aiguë, à deux tranchants, dont la couronne ressemble à celle d'une prémolaire très développée; il n'a pas de dent caniniforme à la mâchoire inférieure.

Le *Centetes* a des canines typiques, comme les Carnivores.

Hemicentetes. Ce qu'on appelle la canine, ne diffère en rien de la prémolaire qui vient en arrière.

Erinaceus. La dent qu'on désigne comme la canine supérieure, a deux racines et ressemble aux prémolaires qui la suivent.

Gymnura. La dent supérieure qui ressemble à une canine, a deux racines; une dent inférieure aiguë, à simple racine, se place au devant d'elle lorsque la bouche se ferme.

Macroscelis et *Petrodromus.* La troisième incisive ou la plus externe, longue, aigüe, a deux racines, et joue le rôle d'une canine.

Potamogale. Une petite dent qui ne diffère à aucun degré des autres molaires, porte le nom de canine [1].

Ce n'est que très arbitrairement, qu'au point de vue descriptif, on peut appliquer la fausse dénomination de canines aux dents analogues à celles que nous venons de citer chez quelques Insectivores, car la dent qui est destinée à jouer le rôle de canine, est tantôt manifestement une incisive, et tantôt, tout aussi manifestement, une prémolaire.

Dans quelques groupes, aucune dent ne possède la longueur et la forme aiguë nécessaires pour remplir l'emploi de canine; chez d'autres, ce rôle est rempli par une fausse canine, c'est-à-dire par une dent qui n'est pas la même que celle des Carnivores ou d'autres Insectivores. Par conséquent, chez les Insectivores, quand une dent prend la longueur et les autres caractères d'une canine, il ne s'agit que d'une simple modification adaptive, qui peut affecter une incisive ou une prémolaire, ou qui peut ne pas se présenter; c'est pourquoi, vouloir appeler quand même et dans tous les cas une dent canine, c'est se créer des difficultés et vouloir trouver ce qui n'existe point.

Il me semble qu'il serait très incommode d'abandonner l'emploi du mot *canine*, car la dent qu'on désigne sous ce nom

---

1. Tous ces animaux sont des Insectivores appartenant aux genres *Musareigne*, *Taupe* et *Hérisson*.

est si généralement *caniniforme*, qu'il en résulterait un grand trouble dans la nomenclature ; tout ce que je désirerais, c'est qu'il fût reconnu qu'il s'agit d'une modification adaptive, fréquente chez un grand nombre de Mammifères, et qu'il n'y a pas de raison suffisante pour vouloir appeler des dents *canines*, chez des animaux qui ne présentent aucune espèce de dent ayant subi une semblable modification fonctionnelle ; il serait alors parfaitement légitime d'appeler canine une dent, telle que la troisième incisive supérieure du *Macroscelis*, parce que cela ne voudrait rien dire de plus que c'est telle dent ou une autre qui remplit la fonction de canine.

Le résultat de toutes les recherches sur les homologies des dents des Mammifères peut se résumer de la manière suivante.

L'évidence d'un modèle commun, dont on trouve la trace dans les incisives, les canines, les prémolaires et les molaires (voir page 17), semblerait indiquer que leurs formes particulières sont toutes dérivées par transformation de quelque forme beaucoup plus simple, et que, si nous arrivons jamais à trouver quelle est la dentition mammifère qu'on peut appeler *mère*, ou *originelle*, ce sera à peu près une dentition *homodonte ;* c'est-à-dire, une dentition dans laquelle les diverses dents ne diffèrent que peu entre elles, soit par la forme, soit par le volume, comme c'est le cas chez le *Dauphin* et chez l'*Armadille*.

Si nous pouvions placer, en série ininterrompue, toutes les dentitions par lesquelles, de transformation en transformation, la dentition homodonte originelle a passé, pour arriver à une dentition aussi spécialisée, par exemple, que celle du *Chat*, il nous serait absolument impossible de nous arrêter à une limite quelconque, où nous puissions avec certitude affirmer que la dentition homodonte est devenue depuis peu une dentition hétérodonte ; à cette limite, depuis les temps les plus reculés, nous avons des incisives, des canines et des molaires.

Ce qui est acquis, c'est qu'un grand nombre d'*Ongulés* fosmiles possédaient le nombre typique complet des dents *Mammifères*, c'est-à-dire quarante-quatre, et que chez quelques-uns, les dents particulières : incisives, canines, prémolaires et molaires, passaient d'une forme à une autre par gradations insensibles, les dents contiguës ne différant que fort peu l'une de l'autre. Le professeur Flower a décrit et figuré un Ongulé fossile, qui présentait ces caractères, sous le nom de *Homalodontherium* (*Philos. Trans.*, 1874). Il est extrêmement intéressant de constater, qu'aux époques géologiques, les dentitions avaient un caractère plus généralisé ; que les Carnivores et les Herbivores mammifères de la période Eocène possédaient habituellement le nombre typique complet des dents, et présentaient moins de modifications particulières ; mais les formes peu nombreuses, vivantes autrefois, qui nous ont été transmises à l'état fossile, ne suffisent nullement à nous donner la chaîne complète des formes s'éloignant l'une de l'autre par des modifications progressives, excepté dans quelques cas. Ainsi l'ancêtre du *Cheval* nous est aujourd'hui bien connu.

Pourvu que l'on se rappelle que les différentes espèces de dents ont probablement une origine commune, la distinction homologique en incisives, prémolaires et molaires peut être avantageusement admise, et on peut s'en servir comme base de comparaison et de classification des dents des différents animaux.

On dit habituellement que, lorsque les incisives ne sont pas en nombre typique complet, ce sont celles qui occupent les extrémités de la série qui manquent ; c'est-à-dire que, s'il n'y a qu'une incisive, c'est la deuxième, et que, s'il y en a deux, c'est la première et la deuxième.

Il y a de nombreuses exceptions à cette règle : ainsi, la première incisive disparaît la première chez la *Loutre*, le *Morse* et un petit nombre d'autres animaux.

Lorsque des prémolaires manquent, on dit qu'elles ont disparu, à partir de l'extrémité antérieure de la série. Ce fait est généralement vrai, mais on peut signaler les exceptions suivantes : chez les *Ours*, la deuxième prémolaire manque souvent, tandis que la première est très constante ; de même, chez beaucoup de *Chauves-souris*; chez le *Dasyurus* [1], la troisième prémolaire ou la dernière (puisqu'il s'agit d'un Marsupiaux) est absente, tandis que les deux premières sont présentes (*a*).

Une difficulté s'élève parfois, pour décider si une dent doit être regardée comme une prémolaire ou comme une dent de lait, car il y a beaucoup de dents qu'on appelle permanentes et qui tombent très prématurément, du vivant de l'animal.

Le professeur Flower en montre un exemple chez l'*Hippopotame*; la première prémolaire apparaît avec les dents de lait; elle n'a probablement pas de dent antécédente et elle tombe au milieu de la vie; mais, dans les formes voisines, la dent correspondante reste en place pendant toute la vie de l'animal.

Le *Cochon à verrues* offre un exemple frappant de la chute prématurée de dents qui appartiennent manifestement à la série permanente ; toutes les dents (prémolaires et molaires) qui sont en avant de la dernière grosse molaire tombent, et la dentition se trouve, en fin de compte, réduite à la formule suivante :

$$1 \ \frac{2}{3} \ c \ \frac{1}{1} \ m \ \frac{1}{1}.$$

Le rapport général que l'on observe entre les dentitions des différents animaux, se retrouve également dans le type des dents individuelles, de sorte que nous pouvons suivre les différents degrés par lesquels ce type a passé pour devenir de plus en plus complexe.

Dans ce qu'on pourrait appeler une *dent typique*, nous trou-

---

1. Marsupiaux qui rappellent les Martres et les Putois de nos pays.

(*a*) Le fait est rendu certain par l'examen des formes voisines, chez lesquelles la troisième prémolaire existe, mais petite et rudimentaire.

verions une simple cavité pulpaire centrale, entourée d'une masse de dentine dure ; sur la couronne, cette masse serait recouverte d'une couche d'émail, tandis que le tout, couronne et racine, serait revêtu d'une couche de cément.

La couche de cément coronal peut être si mince, qu'elle est presque rudimentaire, comme chez l'homme ou les Carnivores ; ou bien l'enveloppe d'émail peut n'être que partielle, comme sur la face antérieure des incisives des Rongeurs ; ou bien encore, la dent ne peut être formée que d'une masse de dentine dure, non vasculaire, comme chez les *Labres* [1].

De même que des variétés de dents infinies peuvent provenir de la suppression partielle ou totale de certains de ces tissus, ainsi de grandes différences peuvent résulter de la présence d'autres tissus que les tissus ordinaires. C'est ainsi que les restes de la cavité pulpaire centrale sont souvent occupés par une pulpe calcifiée, formant de l'ostéo-dentine ; ce tissu, qui, chez l'homme, constitue presque un état pathologique, est parfaitement normal chez beaucoup d'autres animaux, chez le *Cachalot*, par exemple, ou sur les dents à accroissement indéfini du *Paresseux*, dont l'axe central est occupé par de l'ivoire que parcourent des canaux médullaires.

Ce ne sont pas tant les complexités résultant des variations de la structure intime, qui nous importent ici, que celles qui résultent de la disposition même des différents tissus.

Si nous prenons une simple dent conique, pourvue d'un seul tubercule, une canine par exemple, et si nous usons le sommet de sa couronne jusqu'à ce que la portion terminale de l'émail soit enlevée, l'extrémité émoussée présentera alors une zone circulaire d'ivoire, plus ou moins étendue, entourée d'un anneau d'émail. Si nous imaginons une dent pourvue de quatre longs tubercules, à un certain degré d'usure, nous aurons quatre zones

1. Les Labres, vulgairement appelés *Vieilles de Mer*, formant la famille des *Labroïdes*, de l'ordre des Acanthoptérygiens.

semblables à un degré plus avancé, c'est-à-dire, lorsque la dent sera usée jusqu'au-dessous du niveau de la base des tubercules, nous n'aurons plus qu'une zone centrale unique, plus large, entourée d'émail. Ainsi, sur ces dents, les surfaces triturantes pourvues de plusieurs tubercules, nous offrent un *dessin* plus complexe et ce dessin change à mesure que la dent s'use ; en même temps, la présence d'une épaisse couche de cément dans les espaces qui séparent les tubercules peut ajouter encore un élément de complexité, comme on l'observe sur les dents du plus grand nombre des animaux herbivores. La *marque* des

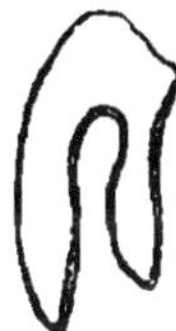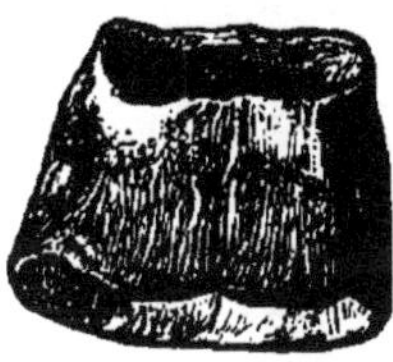

Fig. 108. — Sommet de la couronne de l'incisive supérieure d'un cheval, encore incomplètement formée.

dents incisives du Cheval est un exemple simple et familier du changement de dessin amené par l'usure progressive de la surface de la dent.

Sur une dent de Cheval intacte, et par suite sans trace d'usure, telle que la représente la figure 108, le sommet peut être comparé à un doigt de gant dont le bout a été invaginé. La dépression ainsi formée, aussi bien que le reste de la surface, est recouverte d'émail et d'une mince couche de cément.

Lorsque la dent est usée dans une certaine hauteur, nous avons une zone circonférentielle d'ivoire, au centre de laquelle est un anneau ovale d'émail, et dans cet anneau d'émail un creux rempli de débris d'aliments. C'est là ce qui constitue la *marque*, et comme l'usure s'avance jusqu'à atteindre le fond de la cavité, la marque disparaît, et il reste une zone pleine d'ivoire.

Les inflexions de la surface et de l'émail peuvent exister,

non seulement sur la face triturante, mais encore et fréquemment sur les faces latérales de la dent. L'inflexion de la surface, qui, sur les incisives du Cheval, est de la forme la plus simple possible, peut être cruciforme, différemment ondulée,

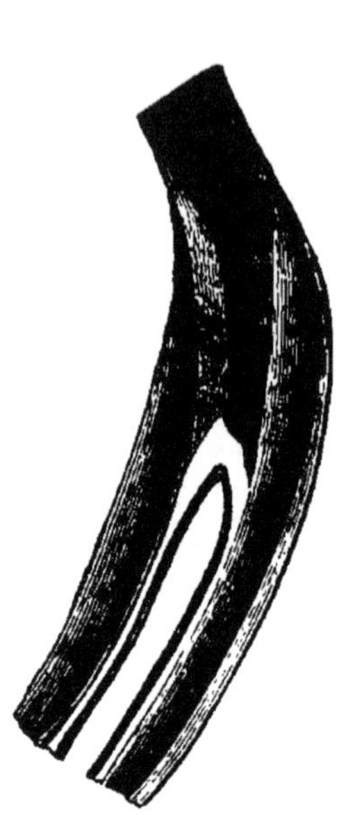

Fig. 109. — Incisive de Cheval suivant une coupe longitudinale.

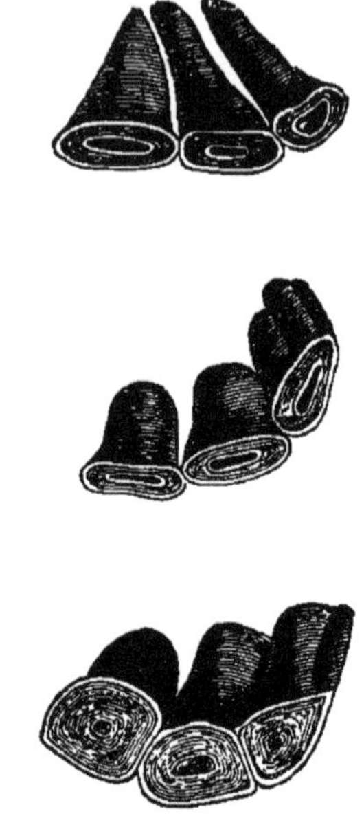

Fig. 110. — Incisives de Cheval montrant la *marque*, à différents âges.

interrompue, produisant ainsi toutes sortes de complications de surface. A mesure que la dent s'use, les inflexions longitudinales qui s'enfoncent de la surface vers le centre peuvent devenir différemment obliques, ondulées, peuvent s'étendre à toute l'épaisseur de la dent, la partageant en série de lames d'ivoire et d'émail réunies par le cément pour former une dent (voir fig. 112).

Malgré les intéressantes découvertes faites, dans ces derniers temps, dans la paléontologie des Mammifères, il n'est pas encore possible de déterminer de *quel* ou *quels* modèles communs, toutes les dents complexes des Mammifères sont dérivées, mais le modèle de quelques-unes, des molaires du Cheval, par exemple, peut être retrouvé, en remontant à travers un certain

nombre de formes parentes de plus en plus simples. J'en aî
assez dit, d'ailleurs, pour montrer que, par une étude attentive, les nombreuses complexités de dessins peuvent être rame-
nées à quelques types particuliers, peu nombreux d'ailleurs, et
ainsi se simplifier, par comparaison avec d'autres formes voisines, dont les caractères essentiels ne sont pas masqués par des
complications secondaires. Sans parler de la dent humaine, qui
nous est familière à tous, le type avec couronne et quatre tubercules aux angles, est commun à beaucoup d'animaux ; la crête
oblique de la couronne (fig. 8) qui existe chez quelques singes,
et point chez d'autres, se rencontre aussi chez quelques Insectivores, comme le *Hérisson*. Autour du collet d'un grand
nombre de dents, s'élève une crête saillante, le *cingulum*, et
cette crête peut fournir des tubercules supplémentaires.

Une série de comparaisons très instructives entre les dents
molaires des Insectivores a été faite par M. Mivart (*Journal
d'anat. et physiol.*, 1868), montrant que, dans les limites de ce
groupe d'animaux, une grande variété de types se rencontre,
dont les nombreuses modifications sont toutes réunies par des
formes transitionnelles.

Il paraîtrait que sur les dents molaires (supérieures) d'un
Insectivore, il y a quatre principaux tubercules (désignés par les
lettres *a, b, c, d*, dans la figure 111), tubercules plus ou moins
réunis par des crêtes : tel est le type simple des dents des *Eléphants rats* (Macroscélidés) et du *Hérisson*. Le cingulum est
très développé chez la plupart des Insectivores, et la complexité
ultérieure des couronnes, qui souvent se hérissent de sommets
aigus, provient de l'élévation du cingulum en saillies, égales en
longueur, ou même supérieures aux principaux tubercules de
la dent.

Ainsi, chez l'*Urotrichus*, animal du Japon, qui a du rapport
avec la Taupe, le cingulum externe s'élève en formant trois
tubercules aigus, distincts, réunis par des crêtes avec les deux

tubercules principaux, disposition qui dessine une espèce de
W à la surface de la dent; à la partie interne, le cingulum
forme un autre tubercule, de sorte qu'il y a en tout huit tubercules; la *Taupe commune* a le troisième tubercule développé
aux dépens du cingulum externe; mais ses deux principaux
tubercules internes sont fondus ensemble et ont perdu leur
individualité. La disparition et la fusion des tubercules se

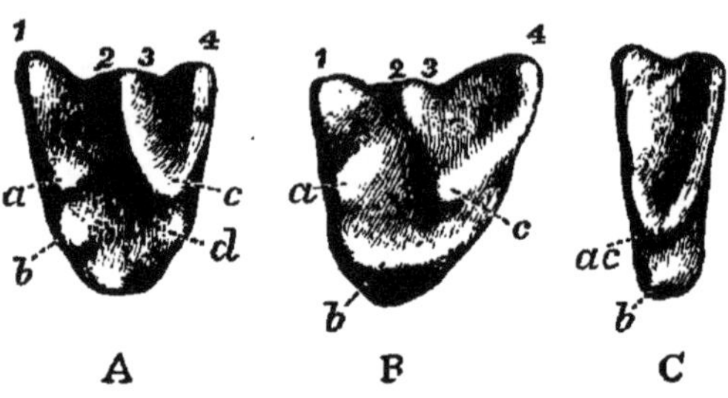

Fig. 111. — Dents molaires supérieures de l'Urotrichus (A); de la Taupe (B); et du
Chrysochloris (C). Dans chaque figure les lettres *a*, *b*, *c*, *d*, indiquent les quatre tubercules principaux. Sur la dent A, le cingulum s'est élevé, de manière à former trois
tubercules supplémentaires en dehors et un tubercule supplémentaire en dedans. —
Dans les figures B et C, quelques-uns de ces tubercules se sont réunis, et par suite,
leur nombre a diminué.

montrent à un bien plus haut degré sur les dents aplaties
de la *Taupe iridescente* (Chrysochloris); mais il existe des formes intermédiaires qui nous permettent d'identifier les différentes parties de ces dents avec les parties correspondantes
des dents de la Taupe commune ou de l'*Urotrichus*.

D'une manière générale, on peut dire que les tubercules, qui
s'ajoutent à ceux qui existent déjà, proviennent du cingulum,
qui se transforme en s'élevant en saillies; il n'est pas rare de
voir des tubercules supplémentaires, ayant manifestement cette
origine, sur les dents humaines.

Des crêtes peuvent réunir les tubercules de différentes manières, et la dent carnassière des Carnivores nous offre un
exemple remarquable de la réunion de deux ou plusieurs
tubercules pour former une saillie extrêmement considérable;
certaines dents de Marsupiaux donnent la clef de cette trans-

formation, et nous fournissent la preuve évidente, indiscutable, de cette fusion, par une série graduelle de petites modifications qui indiquent ce but, en se montrant chez des animaux de même espèce.

Un type [1] simple de dent est celui qui résulte de la réunion des deux tubercules antérieurs et des deux tubercules postérieurs par deux simples crêtes; le cingulum peut rattacher l'une à l'autre les extrémités de ces deux crêtes; une semblable dent se rencontre chez le *Tapir* et chez le *Palæotherium* [2]. Par l'obliquité variée des crêtes et par l'adjonction d'inflexions secondaires, on arrive à des types en apparence très dissemblables.

Sur la dent molaire d'un Cheval, qui provient de la transformation du type Palæotherium, nous trouvons une surface qui reste constamment irrégulière, grâce à la dureté différente de ses éléments constituants.

Sur cette dent usée, nous avons sur un champ général

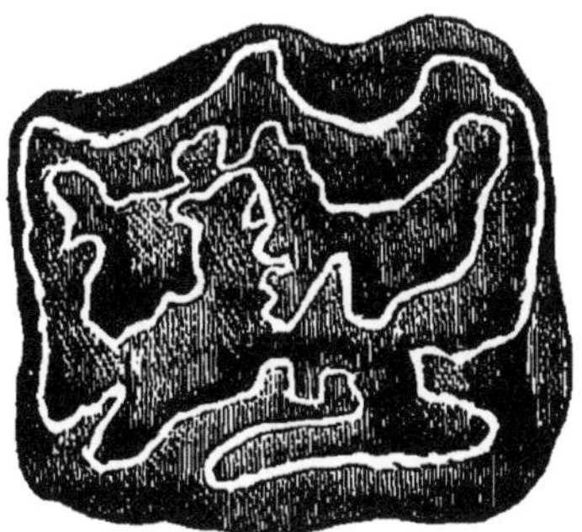

Fig. 112. — Dent molaire d'un cheval montrant le type caractéristique de sa face triturante.

d'ivoire, deux îlots de cément, limités par les lignes tortueuses de l'émail, et à la partie interne, une sorte de promontoire d'ivoire limité par de l'émail; les lignes ondulées de l'émail,

1. L'expression : type de la dent, doit être entendue dans le sens de l'aspect que présente la face triturante des molaires, suivant la disposition variable des tubercules (cuspides), des crêtes et des sillons, suivant le degré d'usure et les rapports des trois tissus constituants, émail, ivoire et cément.

2. Pachyderme fossile des terrains tertiaires.

en vertu de leur dureté, seront, à tous les degrés d'usure, plus saillantes que l'ivoire ou que le cément, et par suite assureront l'efficacité des dents, comme instruments broyeurs.

Les types de surfaces triturantes, ainsi produits, sont constants pour les mêmes espèces, de sorte qu'une dent particulière d'herbivore peut parfois être rapportée exactement au genre et toujours à la famille.

Comme il sera nécessaire de revenir encore sur ce sujet, il nous suffit pour le moment de signaler l'existence de ces rapports et de constater que tous les types de couronne, même les plus complexes, peuvent, dans la pratique, être ramenés à quelques types peu nombreux.

Le développement de tubercules supplémentaires, par suite d'excroissance et d'élévation du cingulum, la suppression ou la fusion de tubercules préexistants, constituent des phénomènes de transformation qui s'expliquent par la comparaison des dents des animaux d'espèces voisines; et ainsi, on retrouve des liens de connexion entre des types au premier abord très dissemblables. L'ordre des Proboscidiens nous montre d'ailleurs un exemple si instructif de la manière dont une dent extrêmement complexe dérive d'une dent simple, qu'on peut le citer comme démonstration à cette place.

La dent de l'*Éléphant* ressemble si peu aux autres dents, qu'au premier abord, on peut supposer qu'elle en diffère beaucoup plus qu'elle ne fait en réalité. L'explication de ses caractères nous est donnée par les dents d'un Proboscidien disparu, le *Mastodonte*. Si nous prenons pour point de départ la deuxième vraie molaire d'un de ces Mastodontes (*Tétralophodon*) nous constatons que la couronne de cette dent présente tre crêtes transversales excessivement développées, se terant chacune par un sommet qui est une sorte d'éminence ondie (d'où le nom de Mastodonte, de *mastos*, mamelon). s quatre crêtes transversales se confondent à leur base, et la couronne est supportée par un nombre de racines correspondant à ces crêtes.

Si nous prenons maintenant la dent voisine, la troisième vraie molaire, le caractère général de cette dent reste le même, sauf qu'il y a cinq crêtes et indication d'autant de racines;

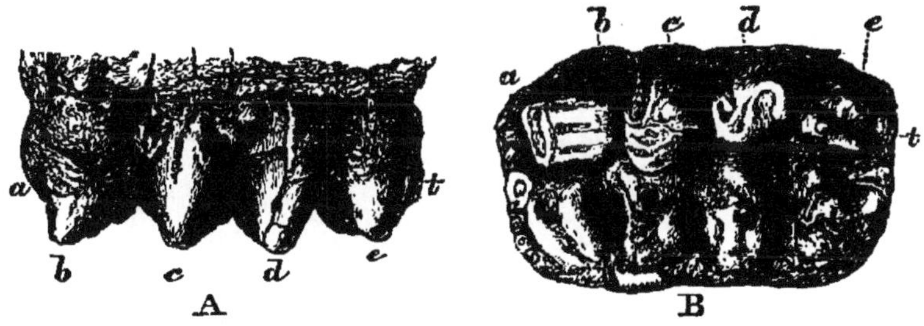

Fig. 113. — Deuxième molaire supérieure de *Mastodonte* (Longirostris), d'après Falconer (au huitième environ de la grandeur naturelle). Les quatre crêtes transversales *b*, *c*, *d*, *e*, sont, on peut le voir, en quelque sorte, partagées en deux parties, l'une interne, l'autre externe, par un sillon longitudinal beaucoup moins profond que les dentelures transversales. A la partie antérieure de la dent, on observe une légère élévation du cingulum qui forme *talon* (*a*). Une saillie semblable existe à la partie postérieure de la dent; si le cingulum s'élevait davantage, il formerait des crêtes ou des tubercules supplémentaires.

d'ailleurs le rapport général des crêtes avec les tubercules des dents moins exceptionnelles, est manifeste.

La couronne est recouverte d'émail, sur lequel s'étend une mince couche de cément, qui ne remplit pas complètement l'intervalle compris entre les crêtes.

Ainsi cette dent n'est pas une dent très exceptionnelle; elle n'est évidemment rien plus qu'une dent sur laquelle d'assez nombreux tubercules réunis par des crêtes transversales, ont atteint un volume et une longueur considérables.

Pour transformer la dent d'un Mastodonte en celle d'un Eléphant, nous n'aurions qu'à multiplier le nombre des crêtes, à élever la hauteur de leur sommet, à remplir les espaces qui les séparent avec le cément et à rapetisser les racines. La dent complètement développée de l'Eléphant est une masse cubique, ou plutôt oblongue, dont la base porte des racines rabougries et atrophiées. Elle est formée d'une cavité pulpaire commune, petite relativement au volume de la dent, pénétrant très profondément dans la masse, et d'où partent vers la surface de la couronne de nombreuses lames peu épaisses, dont chacune consiste en une mince zone d'ivoire enveloppée par

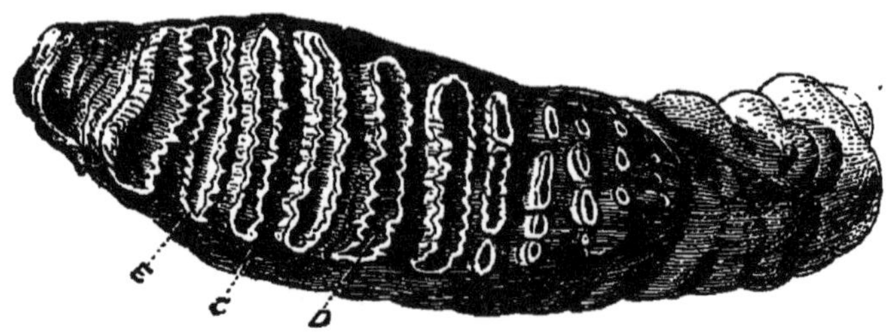

Fig. 114. — Dent molaire d'un Éléphant asiatique, sur laquelle on voit les lames transversales d'ivoire, avec leur bordure d'émail.

l'émail; les espaces situés entre les lames, ou tubercules exagérés, sont complètement remplis par le cément.

Entre le Mastodonte et l'Eléphant Indien existent un certain nombre de formes de transition, sur lesquelles nous pouvons saisir les modifications graduelles de la dent, en somme peu anormale du Mastodonte, pour arriver à l'énorme molaire très particulière de l'Eléphant indien.

Les nombreuses lames transversales des dents molaires de l'Eléphant sont réunies à leur base par l'ivoire, et une cavité pulpaire commune existe avec des racines tronquées; mais,

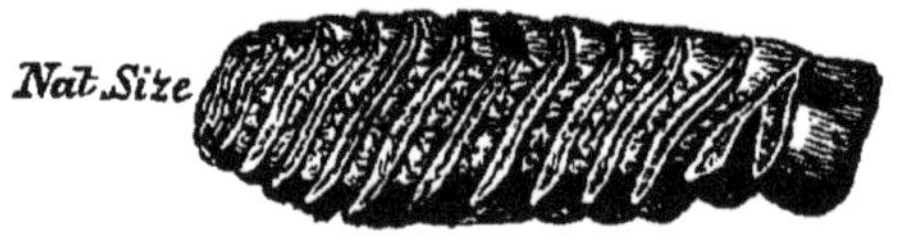

Fig. 115. — Molaire de Capybare, sur laquelle on voit les lames transversales d'ivoire et d'émail réunies entre elles par le cément.

sous ce dernier rapport, les dents du *Capybare* (Cabiai) s'écartent plus encore du type ordinaire; ce sont des molaires à développement continu, dont les nombreuses lamelles transversales d'ivoire et d'émail ne se réunissent sur aucun point et chez lesquelles il n'y a pas de cavité pulpaire commune. C'est comme

si, sur une dent d'Eléphant, les lames qui sont pendant longtemps indépendantes ne se réunissaient jamais, mais conti-
nuaient à s'accroître séparément, n'étant réunies à leurs voisines que par le cément.

§ 3. — **La dentition de lait.**

Il y a près de trente ans, le professeur Owen a appelé l'attention sur ce fait que les Mammifères, chez lesquels les dents
situées sur les différents points de la bouche avaient une forme
semblable (*Homodontes*), ne développaient qu'une série de dents,
et, pour indiquer ce caractère, a proposé pour eux le nom de
Monophyodontes; que les Mammifères, au contraire, qui avaient
des dents de forme et de volume différents, sur les différents
points de la bouche (*Hétérodontes*), développaient deux séries
de dents, une série de *dents de lait*, à laquelle succédait une
série de *dents permanentes;* pour ces dernières, il exprimait
cette particularité par le terme de *Diphyodonte.* Dans le principe, les termes de Homodontes et Monophyodontes pouvaient
se remplacer, puisqu'ils désignaient le même groupe d'animaux;
dans le même ordre d'idées, Hétérodonte était l'équivalent de
Diphyodonte.

Mais ce fait, vrai pour un nombre considérable d'animaux, ne
l'est pas pour tous, et il est nécessaire d'indiquer quelques-unes
des exceptions.

L'*Armadille à neuf raies* (Tatusia peba) est un Homodonte
vrai; ses dents sont toutes très approximativement semblables;
elles ont une forme simple, et elles se développent aux dépens
d'une pulpe persistante; cependant, Rapp, Gervais et le professeur Flower ont démontré que cet animal avait une série de
dents de lait bien développées, demeurant jusqu'à ce qu'il ait
atteint son plein développement.

C'est donc un véritable Mammifère diphyodonte, en même

temps que c'est un véritable Homodonte. Mais on n'a pas observé trace de dentition de lait chez les Paresseux ; on n'en a pas observé davantage sur aucune autre Armadille (excepté le *Tatusia Kappleri*, à peine distinct). On n'a pas trouvé davantage de dents de lait chez aucun Cétacé, de sorte que le reste des animaux homodontes connus est, autant que nous sachions, véritablement monophyodonte.

Après tout, nos connaissances touchant la *dentition* de lait ou la dentition temporaire sont imparfaites ; mais une vive lumière a été projetée sur ce sujet par les recherches du professeur Flower (*Journal of Anatomy and physiology*, 1869, et *Transactions odontological Society*, 1871) dont j'ai mis librement à profit les travaux dans ce chapitre.

Le remplacement indéfini des dents perdues ou tombées par un processus régulier, qui caractérise les dentitions des Poissons et des Reptiles, n'a pas d'analogue dans le cas des Mammifères, dont aucun représentant ne développe jamais plus de deux séries de dents.

De même que les Mammifères homodontes, en règle générale, ne développent qu'une série de dents, de même les Mammifères hétérodontes développent deux séries de dents, bien qu'on puisse trouver des exceptions à cette règle.

La série temporaire, ou série des dents de lait, peut être plus ou moins complète ; les dents de lait, chez l'homme, répondent aux besoins de l'enfant, jusqu'à l'âge de sept ans ; chez les Ongulés, elles restent jusqu'à ce que l'animal ait atteint les proportions adultes. D'un autre côté, chez beaucoup d'animaux diphyodontes, les dents de lait disparaissent très prématurément, chez la *Taupe*, par exemple (voir fig. 107) ; en outre, il existe de nombreux exemples de dents de lait résorbées, l'animal étant encore dans l'utérus. La conclusion est que, en ce qui concerne le temps pour lequel les dents de lait sont développées, on trouve les plus grandes variations.

Une dentition de lait absolument typique, représente, sur une échelle réduite, la dentition adulte de l'animal, avec cette réserve toutefois, que les différences sexuelles ne sont que peu ou point accusées.

Ainsi, en général, la dernière dent de lait offre plus de ressemblance avec les vraies molaires, qui sont derrière elle, qu'avec la prémolaire qui vient la remplacer directement, et qui est généralement d'une forme plus simple.

Dans ce qu'on peut appeler l'ordre normal, chaque dent de la série temporaire est déplacée verticalement par une dent de la série permanente; mais on peut rencontrer de nombreux exemples de dents de lait particulières, qui n'ont pas de dents de remplacement, ou, au contraire, de dents permanentes qui n'ont jamais été précédées de dents temporaires.

J'ai déjà signalé ce fait pour les Homodontes, qu'aucune succession de dents n'a été observée chez les Cétacés, ni chez aucun autre Edenté, sauf chez l'Armadille; chez les Hétérodontes, il y a plusieurs Rongeurs qui n'ont pas de dents temporaires, le *Rat*, par exemple; le Dugong a probablement des incisives temporaires, mais n'a pas d'autres dents de lait; l'Eléphant ne fait pas de remplacement vertical, sauf pour les incisives.

Chez les Marsupiaux, qui sont de vrais Hétérodontes, il n'y a qu'une molaire de lait, de chaque côté, sur chaque mâchoire; cette dent est toujours déplacée par la troisième ou dernière prémolaire; mais elle atteint un degré de développement très variable; elle est rudimentaire chez le *Thylacinus* (Loup d'Australie), probablement totalement absente chez le *Dasyurius* et le *Phascolarctus;* c'est une dent volumineuse qui remplit des fonctions complètes jusqu'à ce que l'animal soit presque adulte, chez l'*Hypsiprimnus* (Kangouroo-rat).

Dans le groupe des Carnivores, le *Chien* et beaucoup d'autres animaux possèdent une série complète de dents de lait bien développées, qui servent pendant quelque temps ; chez *l'Ours*, les dents de lait sont relativement plus petites, et elles

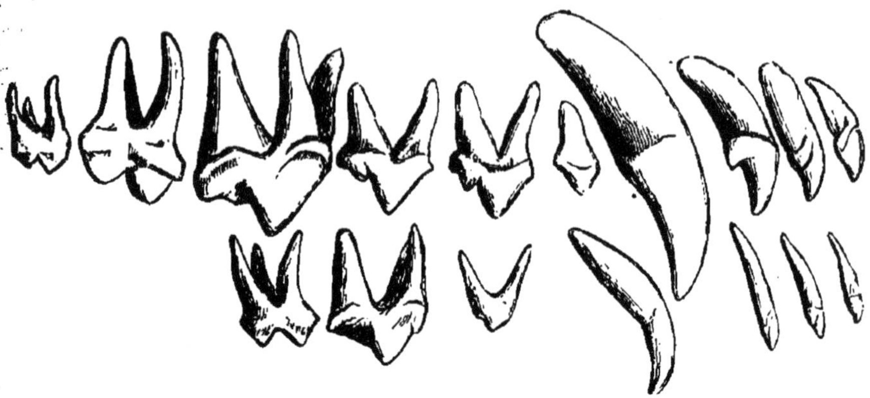

Fig. 116. — Dentition permanente et dentition temporaire d'un Chien. La dentition temporaire est bien développée (grandeur naturelle).

tombent de très bonne heure ; sur le *Veau marin*, les dents de lait sont rudimentaires, sans utilité, et disparaissent par résorption, avant la naissance ; c'est ainsi que, dans le spécimen figuré, les incisives de lait ont déjà disparu (voir fig. 117).

Chez l'*Eléphant de mer* (Phoque à trompe), les dents de lait

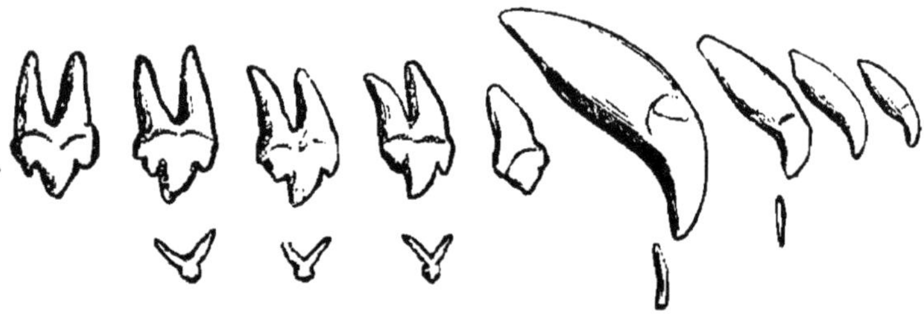

Fig. 117. — Dentition permanente et dentition temporaire d'un Veau marin (Phoca Groenlandica) (grandeur naturelle).

sont encore plus rudimentaires, et la différence entre la dentition de cet animal et celle d'un Cétacé à la fois monophodonte et homodonte, l'Épaulard (*Grampus*), n'est pas considérable ; cette observation a d'autant plus d'intérêt, que ce phoque à trompe se rapproche du groupe Cétacé par d'autres caractères que par ses dents. De ces faits, qui sont bien indiqués dans la figure représentée (fig. 118 et 119), le professeur Flower conclut que la série permanente des dents des Diphyodontes correspond à la série unique des Monophyodontes, et que la denti-

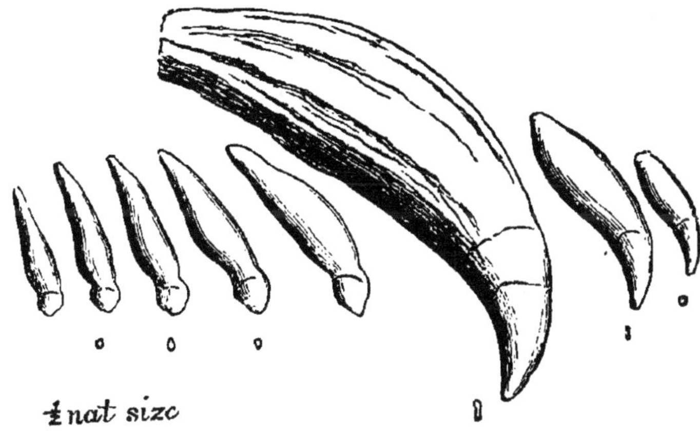

Fig. 118. — Dentition permanente et dentition temporaire de l'Éléphant de mer
(Cystophora proboscidea).

tion de lait, lorsqu'elle existe, est en quelque sorte surajoutée.

Mais la question de savoir s'il en est réellement ainsi, n'est pas facile à résoudre ; si l'on s'en tenait uniquement au fait

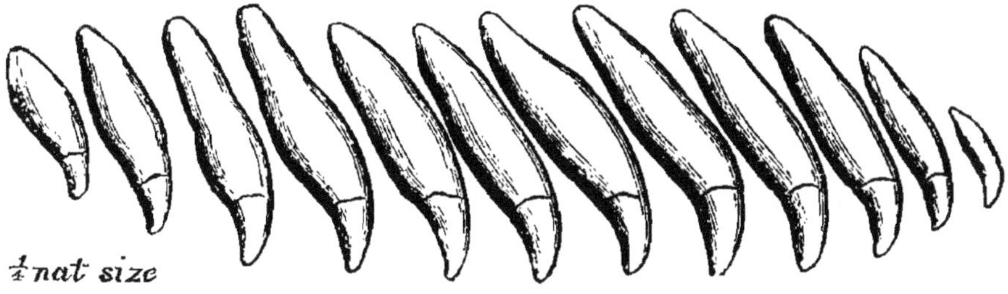

Fig. 119. — Dents du vrai Grampus monophyodonte (Orca capensis), d'après Flower.

avancé par le professeur Flower, on aurait généralement tendance, sans trop d'hésitation, à admettre ses conclusions ; mais l'histoire du développement des dents fait intervenir une difficulté nouvelle.

Le germe dentaire de la dent de lait est le premier formé, et le germe dentaire de la dent permanente dérive d'une portion (le collet du germe de l'émail) de l'organe formateur de la dent de lait (voir fig. 62) ; en outre, chez le plus grand nombre des animaux qui développent une série indéfinie de dents, comme le Serpent, le Lézard ou le Requin, chaque germe dentaire successif dérive également d'une portion de la dent qui l'a précédé ; la conclusion naturelle de ce fait serait donc que la série permanente, dérivant de la série temporaire, est la partie surajoutée chez les Diphyodontes.

La question ne peut être définitivement résolue, tant que nous ne connaîtrons pas plus intimement le développement des dents des Cétacés monophyodontes ; il peut se faire que, chez ces animaux, il y ait des germes abortifs de dents de lait de formés, n'arrivant pas jusqu'à la calcification, mais donnant par bourgeonnement, pour ainsi dire, les germes des dents permanentes ; si ce fait pouvait être démontré, il assimilerait étroitement leurs dents à celles du Phoque à trompe.

Ce qui complique encore la solution de ces questions, c'est qu'il y a de très nombreuses *conditions* de dents *permanentes*: c'est-à-dire, qu'il y a des dents appartenant incontestablement à la deuxième série, qui tombent de très bonne heure, et ne restent pas en place pendant toute la vie de l'animal ; un exemple de ce fait se rencontre chez le *Cochon à verrues* (Phacochœrus), qui perd successivement toutes ses prémolaires, la première et la seconde vraie molaire, la dernière vraie molaire étant la seule qui soit véritablement persistante.

Parfois il suffira d'une comparaison attentive avec les dents des animaux appartenant à des espèces voisines, pour décider si une dent particulière doit être rapportée à la série temporaire ou à la série permanente ; car il arrive parfois que les dents de cette dernière série tombent de très bonne heure, alors que les dents de lait demeurent toutes en place et ne tombent qu'à l'âge adulte. Le professeur Flower cite comme exemple de la chute prématurée d'une dent permanente, la pre-re prémolaire de l'*Hippopotame*.

CHAPITRE IV

§ 1. — **Monotrèmes.**

L'*Echidna* ou le Fourmilier Épineux n'a aucune espèce de dents, et l'étrange *Ornithorhynque* (Platypus à bec de canard) est aussi complètement dépourvu de vraies dents calcifiées.

A la place de dents, le bec aplati de cet animal présente huit lames cornées, deux de chaque côté, à chaque mâchoire. Nous pouvons donc immédiatement arriver à l'étude des ordres des *Edentés* et des *Cétacés*, qu'il est utile de connaître en premier lieu, parce que leurs dentitions appartiennent à la forme simple que nous avons désignée sous le nom de *Homodonte*.

§ 2. — **Les dents des Édentés (Bruta).**

PARESSEUX, ARMADILLES, FOURMILIERS.

Le nom d'*Edentés* a été appliqué aux animaux de cet ordre, pour indiquer l'absence d'incisives (dents situées sur l'os inter-maxillaire). Mais si cela est vrai pour la plupart d'entre eux, quelques-uns cependant possèdent des incisives supérieures ; les incisives centrales manquent dans tous les cas.

Quelques-uns de ces animaux sont complètement privés de dents ; tel est le cas des *Mutica*, ou Fourmiliers de l'Amérique du Sud (le *Myrmicophaga* et le *Cyclothurus*), chez lesquels, les mâchoires, d'une excessive longueur, ne pouvant s'écarter que dans une petite étendue, la bouche se trouve réduite à une fente située à l'extrémité d'un museau allongé. C'est une langue excessivement longue et effilée, semblable à un fouet et enduite de la sécrétion muqueuse des glandes sous-maxillaires extrêmement développées, qui, se projetant en avant, saisit les aliments ; cet organe se meut avec une extrême dextérité. Le *Manis*, ou Fourmilier écailleux, est aussi dépourvu de dents.

Les odontologistes ont généralement partagé les Mammifères en deux classes : les Monophyodontes, c'est-à-dire les Mammifères qui ne développent qu'une série de dents, et les Diphyodontes, ou Mammifères qui développent deux séries de dents.

On peut dire que les Monophyodontes ont leurs dents toutes semblables, de sorte qu'il n'est pas possible de les distinguer en incisives, canines et molaires ; c'est pourquoi, on les a appelés *Homodontes*, tandis que les Diphyodontes, au contraire, ayant des dents de formes variées, sont appelés *hétérodontes*.

Les Edentés appartiennent à la section des Mammifères monophyodontes ou homodontes ; mais, chez quelques-uns, certaines dents sont plus développées que les autres, c'est-à-dire que nous trouvons des dents qu'on peut appeler canines, et j'ai déjà parlé d'un Armadille, qui, en tout cas, est diphyodonte. En tenant compte de ces exceptions, les termes monophyodontes et homodontes sont d'ailleurs parfaitement convenables, et peuvent être employés, car ils s'appliquent véritablement au plus grand nombre des animaux de l'ordre des Edentés.

Les dents sont de forme simple et ne diffèrent pas à un degré appréciable dans les différents points de la bouche, si ce n'est par leur volume (la dent caniniforme du Paresseux à deux orteils constitue une exception). Ces dents sont toutes à accroissement continu, et c'est pourquoi la division en couronne, collet et racine ne leur est pas applicable; elles sont généralement formées d'ivoire et de cément, parfois avec addition de vasodentine, résultant de la transformation de la portion centrale de la pulpe ; chez quelques individus , d'autres particularités de structure s'observent encore ; ainsi, chez l'*Orycteropus* (Fourmilier du Cap), on trouve de l'ivoire semblable à celui des *Myliobates;* chez le *Megatherium* [1], de l'ivoire dur, une vasodentine particulière, et un cément très vasculaire se trouvent réunis (voir fig. 36).

Je ne sache pas que de l'émail ait été vu sur les dents d'un Édenté; mais j'ai pu constater, il y a quelques années, que les germes dentaires de l'Armadille à neuf raies étaient pourvus d'organes de l'émail; cela, d'ailleurs, ne prouve rien, puisque, comme je l'ai écrit ailleurs (*Philos. Trans.*, 1876), je crois que la présence d'organes de l'émail est un fait constant, et tout à fait indépendant de la formation ultérieure d'émail.

Les dents de l'Armadille à neuf raies (Tatusia peba) peuvent servir à montrer les caractères de la dentition, dans la classe des Edentés. Il y a sept dents de chaque côté de la mâchoire ; leur surface de section est circulaire, et les dents de la mâchoire supérieure alternent avec celles de la mâchoire inférieure, de sorte que, par l'usure, leurs surfaces triturantes finissent par prendre la forme d'un coin ; avant d'avoir subi la moindre atteinte, ces dents étaient bilobées, comme le montre la figure du germe dentaire (page 142).

Sur la figure 120 on voit représentées les dents de lait, et au-dessous d'elles, leurs dents de remplacement permanentes. La bifurcation de la base des dents de lait a pour cause la résorption active produite par le voisinage des dents de remplace-

---

1. Édenté tardigrade fossile qui avait presque la taille de l'Éléphant.

ment, et non la formation de racines définies. Les dents de remplacement n'ont été observées que chez l'Armadille (et aussi chez le *Tatusia Kappleri*, qui n'en est peut-être qu'une

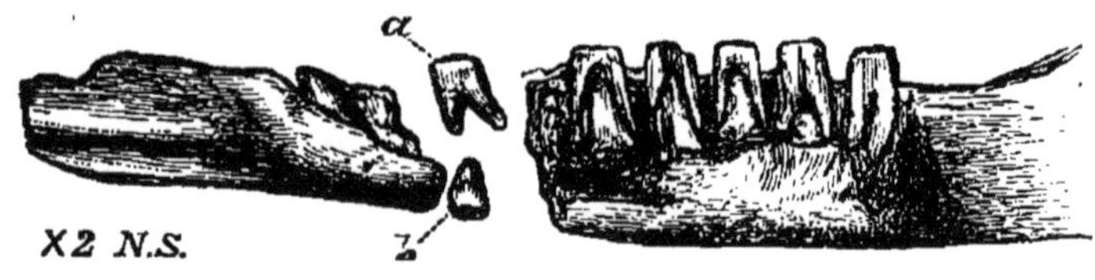

Fig. 120. — Mâchoire inférieure d'un jeune Armadille (Tatusia peba), montrant les dents de lait (*a*) en *place*, et au-dessous d'elles les dents permanentes (*b*) qui doivent leur succéder (d'après une pièce du Musée du Collège Royal des chirurgiens).

variété) ; mais il n'y a pas de pièces en nombre suffisant dans nos musées, pour que nous puissions positivement en nier l'existence dans d'autres espèces.

Le professeur Flower n'a pu découvrir aucune succession de dents chez les Paresseux ; j'ai moi-même, grâce à l'obligeance du professeur Garrod, examiné au microscope la mâchoire d'un fœtus de *Cholœpus*, sur laquelle les dents étaient à peine calcifiées, et je n'ai pu saisir une trace quelconque d'une deuxième série de germes dentaires ; il est donc très probable que ces animaux sont réellement Monophyodontes.

Chez les Armadilles, les dents sont toujours d'une forme simple, et à peu près au nombre de trente-deux, excepté chez le *Priodonte*, qui possède jusqu'à cent dents, nombre tout à fait exceptionnel chez les Mammifères.

Les Paresseux ont moins de dents que les Armadilles ; en outre, ces dents sont d'une structure moins résistante ; la vasodentine, qui forme leur partie centrale, entre pour une plus large part dans leur masse, puisqu'elle forme presque la moitié de l'organe.

L'*Orycteropus* ou Fourmilier du Cap, dont j'ai déjà signalé les particularités dentaires, a en tout vingt-six dents ; les vrais Fourmiliers sont dépourvus de ces organes. Les dents de quelques Edentés gigantesques, aujourd'hui disparus, étaient de

forme et de structure un peu plus complexes (voir page 75).
Ainsi les dents du *Glyptodon* étaient divisées par des sillons
longitudinaux, qui, sur une coupe, donnaient à la surface un
aspect trilobé ; les dents du *Megatherium* étaient également
creusées d'un sillon longitudinal.

Par leur mode d'accroissement continu, par leur forme peu
variée, et leur absence sur les os intermaxillaires, les dents de
ces fossiles étaient absolument conformes à celles des Edentés
actuellement vivants.

§ 3. — Les dents des Cétacés.

On ne connaît aucun cétacé chez lequel se développe plus
d'une série de dents ; de plus, ces dents, lorsqu'elles existent en
nombre considérable, sont toutes d'une forme absolument semblable.

Elles se composent généralement d'ivoire dur, revêtu d'une
couche de cément ; lorsquelles ont atteint leurs dimensions
définitives, ce qui reste de la pulpe se transforme très fréquemment en ivoire secondaire ; il n'est pas rare que l'émail
forme le sommet, ou même un revêtement complet, sur les
dents de beaucoup d'animaux de cet ordre.

L'ivoire d'un grand nombre de Cétacés, du *Cachalot* par
exemple, est remarquable par le nombre considérable des espaces interglobulaires qu'il renferme ; ces espaces sont groupés
en bandes concentriques, de manière à présenter l'aspect de
lignes de contour. Le cément est souvent en couche d'une
grande épaisseur, et les lacunes qu'il renferme sont très abondantes ; sa stratification est aussi très apparente.

Chez le *Dauphin*, les dents sont très nombreuses, au nombre
de près de deux cents ; elles sont étroites, coniques, légèrement recourbées en dedans et très aiguës ; comme elles s'entrecroisent, au lieu de se rencontrer, leur sommet ne subit que

peu d'usure, et elles restent constamment aiguës. Les dents
les plus volumineuses sont celles qui occupent le milieu de la
série.

On trouve chez les Cétacés de nombreuses variétés de
dents, au point de vue du nombre et de la forme ; le *Marsouin*
n'a guère plus que la moitié du nombre des dents du Dauphin

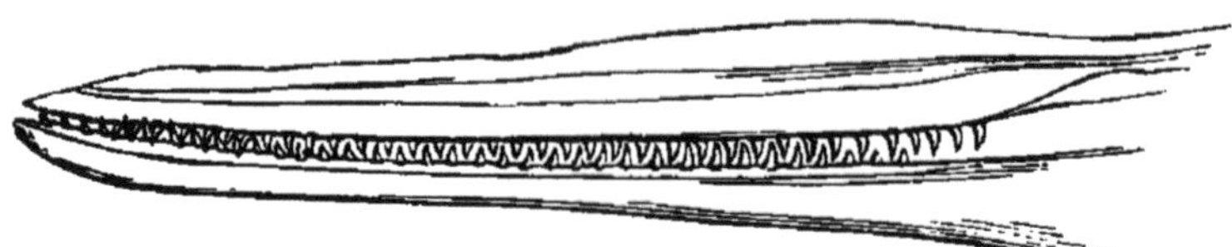

Fig. 121. — Mâchoires du Marsouin commun.

et l'*Epaulard* en possède encore moins que lui. Les dents de
l'Epaulard s'usent par leurs surfaces antagonistes, et, à mesure
qu'elles s'usent, les pulpes se calcifient. Au musée d'Oxford
on peut voir un Epaulard, chez lequel, grâce à une luxation
de la mâchoire inférieure, les dents, au lieu de s'entrecroiser,
étaient exactement opposées les unes aux autres ; la consé-

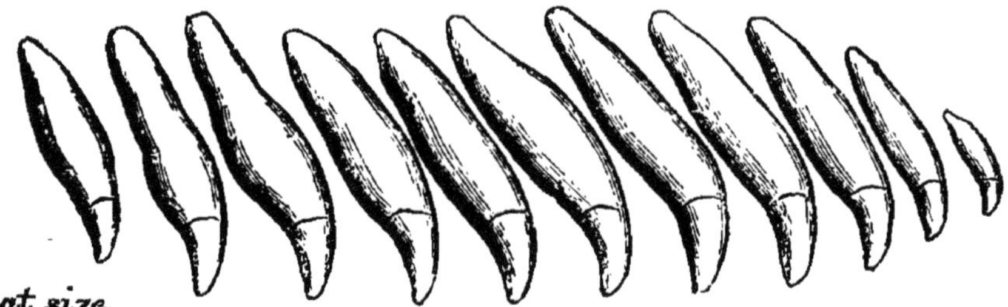

Fig. 122. — Dents de la mâchoire supérieure d'un Epaulard.

ence de cette disposition fut que l'usure se fît avec une
de rapidité, et que les cavités pulpaires s'ouvrirent avant
la cavité de la pulpe s'oblitérât par la calcification (*a*), les
pes se mortifièrent en formant des abcès tout autour des
ts.

) *Transact. odontol. Society* (1876). Lorsque j'ai écrit cet ouvrage, j'igno-
que Eschricht eût avant moi publié une observation semblable.

Chez le *Cachalot*, les dents sont nombreuses, sur la mâchoire inférieure; mais, sur la mâchoire supérieure, il n'y a que quelques dents incurvées, rabougries, qui restent enfermées dans la gencive dense. Les dents de la mâchoire inférieure sont maintenues dans des dépressions larges et peu profondes de l'os, par une gencive dense et fibreuse, qui, lorsqu'on l'enlève, emporte ces dents avec elle. Tous les degrés intermédiaires entre cette faible implantation et les alvéoles profondes, bien développées de l'Epaulard, se rencontrent chez les Cétacés.

Chez la Baleine à gros nez (Hyperoodon bidens), les seules dents volumineuses qui existent sont deux dents coniques (parfois au nombre de quatre), à sommet d'émail, qui restent plus ou moins enfoncées dans la gencive, près de la partie antérieure de la mâchoire inférieure; outre ces dents, il en existe douze ou treize, très petites, rudimentaires , perdues dans l'épaisseur des gencives des deux mâchoires (Eschricht, Lacépède).

Chez le *Narwal* (Monodon monoceros), deux dents seulement sont persistantes, et cela, sur la mâchoire supérieure. Chez la femelle, les germes dentaires se calcifient, atteignent une longueur de près de huit pouces, mais restent enfermés dans la substance de l'os, et leurs cavités pulpaires s'oblitèrent rapidement. Chez le mâle, une défense (dans quelques cas très rares, deux) continue de s'accroître aux dépens d'une pulpe persistante, jusqu'à atteindre une longueur de dix ou douze pieds et un diamètre de trois ou quatre pouces à sa base. Cette défense (à gauche) est absolument droite, mais elle est marquée de sillons en spirale allant de droite à gauche. Il est curieux d'observer que sur les spécimens, dont les deux défenses ont atteint un égal et énorme développement, les spirales de ces deux défenses tournent dans le même sens, c'est-à-dire que, des deux côtés de la tête, les spirales ne sont pas symétriques.

La défense du Narwal mâle, on peut le supposer, sert au combat sexuel ; mais on ne sait pas grand'chose des mœurs de cet animal.

Le professeur Turner a dernièrement signalé l'existence de

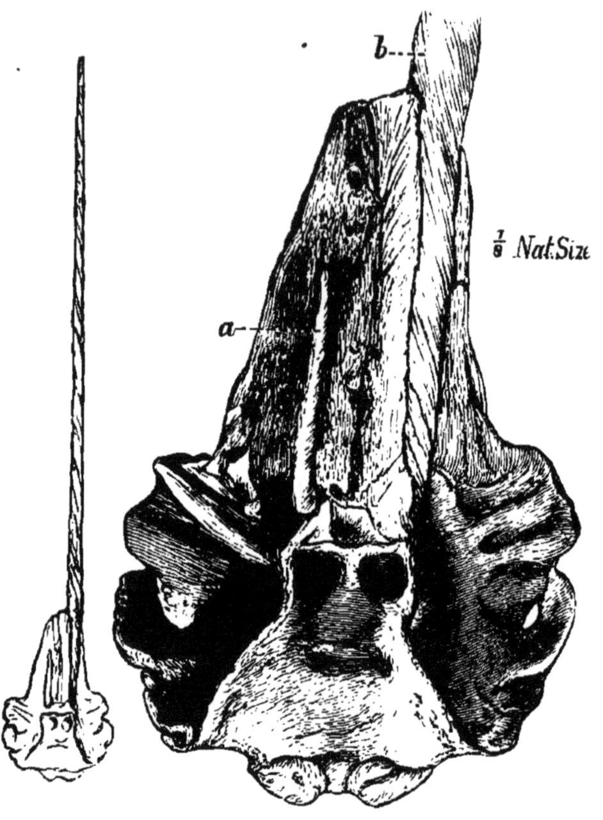

Fig. 123. — Crâne d'un Narwal (Monodonte monoceros). — *a*, dent atrophiée dont la cavité pulpaire de la base s'est oblitérée. — *b*, longue défense. — La figure réduite montre la défense dans toute sa longueur, et dans ses dimensions comparées à celles des autres parties du crâne.

eux incisives atrophiées, rudimentaires, sur le fœtus du Narwal : ces organes rudimentaires représentent évidemment une uxième paire d'incisives et sont situés un peu arrière de paire de dents qui atteignent des dimensions plus considéles. Toute trace de cette deuxième paire d'incisives dispachez les adultes.

Les Cétacés qu'on a réunis dans la classe des *Ziphoïdes*,

n'ont pas de dents, à la mâchoire supérieure, et n'en possèdent que deux, sur la mâchoire inférieure (une seule espèce en a quatre); mais celles-ci atteignent un volume énorme, quoique d'autres dents rudimentaires se soient formées dans la gencive dense.

La structure de ces dents est très particulière ; une dent d'une espèce du genre *Ziphius*, qui est au musée de l'Université d'Oxford, et qui a été décrite par M. Ray Lankaster, se compose presque tout entière d'ostéo-dentine et de cément; la dentine véritable ne forme qu'une petite portion du sommet, c'est-à-dire, pas plus que le dixième du volume de l'organe.

Le *Ziphius Lagardii* a des dents de près d'un pied de long. Ces dents, projetées au dehors de la mâchoire inférieure, s'inclinent l'une vers l'autre au-dessus de la mâchoire supérieure, au point de pouvoir empêcher la bouche de s'ouvrir largement.

L'ivoire secondaire se développe en grande quantité dans les cavités pulpaires des dents des Cétacés; dans cet ivoire secondaire, les concrétions globulaires abondent, et les tubes dentinaires sont très fins et innombrables, mais disposés sans aucune régularité.

Les *Baleines porte-fanons* sont, à l'état adulte, dépourvues de dents ; mais, avant la naissance, les bords des mâchoires inférieure et supérieure sont recouverts d'une série de dents rudimentaires presque globulaires, qui se calcifient, mais qui tombent bientôt ou plutôt sont résorbées.

A la mâchoire supérieure d'une Baleine vraie adulte, sont suspendues une série de lames de *baleines*, placées transversalement par rapport à l'axe de la bouche, mais sans former exactement un angle droit avec lui; les lames principales ne s'étendent pas à toute la largeur du palais, la partie médiane est occupée par des lames auxiliaires plus petites. Les *fanons* sont éraillés sur leurs bords et comme frangés de poils raides, et forment une sorte de voûte concave, en se réunissant par ces bords, voûte contre laquelle vient s'appliquer une large langue, qui enlève des franges tout ce qu'elles ont retenu dans leurs mailles. La Baleine, pour manger, engloutit un énorme volume d'eau, renfermant de petits mollusques marins; cette eau est filtrée à travers les fanons, qui retiennent les Ptéropodes et autres petits animaux, puis rejetée au dehors. C'est alors que la langue balaye la nourriture emprisonnée dans les franges des fanons, et que cette nourriture est avalée. Chaque fanon est formé en deux lames denses, mais plutôt cassantes, qui emprisonnent entre elles un tissu formé de corps analogues à de gros poils. Par suite des progrès de l'usure, les lames cassantes extérieures se brisent, laissant se projeter au bord le tissu central plus élastique, sous forme de poils raides.

Chaque fanon se développe aux dépens d'une pulpe vasculaire persistante, d'où partent un nombre considérable de prolongements filiformes, excessivement longs, qui pénètrent très avant dans la substance dure du fanon. Chaque fibre filiforme possède à sa base un filament vasculaire ou papille; en fait, chaque fibre n'est rien plus qu'une accumulation de cellules épidermiques concentriquement disposées autour d'une papille vasculaire, extraordinairement allongée. Le fanon est principalement composé de ces fibres, qui constituent les poils de ses bords frangés; mais il existe en outre des couches de cellules plates reliant le tout ensemble, et constituant la portion cellulaire ou externe.

CHAPITRE V

Dans les deux Ordres que nous venons d'étudier, les Cétacés et les Edentés, l'existence d'une simple série de dents semble être la règle, et la plupart de ces animaux sont, autant du moins que s'étendent nos connaissances, à la fois monophyodontes et homodontes. Mais, dans les Ordres qui nous restent à considérer, c'est une dentition diphyodonte, dont la série de lait varie de l'état le plus rudimentaire à un développement complet, qui sera la règle ; étant diphyodontes, ces animaux sont généralement hétérodontes, c'est-à-dire que les dents diffèrent les unes des autres, et que nous pouvons les distinguer en incisives, canines, prémolaires et molaires ; nous pouvons donc leur assigner une formule dentaire, et l'observation approfondie des formes des Mammifères est singulièrement favorable à l'opinion qui veut que la formule dentaire typique, présentant le nombre complet et normal des dents des Mammifères, soit la suivante (a) :

$$i \frac{3}{3} \ c \frac{1}{1} \ prm \frac{4}{4} \ m \frac{3}{3} = 44.$$

(a) C'est en conformité avec les formules des autres auteurs que la dent canine est spécifiée dans la dentition typique ; nous avons discuté ailleurs sa véritable signification.

Beaucoup d'animaux ont un nombre de dents inférieur à celui-ci ; peu d'animaux en possèdent un nombre supérieur ; et il est bien intéressant de constater que, chez les Mammifères disparus, et particulièrement chez les Ongulés fossiles, la dentition typique existait plus souvent que chez les individus actuels. On peut même dire que le plus grand nombre des Mammifères de la période Éocène possédait la dentition complète et typique.

Les *Ongulés*, ou animaux à sabot, se groupent de la manière suivante :

1º *Artiodactyles ou Ongulés à orteils pairs.* — Hippopotames, Cochons, Anoplotherium, Vaches, Moutons, Daims et autres Ruminants.

2º *Périssodactyles ou Ongulés à orteils impairs.* — Chevaux, Tapirs, Rhinocéros, Palæotherium.

La distinction entre les deux groupes est très marquée, si l'on considère seulement les animaux vivants ; mais, comme l'a signalé professeur Huxley, à mesure que nous avons une connaissance plus complète des formes fossiles, la ligne de démarcation tend à s'effacer.

Les formes actuellement vivantes, selon toute probabilité, ne t qu'en très petite proportion relativement au nombre des Onés disparus, dont nous n'avons encore qu'une connaissance pare. Bien que les découvertes du professeur Marsh et de Cope, s les *mauvaises terres* du Wyoming, aient mis au jour un très d nombre d'Ongulés étranges et intéressants, cette imperfecon, ou cette insuffisance de nos connaissances rendent encore impossible actuellement un exposé complet et suivi de la dentition des ngulés, et nous sommes forcés de constater que les formes qui ous sont connues, sont des formes isolées et comme des chaînons arés de la chaine.

§ 1er. — Dents des Ongulés périssodactyles.

Les Ongulés périssodactyles (à orteils impairs) sont beaucoup s nombreux que les Ongulés du groupe à orteils pairs ne renferment, parmi les animaux actuellement vivants, que le Cheval, le Rhinocéros , le Tapir et leurs alliés. Leurs prémolaires ou, au moins, la troisième et dernière de la série, sont d'un type aussi compliqué que les vraies molaires ; des canines, semblables à des défenses, mais peu volumineuses, existent souvent. Les molaires inférieures de presque tous les Périssodactyles ont une forme caractéristique, leurs surfaces triturantes étant formées de deux crêtes en forme de croissant.

Les Ongulés sont tous pourvus de dents molaires, dont la surface est maintenue dans un état favorable de résistance et de rudesse par la présence de l'émail qui s'enfonce profondément dans les couronnes, et engaîne des tubercules d'une très grande hauteur. Mais lorsque l'extrémité de ces tubercules est usée, la face triturante, aplatie, de la dent représente un dessin défini, qui a été étudié avec le plus grand soin, en raison de la lumière que cette étude projette sur les restes fossiles, qui parfois ne consistent guère qu'en dents de diverses formes. Le résultat de cette investigation a été d'établir un type commun général, de manière à faire dériver toutes les différentes variétés de couronnes, quelles que soient au premier abord leurs dissemblances, d'un ou deux modèles relativement simples. Mais les odontologistes ne se sont pas encore mis d'accord, ou plutôt ils ne connaissent pas encore un assez grand nombre des Ongulés disparus dont on est autorisé à soupçonner l'existence (on en a découvert récemment une grande quantité), pour pouvoir se prononcer avec certitude sur la *forme mère*.

Rhinocéros. — Il est difficile d'assigner une formule dentaire au genre Rhinocéros, parce que les incisives varient dans les différentes espèces. Mais tous ont en commun l'absence des canines :

$$i \; \frac{2}{2} \, ? \; c \; \frac{0}{0} \; prm \; \frac{4}{4} \; m \; \frac{3}{3}.$$

Le Rhinocéros Africain qui, à l'âge adulte, n'a pas d'incisives, en possède huit dans le jeune âge ; d'autres espèces conservent leurs incisives pendant toute la vie ; et il est digne de remarque que chez le Rhinocéros indien, qui a : $i\frac{2}{2}$, ce sont les incisives externes qui manquent, habituellement, à la mâchoire supérieure, tandis que, à la mâchoire inférieure, ce sont les incisives centrales. La première prémolaire, exactement comme chez le Cheval, est petite, n'est point précédée d'une dent de lait et ne demeure pas longtemps ; les autres prémolaires ne diffèrent pas sensiblement des vraies molaires. Les dents prémolaires et molaires, quoique très semblables par leurs caractères, augmentent de volume d'avant en arrière. Les couronnes des dents sont quadrangulaires, plus larges du côté externe que du côté interne, et s'implantent par quatre racines. Le *dessin* de leur surface triturante est très caractéristique ; mais on le comprendra mieux, si nous faisons d'abord une digression pour dire quelques mots de la dentition du Tapir.

Tapir. —. La formule dentaire du Tapir est :

$$i\,\frac{3}{3}\ c\,\frac{1}{1}\ prm\,\frac{4}{3}\ m\,\frac{3}{3}.$$

Dans un exposé aussi rapide, tel que le comporte nécessairement le présent volume, il suffit de dire qu'il n'y a pas de particularités importantes à signaler pour ce qui concerne les incisives ou les canines, si ce n'est que la canine inférieure se range avec les incisives. En arrière de la canine vient un espace, après lequel se présentent les prémolaires et les molaires ; ces dents offrent un grand intérêt, parce que leur face triturante est d'un dessin plus simple que les dents de la plupart des Ongulés ; il est donc nécessaire de décrire rapidement les dessins variés et caractéristiques des dents des Ongulés, et de montrer d'un coup d'œil comment les types ont pu dériver les uns des autres.

Chez le *Tapir*, on peut individualiser quatre tubercules ; mais les crêtes qui unissent les deux tubercules antérieurs et les deux tubercules postérieurs sont très développées, aux dépens de la dépression antéro-postérieure, ou de l'un des bras de la croix qui sépare les quatre tubercules sur les autres molaires quatricuspisdées. Il n'y a sur ces dents qu'une profonde fissure transversale (c'est pourquoi l'on donne à ces dents le nom de *bilophodontes*), et la forme quatricuspidée devient obscure. Une paroi peu développée réunit les deux crêtes à la partie externe de la dent.

Sur le *Cochon*, nous avons une simple molaire à quatre tu-

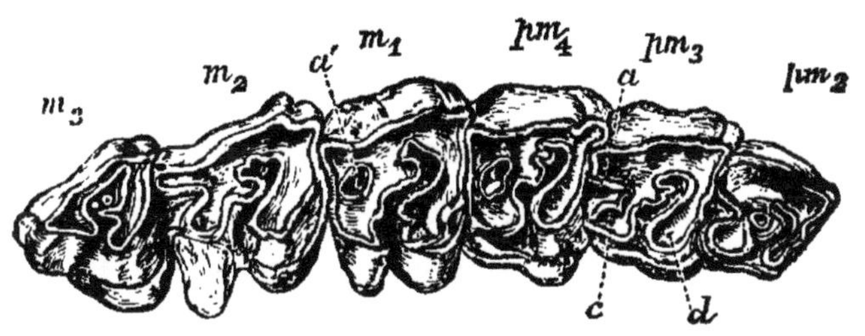

Fig. 124. — Faces triturautes de la série des molaires supérieures d'un Rhinocéros. — *a*. Sinus postérieur qui en *a′* est devenu un îlot. — *c*. Crête postérieure. — *d*. Crête antérieure.

bercules, séparés par une dépression cruciale ; sur l'*Hippopotame*, la même disposition se rencontre, mais elle n'est pas aussi simple, car chaque dent est cannelée d'une manière définie.

Sur le *Rhinocéros*, les deux tubercules externes sont réunis par une crête longitudinale, qui n'est peut-être que le cingulum, et les crêtes transversales du Tapir deviennent obliques ; par suite, la dépression *en vallée*, creusée entre les points *c* et *d*, devient aussi oblique dans sa direction, et une deuxième dépression *a* se creuse en arrière de la crête postérieure (fig. 124).

La simplicité du type se trouve ainsi modifiée par la disposition des bords des crêtes, et les limites de la dépression sont ondulées et irrégulières.

Les molaires inférieures du Rhinocéros présentent sur leur couronne deux crêtes en forme de croissant, situées l'une au-devant de l'autre, et dont les concavités regardent en dedans. On voit moins nettement comment cette forme dérive de celle du Tapir ; mais on peut supposer que les crêtes transversales du type de la dent du Tapir se sont incurvées en forme de croissant, et de telle sorte que l'extrémité externe de la crête postérieure vienne s'appuyer sur la paroi externe de la crête antérieure. Les dépressions situées entre les saillies que forment l'émail et l'ivoire de la dent du Rhinocéros, et qui portent le nom de *sinus*, ne sont pas complètement remplies de cément. Le dessin plus complexe, caractéristique de la dent molaire du Cheval, dérive probablement, par une modification assez accentuée, de la molaire du Rhinocéros.

Pour employer les expressions du professeur Huxley, « en creusant la dépression, en augmentant la courbure de la paroi externe et des lames (crêtes transversales), en donnant à ces dernières une obliquité plus grande en arrière, et en leur faisant développer des crêtes et des piliers accessoires, la molaire supérieure du Tapir passera successivement du type de la molaire du Rhinocéros au type de la molaire du Cheval. »

Par suite de l'augmentation de leur obliquité et de leur courbure, les crêtes (*c* et *d*) deviennent parallèles à la crête externe ou antéro-postérieure, et s'incurvent autour des sinus jusqu'à les envelopper complètement (*a* et l'espace situé en *c* et *d* sur la dent du Rhinocéros). C'est de cette manière que le dessin asymétrique de la dent de Rhinocéros, on peut le supposer, se transforme, pour donner le type relativement symétrique du Cheval ou des Ruminants.

La crête externe ou la paroi décrit, sur la molaire supérieure du Cheval, une double courbure à concavité regardant en dehors. Les crêtes transversales se dirigent en dedans, en partant de son extrémité antérieure et de sa partie moyenne,

et se recourbent en arrière de manière à renfermer des espaces,
en forme de croissant, entre elles et la crête ou paroi externe.
A ces parties, il faut ajouter un pilier vertical qui s'unit faiblement à l'extrémité postérieure de chaque croissant. Ce pilier,
chez l'*Hipparion*, est complètement détaché.

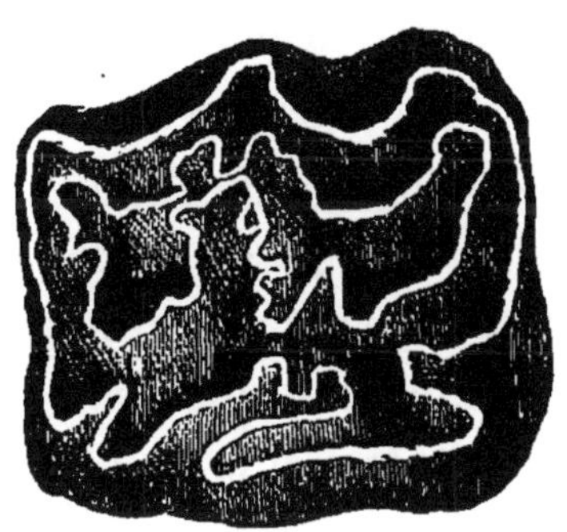

Fig. 125. — Dent molaire d'un Cheval montrant le dessin caractéristique
de sa face triturante.

Les molaires inférieures du Cheval présentent le double croissant, comme celles du Rhinocéros ; mais, en outre, des piliers
verticaux s'attachent à l'extrémité postérieure de chaque croissant, amenant ainsi une légère complication du type de la
surface usée. Les espaces situés entre les crêtes et le pilier
sont, chez le Cheval, complètement remplis de cément. Les
ancêtres, aujourd'hui disparus, du Cheval, avaient le dessin de
leurs molaires très simplifié, mais encore reconnaissable, car
il était constitué sur le même modèle.

Dans un manuel élémentaire comme celui-ci, ce serait embarrasser le lecteur que d'entrer dans la discussion de la probabilité relative des explications, nombreuses et incompatibles,
qui ont été données, des homologies des différentes parties
d'une molaire d'Ongulé ; qu'il nous suffise de savoir que ces
relations existent et que, si nous avions devant nous la chaine
ininterrompue des molaires de tous les Ongulés qui ont existé
dans le passé, il n'y aurait aucun doute à conserver, en ce qui
concerne le rapport de ces types variés. Actuellement, nous

sommes arrêtés par le manque de matériaux, et il existe un vide trop grand, qui ne peut guère être comblé sans quelques vues spéculatives. Quoi qu'il en soit, le professeur Flower répartit les principales variétés de molaires en trois groupes (*Phil. Trans.*, 1874) :

1° Le groupe dans lequel la paroi externe des molaires est faiblement développée et où les crêtes transversales sont les parties dominantes, comme chez le Tapir ;

2° Le groupe dans lequel la paroi externe est très développée et plus ou moins arrondie avec des crêtes transversales devenues obliques, çomme chez le Rhinocéros ;

3° Enfin le groupe dans lequel la surface externe et le bord de la paroi externe sont en zigzag ou en forme de double croissant, comme chez le Cheval et le Palæotherium.

Le Cheval présente le nombre complet des dents des Mammifères. Sa formule dentaire est :

$$i \ \frac{3}{3} \ c \ \frac{1}{1} \ prm \ \frac{4}{4} \ m \ \frac{3}{3}.$$

Les canines sont rudimentaires chez la Jument, tandis que, chez le Cheval, elles sont bien développées (sur le Cheval hongre, elles sont de même volume que sur le Cheval entier) ; la première prémolaire, qui n'a pas de dent temporaire, est également rudimentaire et tombe de bonne heure. Un intervalle considérable existe entre les incisives d'un côté, et les prémolaires et les molaires d'un autre côté, ces dernières d'ailleurs très semblables les unes aux autres pour la forme, le volume et le type de la face triturante.

Les incisives du Cheval sont larges, fortes, pressées en contact immédiat les unes avec les autres ; les dents de la mâchoire supérieure et celles de la mâchoire inférieure se rencontrent *bord à bord*, disposition éminemment propre pour paître, mais qui favorise l'usure rapide des couronnes. Une incisive de

Cheval, ou d'un autre animal du même genre, est immédiatement reconnaissable à ce signe particulier qu'on appelle la
marque.

A la surface triturante de la couronne, l'émail s'enfonce dans
une cavité profonde (voir page 295) formant un cul-de-sac.
Comme ce cul-de-sac ne s'étend pas à toute la hauteur de la
couronne, et comme les incisives subissent une usure éner-

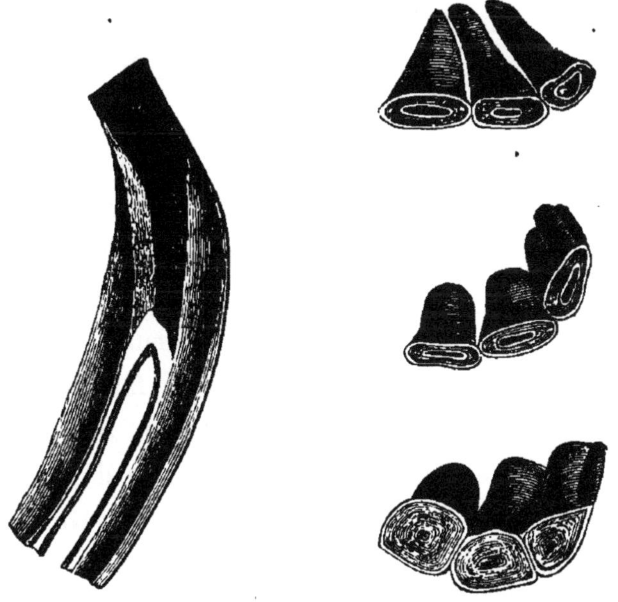

Fig. 126. — Sommet de la couronne de l'incisive supérieure d'un Cheval encore
incomplètement formée.

Fig. 127. — Incisives de Cheval montrant la *marque* à différents âges.

gique, la couche d'émail arrive parfois à disparaître complètement, et la surface usée de l'ivoire ne présente alors rien de
bien particulier; mais, lorsque cette usure de la couronne suit
en quelque sorte une marche régulière, les marchands de chevaux peuvent reconnaître l'âge d'un cheval à l'aspect de la
marque sur les différentes incisives. La *marque* existe chez
l'*Hipparion*, mais elle n'existe pas chez les ancêtres plus éloignés du Cheval.

Le Cheval n'arrive que lentement à sa dentition adulte; les
premières incisives permanentes n'apparaissent qu'au bout de

trois ans, et les deux autres paires voisines à des intervalles de six mois. Comme le niveau de l'usure est égal, la *marque* disparaît d'abord sur les incisives centrales (au bout de six ans), ensuite sur les incisives moyennes (au bout de sept ans); enfin elle a complètement disparu, sur toutes les dents, au bout de huit ans.

Après que la *marque* a disparu par l'usure, le centre de la dent présente une différence de coloration due à la présence de dentine secondaire, résultant de la transformation des restes de la pulpe.

Les molaires du Cheval sont remarquables par leur grande longueur; elles ne s'accroissent pas aux dépens d'une pulpe persistante, et, néanmoins, elles s'accroissent jusqu'à ce que cette pulpe ait formé une couronne d'une grande longueur, d'un diamètre partout uniforme, et, en dernier lieu, des racines courtes et irrégulières. A mesure que la face triturante de la couronne s'use, la dent s'élève dans son alvéole, et si, par accident, la dent antagoniste a disparu, elle dépasse de beaucoup le niveau des dents voisines. Cette élévation de la dent est indépendante de l'accroissement aux dépens d'une pulpe persistante; d'ailleurs elle ne se produit qu'après la formation des racines.

Nous avons déjà décrit le type de la molaire du Cheval; il nous reste à ajouter que la dernière molaire diffère des autres, en ce que sa moitié postérieure est moins développée que la partie correspondante des autres dents.

Comme chaque crête et chaque pilier de la dent sont formés d'ivoire bordé d'émail, et que la disposition des crêtes et des piliers est complexe ; comme, d'autre part, le cément remplit tous les creux, il est manifeste que la surface triturante se maintiendra toujours suffisamment rugueuse et irrégulière, grâce à l'usure inégale de ces différents tissus.

Lorsqu'on introduit un mors dans la bouche d'un Cheval,

il se place dans l'intervalle ou *diastème* [1] qui existe entre les incisives et les premières molaires, et l'utilité évidente de l'existence d'un pareil espace a porté beaucoup d'auteurs à prétendre que le Cheval était fait pour les besoins particuliers de l'homme, de manière à pouvoir être employé à sa convenance pour ses travaux.

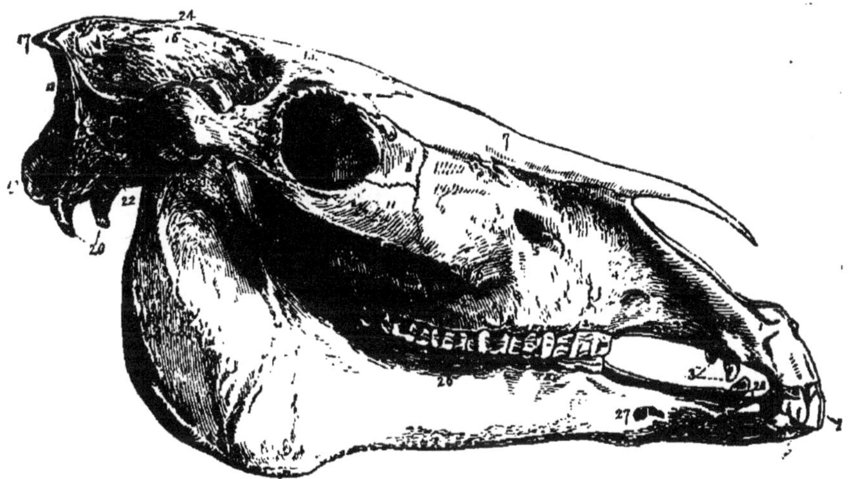

Fig. 128. — Dentition d'un Étalon vue de profil. — A une petite distance en arrière des incisives, on voit les canines, et, à une distance énorme en arrière de la canine, les prémolaires et les molaires.

Mais le *grand diastème* apparaît, chez les ancêtres les plus reculés du Cheval, bien longtemps avant l'apparition de l'homme sur la terre, et les avocats de la théorie précédente auraient à nous dire, comme le fait observer le professeur Huxley, quelle espèce d'animal montait alors sur l'Hipparion.

La dentition de lait de tous les Ongulés est très complète et demeure longtemps; les dents de lait ressemblent aux dents permanentes par leurs caractères généraux; mais les canines du Cheval, comme on a pu le prévoir, puisque leur développement plus considérable chez le mâle est un caractère sexuel, sont rudimentaires dans la dentition de lait.

1. On désigne généralement la place qui reçoit le mors sous le nom de *Barre.*

Aux Ongulés Perissodactyles dont la dentition présente un intérêt particulier, on peut ajouter l'*Homalodontherium*, mammifère de l'époque tertiaire, dont les restes fossiles ont été décrits par le professeur Flower (*Phil. Trans.*, 1874).

Cet animal présentait des caractères tout à fait généraux; ses dents étaient disposées sans diastème, et le changement de forme ne s'opérait que très graduellement d'avant en arrière de la bouche, de sorte qu'une dent quelconque ne différait que bien peu de celles situées de chaque côté d'elle. A ne considérer que le type de ses dents molaires, on en ferait sans hésitation un très proche parent du Rhinocéros, dont les dents sont presque semblables; mais la ressemblance cesse pour ce qui est des incisives et des canines, et on doit plutôt le considérer comme un de ces types généraux voisins du Rhinocéros, de l'*Hyracodon*, et peut-être même rattachant ceux-ci aux formes si étranges du *Toxodonte*.

§ 2. — Les dents des Ongulés Artiodactyles.

Les *Artiodactyles*, ou *Ongulés à orteils pairs*, comprennent : les Cochons, les Hippopotames, les Chameaux, les Moutons, les Bœufs, etc., parmi les animaux vivants.

On divise les Artiodactyles en Ruminants et non Ruminants : ce dernier groupe, qui répond au groupe des *Suidés* de la table à la page 267, renferme les Cochons (Suidés), les Hippopotames et les Anaplothéridés.

Les Ruminants se subdivisent en trois groupes :

1° Les *Tragulidés* (petits Daims de l'Asie méridionale), qui forment trait d'union entre l'Anaplotherium (qui lui-même forme la trantion entre les Cochons et les vrais Ruminants) et les Pécores ;

2° Les *Pécores* (Moutons, Bœufs, etc.);

3° Les *Camelidés*.

Chez les Artiodactyles Ongulés, les prémolaires diffèrent sensiblement des vraies molaires, et par le volume et par le *type* de la couronne.

On peut prendre, comme exemple des Ongulés Artiodactyles qui ne sont pas des Ruminants, le Cochon commun.

Sa formule dentaire est :

$$ i\ \frac{3}{3}\ c\ \frac{1}{1}\ prm\ \frac{3}{3}\ m\ \frac{3}{3}\,. $$

La position des incisives supérieures est particulière : les deux incisives centrales supérieures, séparées par un intervalle, au niveau de leur base, s'inclinent l'une vers l'autre de manière à se mettre en contact par leur sommet; la troisième paire d'incisives est séparée des deux paires centrales par un large intervalle. Les incisives inférieures sont étroites, fixées dans une position presque horizontale. A la mâchoire supérieure aussi bien qu'à la mâchoire inférieure, les troisièmes incisives, les plus externes, sont beaucoup plus petites que les autres.

Les incisives inférieures offrent cette particularité que, sur leur face supérieure, se trouve une crête aiguë longitudinale d'émail, très saillante, mais qui s'efface par l'usure.

Un intervalle existe entre les incisives et les canines, ces dernières beaucoup plus volumineuses chez le mâle que chez la femelle, et chez le Sanglier que chez le Cochon domestique. La castration arrête le développement ultérieur de la défense; les particularités de volume et de direction qui caractérisent les défenses de l'animal adulte ne s'observent pas pour les canines de la dentition de lait; cette dentition de lait ne présente rien de bien remarquable, si ce n'est que le jeune cochon a : m. de lait $\frac{4}{4}$, c'est-à-dire quatre molaires temporaires, dont la première demeure en place jusqu'à ce que la dentition permanente soit presque complète, pour tomber alors sans avoir de dent de remplacement ; on peut encore, si l'on veut, considérer cette dent comme une dent permanente qui n'est pas précédée de dent temporaire.

La forme et la direction des canines sont également remarquables ; la canine supérieure, qui dans sa courbe décrit plus

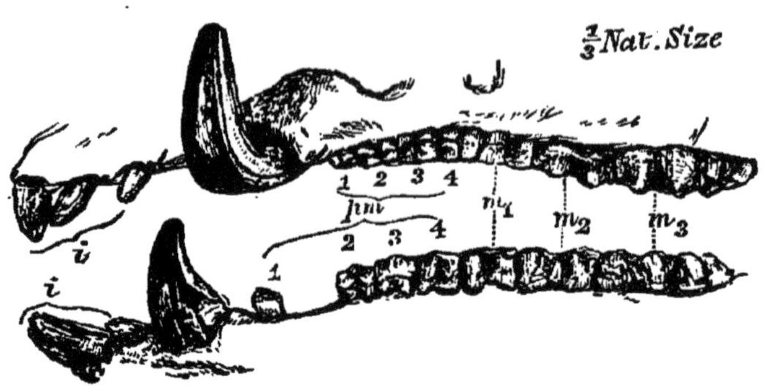

Fig. 129. — Dents supérieures et dents inférieures d'un Sanglier (*Sus scrofa*). Sur ce spécimen, les défenses ne sont pas aussi développées qu'on l'observe parfois.

d'un demi-cercle, sort de l'alvéole, dans une direction presque horizontale, pour se porter en avant et en dehors. Après avoir contourné la lèvre supérieure, le sommet se dirige en haut et en dedans. L'émail sur la face inférieure de la défense forme des crêtes saillantes ; au lieu de recouvrir la dent d'une couche uniforme, il est disposé sur trois bandes. Les canines inférieures sont plus étroites, beaucoup plus longues, et, par l'usure, deviennent plus aiguës que les supérieures ; elles passent en avant de ces dernières, et les faces d'usure des deux défenses se correspondent.

La canine inférieure a une coupe triangulaire, avec un de ses angles dirigé en avant, et très aplatie sur les côtés. L'émail est limité aux deux faces latérales antérieures ; la face postérieure, *joue* contre la canine supérieure, est dépourvue d'émail ; la dent reste constamment effilée, grâce à l'usure oblique de surface postérieure. Les défenses d'un Sanglier sont des s formidables, capables d'éventrer un chien d'un seul coup; mais, comme taille, elles sont encore bien dépassées par celles du *Cochon à verrues* d'Afrique (Phacochærus), chez lequel elles atteignent des dimensions prodigieuses.

Sur les Cochons de races domestiques, les défenses sont beaucoup plus petites que chez les Cochons sauvages, et il est digne de remarque que, chez les races domestiques qui redeviennent sauvages, les défenses augmentent de volume, en même temps que les soies se développent davantage. M. Darwin croit que ce développement en retour des dents se fait en vertu du principe de la *corrélation de développement :* les agents extérieurs agissent sur la peau et par suite influencent indirectement les dents.

Comme chez la plupart des Artiodactyles, les dents de la série molaire des Cochons augmentent de volume d'avant en arrière; ainsi, la première prémolaire ou molaire de lait n'a qu'une simple couronne en forme de coin, et deux racines; la seconde et la troisième conduisent par des caractères de transition à la quatrième prémolaire, qui a une couronne large, pourvue de deux tubercules principaux, et qui possède quatre racines.

La première vraie molaire a quatre tubercules, séparés l'un de l'autre par une dépression cruciale; le cingulum forme, en avant et en arrière, une crête transversale, plus prononcée en arrière; sur la seconde molaire, la crête transversale est encore plus fortement accusée et les quatre tubercules eux-mêmes se partagent en tubercules accessoires plus petits.

La dernière molaire mesure, d'avant en arrière, une dimension presque double de la seconde; cette notable augmentation de volume est due au développement considérable de la partie de la dent qui correspond à la crête postérieure ou au cingulum de la deuxième molaire, partie qui s'est transformée en un grand nombre de tubercules accessoires.

Telle est bien la véritable interprétation de la nature de la couronne, car nous pouvons retrouver les quatre tuber-

cules principaux, quoique modifiés et non séparés, à la partie
antérieure de la dent, dont ils ne constituent plus qu'une petite
portion.

Les Ongulés chez lesquels les surfaces des dents molaires
sont recouvertes de tubercules arrondis ou coniques portent
le nom de *Bunodontes*, en opposition avec ceux qui présentent
des crêtes en forme de croissant à la face triturante de leurs
molaires, et qui pour cette cause ont reçu le nom de *Soléno-*
dontes.

Chez le *Cochon à verrues* (Phacochærus), espèce à canines
très volumineuses, la disproportion de volume entre les dernières vraies molaires et les autres dents est encore bien plus
prononcée.

Dans ses dimensions antéro-postérieures, la troisième molaire
égale la première et la seconde vraie molaire, et les troisième et quatrième prémolaires (c'est-à-dire toute la série molaire de l'animal) réunies.

Lorsqu'elle est un peu usée, sa surface présente trois îlots
d'ivoire entourés d'anneaux d'émail, les espaces qui séparent
les saillies, et le pourtour de toutes les saillies réunies,
étant occupés par le cément. Naturellement, avant le début de
l'usure, chacun de ces îlots était un tubercule recouvert d'un
chapeau d'émail.

La dentition du *Cochon à verrues* présente, d'ailleurs, d'autres particularités instructives; la première vraie molaire apparaît de bonne heure et s'use beaucoup (cela est vrai, à un
moindre degré, du Cochon commun et par suite de la plupart
des Ongulés). Il arrive même un moment où cette dent disparaît complètement; le même sort attend la troisième prémolaire et la seconde vraie molaire, de sorte que la dentition
d'un sujet âgé se trouve réduite, en fin de compte, à la
quatrième prémolaire et à la troisième vraie molaire, parfois
même à la dernière vraie molaire seule. Ainsi, par la grande

complexité de ses molaires postérieures et par le fait de l'usure de ses dents antérieures, qui finissent par disparaître, le Cochon à verrues fait pendant à la dentition anormale de l'Eléphant.

Comme je l'ai déjà signalé, les canines supérieures du Sanglier se dirigent en dehors et en dernier lieu en haut, de ma-

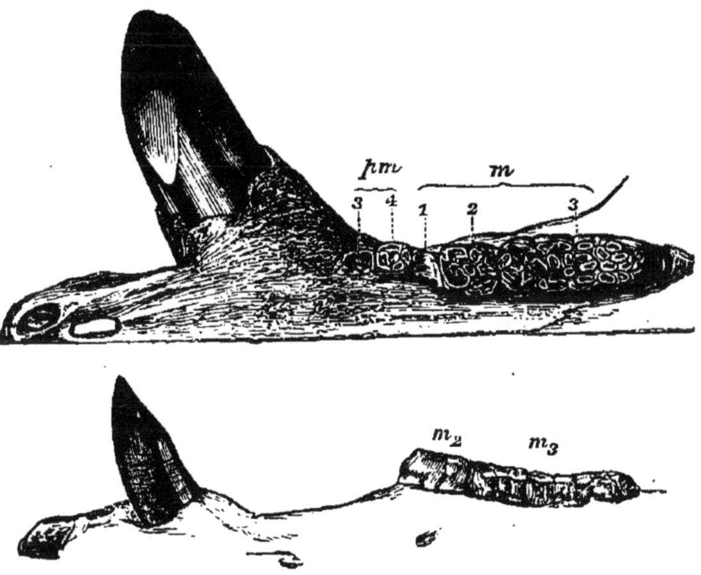

Fig. 130. — Dents supérieures et dents inférieures du Cochon à verrues (*Phacochærus*). A la mâchoire supérieure, les deux dernières prémolaires et la première molaire très usée demeurent. A la mâchoire inférieure, toutes les dents sont tombées, sauf les deux dernières vraies molaires (d'après un spécimen du musée du Collège royal des Chirurgiens).

nière à contourner la lèvre supérieure ; cette particularité de direction, déjà plus prononcée chez le Phacochærus, atteint son maximum chez le *Sus Babirussa* (Cochon-Cerf).

Cet animal, que l'on ne rencontre que dans l'Archipel malaisien, où il fréquente les endroits boisés, possède (le mâle) des canines supérieures et inférieures de dimensions énormes. Les canines supérieures se portent si brusquement en haut qu'elles percent la gencive supérieure, au lieu de passer en dehors d'elle comme chez les autres Suidés ; elles conservent d'abord une direction verticale dans une certaine étendue, puis elles se recourbent en arrière, de sorte que leur sommet se dirige presque du côté des yeux.

Les canines inférieures ont une direction moins bizarre et une forme moins extraordinaire ; leur coupe est approximativement triangulaire ; elles ont aussi une longueur considérable, et elles s'élèvent bien au-dessus du *groin;* leur sommet] se dirige aussi en arrière, et s'incline en outre en dehors. Ces canines sont dépourvues d'émail, et elles s'accroissent aux

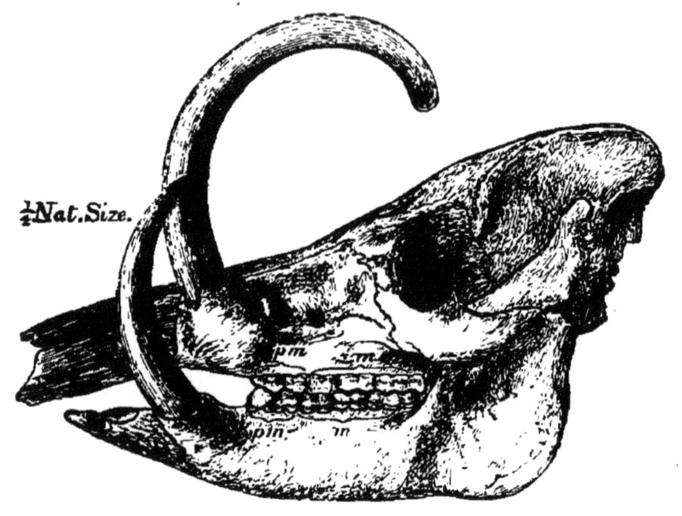

Fig. 131. — Crâne du *Sus Babirussa* (mâle). Sur ce spécimen, les incisives supérieures ont été enlevées ; elles ressemblent d'ailleurs à celles d'un Cochon.

dépens d'une pulpe persistante, fait qui parfois produit un résultat désastreux, car le sommet de la dent, prenant dans certains cas une mauvaise direction, rentre dans la tête ou les mâchoires de l'animal (fig. 131).

Leur longueur est considérable ; l'animal est plus petit que le Cochon domestique, mais ses canines atteignent une longueur de huit ou dix pouces. On ne peut faire que des conjectures sur la nature de leur fonction ; la position des défenses supérieures a suggéré l'idée qu'elles pouvaient servir à protéger les yeux de l'animal, lorsqu'il cherche sa nourriture, qui consiste en fruits tombés au milieu des broussailles. Mais, si tel était leur usage, la femelle aussi les posséderait probablement, ce qui n'est pas le cas ; bien que chez les animaux âgés on les trouve souvent brisées, il n'est pas certain qu'elles soient beaucoup employées pour le combat. Les autres dents ne présentent rien de bien particulier.

Hippopotame. — Les caractères dentaires, ajoutés à d'autres, indiquent les affinités de l'*Hippopotame* avec les **Suidés** :

$$i\,\frac{2}{2}\ prm\ \frac{4}{4}\ m\ \frac{3}{3}.$$

Les incisives en forme de défenses ressemblent peu aux incisives de la plupart des Mammifères ; elles sont presque cylindriques, brusquement rétrécies en pointe à leur sommet par la direction de l'usure ; cette direction est en quelque sorte déterminée par la distribution de l'émail, qui, disposé en bandes longitudinales sur les dents supérieures, ne forme qu'un chapeau terminal sur les incisives inférieures.

Les incisives supérieures, largement espacées, sont implantées presque verticalement ; les incisives inférieures, dont la paire médiane est excessivement large, sont implantées horizontalement.

Les canines sont des dents énormes ; l'inférieure, comme chez le Cochon, est triangulaire, et elle s'appointit de la même manière ; les canines supérieures ne sont pas aussi longues et ne dépassent que très peu la gencive.

Les incisives et les canines sont toutes des dents à accroissement indéfini.

Les prémolaires, dont la première tombe de bonne heure (c'est peut-être une molaire de lait, analogue à la dent correspondante du Cochon), sont des dents plus petites et plus simples que les vraies molaires, mais conformées sur le même type.

Ces dernières, à un certain degré d'usure de leur face tritusante, présentent un dessin à double trèfle très caractéristique ; les quatre tubercules, dans le principe, sont séparés par un profond sillon longitudinal et par un sillon transversal plus profond encore ; chaque tubercule est d'ailleurs trilobé ; le premier résultat de l'usure est de rendre apparents quatre trèfles ; bientôt, lorsque le sillon longitudinal a disparu par usure, il en résulte deux figures à quatre lobes ; finalement, tout dessin s'efface, et il ne reste plus qu'une zone plane d'ivoire, entourée d'émail.

Les dents de l'Hippopotame sont soumises à un degré d'attrition considérable, comme le démontre bien un spécimen présenté au musée de la Société odontologique par M. Mommery. Sur ce spécimen, toutes les molaires offrent un degré d'usure extrêmement prononcé. Les Hippopotames se servent de leurs incisives et de leurs canines défenses pour déraciner les plantes aquatiques, qui forment leur unique alimentation ; les racines de ces plantes sont mélangées d'une très grande quantité de sable qui use très rapidement les dents.

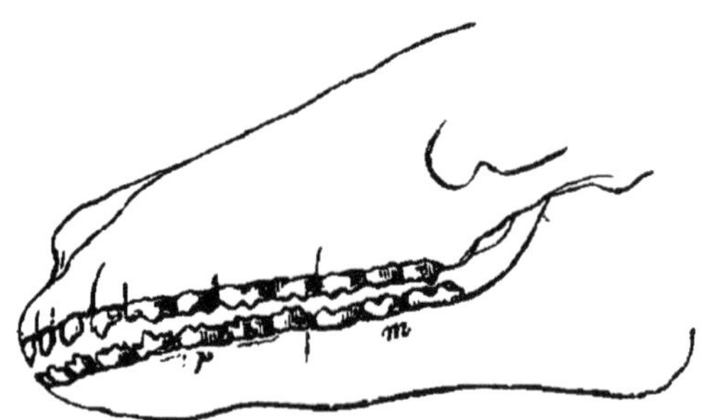

Fig. 132. — Dentition de l'Anoplotherium, vue de profil (d'après Owen).

Les *Anoplothéridés* appartiennent à une famille disparue (de la période éocène ou myocène) et relient ensemble les *Cochons* et les *Pécores* (fig. 132).

Le genre Anoplotherium présente de l'intérêt pour les odonlogistes, parce qu'il possède la dentition typique complète es Mammifères, le nombre de dents maximum ; chez cet animal, les dents étaient d'une hauteur presque uniforme ; aucune ne différait très sensiblement de ses voisines, et elles étaient en contact intime les unes avec les autres, de sorte qu'il n'y avait pas de *diastème*.

Les dents molaires inférieures de l'Anoplotherium sont conformées sur le même type que celles du Rhinocéros (page 322) et présentent le double croissant ; les molaires supérieures se rapportent aussi aux mêmes formes fondamentales, mais l'écart est un peu plus considérable. Les lames (crêtes transversales), obliques chez le Rhinocéros, sont encore plus obliques chez

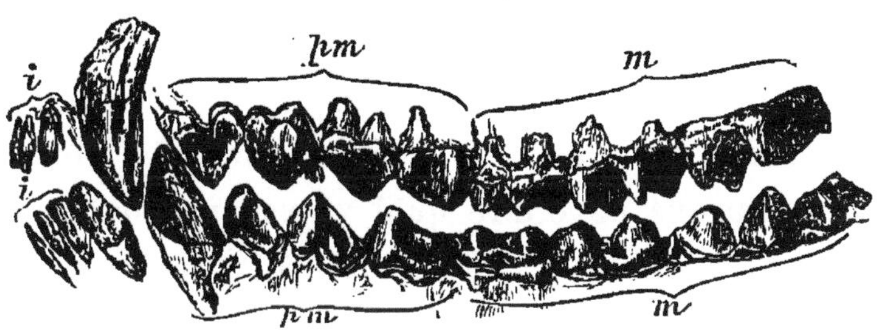

Fig. 133. — Dents supérieures et dents inférieures de l'Oréodon Culbertsonii, d'après Leidy (Smithsonian Contributions, 1852).

l'Anoplotherium, au point de devenir presque parallèles à la paroi externe, et un pilier accessoire se développe en dedans de la lame antérieure.

A très peu de distance de l'Anoplotherium est l'*Oréodon*, ongulé de la période Eocène (fig. 133).

Comme un grand nombre d'Ongulés de l'époque tertiaire (Artiodactyles et Périssodactyles), cet animal possédait le nombre typique complet des dents, quarante-quatre ; mais l'intérêt qu'il présente pour l'odontologiste s'accroît, de la coexistence chez cet animal de canines fortement développées et de molaires très semblables à celles des Ruminants, animaux qui sont presque tous dépourvus de canines.

Sur la mâchoire supérieure l'Oréodon a :

$$i\ 3,\ c\ 1,\ prm\ 4,\ m\ 3,$$

c'est-à-dire, le nombre typique, pour chaque catégorie de dents ; mais, sur la mâchoire inférieure, les quatre premières dents ressemblent à des incisives, et la dent qui ressemble à une canine n'est pas celle qui répond à la canine supérieure, mais celle qui répond à la première petite prémolaire supérieure.

C'est là une remarquable démonstration de ce fait que, si la nature se sert généralement de la même dent, qui se modifie pour remplir la fonction de canine, ce n'est pas là une règle invariable ; ici en effet, sur le même animal, ce sont deux dents différentes qui, à la mâchoire supérieure et à la mâchoire inférieure, se sont ainsi respectivement transformées. Comme ce sont des dents différentes, lorsque la bouche se ferme, la canine supérieure se place en avant de l'inférieure.

Il y a des raisons de croire qu'il y avait une différence de volume entre les canines de l'Oréodon mâle et celles de l'Oréodon femelle.

Les Ruminants *à cornes creuses* (Moutons, Bœufs, Antilopes) et aussi presque tous les Ruminants à cornes pleines (Daims) ont la formule dentaire suivante :

$$i\ \frac{0}{3}\ c\ \frac{0}{1?}\ prm\ \frac{3}{3}\ m\ \frac{3}{3}.$$

Les incisives inférieures n'ont pas de dents antagonistes, mais répondent à une gencive dense, qui recouvre la partie antérieure de la mâchoire supérieure ; si l'on observe un Mouton lorsqu'il broute, on le verra saisir les brins d'herbe entre les dents inférieures et la gencive, et alors les arracher par un mouvement brusque de la tête, comme s'il lui était réellement impossible de les couper.

Cette anomalie de l'absence totale d'incisives supérieures paraissait atténuée par l'observation de Goodsir, qui croyait que des germes dentaires non calcifiés se rencontraient chez les fœtus de beaucoup d'espèces. Comme c'était là précisément une supposition des plus naturelles, on l'a, depuis cette époque, admise comme un fait établi. Mais, récemment, M. Pietkewickz, travaillant dans le laboratoire de M. Robin, a nié, d'une façon absolue, la présence, même à la période la plus précoce, de rudiments de germes dentaires à cette place, et cela après examen d'une série de fœtus de Moutons et de Vaches, pris à partir des premières périodes du développement (*Journal d'anatomie*, par Ch. Robin, 1873). Depuis la lecture de ce travail, je n'ai pas eu l'occasion d'élucider moi-même la question.

Dans le groupe même des six incisives de la mâchoire inférieure, et ne différant de celles-ci sous aucun rapport, s'élève la paire de dents qui a très improprement reçu le nom de canines. Comme je ne puis, dans ces pages, faire plus que de donner l'idée la plus simple des faits généralement bien connus, j'ai conservé la formule dentaire habituelle : $i\,\dfrac{0}{3}\ c\,\dfrac{0}{1}$; mais, sous cette réserve que je ne considère pas la canine comme ayant une existence assez distincte pour justifier une appellation particulière à une dent qui se rapporte manifestement aux incisives (voir page 287). Bien que l'absence de dents canines soit un caractère très général des Ruminants, on rencontre des canines rudimentaires chez quelques-uns d'entre eux (exemple : *le Daim rouge*), et le *Chevrotain porte-musc* mâle, sans cornes (*Moschus moschiferus*), possède des canines supérieures de dimensions formidables ; la femelle ne possède, d'ailleurs, aucune espèce de canines (fig. 134). Chez le Chevrotain porte-musc nain (*Tragulus*), le mâle a de grosses canines, à accroissement indéfini, et la femelle a de petites canines, à racines fermées.

Le *Daim Muntjac* de l'Inde (*Cervulus*) a des espèces de petites cornes, perchées sur des pédicules osseux persistants, et il possède des canines supérieures qui se recourbent en dehors, en contournant la lèvre supérieure, comme les défenses d'un Sanglier ; elles ne s'accroissent pas, d'ailleurs, aux dépens d'une pulpe persistante, et sont absentes chez la femelle.

Cuvier, le premier, a montré qu'il y avait une relation entre la présence de cornes et l'absence de dents canines. Ces dernières, servant uniquement d'armes pour le combat sexuel et

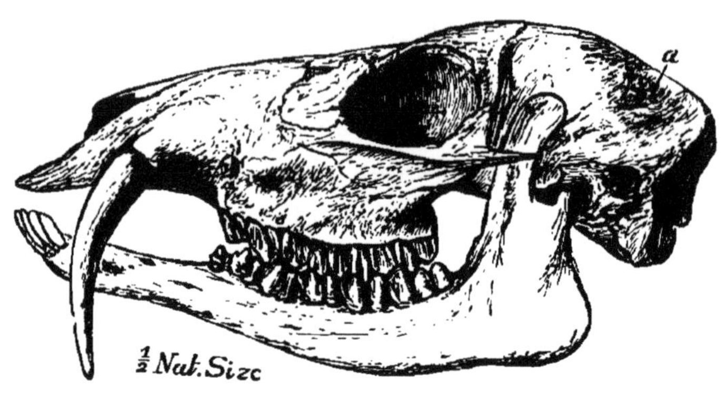

Fig. 134. — Crâne du Chevrotain porte-musc mâle (Moschus moschiferus).

n'étant probablement d'aucun autre usage pour l'animal, ne sont pas indispensables à celui qui est pourvu d'andouillers puissants ou de cornes, tandis que le Chevrotain porte-musc, absolument privé de cornes, serait complètement désarmé pour l'attaque, s'il n'avait ses canines. Au Chevrotain porte-musc et au Muntjac, il faut ajouter le *Daim aquatique de Swinhoé* (*Hydropotes inermis*) et le *Daim de Michie* (*Lophotragus Michianus*), autres petites espèces sans cornes, dont les mâles possèdent de formidables dents canines.

Si, sauf les exceptions que nous venons de signaler, tous les Daims, Bœufs, Moutons, Antilopes, Girafes, animaux qui constituent le plus grand nombre des *Ruminants*, sont dépourvus de dents canines, dans la famille qui forme le troisième groupe des Ruminants, celle des *Camelidés*, on trouve des canines semblables à des défenses.

C'est un caractère des Ongulés artiodactyles que les dents prémolaires sont d'une forme plus simple que les molaires ;

chez les Ruminants, on peut dire que les prémolaires ne répondent qu'à une moitié des vraies molaires.

L'exemple du Chevrotain porte-musc (moins ses grandes canines), nous ayant fait connaître plus ou moins bien la dentition du ruminant ordinaire, nous pouvons choisir le Chameau pour montrer les particularités de la série des molaires.

Le Chameau possède une incisive supérieure et, comme je l'ai dit, des canines.

$$i\ \frac{1}{3}\ c\ \frac{1}{1}\ prm\ \frac{3}{2}\ m\ \frac{3}{3}.$$

Les deux premières paires d'incisives supérieures sont absentes ; mais la troisième ou la plus externe est présente, et la forme de ces dents est plutôt celle de canines. Les canines sont des dents à sommet puissant, et les canines inférieures sont bien nettement séparées des trois incisives, différant en

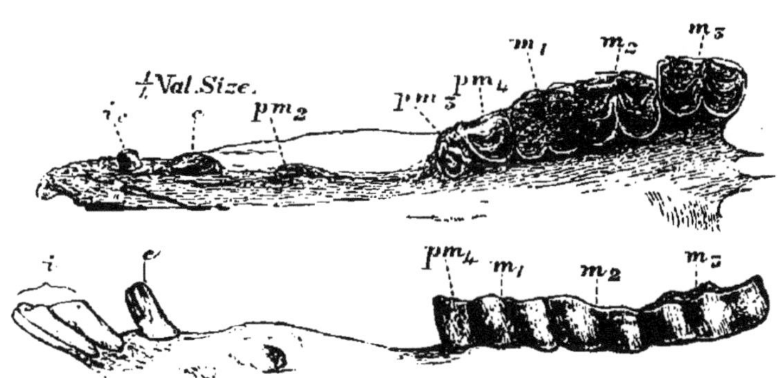

Fig. 135. — Dents supérieures et dents inférieures d'un Chameau.

cela de la quatrième dent de devant de la mâchoire inférieure des *Pécores* typiques (voir fig. 134 et 135).

Les premières prémolaires manquent totalement ; les deuxièmes, séparées des canines par un intervalle, sont des dents coniques, comme les canines. La troisième prémolaire tombe parfois prématurément ; mais la quatrième demeure.

Les molaires des Chameaux appartiennent au type *Solénodonte*, et dérivent des formes dont nous avons déjà parlé, ce qui est manifeste pour qui connaît bien la description de ces dernières. Ces molaires, avec leur dessin à double croissant, peuvent être données comme un très bon exemple du type ruminant simple, que viennent compliquer, en s'y ajoutant dans quelques autres groupes, des piliers accessoires, etc.

Chez tous les vrais Ruminants, la dernière molaire de la mâchoire inférieure a un troisième lobe, et la ligne qui limite la surface externe de la rangée des dents présente une irrégularité due à la projection en dehors du bord antérieur de chaque dent, qui dépasse le bord postérieur de la dent située au-devant d'elle. Les modifications apportées par l'usure dans le *dessin* de la surface des dents molaires sont si constantes et si caractéristiques que, tout en conservant le type commun des Ruminants, une dent particulière peut souvent être rapportée à son vrai genre.

Les Ruminants possèdent tous une dentition de lait bien développée, dont l'animal se sert pendant longtemps, voire même jusqu'à l'âge adulte; ainsi le *Mouton* n'a pas encore fini le remplacement de ses dents à l'âge de cinq ans, et le Veau à l'âge de quatre ans. Mais la première molaire permanente est chez ces animaux, comme chez beaucoup d'autres, la première dent de la série permanente qui perce; elle prend sa place vers le sixième mois (chez l'Agneau); puis, il se passe une longue période avant qu'une deuxième dent sorte. Par suite, la première molaire permanente est, comme on le voit dans la figure 136, invariablement usée dans une bien plus grande étendue que les autres dents; sur le spécimen représenté dans cette figure, elle est usée jusqu'au-dessous des inflexions de l'émail, de sorte qu'elle a perdu sa surface triturante irrégulière et se trouve réduite à une zone d'ivoire poli.

Il n'y a que peu de chose à dire, dans un livre élémentaire, de ce qui concerne la structure des tissus dentaires des Ongulés. L'épaisse couche de cément sur la couronne, qui recouvre les dents du Cheval et celles de la plupart des animaux de ce groupe, renferme de nombreuses *lacunes encapsulées.*

Dans l'Amérique méridionale, on a découvert un puissant Mammifère anormal, appelé *Toxodon*, égal à l'Hippopotame pour la taille, et dont les affinités sont obscures ; cet animal possédait sur la mâchoire supérieure deux petites incisives centrales et deux larges incisives latérales, et le nombre complet de six incisives sur la mâchoire inférieure ; il avait de petites canines, des molaires remarquables par leur forme arquée, leur accroissement aux dépens d'une pulpe persistante, et par la distribution particulière de l'émail, qui n'existait qu'à leur face interne.

Les molaires, comme presque toutes les dents à accroissement indéfini, étaient incurvées, à convexité regardant en dehors (le contraire de ce qui s'observe chez les Rongeurs), et leurs racines convergeaient, jusqu'à se rencontrer presque sur la ligne médiane du palais.

Les racines des larges incisives, comme chez les Rongeurs, s'allongeaient en arrière au point d'atteindre les molaires ; les canines à bords tranchants n'avaient un revêtement d'émail que par places sur la couronne. Le *Toxodon* ne peut être rapporté à un ordre de Mammifères vivants, et l'on a créé pour lui un nouvel ordre, les *Toxodontia.*

Dans l'Amérique méridionale, on a trouvé une mâchoire si anormale qu'on peut difficilement la rapporter à un ordre connu quelconque, et le professeur Marsh a proposé de créer encore un nouvel ordre, les *Tillodontia.*

Le *Tillodonthérium* a des molaires du type Ongulé ; mais il possède une énorme paire d'incisives *scalpriformes*, qui s'accroissent aux dépens d'une pulpe persistante, recouvertes d'émail seulement sur leur face antérieure ; leurs racines sont incurvées ; en fait, sous presque tous les rapports, ces dents ressemblent à celles d'un Rongeur gigantesque.

CHAPITRE VI

LES DENTS DES SIRÉNIENS, DES HYRACOIDES DES PROBOSCIDIENS ET DES RONGEURS

§ 1er. — Les dents des Siréniens.

Plus rapproché des Ongulés que de tout autre groupe, mais encore assez éloigné de ces animaux, se trouve l'ordre limité des *Siréniens*, autrefois appelés *Cétacés herbivores*, nom impropre, car ces animaux ne sont pas très proches voisins des vrais Cétacés.

L'ordre des Siréniens est actuellement représenté par deux espèces seulement : les *Dugongs* (Halicore) et les *Manatées* (Manatus) ; une troisième espèce (*Rhytinia*) n'est disparue que depuis un siècle. Les animaux de cet ordre sont aquatiques, et, d'après leurs formes extérieures, on les désignait autrefois sous le nom de *Cétacés herbivores*. Mais leurs dents et d'autres particularités de leur organisation, indiquent qu'ils sont plus proches parents des Ongulés que de tout autre groupe ; mais ces particularités sont de telle nature qu'elles suffisent pour les élever au rang d'ordre distinct (voir page 267). Ces animaux sont de grande taille ; ils fréquentent les eaux peu profondes, comme les embouchures des grandes rivières ; leur nourriture consiste en herbes marines et en plantes aquatiques.

La dentition du *Dugong* est très intéressante, sous plusieurs aspects; la partie antérieure de la mâchoire supérieure, formée principalement par les os intermaxillaires, se détache, se porte brusquement en bas, formant un angle avec le reste de la mâchoire. Cette extrémité déviée porte deux défenses, dont la plus grande partie est enfermée dans l'alvéole. Chaque défense

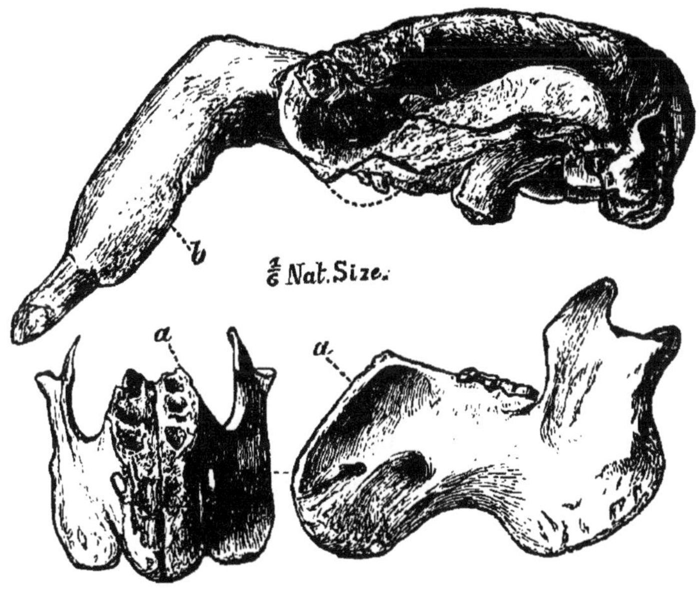

Fig. 136. — Crâne et mâchoire inférieure d'un Dugong (Halicore Indicus) vus de profil (d'après un spécimen du musée du Collége Royal des chirurgiens). — La lettre *a* montre la partie défléchie du maxillaire inférieur de face et de profil, avec ses alvéoles destinées à recevoir des dents rudimentaires. — La lettre *b* indique la surface correspondante de la mâchoire supérieure.

porte un revêtement d'émail sur sa partie antérieure et ses parties latérales, mais n'est recouverte que de cément à sa face postérieure, rappelant ainsi par la disposition de ses trois tissus les traits caractéristiques de l'incisive d'un Rongeur; elle s'use obliquement, de manière à conserver toujours un bord aigu, et s'accroît en outre aux dépens d'une pulpe persistante.

Chez la femelle, les défenses (incisives) ne font pas saillie hors de la gencive; leurs cavités pulpaires sont fermées, et le revêtement d'émail est complet sur leurs couronnes.

La surface oblique de la mâchoire supérieure a pour antagoniste la portion du maxillaire inférieur qui avoisine la symphyse et dont la hauteur est inaccoutumée. Sur cette partie défléchie de la mâchoire inférieure existent huit ou dix anfractuosités (quatre ou cinq de chaque côté), ou plutôt des alvéoles de forme irrégulière, dans lesquelles on peut trouver des dents tordues, incurvées, mais seulement sur un sujet encore jeune, car elles peuvent dans la suite être complètement résorbées.

Ces dents abortives sont un exemple de dents rudimentaires, non seulement parce qu'elles sont atrophiées et finalement sont résorbées, mais encore parce qu'elles sont en réalité recouvertes d'une épaisse lame cornée qui forme à ce niveau la surface de la mâchoire, et qui par suite rend ces organes absolument inutiles (a).

Ces lames cornées, dont la structure est analogue à celle des fanons de la Baleine, existent également chez les Manatées et les Rhytinia; sur leur surface libre, elles sont hérissées de soies raides et sont dans leur ensemble formées de corps analogues à des poils, réunis par de l'épithélium.

En arrière de la région recouverte de lames cornées, le Dugong possède de chaque côté, cinq dents molaires, de forme simple, comme celles des Edentés et composées seulement de dentine et de cément.

Lorsque la dernière molaire est sur le point d'apparaître, la première de la série disparaît par résorption de ses racines et de son alvéole. Sur les sujets âgés, il ne reste que deux molaires de chaque côté des mâchoires.

Le *Dugong* est encore remarquable en ce qu'il n'a qu'une seule dent de lait; c'est la dent qui précède l'incisive-défense; mais on s'est demandé s'il ne s'agissait pas plutôt d'une incisive rudimentaire que d'une vraie dent de lait.

(a) Des dents rudimentaires semblables se rencontrent dans la partie correspondante défléchie de la mâchoire inférieure des jeunes Manatées, au nombre de 12 (Gervais, *Hist. nat. de mammif.*, vol. II, p. 312).

Les dents molaires des *Manatées* sont beaucoup plus nombreuses, d'une forme beaucoup plus complexe, et se rapprochent très étroitement des dents du Tapir par leur configuration.

Les Manatées possèdent quarante-quatre molaires, mais ces dents ne sont pas en place toutes en même temps; les antérieures tombent avant que les postérieures apparaissent. On n'a pu constater chez eux de *succession verticale*. Il n'y a ni incisives ni canines (voir la note page 347), mais on trouve des lames cornées à la partie antérieure de la bouche, semblables à celles du Dugong.

Les *Rhytinia* disparus, autrefois très répandus dans le détroit de Behring, étaient complètement dépourvus de dents.

J'ai déjà dit que les dents des Manatées ressemblent à celles du Tapir par leur forme extérieure; elles présentent, en outre, des particularités de structure intime qu'on ne rencontre pas habituellement sur les dents des Mammifères, et qui n'existent également que chez eux et les Tapirs. En examinant quelques-unes de ces dents que m'avait obligeamment envoyées le professeur Garrod, j'ai constaté que l'ivoire, qui était, à tous égards, de la variété dure, non vasculaire, était traversé par un système de canaux plus larges, ou canaux vasculaires, disposés avec une grande régularité, et qui se dirigeaient de la cavité pulpaire à la périphérie de l'ivoire, où ils s'anastomosaient les uns avec les autres. Les tubes dentinaires ne s'irradiaient pas de ces canaux vasculaires; ils en étaient, pour ainsi dire, indépendants, c'est-à-dire qu'il y avait un ivoire ordinaire, non vasculaire, avec un système de canaux médullaires surajoutés. Il est intéressant de constater que la ressemblance extérieure de ces dents avec celles du Tapir, se trouve complétée par la structure histologique intime, et il est tout naturel de supposer que cette ressemblance n'est pas accidentelle, mais a une signification plus profonde.

L'émail des dents des Manatées est également remarquable

par la rectitude parfaite de ses prismes dans une grande partie de son étendue.

Les dents molaires du Dugong sont formées d'un axe central de vaso-dentine , d'une masse beaucoup plus considérable d'ivoire ordinaire, non vasculaire, et d'une épaisse couche de cément; mais ne présentent pas les particularités de structure de la dent des Manatées.

§ 2. — Les dents des Hyracoïdes.

Le Lapin biblique (*Hyrax*) [1], animal dont la taille était en effet celle du Lapin, doit nous arrêter un instant, car sa denti-

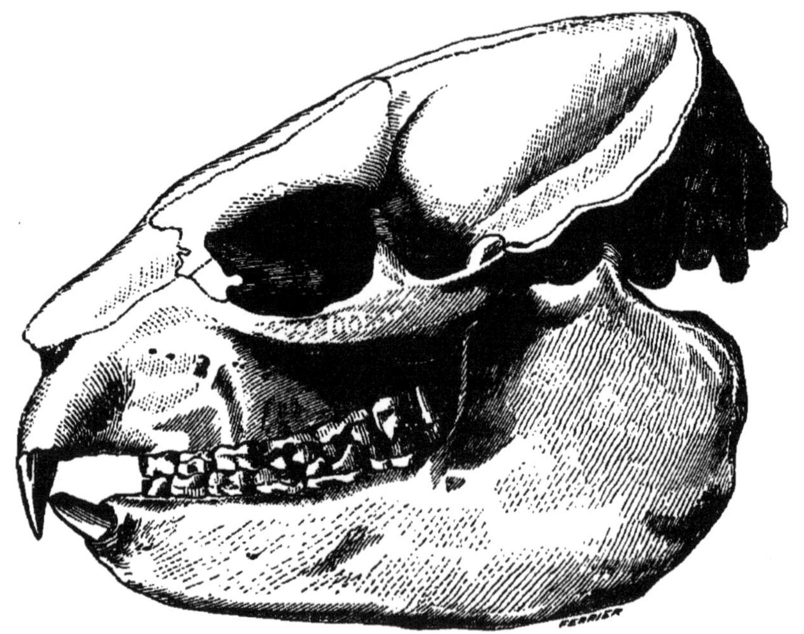

Fig. 137. — Crâne de l'Hyrax.

tion a été indirectement la source de nombreuses controverses. Par le type de ses dents molaires, cet animal ressemble exacte-

1. Cet animal n'est autre que le Daman de Syrie (Hyrax Syriacus) dont il est question dans la Bible, sous le nom de Saphan. Les Damans ont longtemps été considérés comme des Rongeurs. Cuvier a montré que la forme de leurs pieds et la conformation de leurs molaires les rapprochent des Pachydermes et en particulier du Rhinocéros.

ment au Rhinocéros, et c'est pour cette raison que Cuvier l'avait placé très près de ce genre de Pachydermes. Mais une étude plus attentive et plus prolongée de ses caractères conduit à le placer dans un genre différent ; et c'est là un exemple frappant du danger qu'il y a à ne tenir compte que d'un seul caractère, tel que le type des dents, pour en faire la base d'une classification.

Tous les observateurs, d'ailleurs, ne sont pas d'accord sur la place que cet animal doit occuper ; il présente certainement des affinités avec les Ongulés Périssodactyles, avec les Rongeurs, et peut-être aussi, avec les Insectivores.

Sa formule dentaire est :

$$ i\ \frac{2}{3}\ c\ \frac{0}{0}\ prm\ \frac{4}{4}\ m\ \frac{3}{3}. $$

Considérée à un point de vue particulier, la dentition de l'Hyrax affecte quelque rapport avec celle d'un Rongeur, à cause des grandes dimensions des incisives centrales, qui se développent aux dépens d'une pulpe persistante, qui ont le bord tranchant d'un ciseau, et qui sont recouvertes d'une épaisse couche d'émail sur leur face antérieure. La deuxième paire d'incisives, qui sont petites, tombe de bonne heure. Mais l'Hyrax possède le nombre complet des prémolaires et des molaires de la dentition des Mammifères, et, par leurs types, ces dents sont absolument conformes à celles du Rhinocéros.

Sur la mâchoire inférieure, les incisives centrales sont petites, mais les incisives latérales sont largement développées : toutes sont persistantes. Leurs couronnes sont, en quelque sorte, trilobées ; lorsque la bouche se ferme, elles se placent ordinairement en arrière des incisives supérieures et rencontrent un bourrelet dense résistant et formé par la gencive.

§ 3. — Les dents des Proboscidiens.

Actuellement, l'Eléphant demeure l'unique représentant de cet ordre, éloigné des Ongulés par de nombreuses et remarquables particularités, mais plus rapproché d'eux que de tout autre groupe. Autrefois, l'ordre des Proboscidiens était représenté par de nombreuses espèces, largement répandues sur tout le globe, et il ne manquait pas de formes de transition pour relier l'Eléphant aux Mammifères moins particuliers. Dans ce groupe, les incisives s'accroissent aux dépens d'une pulpe persistante et forment de remarquables défenses; l'éléphant possède $i\dfrac{1}{0}$, le Mastodonte $i\dfrac{1}{1}$, le Dinothérium $i\dfrac{0}{1}$.

Deux particularités frappantes caractérisent la dentition de l'Eléphant : l'énorme longueur des incisives-défenses, et le déplacement des dents molaires d'arrière en avant, par un mode de substitution particulier, d'où il résulte qu'il n'y a jamais en place, dans le même temps, plus d'une molaire entière ou seulement des portions de deux molaires.

Les *défenses* supérieures sont précédées de petites dents temporaires; lorsqu'elles viennent de percer, leur sommet est formé par l'émail ; mais le chapeau d'émail est bientôt usé, et le reste de la défense est formé de cette variété de dentine, connue sous le nom d'*ivoire*, et d'une mince couche extérieure de cément.

Chez l'Eléphant Indien, les défenses ne sont pas aussi développées que dans l'espèce d'Afrique et les défenses de la femelle sont beaucoup plus courtes que celles du mâle. Chez l'Eléphant Africain, dont les défenses atteignent jusqu'à neuf pieds, on n'a pas constaté cette même différence de longueur et, parmi les Eléphants Indiens même, on trouve des mâles qui n'ont pas des défenses plus développées que les femelles de même taille.

Les surfaces des défenses de la femelle présentent souvent

de profondes excavations au niveau du bord de la gencive et, pour cette cause, sont parfois si peu solides qu'elles se brisent. Mon ami M. Moseley me dit avoir appris du major Rossall, qui, comme chasseur, connaît très bien les Eléphants Indiens, que les défenses de toutes les femelles qu'il a pu voir, présentaient cette altération, et que l'on trouvait souvent des larves ou nymphes d'un insecte diptère logées dans la gencive et fixées à la surface de la défense. On peut voir un spécimen de défense d'Eléphant, avec ces larves fixées à sa surface, au musée du Royal Collège des Chirurgiens. Il serait intéressant de savoir si la larve ronge réellement la défense ou si les excavations de la dent proviennent de la résorption produite par la gencive irritée.

Sur le *Mammouth* disparu (abondant en Sibérie), les défenses excessivement recourbées, formaient un grand segment de cercle; mais, grâce à leur inclinaison générale en dehors, la tête se trouvait dégagée. Le professeur Owen signale l'existence d'une défense de Mammouth d'une longueur de dix pieds.

Les défenses de l'Eléphant s'enfoncent dans des alvéoles profondes et résistantes, et s'accroissent aux dépens d'une pulpe persistante, pendant toute la vie de l'animal.

Les Eléphants nous montrent parfois, sur une grande échelle, les suites d'une lésion de la pulpe, car il n'est pas rare de voir cet animal échapper à des blessures par armes à feu.

Les minces parois qui forment la défense, près de son extrémité supérieure ouverte, n'offrent pas une grande résistance à l'entrée d'une balle; les suites de la lésion ne sont pas, comme on aurait pu le croire, la mort de la pulpe; si, dans quelques cas, des cavités d'abcès se forment dans le voisinage du point lésé, dans d'autres cas, les troubles sont encore moins prononcés, la balle s'enkyste dans une mince coque de dentine secondaire, et autour de celle-ci se dépose de la dentine normale; à la partie extérieure de la défense, on ne constate abso-

lument rien de particulier, de sorte que les balles ainsi enkys-
tées ne sont retrouvées que par les tourneurs d'ivoire, lorsqu'ils
examinent les défenses pour les travailler.

A mesure que les défenses s'accroissent, ce qui était dans la
cavité pulpaire et dans l'alvéole s'éloigne à une certaine distance de la tête, et vient occuper le milieu de l'ivoire plein.

Comme exemple de l'étendue de la lésion dont une pulpe
dentaire est susceptible de se rétablir, on peut citer un spécimen déposé au musée de la Société odontologique par M. Bennett, qui m'a autorisé à le représenter ici (fig. 138).

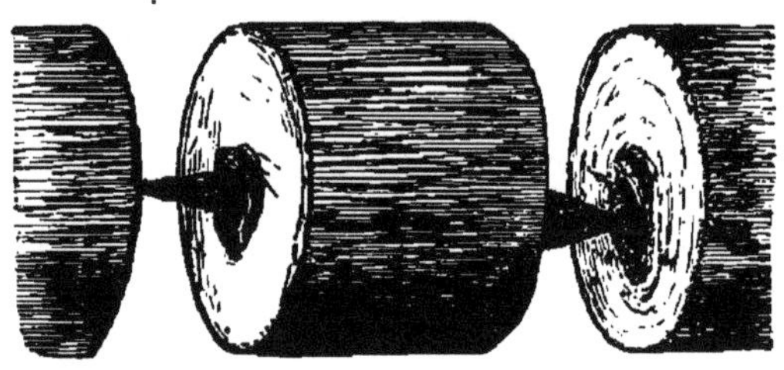

Fig. 138. — Pointe de lance en er, fixée dans l'intérieur d'une défense, provenant
probablement d'un Éléphant africain (d'après un spécimen appartenant à M. Bennett).

Il est probable qu'un lourd javelot avait été lancé par un
indigène du haut d'un arbre, dans l'intention d'atteindre le
cerveau, sur un Eléphant, qui allait à la rivière ; mais dans ce
cas le javelot pénétra dans la base ouverte de la défense en
voie de développement, base qui regarde presque verticalement en haut (voir fig. 138), et que d'ailleurs la pointe de fer
semble avoir brisée. Cependant la pulpe ne fut point détruite,
la dent continua de s'accroître, et la pointe de fer, qui ne mesure pas moins de sept pouces et demi de long, sur un pouce
et demi de large, s'enkysta si parfaitement, que rien à l'extérieur de la défense ne pouvait indiquer sa présence.

M. Erxleben m'a dit connaître un autre exemple, dans lequel
une pointe de lance s'est, de la même manière, complètement
enkystée dans l'ivoire.

L'ivoire est, parmi les substances élastiques connues, une des plus parfaites, et c'est pour cela qu'on l'emploie pour les billes de billard ; il doit son élasticité au très petit volume des tubes dentinaires et aux nombreuses courbures (courbures secondaires) qu'ils présentent.

Les dernières portions de la pulpe se transforment en un ivoire, dans lequel persistent quelques canaux vasculaires ; cet ivoire occupe naturellement le centre de la défense, mais en petite quantité.

Six molaires se développent de chaque côté de la mâchoire de l'Eléphant, et, par analogie, on les classe parfois comme suit : mol. de lait, $\frac{3}{3}$; mol. vraies, $\frac{3}{3}$; quelquefois une dent rudimentaire en avant porte le nombre des molaires à sept de chaque côté. Mais l'étude de leur mode si particulier de succession montre qu'une semblable classification est purement arbitraire, en ce qui concerne l'Eléphant, et qu'elle ne repose que sur l'analogie avec les dents du Mastodonte. Bien que l'Eléphant ait, dans le cours de son existence, vingt-quatre molaires, ces dents ne sont pas toutes en place et, par suite, n'existent pas toutes en même temps. Il n'y a jamais à la fois en fonction qu'une dent entière de chaque côté, ou seulement des parties de deux dents (quand celle des deux qui est en avant est presque complètement usée). Lorsqu'une dent a rempli sa fonction pendant un certain temps, elle est usée, et une nouvelle dent vient apparaître en arrière ; la résorption attaquant alors la vieille dent, celle-ci tombe, et la nouvelle se porte en avant pour prendre sa place (voir fig. 139). Chaque dent successive est d'un volume plus considérable que la dent qui la précède. Ainsi, chez l'Eléphant indien, la première dent possède en moyenne quatre lames transversales (*plates*), la seconde huit, la troisième douze, la quatrième douze, la cinquième seize, et la sixième de vingt-quatre à vingt-huit. Chez l'Eléphant africain, les lames individuelles sont beaucoup plus larges, mais sont moins nombreuses (voir page 362).

En se reportant à la figure que nous avons représentée, on peut voir comment se fait la succession des dents. La dent de réserve est placée dans une direction qui forme un angle avec la dent en fonction (fig. 139); elle se porte en avant et en bas

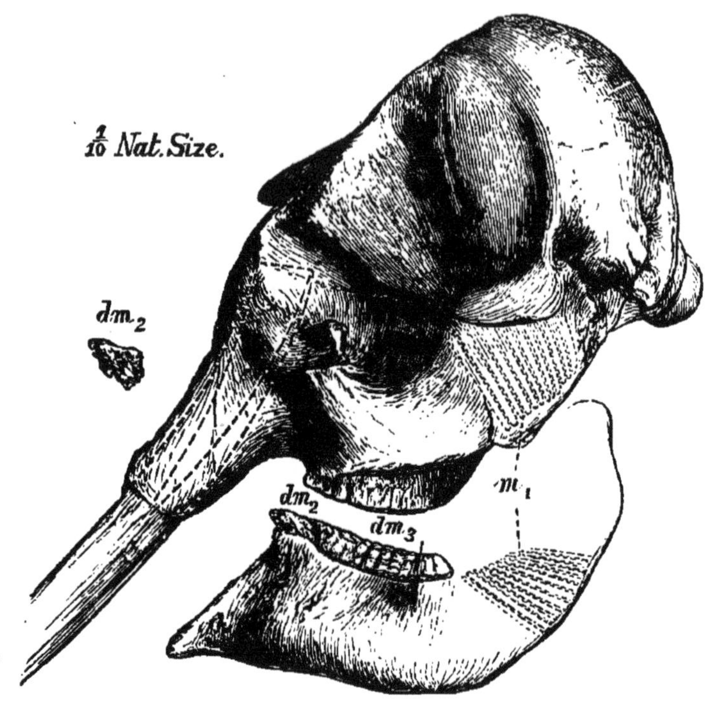

Fig. 139. — Crâne d'un jeune Éléphant indien vu de profil. Les dents en fonction sont la deuxième et la troisième molaire, qui se déplacent l'une l'autre d'arrière en avant; la première de ces deux dents, qui correspond à une molaire de lait des autres animaux, est presque complètement usée; le fragment qui en reste est représenté à gauche. — La défense, dont on ne voit qu'une petite partie, est indiquée dans l'alvéole par une ligne ponctuée, qui dessine également le contour de la cavité pulpaire.

(à la mâchoire supérieure), et son trajet représente à peu près un segment de cercle; par suite, c'est son angle antérieur qui arrive d'abord en fonction, alors que la direction générale de la dent est encore très oblique, et que la plus grande partie de l'organe est encore renfermée dans l'alvéole.

Ces dents, à l'origine, sont formées de lamelles isolées d'ivoire recouvertes d'émail, lamelles dont le sommet se hérisse de saillies mamillaires. Ces lames ne se réunissent qu'après avoir atteint une grande partie de leur hauteur, dans le voisinage de la cavité pulpaire commune ; à leur point de jonction à ce niveau, l'ivoire forme une masse ininterrompue, d'un bout à l'autre de la dent.

De même que les tubercules d'une dent humaine sont isolés au début de la calcification, ainsi les tubercules amplifiés ou lames de la dent d'un Eléphant restent indépendants les uns des autres jusqu'à ce qu'une grande partie de leur hauteur soit formée, et ne se réunissent qu'au niveau de la chambre pulpaire commune ; en fait, la dent de l'Eléphant est princi-

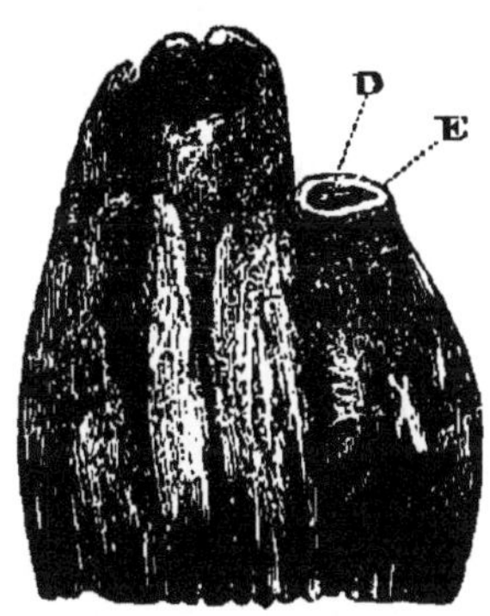

Fig. 140. — Lame isolée (ou tubercule très développé) de la dent d'un Éléphant, avant sa réunion avec les lames voisines ; au sommet de la lame s'observent les saillies mamillaires, dont une a été sectionnée pour montrer la zone centrale d'ivoire entourée d'un anneau d'émail ; à la base de cette lame s'ouvrirait la cavité pulpaire, mais on ne la voit pas dans la figure.

palement formée de ses tubercules, et le reste de l'organe n'en constitue qu'une partie insignifiante.

Plusieurs de ces lames, comme on en a représenté une ici (fig. 140), se trouvent encore détachées à la partie postérieure des dents les plus larges, à l'époque même où la corne antérieure a déjà fait son éruption, et est en train de s'user (fig. 140).

L'avantage manifeste qu'il y a pour l'animal à ce que la dent se développe ainsi, à mesure seulement de ses besoins, est de diminuer la masse qu'il a à supporter et aussi d'économiser la place.

Les dents, une fois leur éruption commencée, ne viennent pas tout d'un coup mettre en action toute leur surface ; mais elles s'avancent dans une direction oblique, de sorte que la partie antérieure de la dent a déjà servi pendant quelque temps et que les lamelles antérieures sont déjà notablement usées, que la partie postérieure de la dent n'est pas encore complètement exposée. Bien plus, pour les molaires les plus volumineuses, la partie antérieure de la dent est en fonction, que la partie postérieure n'est pas même encore entièrement formée.

Chez l'Eléphant, il n'y a donc pas de succession de dents dans le sens vertical, et le mode de succession qu'on observe habituellement chez les Mammifères a été remplacé chez eux par la succession d'arrière en avant, c'est-à-dire que les dents anciennes sont poussées en avant par les dents nouvelles qui sont postérieures. Si l'Eléphant avait toujours été une espèce isolée, comme il semble l'être maintenant, il eût été très difficile de classer ses six molaires. Mais il existait autrefois des Proboscidiens chez lesquels on rencontre ce mode particulier de succession des dents d'arrière en avant, en même temps que le mode de succession ordinaire, dans le sens vertical, n'a pas complètement disparu, et, chez ces animaux (*Mastodontes*), nous pouvons indiquer avec certitude quelles sont les dents de lait, quelles sont les prémolaires et quelles sont les vraies molaires; et comme le Mastodonte se confond presque insensiblement avec l'Eléphant, à tel point que la ligne de démarcation entre les deux espèces est tout arbitraire, nous pouvons dire quelles sont les dents du Mastodonte qui correspondent aux six molaires de l'Eléphant.

Mastodonte. — A la fin de la période tertiaire, cette espèce, qui se rapproche, par ses caractères dentaires et d'autres encore, du véritable Eléphant, était très répandue à la surface du globe. La formule dentaire n'est pas absolument la même pour toute l'espèce, car quelques Mastodontes n'ont pas de prémolaires :

$$i\,\frac{1}{1}\ c\,\frac{0}{0}\ prm\,\frac{2}{2}\ mol.\ de\ lait\ \frac{3}{3}\ m\,\frac{3}{3}.$$

Les incisives supérieures formaient des défenses presque droites, de sept ou huit pieds de long; les incisives inférieures se développaient aussi dans un plan horizontal, en sortant de la partie antérieure de la mâchoire; mais, dans quelques espèces, les défenses inférieures étaient rudimentaires, disparaissaient de bonne heure ou même manquaient complètement, se rapprochant ainsi davantage des conditions observées chez l'Eléphant.

Les nombreuses dents molaires du Mastodonte augmentaient de volume d'avant en arrière; les couronnes présentaient des crêtes transversales élevées et extrêmement volumineuses, et particulièrement nombreuses sur la dernière molaire. Les crêtes, avant d'avoir subi l'usure, se divisaient à leur sommet en une série de tubercules arrondis ou mamelons (mastoïdes), sur lesquels l'émail formait une couche dense et épaisse, mais le cément une couche mince; les espaces situés entre les saillies n'étaient donc point remplis par ce dernier tissu, de manière à former une surface plane, comme chez l'Eléphant.

Les molaires avaient des racines bien définies, et l'usure portait d'abord sur les dents de la partie antérieure de la série qui tombaient, pendant que de nouveaux organes venaient s'ajouter en arrière. Absolument comme chez l'Eléphant, toutes les dents n'étaient donc point en place en même temps. Il n'y avait jamais plus de trois dents en fonction au même moment, et quand la dernière molaire, la plus volumineuse, faisait éruption, il n'y avait plus qu'une dent de reste au-devant d'elle; cette dernière dent même disparaissait bientôt, et la dentition se trouvait ainsi réduite à une seule molaire de chaque côté.

Comme le mode de succession des molaires, chez les Mastodontes, peut nous expliquer la nature des molaires de l'Eléphant, il est nécessaire d'ajouter encore quelques explications. Quelques Mastodontes avaient trois molaires de lait, dont les deux dernières étaient déplacées verticalement par des prémolaires, absolument comme cela se passe chez la plupart des autres Mammifères, mais dont la première n'était pas remplacée (*Mastodon angustidens*). Il semble avoir existé des Mastodontes chez lesquels il n'y avait pas de succession verticale, c'est-à-dire pas de prémolaires, et d'autres chez lesquels il n'y avait qu'une de ces dents.

Il n'y a donc aucune difficulté à établir les homologies des dents, même pour ces Mastodontes, chez lesquels on n'a pas constaté la succession verticale des dents ; l'analogie avec les autres espèces, chez lesquelles la seconde et la troisième molaire (les deux dernières) étaient déplacées verticalement par des prémolaires presque sans usage, nous indique que les trois molaires antérieures sont des molaires de lait. Les Eléphants actuels développent six dents molaires de chaque côté ; l'Eléphant se trouve dans le même cas, pour ses molaires, que le Mastodonte de l'Ohio, qui n'a pas de succession verticale, de sorte que nous savons maintenant que les molaires de l'Eléphant ont pour formule :

$$\text{Mol. de lait } \frac{3}{3} \text{ m } \frac{3}{3}.$$

Le docteur Falconer signale un Eléphant des monts Sewalik (*Elephas planifrons*) chez lequel existent réellement deux prémolaires rudimentaires, sans importance fonctionnelle ; la détermination des dents en fonction de l'Eléphant, représentées par la formule : *mol. de lait* $\frac{3}{3}$ *mol.* $\frac{3}{3}$, ne résulte donc pas seulement de l'analogie, mais se rapporte encore à l'observation réelle.

Le *Dinotherium*, puissant animal qui, par les caractères de son crâne, se rapprochait des Sireniens et avait probablement des mœurs aquatiques, se faisait remarquer par la possession de volumineuses défenses, qu'on rapporte, par analogie, aux dents incisives ; mais ces défenses n'existaient qu'à la mâchoire inférieure; il n'y en avait point sur la mâchoire supérieure.

Ces défenses se projetaient en formant un angle droit avec le corps de la mâchoire et se recourbaient en arrière. La portion du maxillaire avoisinant la symphyse formait une surface oblique regardant en bas, pour se conformer à l'implantation de ces défenses anormales.

Le *Dinotherium* était aussi gros qu'un Eléphant, et ses défenses, à sommet inférieur, avaient presque deux pieds de longueur; cependant, comme on a trouvé, sur quelques mâchoires, des défenses qui n'avaient guère que la moitié de cette dimension, on croit que le *Dinotherium* mâle avait des défenses plus volumineuses que la femelle. Les dents molaires, très analogues à celles du Tapir, ne doivent pas nous arrêter longtemps :

$$i\ \frac{0}{1}\ c\ \frac{0}{0}\ prm\ \frac{2}{2}\ m\ \frac{3}{3}.$$

La succession des dents se faisait verticalement, comme chez les autres Mammifères, et il y avait : mol. de lait, $\frac{3}{3}$.

Mais le Dinotherium, le Mastodonte et l'Eléphant nous offrent une série de modifications très instructives, qui montrent comment on arrive, par degrés, jusqu'à la molaire excessivement complexe de l'Eléphant indien.

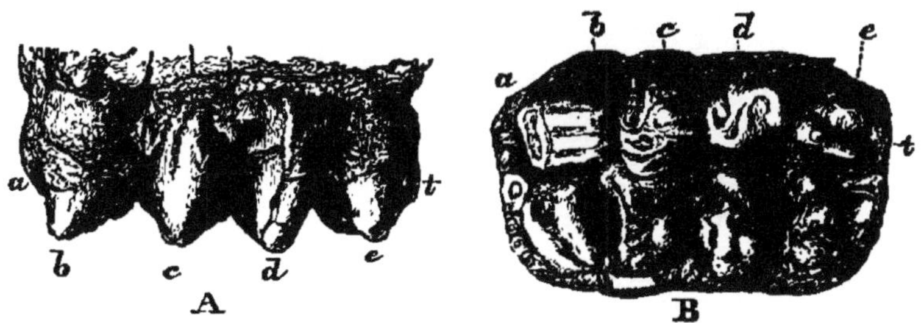

Fig. 141. — Dent molaire de *Mastodonte*. Les crêtes principales, ou cuspides, sont marquées des lettres *b*, *c*, *d*, *e*; en *a* et *t*, le cingulum s'est exhaussé pour former deux crêtes moins élevées, ou *talons*.

La molaire du Dinotherium ressemble un peu à celle d'un Tapir; ses tubercules n'ont pas un développement très exagéré, et sa forme ne s'éloigne pas énormément de celle des dents de beaucoup d'autres Mammifères.

Les dents du Mastodonte ont leurs tubercules ou crêtes plus nombreuses et plus accentuées, comme on peut le voir figure 141.

D'autres Mastodontes ont des crêtes plus nombreuses sur les

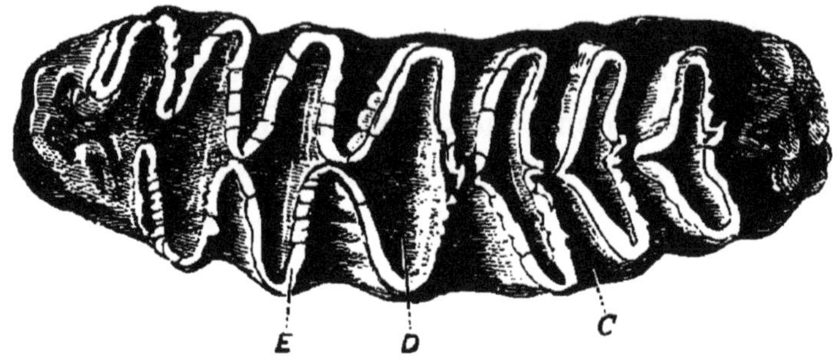

Fig. 142. — Molaire d'Eléphant africain. — E, émail. — D, ivoire. — C, cément.

dents, et l'Eléphant africain en a jusqu'à dix sur sa dernière molaire, la plus volumineuse, quoique, sur cette dent, chacune des crêtes forme une saillie très étendue et très accentuée.

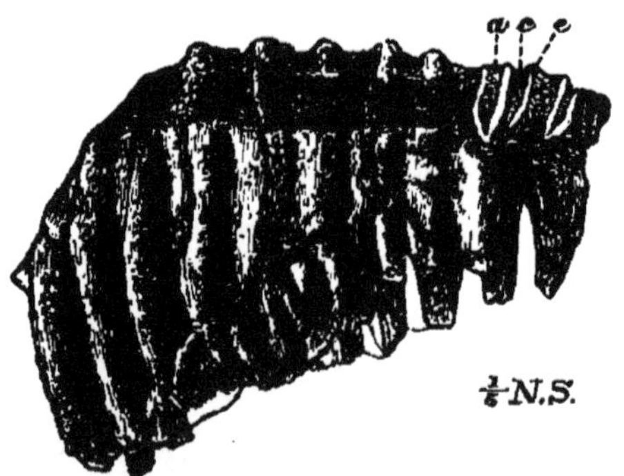

Fig. 143. — Dent molaire de l'Eléphant africain, montrant la forme des racines, etc. a, ivoire. — c, cément. — e, émail.

Chez l'Eléphant indien, les crêtes ou lames sont encore plus nombreuses, les racines deviennent presque imperceptibles, et tout est enveloppé dans une masse compacte de cément.

La complication graduelle de la *formule des crêtes* (ou nombre es crêtes sur chaque dent) des molaires se voit bien dans la table suivante, dressée d'après la *Lecture huntérienne* du professeur Flower (*Nature*, mars 1876). C'est un tableau perfec-

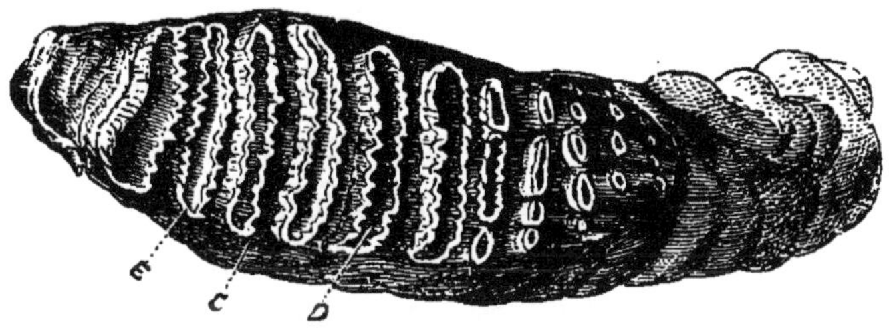

Fig. 144. — Dent molaire d'un Éléphant asiatique, sur laquelle on voit les lames transversales d'ivoire, avec leur bordure d'émail.

tionné, emprunté aux *Palæontological Memoirs* du docteur Falconer.

	Molaires de lait.			Vraies molaires.			Total.
	I	II	III	I	II	III	
Dinotherium giganteum..............	1	2	3	3	2	2	13
Mastodon (Trilophodon) americanus......	1	2	3	3	3	4	16
— (Tetralophodon) arvernensis...	2	3	4	4	4	5	22
— (Pentalophodon) Sivalensis....	3	4	5	5	5	6	28
Elephas (Stegodon) insignis...........	2	5	7	7	8	10	39
— (Loxodon) africanus...........	3	6	7	7	8	10	41
— — meridionalis........	3	6	8	8	9	12	46
— (Euelephas) antiquus..........	3	6	10	10	12	16	57
— — primigenius	4	8	12	12	16	24	76
— — indicus	4	8	12	12	16	24	76

Le nombre des crêtes peut subir quelques variations, surtout lorsqu'elles sont très nombreuses; mais les nombres ci-dessus peuvent être considérés comme les nombres moyens; on a encore découvert quelques espèces intermédiaires pour leur *formule des crêtes*, notamment le *Mastodon Pentelici* et le *Mastodon Andium*, qui remplissent l'écart entre le Trilophodon et le Tétralophodon; l'*Elephas melitensis* vient se placer entre le Loxodon et l'Eulephas (Flower).

Il nous reste à décrire, un peu plus en détail, la structure d'une dent d'Éléphant; cette description vient en dernier lieu, parce qu'elle sera plus facilement comprise, maintenant qu'on a pu suivre l'origine et la filiation de cette dent. Chez le Mastodonte, la molaire est constituée par une couronne, portant des tubercules volumineux séparés, et par des racines bien nettement accusées; chez l'Eléphant africain, cette partie de la dent, qui renferme les tubercules, forme la plus grande masse de l'organe, les racines sont relativement insignifiantes, et les espaces qui séparent les tubercules sont remplis par le cément. La molaire de l'Eléphant indien se compose d'un nombre encore plus considérable de tubercules, beaucoup plus allongés et plus aplatis, en sorte que la plus grande partie de la dent est formée de ces lamelles aplaties, réunies entre elles par le cément, et constituant ainsi une masse résistante et solide; les racines sont presque imperceptibles.

Dès que cette dent a atteint un certain degré d'usure, chaque lamelle est représentée par une zone centrale de dentine entourée d'émail; les intervalles qui séparent les séries de lamelles sont comblés par le cément; mais, à l'origine, les sommets des lamelles sont mamelonnés, c'est-à-dire qu'ils sont couverts de saillies arrondies, beaucoup plus nombreuses qu'on ne les rencontre sur les parties correspondantes d'une dent de Mastodonte. Lorsque la dent fonctionne, les saillies arrondies disparaissent bientôt, et la face triturante de la dent ne présente plus que d'étroites bandes transversales de dentine entourées d'émail, chaque bande étant séparée de la voisine par le cément. La dureté inégale de ces trois tissus suffit à maintenir la surface rugueuse, grâce au niveau différent de l'usure qu'ils subissent.

A l'état sauvage, les Eléphants se nourrissent d'arbrisseaux et de jeunes branches tendres, et souvent d'herbes arrachées avec leurs racines, dont ils secouent brusquement la terre qui y adhère. A l'état domestique, les aliments contenant moins de substances pierreuses, les dents se polissent en frottant les es contre les autres; l'usure n'est pas suffisamment éner-ue pour rendre les surfaces rugueuses, et le cément plus mou des intervalles qui séparent les lamelles formées d'ivoire et d'émail, ne s'enlevant point, reste de niveau avec le sommet des lamelles.

Si grande que soit la taille des Proboscidiens, ces animaux n'en ont pas moins quelques points de ressemblance avec les Rongeurs, par le grand développement des incisives et par l'intervalle libre qui existe entre celles-ci et les dents molaires; ajoutons, comme l'a signalé le professeur Rolleston, que l'émail, sur les molaires de l'Eléphant, grâce à la décussation des fibres, dans sa couche profonde, reproduit presque exactement le dessin décrit par mon père, comme caractéristique pour tous les Rongeurs, sauf les Léporides (Lièvres) et les Hystricidés (Porcs-Epics).

§ 4. — Les dents des Rongeurs.

Les animaux qui appartiennent à cet ordre, si bien défini, sont répandus dans presque toutes les parties du monde. L'île de Madagascar se fait cependant remarquer par l'absence presque complète de Rongeurs indigènes; l'Australie est dans le même cas, et ces deux faits ne manquent pas d'intérêt pour ceux qui étudient l'odontologie.

Dans chacune de ces contrées, à côté, et en dehors des animaux qu'on y rencontre (dans la première les Lémurs, et dans la seconde les Marsupiaux), est apparue une espèce d'animaux particulièrement modifiés qui ont pris la place des vrais Rongeurs, auxquels ils ressemblent : tel est le *Cheiromys* à Madagascar, et le *Wombat* en Australie.

Les espèces de Rongeurs sont excessivement nombreuses, et la plupart de ces espèces sont de petite taille. Le *Capybare* aquatique est de beaucoup le plus grand des Rongeurs actuels.

D'une manière générale, les dentitions des nombreuses espèces que comprend cet ordre présentent une grande uniformité; les incisives (sauf chez les Lièvres et les Lapins, qui ont une paire de petites incisives accessoires, en arrière des grandes) se réduisent au nombre de quatre, sont de grandes dimensions et s'accroissent aux dépens d'une pulpe persistante. Les mâchoires, sur un petit espace en arrière des incisives, sont dépourvues de dents, et, au delà de cet intervalle libre, les dents du fond, qui généralement ne dépassent pas le nombre de quatre, sont placées sur une ligne qui devient un peu divergente en se portant en arrière. Les larges incisives *scalpriformes*, et taillées en biseau, s'enfoncent profondément dans les mâchoires dans une direction postérieure, en formant une courbe très accentuée; les incisives supérieures, d'après les recherches du professeur Owen, forment un segment plus large d'un cercle plus petit que les incisives inférieures, qui sont moins recourbées. La longueur et la courbure des incisives

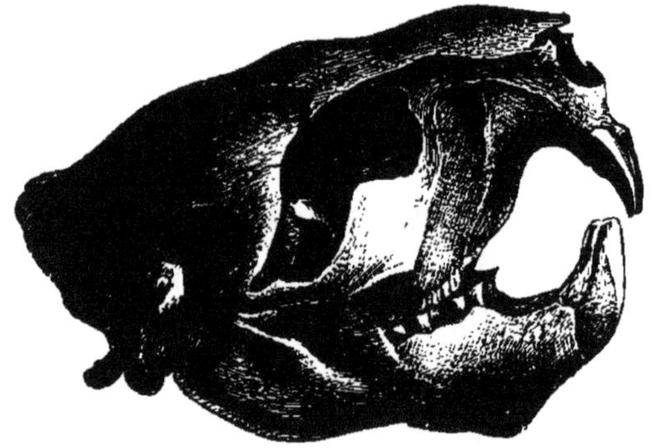

Fig. 145. — Crâne d'un Rongeur, vu de profil, donnant une idée générale de la dentition du groupe.

sont bien faites pour épargner la pression directe aux pulpes qui se développent, et qui sont situées très profondément en arrière dans la mâchoire; ainsi l'extrémité ouverte des incisives inférieures, par exemple, dépasse réellement en arrière, dans beaucoup d'espèces, la dernière des dents molaires. Le nerf que reçoit la pulpe persistante est très volumineux, et, comme l'extrémité ouverte de la dent a autrefois occupé une situation plus antérieure dans la mâchoire, il se porte d'abord en avant, au-dessous de la dent, pour se recourber brusquement en arrière et atteindre la pulpe dentaire. Chez beaucoup de Rongeurs, l'émail de la face antérieure des larges incisives est taché d'une forte couleur orangée; cette coloration a pour siège la substance même de l'émail.

Les incisives scalpriformes se terminent par un bord tranchant, dont l'acuité est constamment entretenue par la disposition particulière des tissus de la dent.

Le revêtement d'émail, au lieu de s'étendre à toute la circonférence de la dent, se trouve confiné aux faces antérieure et latérales (a), sur lesquelles il présente une grande épaisseur. Lorsque la dent subit l'usure, l'émail reste toujours plus saillant que l'ivoire, et de cette disposition résulte un bord qui reste constamment très aigu. L'ivoire est aussi plus dur près de la face antérieure de la dent que du côté de la face postérieure.

Une mince couche superficielle de cément existe à la face postérieure des dents ; chez les Rongeurs, il n'y a donc pas de cément à la surface de l'émail. Chez le *Wombat* (page 428), cette couche de cément s'étend à toute la face antérieure des incisives scalpriformes.

Les dents molaires ne sont pas très nombreuses; la famille des Souris en possède généralement $\frac{3}{3}$; les Porcs-Epics ont toujours $m\ \frac{4}{4}$, et les Lièvres $m\ \frac{6}{5}$; le Rat d'eau d'Australie (*Hydromys*) est tout à fait exceptionnel pour le petit nombre de ses molaires, qui est de $\frac{2}{2}$. L'observation a démontré que les trois dernières de la série sont toujours de vraies molaires, et que, lorsqu'il y en a plus de trois, les autres sont des prémolaires, précédées de dents de lait.

(a) Quelques Léporides (Lièvres) font, dit-on, exception à la règle générale.

Mais la limite dans laquelle se développent les dents de lait est très variable. M. Waterhouse (*Histoire naturelle des Mammifères, — Rongeurs*) a trouvé des dents de lait encore en place sur le crâne d'un *Castor* presque adulte, tandis que, chez les Lièvres, elles tombent vers le dix-huitième jour après la naissance et que, chez le *Cochon d'Inde*, elles disparaissent avant la naissance. Les incisives de lait n'ont été rencontrées dans aucune espèce, sauf chez les Lièvres et les Lapins.

Chez les Lièvres et les Lapins, il n'y a que quatre incisives sur la mâchoire supérieure, dont une petite paire, qui semble ne jouer aucun rôle, est placée immédiatement en arrière des deux larges incisives tranchantes ; mais, chez les très jeunes sujets, il y a six incisives, dont la paire moyenne disparaît bientôt, ne laissant plus que la première et la troisième. La question non résolue est de savoir si une quelconque de ces dents doit être considérée comme dent de lait et quelle est cette dent; les Lièvres et les Lapins ont six molaires de lait sur la mâchoire supérieure, et quatre sur la mâchoire inférieure, et ces dents restent en fonction quelque temps après la naissance de l'animal ; d'autres Rongeurs, tels que le *Rat*, qui n'a que trois dents de la série molaire de chaque côté, et le *Rat d'eau* australien (Hydromys), n'ont pas de dents de lait, et sont par conséquent de vrais *Monophyodontes*.

On trouve beaucoup de variété dans la forme des molaires et des prémolaires ; chez les Rongeurs à régime mixte, tels que le Rat commun, l'émail recouvre la couronne des dents postérieures, mais sans former nulle part de replis profonds à leur surface ; ces dents ont des racines distinctes, c'est-à-dire qu'elles ne sont pas à accroissement indéfini; les molaires du Rat affectent quelque ressemblance avec les petites molaires de l'homme. Sur les sujets âgés, l'émail finit par s'user à la face triturante de la couronne, qui ne présente plus alors qu'une zone de dentine entourée d'un anneau d'émail.

Mais chez les Rongeurs, dont la nourriture est de nature plus résistante, les molaires, comme les incisives, s'accroissent aux dépens d'une pulpe persistante (on en voit un exemple sur la dent du Capybare, représentée figure 146), et leurs surfaces triturantes restent constamment rugueuses, grâce aux replis que forme l'émail qui s'enfonce profondément de chaque côté de

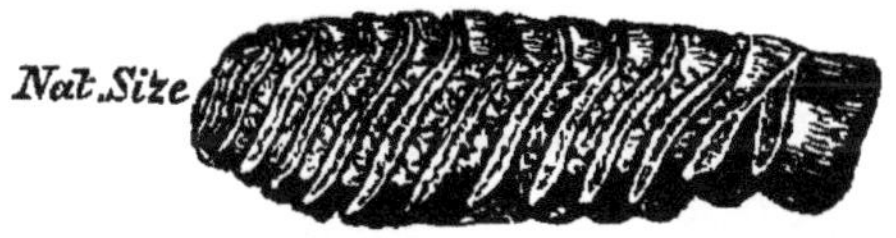

Fig. 146. — Molaire de Capybare, sur laquelle on voit les lames transversales d'ivoire et d'émail, réunies entre elles] par le cément.

la dent. Cela peut également s'observer chez le Rat d'eau commun. Les replis de l'émail peuvent être si profonds, qu'ils divisent les zones de dentine, jusqu'à les isoler complètement; il en résulte alors une dent, comme celle de Capybare, qui est formée d'une série de lamelles d'ivoire ou de *denticules* entourés d'une couche d'émail et réunis en masse par le cément. Grâce à cette disposition particulière, la surface triturante se trouve formée d'émail, de dentine et de cément, trois tissus de résistance inégale, qui s'useront en conséquence à des niveaux différents et maintiendront cette surface rugueuse. De nombreuses formes intermédiaires de dents molaires se rencontrent; ainsi il y a des dents dont la surface composée est entretenue par des replis d'émail peu profonds et qui, au bout d'un certain temps, développent des racines et cessent de s'accroître. Lorsque les dents molaires s'accroissent aux dépens d'une pulpe persistante, elles sont toujours d'une forme arquée, comme les incisives, et cette courbure a pour effet d'éviter à la pulpe toute pression directe dans l'acte de la mastication; les derniers restes de la pulpe se transforment en dentine secondaire ou ostéo-dentine, tissu qui forme ainsi l'axe des incisives ou des molaires, suivant les cas. Dans ce nouveau tissu, on rencontre parfois des espaces vasculaires; d'ailleurs, il est toujours en très petite quantité, la formation de dentine vraie se faisant jusqu'à ce que la cavité pulpaire soit presque oblitérée.

Comme je l'ai déjà dit, quand la série des molaires se compose de plus de trois dents, les dents qui sont au-devant de ces trois molaires sont en réalité des prémolaires, qui ont remplacé

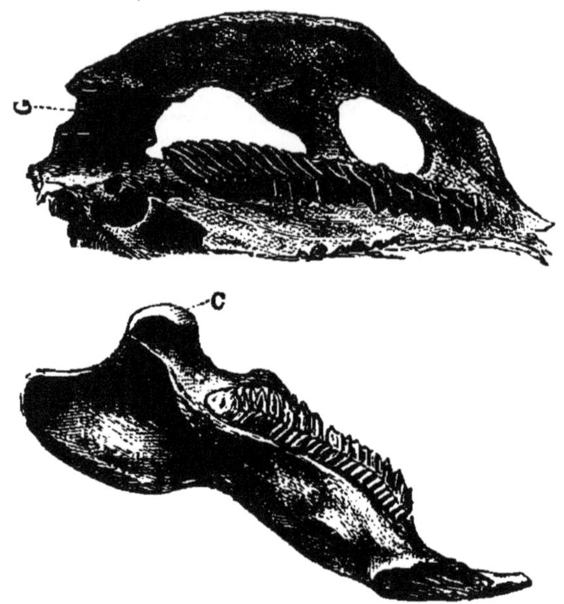

Fig. 147. — Condyle et cavité glénoïde du Capybare; on voit très bien leur direction longitudinale (antéro-postérieure).

des dents de lait; elles ne diffèrent pas d'ailleurs notablement des vraies molaires, par le volume ou par la forme.

La forme du condyle de la mâchoire et de la cavité glénoïde est caractéristique chez les Rongeurs : ils sont l'un et l'autre très allongés dans le sens antéro-postérieur, de sorte que l'étendue du mouvement d'arrière en avant et d'avant en arrière, opéré dans l'acte de ronger, est très considérable (fig. 147). La puissance des dents de ces animaux est étonnante ; ainsi les Rats feront parfois, en rongeant, des trous dans les tuyaux à eau ou dans les tuyaux à gaz, dans lesquels ils ont entendu l'eau murmurer.

On peut juger du caractère général de la dentition des Rongeurs, par la description de la dentition du *Capybare* (fig. 148).

Les dents incisives sont quadrangulaires ; elles sont plus
larges que profondes, et présentent de légers sillons à leur face
antérieure.

Il y a quatre dents molaires de chaque côté des mâchoires,

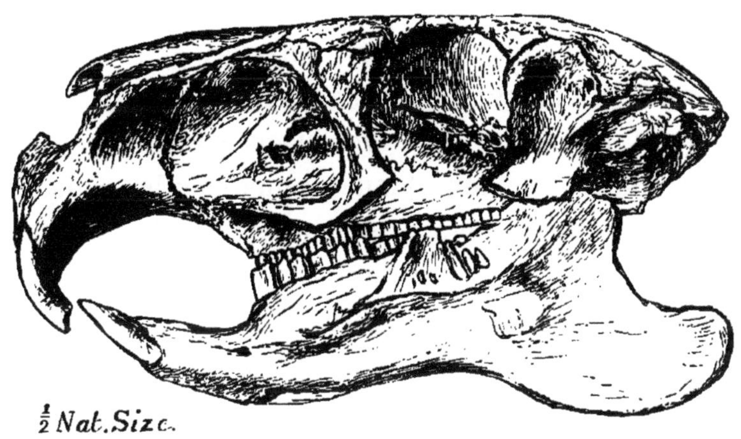

Fig. 148. — Crâne de Capybare.

dont les trois premières sont petites, ne renferment que quelques lamelles transversales d'ivoire et d'émail ; mais la quatrième est une dent très complexe, formée de douze lamelles
et plus, réunies en une masse solide par le cément.

La dent étant à accroissement indéfini, il n'y a pas de cavité
pulpaire commune ; mais chaque lamelle a sa pulpe propre.

J'ai déjà dit (page 165) que les tubes dentinaires, dans la partie
active ou supérieure de l'incisive des Rongeurs, sont beaucoup
plus petits que les tubes de la base de la dent, dans la partie
qui se développe, ce qui prouve que ces tubes ont subi une
diminution de calibre, quelque temps après leur formation
primitive. Près de la surface active, les tubes se séparent de la
cavité pulpaire, car ce qui reste de la pulpe se transforme en
une masse granuleuse laminée ; la dentine extérieure, à la surface de la dent d'un Rongeur, doit donc être dépourvue de sensibilité, et le contenu des tubes de l'ivoire doit avoir, selon toute

probabilité, subi quelque transformation. Mais quelle est la nature des changements subis par les tubes dentinaires qui ont cessé d'être en continuité avec la pulpe vasculaire vivante ? C'est ce qu'aucune observation, que je sache, n'a encore montré.

Comme l'a fait voir mon père (*Phil. Trans.*, 1850), l'émail des Rongeurs est particulier, et une certaine variété dans la disposition des prismes s'observe chez les différentes familles qui composent l'ordre ; le caractère même de ce tissu est, dans certains cas, si tranché, qu'il est souvent possible de rapporter, sans se tromper, une dent donnée à une famille particulière de Rongeurs, d'après le simple examen de l'émail.

En général, on peut dire que la couche d'émail est divisée en deux parties, une partie externe (superficielle) et une partie interne (profonde) (cela est vrai pour tous les Rongeurs, excepté les Lièvres et les Lapins), et que les prismes de l'émail suivent une direction différente dans ces deux parties.

Ainsi, pour l'émail du *Castor* (que, par erreur, à la page 55,

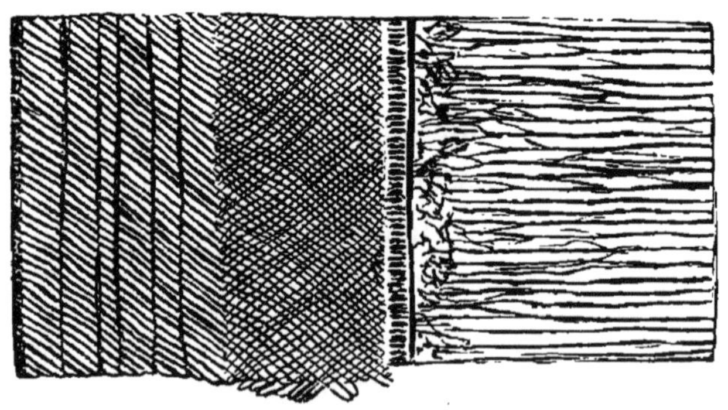

Fig. 149. — Coupe transversale d'une incisive de Castor (Castor fiber). Les prismes de l'émail des couches superposées se croisent à angle droit, dans leur trajet interne, et sont parallèles dans leur trajet externe.

on appelle l'émail du Loir), dans la moitié profonde, celle qui touche à l'ivoire, les prismes des couches contiguës se croisent à angle droit, tandis que, dans la partie superficielle, ils sont tous parallèles.

Dans les genres *Sciurus*, *Pteromys*, *Tamias* et *Spermophilus*, les fibres de l'émail, comme on le voit sur une coupe longitudinale, s'éloignent de l'ivoire, en formant une angle droit avec sa surface ; chez le Castor, ils en partent sous un angle de 60 degrés ; mais la distinction est très nette entre la couche interne et la couche externe.

Chez les *Muridés*, la décussation des prismes dans la partie profonde, et leur parallélisme dans la partie superficielle de l'émail, s'observent également; mais, en outre, les bords de chaque prisme sont légèrement dentelés, et les prismes contigus s'engrènent les uns avec les autres

Dans le sous-ordre des *Porcs-Épics*, les fibres de la partie profonde de la couche d'émail sont ondulées, mais on peut encore distinguer les couches ; ces fibres deviennent parallèles dans la portion superficielle, comme chez les Rongeurs. On trouve de petits intervalles entre les fibres de l'émail des Porcs-Epics.

Chez les *Lièvres* (Léporidés), la disposition lamellaire et la division en deux couches, superficielle et profonde, semble disparaître.

Les particularités dans la disposition des fibres de l'émail, qui sont si prononcées sur les incisives, ne se retrouvent généralement pas sur les molaires des mêmes espèces.

D'autres particularités, mais beaucoup moins importantes, peuvent encore se rencontrer dans l'arrangement des prismes de l'émail, et pour leur description, je dois renvoyer le lecteur au travail original (*On the structure of dental tissues of Rodentia* : M. J. Tomes, *Phil. Trans.*, 1850). Mais, en général, on peut dire que : « les *lamelles de l'émail* offrent des caractères différents et distincts dans chacun des groupes principaux, et que ces variétés de structure restent constantes pour les membres du même groupe ; ainsi nous pouvons prendre pour exemples les *Sciuridés*, les *Muridés* et les *Hystricidés*, chez chacun desquels la structure de l'émail est différente et constitue un caractère essentiellement distinctif. » Bien plus, l'étude des variétés connues de structure des tissus dentaires, sauf quelques exceptions rares, justifie et explique la classification des membres de cet ordre donnée par M. Waterhouse dans sa *Natural History of the Mammalia.*

CHAPITRE VII

LES DENTS DES CARNIVORES

Les animaux groupés sous le nom commun de Carnivores se
divisent en deux classes : les Carnivores Aquatiques et les Carnivores Terrestres.

§ 1. — Carnivores terrestres.

Les Carnivores terrestres étaient autrefois divisés en *Digitigrades*
et en *Plantigrades*, classification très défectueuse, en ce qu'elle
laissait de côté le plus grand nombre des animaux à classer dans
un groupe contestable, entre ces deux types extrêmes. Comme une
classification linéaire est impossible, on groupe habituellement les
Carnivores autour de trois centres : les *Æluroïdes* ou alliés du *Chat*,
les *Cynoïdes* ou alliés du *Chien*, et les *Arctoïdes* ou alliés de l'*Ours* ;
mais, au lieu de prendre les Félidés ou les Chats comme types du
groupe entier, on s'accorde généralement à reconnaître que l'espèce du Chien représente la forme la plus générale, et que les
Chats représentent la modification extrême dans un sens, et les
Ours dans l'autre.

Les *Cynoïdes* comprennent le Chien et ses plus proches parents,
les Loups et les Renards.

Les *Æluroïdes*, ou Carnivores alliés du Chat, comprennent les
Viverridés (Civettes), les Hyènes et les Chats.

Les *Arctoïdes*, ou Carnivores alliés de l'Ours, renferment les
Mustélidés (Belettes), les Procyonides (Racoons) et les Ours vrais.

L'ordre des Carnivores est un ordre très naturel, et son nom est,
à lui seul, la meilleure description des habitudes de la majorité des

membres qu'il renferme, bien que, parmi eux, il y ait quelques animaux dont l'alimentation soit mixte, et d'autres dont l'alimentation soit exclusivement végétale.

Chez les Carnivores, il y a de chaque côté des mâchoires, inférieure et supérieure, une dent d'une longueur considérable, à sommet aigu, qu'on appelle canine ; la canine supérieure est séparée des incisives par un intervalle ; la canine inférieure est reçue dans l'espace libre ou *diastème*, qui résulte de cet intervalle.

Les incisives sont courtes, presque toujours au nombre de six, et se placent sur une ligne droite, transversale, à la partie antérieure de la mâchoire ; l'incisive supérieure la plus externe est parfois volumineuse et conique, de manière à ressembler à une petite canine.

Les incisives et les canines sont, en réalité, approximativement uniformes chez tous les Carnivores ; mais les variétés des dents prémolaires et molaires sont à la fois très nombreuses et très intéressantes.

Chez la plupart des membres de l'ordre des plus purs Carnivores, les *Félidés*, les vraies molaires sont réduites au minimum comme nombre et comme volume, et les dents du fond de la bouche, à bord mince, sont des dents *coupantes*; d'un autre côté, chez les Ours, dont quelques-uns sont purement herbivores, les molaires, presqu'en nombre typique, sont pourvues d'une face triturante mousse et résistante.

La figure qui est représentée (fig. 150) suffit pour donner une idée de l'aspect général des dents et des mâchoires d'un animal carnivore type, et pour montrer le développement considérable des saillies destinées à l'insertion des muscles, la résistance et le développement de l'arcade zygomatique.

Cuvier a donné le nom de *carnassière*, à une dent particulière de la mâchoire supérieure, et à son antagoniste de la mâchoire inférieure; ces dents, remarquables chez les vrais mangeurs de chair fraîche, deviennent moins distinctes chez les Arctoïdes ou Carnivores alliés de l'Ours; chez les Ours eux-mêmes, on ne peut les distinguer des autres dents, qu'en déterminant leurs homologies, par comparaison avec les dents des formes intermédiaires.

La dent coupante ou carnassière de la mâchoire supérieure

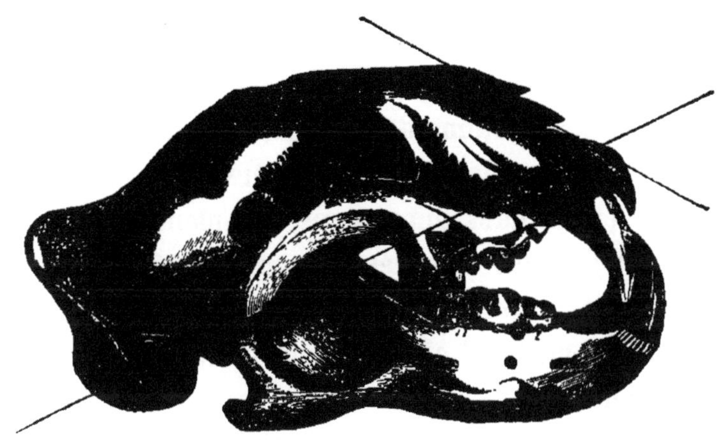

Fig. 150. — Crâne d'un Tigre vu de côté, la bouche légèrement ouverte, pour montrer la position relative des grandes canines.

est toujours la quatrième prémolaire; sa couronne peut se diviser en deux parties : la première est une lamelle mince, à bord tranchant, verticale et antéro-postérieure, toujours plus ou moins profondément divisée par une ou deux échancrures en un nombre correspondant de tubercules ou *cuspides;* l'autre partie, le *tubercule,* est une saillie plus courte et plus émoussée, située à la partie interne de l'extrémité antérieure de la lamelle (voir fig. 154). Chez les plus purs mangeurs de chair, la *lamelle* est très développée, et le *tubercule* est de petites dimensions; l'accroissement dans le caractère *tuberculeux* de la dent peut être suivi dans les espèces qui ont une alimentation mixte.

La dent inférieure qui est l'antagoniste de la carnassière supérieure, se place un peu en arrière d'elle; c'est la vraie première molaire : chez les Félidés, elle consiste seulement dans la lamelle, partagée en deux larges tubercules, en arrière desquels existe une troisième division, petite et rudimentaire (qui, chez les *Hyènes*, par exemple, est de dimensions remarquables). Chez les Carnivores vivants, on ne trouve qu'une dent *coupante*, de chaque côté des mâchoires ; mais, chez l'*Hyœnodon* et quelques autres Mammifères de la période tertiaire, aujourd'hui disparus, il y avait trois dents présentant ce caractère.

En règle générale, nous pouvons dire que les caractères indiquant qu'un animal se nourrit exclusivement de chair fraîche sont : le petit volume des incisives, comparé à celui des canines, et leur disposition en ligne droite et transversale sur la mâchoire ; les grandes dimensions, l'implantation profonde des canines et l'espace considérable qui les sépare l'une de l'autre ; le nombre réduit de la série des molaires, celles qui demeurent, ayant un bord aigu et tranchant, au lieu de larges surfaces broyantes.

Ainsi, plus les dents de la série molaire sont nombreuses et plus leurs couronnes sont larges, plus il est vraisemblable que l'animal vit d'une alimentation mixte ; il est facile d'observer la gradation sur une dent particulière, comme la dent carnassière, et l'on peut ainsi suivre l'accroissement graduel et relatif du tubercule interne de la dent supérieure et du tubercule postérieur de la dent inférieure, en passant de l'examen des dents des Félidés à l'examen des dents des Carnivores à alimentation mixte, tels que les Arctoïdes.

On observe journellement que les animaux d'un âge peu avancé diffèrent moins de leurs alliés que les mêmes animaux adultes ; ce fait est démontré par la dentition de lait des Carnivores.

A l'exception des Félidés, qui n'ont que deux molaires de lait inférieures, les Carnivores terrestres que nous connaissons ont tous la même dentition de lait :

$$i\,\frac{3}{3}\ c\,\frac{1}{1}\ m\,\frac{3}{3}.$$

Cynoïdés. — Le *Chien* offre presque le nombre typique complet des dents ; il ne lui manque qu'une seule molaire supérieure (elle existait chez un animal disparu, semblable au chien, l'*Amphycyon*) :

$$i \; \frac{3}{3} \; c \; \frac{1}{1} \; prm \; \frac{4}{4} \; m \; \frac{2}{3}.$$

Les incisives sont petites ; la plus externe est la plus volumineuse ; les incisives supérieures ont, comme chez beaucoup de Carnivores, une forme trilobée ; la surface de leur couronne est divisée par un sillon transversal dans lequel s'enfonce le sommet des dents inférieures ; le lobe situé en avant du sillon présente une échancrure qui le divise en deux lobes secondaires.

Les canines, volumineuses et coniques, sont légèrement comprimées dans le sens transversal, et portent une crête aiguë, en avant et en arrière ; elles sont aussi un peu aplaties sur leurs faces internes.

Les prémolaires sont aplaties transversalement, à sommet

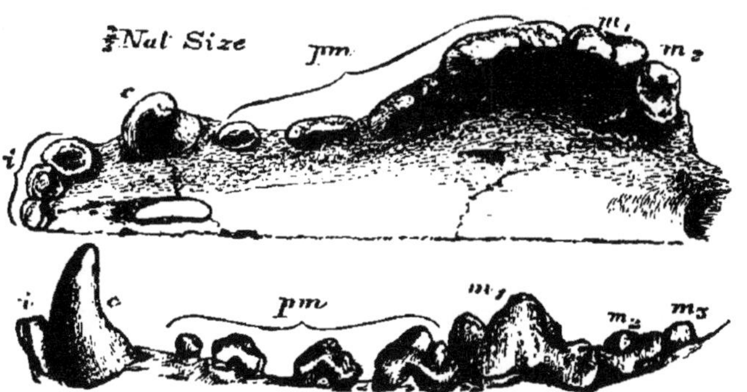

Fig. 151. — Dentition d'un Chien d'Australie (Canis Dingo).

rétréci, de plus en plus volumineuses d'avant en arrière, n'ayant que de petits tubercules accessoires près de leur base (voir fig. 151). La quatrième prémolaire supérieure est la dent *coupante*, et elle est beaucoup plus large que la troisième ; la lamelle est très développée et le *tubercule* petit. La quatrième prémolaire inférieure ne diffère pas beaucoup de la troisième. Les deux vraies molaires supérieures sont mousses, à large couronne tuberculeuse ; mais la seconde est très petite.

Sur la mâchoire inférieure, la première vraie molaire, ou dent *carnassière*, présente une lamelle bien distincte, qui s'ar-

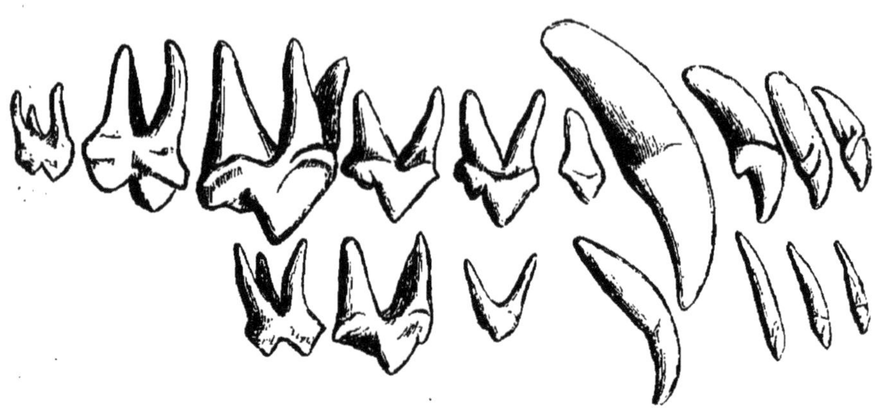

Fig. 152. — Dents de lait et dents permanentes du Chien.

ticule avec la lamelle de la dent carnassière supérieure ; mais, vers le bord postérieur, existe une partie *tuberculeuse* et arrondie, assez épaisse, à peine représentée sur la dent correspondante des Félidés ; cette portion tuberculeuse s'articule par engrènement avec la première molaire supérieure large et aplatie. La deuxième molaire inférieure est plus petite, n'ayant que le quart du volume de la première ; la troisième est plus petite encore ; toutes deux sont des dents tuberculeuses, à couronne émoussée (la troisième molaire inférieure, rudimentaire chez tous les Chiens, manque absolument chez le *Canis primœvus*).

La dentition du Chien, absolument semblable d'ailleurs à celle des Loups et des Renards, est telle qu'elle permet une variété très grande dans l'alimentation, puisqu'elle renferme des dents molaires tuberculeuses, de concert avec une armature complète de dents aiguës, caractéristiques des animaux mangeurs de viande fraîche.

Les Canidés, quoique de dentition uniforme, ont des mœurs quelque peu différentes : le *Renard Arctique*, qui est un pur carnassier, a une dentition impossible à distinguer de celle du Renard du nord de l'Italie, qui passe pour se nourrir de végétaux ; le *Canis cancrivorus* de la Guyane se nourrit de petits mammifères, de crabes, et aussi de fruits. C'est pourquoi il faut être nécessairement très réservé lorsqu'il s'agit de déduire du caractère des dents le genre de nourriture habituelle de l'animal ; il est permis souvent de s'en faire une idée approximative ; mais les causes d'erreur sont assez nombreuses pour rendre toute conclusion incertaine.

Quelques légères différences s'observent entre les nombreuses races de chiens. Ainsi, chez les races à long museau, un intervalle considérable existe entre chaque prémolaire, comme on peut le voir sur le *Canis Dingo* (fig. 151), tandis que, chez les races à court museau, les dents sont contiguës et se placent même dans une direction oblique, dans une sorte d'imbrication.

Chez quelques races à long museau, des dents surnuméraires peuvent se rencontrer ; ainsi de Blainville (*Ostéographie, Canidés*), en a figuré deux exemples ; dans un cas, la dent surnuméraire était une prémolaire, et, dans l'autre, une vraie molaire.

Æluroïdes. — Avec une formule dentaire qui ne diffère pas beaucoup de celle du Chien (et qui ne diffère pas du tout de celle du *Canis primævus*), les *Viverridés* (Civettes, Ichneumons, etc.) se rapprochent davantage des Carnivores typiques par les points suivants : lamelles plus minces et plus tranchantes sur les dents prémolaires, longueur relative plus considérable, et forme plus conique des canines.

Leur formule dentaire est :

$$i\,\frac{3}{3}\ c\,\frac{1}{1}\ prm\,\frac{4}{4}\ m\,\frac{2}{2}.$$

Cependant, la dent carnassière inférieure ne présente pas moins de six tubercules aigus et tranchants, et perd le caractère typique de la dent coupante ; les longs tubercules aigus des molaires de quelques *Viverridés* rappellent les caractères des dentitions insectivores plutôt que de celles des vrais carnassiers ; il y a d'autres Viverridés, qui ne sont pas du tout sauvages et vivent de fruits et d'œufs, etc. : par exemple, le *Binturong* et le *Paradoxurus*, dont les dents ont presque perdu le caractère carnivore. Les Viverridés ne peuvent guère nous servir pour montrer la transition entre les caractères dentaires des autres familles de l'ordre ; mais ils peuvent nous faire voir comment, dans les limites d'une seule famille, avec une formule dentaire identique, la forme et le volume des dents varient, de manière à rendre ses membres propres à différents modes d'alimentation et à leur imposer des mœurs particulières :

Chez l'*Hyène*, la mâchoire est courte et puissante ; les canines sont isolées ; et les dents de la série molaire sont réduites en nombre.

$$i \; \frac{3}{3} \; c \; \frac{1}{1} \; prm \; \frac{4}{3} \; m \; \frac{1}{1}.$$

Les incisives sont courtes et fortes ; mais l'incisive supérieure la plus externe est légèrement caniniforme ; les canines sont très volumineuses, mais ne sont pas si longues, par rapport aux autres dents, que chez les Félidés.

Les prémolaires sont des dents à sommet résistant, pourvues à leur base, d'une crête saillante, ou cingulum, qui sert à protéger les gencives lorsque l'animal broie des os ; ces dents augmentent de volume d'avant en arrière sur la mâchoire supérieure, et la quatrième prémolaire supérieure est une dent carnassière bien nette, avec sa lamelle et son tubercule.

La dent carnassière inférieure, ou première molaire, ne consiste guère que dans la lamelle échancrée ; mais le petit tubercule postérieur, si fortement prononcé chez le Chien, est encore, chez l'Hyène, manifestement plus marqué que chez

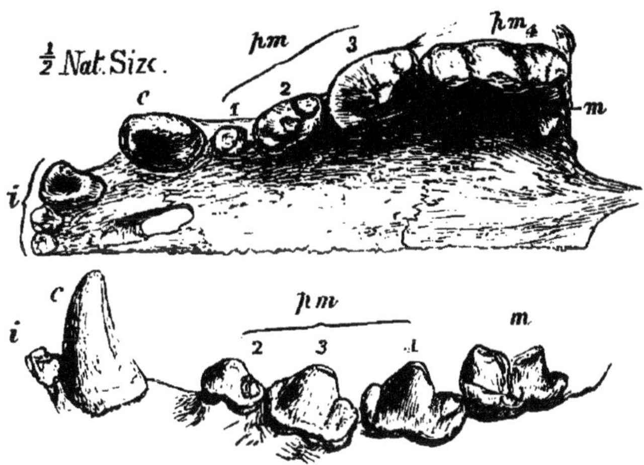

Fig. 153. — Dents supérieures et dents inférieures de l'Hyène. Sur les dents inférieures, on voit le cingulum fortement développé et saillant. Sur la mâchoire supérieure, la quatrième prémolaire (dent carnassière) se compose d'une lame épaisse, divisée en trois cuspides, et d'un petit tubercule situé vis-à-vis du cuspide antérieur, et à sa face interne.

les Félidés (fig. 151 et 154). L'unique vraie molaire supérieure est une dent rudimentaire, située en arrière et en dedans de la quatrième prémolaire.

Le trait principal de la dentition de l'Hyène est la force et la résistance remarquables des dents ; elles répondent admirablement aux mœurs de l'animal, qui se nourrit plutôt de débris de carcasses abandonnées par les Carnivores plus féroces, que d'animaux qu'il a tués lui-même. C'est donc les os qui forment le fond de son alimentation.

Il existe au Cap un curieux animal qui ressemble à l'Hyène (on en voit souvent des spécimens aux *Zoological Gardens*), appelé le *Proteles* ou *Aardwolf*, et dont les dents de la série molaire sont presque rudimentaires. Les incisives (très usées chez les individus âgés) et les canines sont bien développées ; les molaires et les prémolaires sont complètement atrophiées.

La dentition de lait ($Dm \frac{3}{3}$) ressemble à la dentition adulte, sous le rapport de l'atrophie des dents. Le Proteles est un animal poltron, et on suppose qu'il se nourrit de viandes putréfiées ; on dit aussi qu'il mange de jeunes agneaux et qu'il s'attache pour la sucer à la large queue du mouton du Cap, queue remarquable, en ce qu'elle contient une grande quantité de graisse demi-fluide.

Félidés. — La dentition de cette famille est remarquablement uniforme :

$$i\ \frac{3}{3}\ \ c\ \frac{1}{1}\ \ prm\ \frac{3}{2}\ \ m\ \frac{1}{1}.$$

Ainsi, la série molaire tombe au-dessous de celle de l'Hyène par la perte d'une prémolaire à chaque mâchoire ; les incisives sont très courtes, les canines très volumineuses, isolées, à sommet aigu, avec crête longitudinale très accentuée et caractéristique. Les prémolaires les plus rapprochées des canines sont extrêmement courtes, de sorte qu'en fait, les canines ressortent seules et euvent ainsi pénétrer plus facilement dans la chair de la proie vivante.

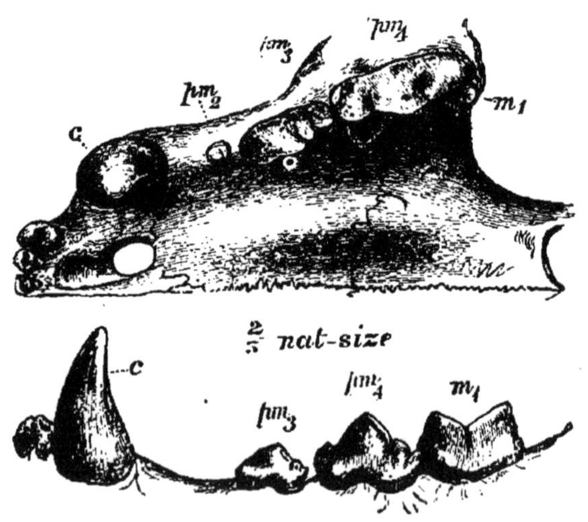

Fig. 154. — Mâchoire inférieure d'un Léopard vue de côté, et par sa face palatine.

La première prémolaire supérieure (qui est, en réalité, la seconde de la dentition typique des Mammifères) n'est guère qu'une dent rudimentaire ; la deuxième prémolaire, plus volumineuse, est aiguë et tranchante ; la troisième est une dent carnassière bien caractérisée, dont la *lamelle* est divisée par deux échancrures en trois lobes aigus, dont le moyen se réunit au *tubercule* par une petite crête.

La vraie molaire unique est une dent petite, placée transversalement, en dedans et en arrière de la prémolaire, de sorte qu'en regardant de côté, elle est absolument invisible.

Sur la mâchoire inférieure, la dent carnassière (première molaire) se trouve réduite à une simple lamelle, divisée en deux lobes par une échancrure en forme de V ; le *tubercule* postérieur est à peine représenté.

Chez un Félidé disparu, le *Machairodus*, trouvé dans les couches tertiaires, et très répandu autrefois (en France, en Italie, dans l'Inde, au Brésil, à Buénos-Ayres), la première des pré-

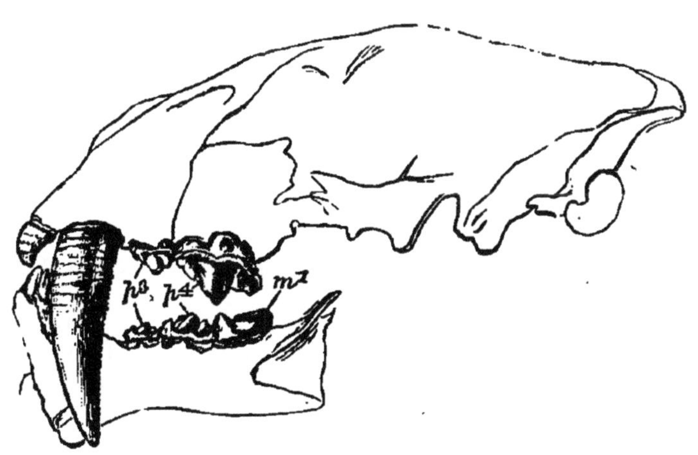

Fig. 155. — Mâchoires et crâne de Machairodus (Drepanodonte) vus de profil,
(d'après Owen).

molaires, qui est presque rudimentaire sur la mâchoire supérieure des Félidés vivants, a disparu, et la formule dentaire se réduit à :

$$i\ \frac{3}{3}\ c\ \frac{1}{1}\ prm\ \frac{2}{2}\ m\ \frac{1}{1}.$$

Les canines supérieures sont d'une immense longueur, et la crête d'émail, qui descend sur les faces antérieure et postérieure de ces dents, est nettement dentelée, d'où le nom de Tigre à dents de scie qui a été donné à cet animal.

Les canines inférieures étaient très petites et placées sur le même rang que les incisives. L'énorme longueur de la canine supérieure rend difficile de savoir quel était son usage, car l'animal pouvait à peine ouvrir la bouche dans une étendue suffisante, pour permettre au sommet de cette dent de se dégager de la mâchoire inférieure.

L'*Hyænodon* disparu avait des affinités avec les Félins, mais avec cette différence qu'il offrait la dentition typique des Mammifères, avec la formule :

$$i\ \frac{3}{3}\ c\ \frac{1}{1}\ prm\ \frac{4}{4}\ m\ \frac{3}{3},$$

et cette particularité tout à fait remarquable, que toutes les dents sans exception, avaient la forme *carnassière*. Cependant la forme allongée de sa mâchoire s'oppose à l'idée que cet animal ait été un puissant Carnivore ; sa nourriture, en tout cas, ne peut guère avoir consisté qu'en animaux beaucoup plus petits que lui.

Arctoïdés. — Chez les Carnivores réunis en un groupe par de nombreux traits qui les font ressembler à l'Ours, on peut suivre une gradation presque complète dans les caractères de la dentition.

Quelques animaux de ce groupe, tels que les *Hermines* et les *Martres*, sont très carnivores ; d'autres, sont principalement herbivores ; la formule dentaire des *Mustélidés* est :

$$i\ \frac{3}{3}\ c\ \frac{1}{1}\ prm\ \frac{4}{4}\ m\ \frac{1}{2}.$$

Leur dentition offre, de prime abord, une sorte de ressemblance avec la dentition féline, car on y trouve tout à fait les *dents coupantes* des Félidés; mais la dernière dent, sur chaque mâchoire, est une molaire tuberculeuse, à gros tubercules, même chez les membres les plus carnassiers du groupe; chez ceux qui le sont moins, comme les *Blaireaux*, les dents molaires sont très larges et obtuses, et la dent coupante inférieure, ayant une très petite lamelle et un très large talon tuberculeux postérieur, sans avoir réellement perdu son origine typique, devient en réalité une large dent molaire broyante.

Avec les *Procyonidés* (Racoons et Coatimundis, etc.), nous nous éloignons davantage encore des caractères carnivores, par l'accroissement de la série molaire. Leur formule dentaire est :

$$i \; \frac{3}{3} \; c \; \frac{1}{1} \; prm \; \frac{4}{4} \; m \; \frac{2}{2}.$$

Chez le *Coatimundi*, par exemple, la dent coupante supérieure possède un très large *tubercule*, et en arrière de celui-

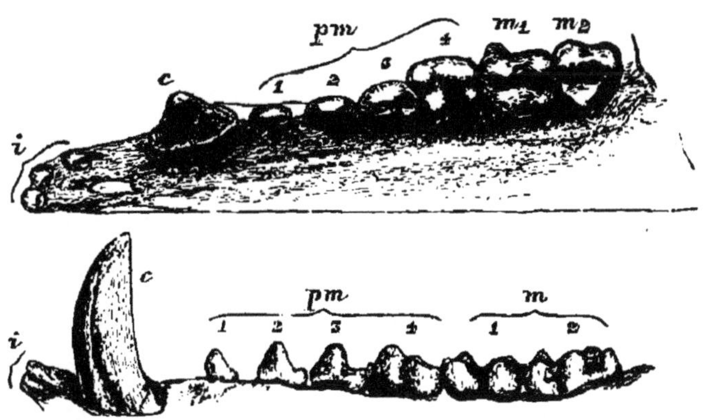

Fig. 156. — Dents supérieures et dents inférieures d'un Coatimundi (Nasua socialis). La quatrième prémolaire supérieure (dent carnassière) a perdu le caractère de dent coupante, par ce fait, que la lame est beaucoup moins développée et que le *tubercule* l'est beaucoup plus que chez les OEluroïdes. A la partie postérieure et interne de la dent, existe un second *tubercule* supplémentaire.

ci, s'ajoute un petit tubercule supplémentaire; la *lamelle* ne présente plus un bord large, mince et coupant; mais elle offre elle-même deux gros tubercules (cuspides) (fig. 156).

La dent coupante inférieure ne ressemble pas davantage à une dent carnassière ; toutes les vraies molaires sont des dents larges, à quatre ou cinq tubercules.

Les canines sont très particulières ; celles de la mâchoire supérieure sont droites et très aplaties transversalement ; celles de la mâchoire inférieure sont très arquées et creusées d'un profond sillon, au centre de leur face antérieure.

Chez les *Ours*, les dents sont encore davantage modifiées pour s'accorder aux exigences de l'alimentation mixte ou végétale.

Leur formule dentaire est :

$$i \; \frac{3}{3} \quad c \; \frac{1}{1} \quad prm \; \frac{4}{4} \quad m \; \frac{2}{3}.$$

Les incisives de la mâchoire supérieure présentent l'échancrure transversale de la couronne, assez commune chez les Carnivores ; la plus externe de ces dents est volumineuse et diffère peu d'une canine ; les canines ne sont pas, relativement aux autres dents, aussi volumineuses que chez les Chiens ou les Félidés, mais ce sont néanmoins des dents fortes et résistantes, sur lesquelles les crêtes d'émail des faces antérieure et postérieure sont bien marquées.

Les trois premières prémolaires sont de petites dents naines ; la première prémolaire est très rapprochée de la canine et a une couronne d'une forme particulière, très saillante et inclinée vers la canine.

Il est rare que les quatre prémolaires persistent pendant toute la vie de l'animal ; la première prémolaire, cependant, tombe rarement (si jamais elle disparaît dans les espèces actuelles) ; la seconde est la première à tomber, et ensuite la troisième. Comme la quatrième ne tombe jamais, sur la plupart des Ours adultes on rencontre la première et la quatrième prémolaires, séparées par un large intervalle. Les prémolaires des Ours font ainsi exception à cette règle que, lorsqu'une dent disparaît de la série des prémolaires, la disparition se fait d'avant en arrière, par les premières de la série.

La quatrième prémolaire supérieure (dent carnassière) conserve quelque chose de ses caractères de dent carnassière ; la première molaire inférieure en conserve très peu ; elle n'est qu'une dent plus étroite et plus allongée que les autres vraies molaires.

Les vraies molaires sont cubiques ou oblongues, couronnées

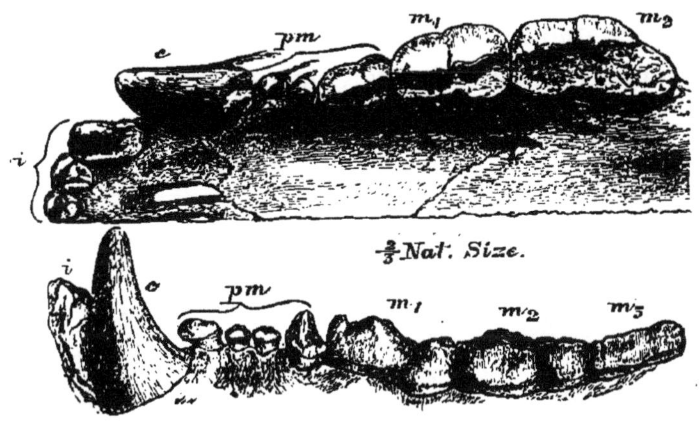

Fig. 157. — Dents d'un Ours (Ursus Thibetanus?). La figure représente un jeune specimen, sur lequel les canines ont à peine leur longueur complète. Chez cet ours, les quatre prémolaires sont toutes persistantes.

de gros tubercules (cuspides) arrondis ; leur forme varie dans les différentes espèces (fig. 157).

Chez l'*Ours paresseux (Ursus labiatus)*, les incisives sont petites, et la paire centrale tombe de bonne heure ; on n'est pas fixé sur le point de savoir si cet animal est frugivore, ou s'il se nourrit de fourmis ; c'est probablement cette dernière supposition qui est la vraie.

§ 2. — Carnivores Pinnipèdes (Aquatiques).

Les Carnivores Aquatiques se divisent en trois familles :

1° Les *Otarides*, ou Phoques à Oreilles, comprennent le seul genre Otarie, c'est-à-dire, les animaux connus sous le nom de *Lions de mer* et *Ours de mer.* Il y a aussi les *Phoques à fourrure*, qui fournis-

sent la peau de phoque ; ces animaux sont moins éloignés des
Carnivores terrestres que ne le sont les autres Phoques ; leurs
membres sont plutôt faits pour la marche ; ils ont des oreilles externes, etc.

2° Les *Phocidés*, famille qui comprend les Phoques de nos pays
(Phoques du Groënland, etc.) et à laquelle appartiennent les grands
Phoques Proboscidiens (Cystophora) des mers méridionales.

3° Les *Trichéchidés*, ou Morses, famille distincte, du pôle Arctique,
et qui ne comprend qu'une espèce.

La dentition des Phoques a beaucoup moins de tendance à
se spécialiser que celle des autres Carnivores, et se rapproche,
dans quelques cas, de celle des Cétacés homodontes

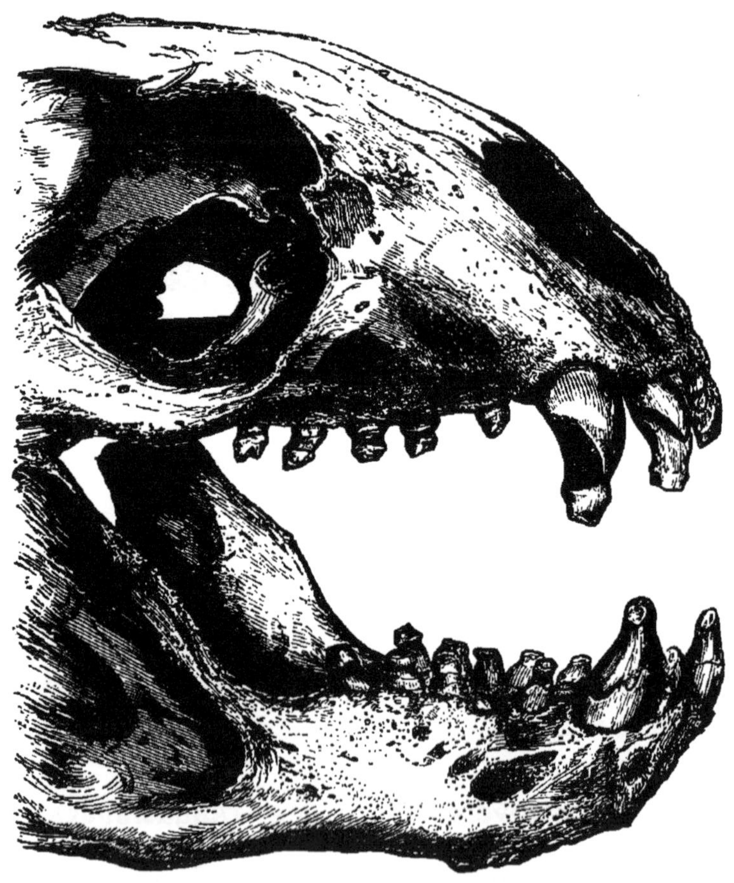

Fig. 158. — Mâchoires de l'Otarie, sur lesquelles les dents sont affectées de cette
forme de l'*érosion* qui est décrite dans le texte. (D'après le Dr Murie. Odont. Soc.
Trans. 1870.)

Les canines sont généralement bien distinctes, car elles sont plus volumineuses que les autres dents ; mais les molaires et les prémolaires sont tout à fait semblables les unes aux autres et appartiennent à un type simple. La dentition de lait est très peu développée chez les Phoques. Chez l'*Otarie* (Phoque à fourrure), qui, de tous les Phoques, se rapproche le plus des Carnivores terrestres par ses autres caractères, les dents de lait demeurent quelques semaines ; mais, chez la plupart des autres, elles tombent vers l'époque de la naissance (page 306). Ainsi le professeur Flower nous dit que, chez un Phoque du Groënland, âgé d'une semaine, il restait à peine trace de dents de lait.

Les dents de l'Otarie et de quelques autres Phoques s'usent beaucoup et rapidement à leur sommet ; elles semblent s'éroder, en outre, au niveau des gencives, et sont souvent profondément excavées dans des points qui n'ont pas été exposés aux frottements ; mais la nature de cette érosion particulière n'a pas été suffisamment approfondie (fig. 158).

Les Phoques communs (Phoca) ont pour formule dentaire :

$$i\ \frac{3}{3}\quad c\ \frac{1}{1}\quad prm\ \frac{4}{4}\quad m\ \frac{1}{1}.$$

Les incisives sont d'une forme simple, et les plus externes sont les plus volumineuses ; la canine est une grosse dent recourbée, avec une large racine ; en arrière de cette dent, suivent une série de molaires, qui toutes (à l'exception de la première), portent un tubercule (cuspide) central principal, flanqué

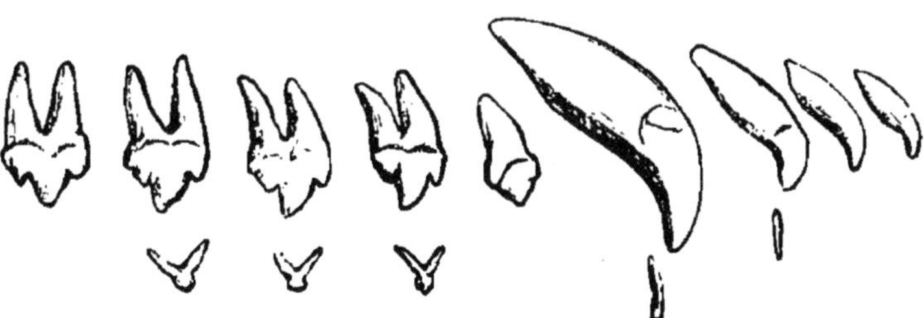

Fig. 159. — Dents du Veau marin (Phoca Groenlendica).

de deux petits tubercules supplémentaires, situés l'un en avant, l'autre en arrière (fig. 159). Les formes des couronnes varient beaucoup dans les différents genres ; chez quelques-uns, les tubercules sont beaucoup plus larges, plus isolés les uns des autres, et recourbés ; chez d'autres, les tubercules accessoires sont assez nombreux, pour avoir valu le nom de Phoques à dents de scie aux animaux qui les possèdent (fig. 160).

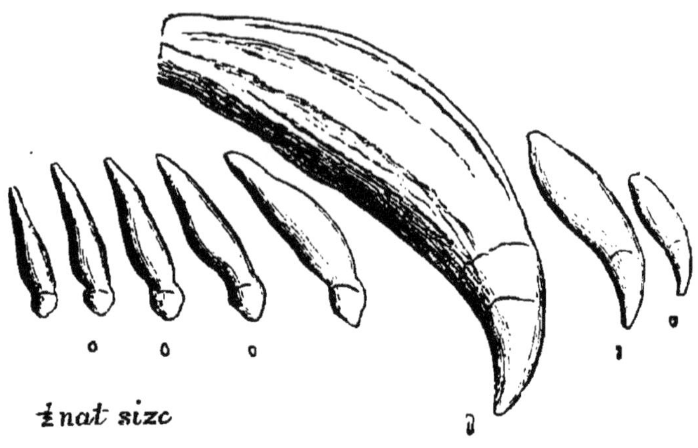

Fig. 160. — Dents permanentes et dents de lait de l'Éléphant de mer (Cystophora proboscidea).

Chez les Phoques à Capuchon (Cystophora), les incisives se réduisent à une, sur la mâchoire inférieure, et à deux, sur la mâchoire supérieure ; les canines sont volumineuses ; mais les molaires sont petites, d'une forme simple qui les rapproche des dents des vrais Cétacés.

Le Walrus (Cheval marin, Vache marine (*Trichechus rosmanus*), espèce anormale du pôle Arctique, possède d'énormes canines supérieures qui descendent presque verticalement, en passant au devant de la lèvre inférieure ; ces dents sont de dimensions telles, qu'elles modifient matériellement la forme du crâne par le développement de leurs alvéoles ; elles s'accroissent aux dépens d'une pulpe persistante et se composent de dentine recouverte d'une mince couche de cément.

Ces grandes défenses servent à arracher les plantes marines et à écarter les obstacles, le Walrus se nourrissant de crustacés et aussi de grandes algues, etc. Elles servent encore pour aider l'animal à grimper sur les glaces ; comme ces dents ont presque le même volume chez la femelle, on ne peut pas les considérer, chez celle-ci, comme des armes destinées au combat sexuel ; mais il n'est pas douteux qu'elles soient employées dans les combats des mâles.

Outre ces énormes défenses, le Walrus possède ordinairement une rangée de quatre ou cinq dents courtes, simples,

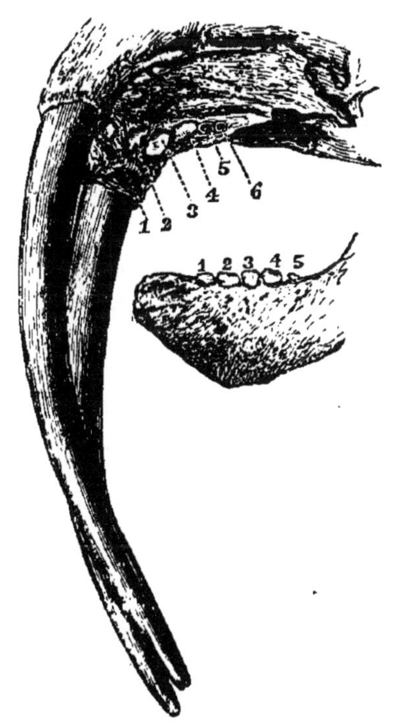

Fig. 161. — Mâchoires supérieure et inférieure d'un Walrus (Trichechus rosmarus) vues de côté. La mâchoire supérieure a été légèrement inclinée, pour montrer les dents molaires, en même temps que les longues défenses. Comme la détermination de ces dents est une question pendante, elles ont simplement été numérotées.

usées jusqu'au niveau de la gencive ; de ces dernières, l'une, située immédiatement en dedans de la base de la grande canine, est située sur l'os intermaxillaire ; c'est donc une incisive ; la formule dentaire donnée par le professeur Flower est :

$$i \frac{1}{0} \ c \frac{1}{1} \ prm \ \frac{3}{3}.$$

Mais il y a quelque difficulté à assigner une formule dentaire définie à cet animal ; car, en avant de l'unique incisive, se trouvent les alvéoles (ou même les dents elles-mêmes) de deux autres dents qui, pour diverses raisons, doivent plutôt être considérées comme des dents non persistantes de la série permanente, que comme des dents de lait ; parfois aussi, on rencontre de petites dents en arrière des molaires, qui semblent être des dents permanentes rudimentaires (fig. 161).

Les dents dont j'ai parlé plus haut (dents situées au-devant de l'incisive) peuvent persister pendant toute la vie de l'animal, et tel est probablement le cas le plus fréquent ; mais elles tombent inévitablement sur les crânes macérés, parce qu'elles n'ont qu'une petite alvéole. On a reconnu quatre dents pour la dentition de lait, sur chaque mâchoire ; ces dents sont rudimentaires, tombent au moment de la naissance, et correspondent par leur situation aux dents plus développées de l'adulte. Ici se pose la question de savoir si les petites dents rudimentaires que j'ai signalées au-devant de l'incisive, doivent être considérées comme des dents de lait qui demeurent longtemps, ou comme des dents permanentes rudimentaires ; actuellement, la question demande de plus amples éclaircissements.

CHAPITRE VIII

LES DENTS DES INSECTIVORES, DES CHEIROPTÈRES ET DES PRIMATES

Les Insectivores forment un ordre de Mammifères un peu hétérogène, qui renferme des formes très variées. Tous sont généralement de petite taille, et quelques-uns de taille extrêmement petite. Leur nourriture se compose, en grande partie, d'insectes, et leurs dents sont généralement appropriées à ce genre d'alimentation, car elles présentent de nombreuses saillies aiguës. Les animaux les plus connus de cet ordre sont : les Hérissons, les Musareignes et les Taupes, auxquels il faut ajouter le *Galæopithecus*, ou Lémur Volant, et le *Macroscélidé* (Souris-Eléphant). Les Insectivores sont plus nombreux en Afrique, en Asie et dans l'Amérique du Sud, qu'en Europe. Les Musareignes se rapprochent, jusqu'à un certain point, des Rongeurs, et le Tupaia est très *Lémurien* par ses caractères.

§ 1. — Les dents des Insectivores.

Le Hérisson anglais commun (*Erineaceus*) a pour formule dentaire :

$$i\ \frac{3}{2}\ \ c\ \frac{0}{0}\ \ prm\ \frac{4}{3}\ \ m\ \frac{3}{3}.$$

Sur la mâchoire inférieure, un large intervalle sépare les deux dents de la première paire d'incisives, caniniformes et de beaucoup les plus volumineuses ; les deux incisives qui viennent ensuite, sont très petites, et ressemblent, par leur forme, à des prémolaires. La dent suivante a deux racines, une couronne pourvue d'un tubercule, et ressemble aux prémolaires qui la suivent. Cette dent, dont la racine montre des traces de division, est parfois appelée canine, parce qu'elle vient immédiatement après la suture intermaxillaire ; après elle, viennent deux petites prémolaires (la deuxième et la troisième).

La quatrième prémolaire supérieure diffère totalement, par le volume et par la forme, de la troisième ; sa couronne est large, quadrilatère, et pourvue de quatre tubercules dont l'an-

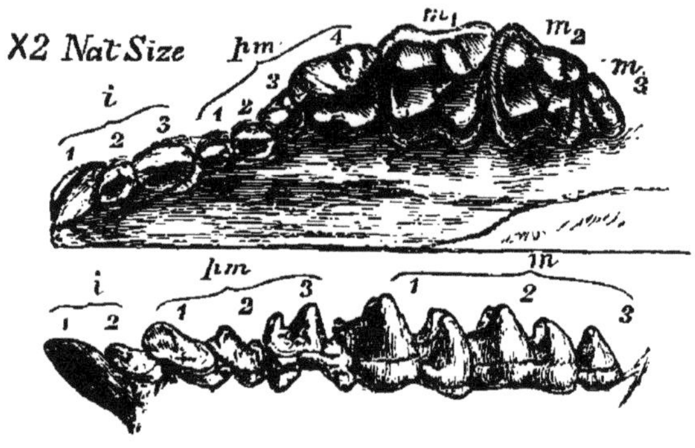

Fig. 162. — Dents supérieures et dents inférieures du Hérisson. A la mâchoire inférieure, les prémolaires devraient être désignées par *pm* 2, *pm* 3, *pm* 4.

téro-externe est de beaucoup le plus volumineux et le plus aigu (fig. 162).

La première vraie molaire supérieure a une couronne quadrilatère, qui porte quatre tubercules tranchants ; elle s'implante par quatre racines ; la seconde vraie molaire est également quadrilatère, quatricuspidée, et possède quatre racines ; mais elle est beaucoup plus petite que la première ; enfin, la troisième vraie molaire supérieure est une dent tout à fait petite, étroite, à deux racines, avec une couronne à bord mince.

Sur la mâchoire inférieure, les incisives de la première paire, moins largement espacées que les supérieures, sont aussi les plus larges ; la dent qui vient ensuite a reçu le nom d'incisive, en raison de son antagonisme avec les incisives supérieures, lorsque la bouche se ferme. La troisième dent est beaucoup plus volumineuse et d'une forme particulière ; la quatrième dent, toujours en partant de la ligne médiane, est une simple petite dent semblable à la troisième, mais d'un modèle plus petit ; immédiatement après, suit une dent qui est beaucoup plus volumineuse, dont la couronne porte deux tubercules principaux et un petit tubercule supplémentaire. La dent suivante (première vraie molaire) possède une couronne oblongue portant cinq tubercules aigus, dont quatre occupent les angles d'un quadrilatère, tandis que le cinquième, qui est manifestement une surélévation du cingulum, se trouve situé un peu en avant, à la face interne de la dent. Sur la deuxième vraie molaire, le cinquième tubercule est à peine indiqué, et la dernière vraie molaire est une dent naine, pourvue d'un seul tubercule.

On a assigné plusieurs formules dentaires au Hérisson. Il n'y a guère matière à discussion, pour ce qui concerne la désignation des dents supérieures, bien que quelques auteurs (le professeur Mivart, par exemple) préfèrent appeler canine, la première prémolaire. Mais, pour la mâchoire inférieure, quelques auteurs donnent : i 2, c 1, prm 2 ; d'autres : i 3, c 0, prm 2 ; d'autres encore : i 2, prm 3. Cette dernière formule semble la moins artificielle, et c'est elle qui répond le mieux aux rapports qu'affectent entre elles les dents inférieures et supérieures, lorsque la bouche est fermée.

Rousseau a décrit l'existence de vingt-quatre dents de lait $(i \frac{3}{4}, dm \frac{4}{1})$, ce qui revient à dire que toutes les dents qui sont en avant des vraies molaires, sont précédées de dents temporaires ; mais la manière dont il les groupe en incisives et molaires, est arbitraire.

Les dents de lait ne tombent pas pour être remplacées, avant que l'animal ait atteint son développement complet et que ses trois vraies molaires ne soient en place.

Les dents du Hérisson reproduisent admirablement les traits des dentitions des Insectivores ; les incisives semblables à des pinces, les canines émoussées et atrophiées, les molaires hérissées de tubercules aigus, sont le caractère commun du plus grand nombre des Insectivores.

Les *Musaraignes* ont de nombreuses dents aiguës, dont les sommets s'entrecroisent et s'emboîtent très exactement lorsque la bouche est fermée ; il n'y a pas de dent, soit à la mâchoire supérieure, soit à la mâchoire inférieure, assez allongée pour mériter le nom de canine ; entre les incisives et les vraies molaires, existent plusieurs petites dents que, par analogie, on appelle prémolaires. Les vraies molaires se rapprochent beaucoup du type de celles de la Taupe (B, dans la fig. 164) et présentent la ligne de contour en W si fréquente pour les molaires des Insectivores.

La particularité la plus remarquable de la dentition des Musaraignes consiste dans la forme des incisives. La première incisive supérieure est toujours très volumineuse ; elle descend verticalement en bas ; le sommet légèrement recourbé porte une échancrure séparant deux tubercules ; l'un, postérieur, petit et déprimé, l'autre, antérieur, très long et très aigu au sommet. La pointe de l'incisive inférieure est reçue dans l'échancrure. L'incisive inférieure est aussi très volumineuse, placée presque horizontalement, mais le sommet légèrement relevé en haut ; le bord supérieur porte, chez plusieurs espèces, trois ou quatre petits tubercules, tandis que le bord inférieur se prolonge curieusement, de manière à enchâsser, en quelque sorte, le bord de l'os de la mâchoire en dehors. L'incisive inférieure est aussi longue que le tiers au moins de tout le bord alvéolaire. Les dents incisives des Musaraignes semblent former une paire de pinces très efficaces pour saisir les très petits animaux dont ils se nourrissent. On ne sait pas grand'chose de la dentition de lait des Musaraignes ; on a prétendu que les dents de lait étaient

résorbées avant la naissance, mais les observations précises à
ce sujet manquent presque complètement, et le fait de leur
existence réelle reste douteux.

La dentition de la Taupe (Talpa) a été l'objet de nombreuses
controverses ; la détermination des canines présente de telles
difficultés, qu'on n'a pas attribué à cet animal moins de cinq
formules dentaires différentes.

A la partie antérieure de la mâchoire supérieure sont trois
petites dents, dont la première est un peu plus volumineuse
que les deux autres ; ces trois dents sont manifestement com-
prises dans les limites de l'os intermaxillaire, c'est-à-dire que
ce sont incontestablement des incisives ; mais la dent qui suit et
qui est très développée, semble aussi s'enfoncer dans l'os intermaxillaire, puisque la suture osseuse passe à travers son alvéole,
immédiatement en arrière de sa racine postérieure. Si l'on s'en
tenait à l'implantation, ce serait donc une incisive (a); mais
elle ne ressemble pas du tout à une incisive ; elle a deux
racines, ce qui est anormal, qu'il s'agisse d'une incisive ou
d'une canine, quoiqu'on en trouve deux également sur la canine
du *Gymnura*, implantée dans l'os intermaxillaire.

Viennent ensuite trois très petites prémolaires et une quatrième, beaucoup plus volumineuse que les autres ; toutes ces
dents ont des couronnes simples, que forme presque à lui seul
un simple tubercule conique, aigu (fig. 163).

Les deux premières molaires supérieures sont des dents
volumineuses, couronnées de tubercules ; la troisième est très
réduite dans son volume et très simple dans sa forme. Sur la
mâchoire inférieure, les quatre dents de devant sont petites ; la

---

(a) J'avoue que je ne puis suivre M. Spencer Bate lorsque, dans son remarquable travail sur les dents de lait de la Taupe, il dit : « Cette dent est implantée
dans la limite de l'os intermaxillaire, car la suture qui unit cet os à l'os maxillaire passe à la partie postérieure de son alvéole, *démontrant ainsi que cette
dent de lait est l'homologue vraie de la dent de lait de la canine du type Mammifère.* » Assurément, c'est le contraire qui serait prouvé, si ce point était admis
comme évident.

quatrième ou la plus externe de ces incisives, est appelée canine par quelques auteurs, parce que, lorsque la bouche est fermée, elle se place en avant de la dent caniniforme supérieure.

Mais la dent qui remplit les fonctions de canine sur le maxil-

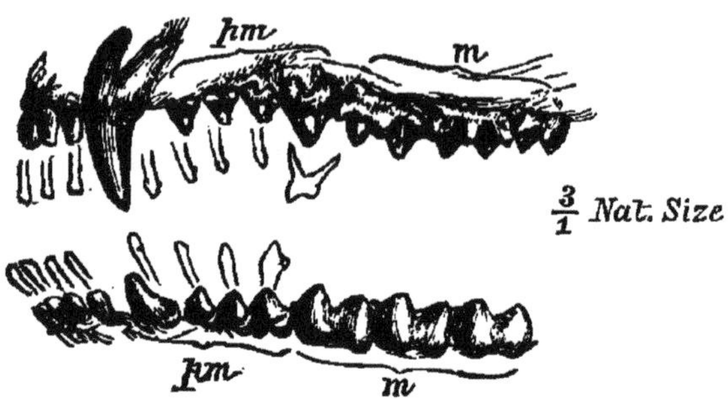

Fig. 163. — Dents supérieures et dents inférieures de la Taupe commune. Les dents de lait, dont la fonction est nulle, sont placées au-dessous des dents permanentes qui les déplacent.

laire inférieur est la cinquième à partir de la ligne médiane ; c'est une dent à deux racines, et si étroitement conforme aux trois prémolaires qui la suivent, que manifestement il faut la considérer comme une de ces prémolaires qui se développent et s'allongent plus que les autres. Elle se place en *arrière* de la dent caniniforme supérieure lorsque la bouche se ferme, de sorte que, de ce fait, elle ne peut pas être appelée canine par ceux qui attachent de l'importance à l'appellation.

Les trois autres prémolaires sont plus petites et simples ; les vraies molaires sont d'un volume considérable, et les tubercules des couronnes sont très longs et très aigus.

J'ai, à dessein, évité de donner une formule dentaire pour la Taupe ; tout dépend de la valeur qu'on attribue au mot canine, et j'ai déjà donné les motifs (page 285) qui font que je n'attache que peu d'importance à la détermination de cette dent, au point de vue homologique.

Le travail de Spencer Bate (*Trans. odontolog. Society*, 1867), plein de valeur sous d'autres rapports, ne contribue en rien, suivant moi, à l'élucidation de cette question, quoiqu'il en reste ce que nous connaissons de la dentition de lait de l'animal.

Sur une Taupe de trois pouces et demi de long, M. Spencer Bate a trouvé huit dents de lait de chaque côté, à chaque mâchoire, comme on le voit figure 163. Les incisives de lait avaient environ 1^{mm},250 de longueur et 1^{mm},125 de diamètre ; elles étaient d'une forme rudimentaire, consistant en un long tube cylindrique étroit, surmonté d'une couronne légèrement évasée. Toutes les dents de lait étaient d'une forme simple, sauf la dernière sur chaque mâchoire, dont la couronne présentait deux tubercules, et dont la racine était bifide dans une certaine étendue.

A l'époque où ces dents se développent, la suture inter-maxillaire est très distincte, et il n'est pas douteux que la quatrième dent de lait supérieure, celle qui précède (comme dent temporaire) la dent caniniforme, ne soit dans l'os intermaxillaire même.

Les dents de lait, observées par M. Bate, n'avaient pas complètement percé la gencive, et l'état avancé des dents permanentes, placées derrière elles, rendait même douteux leur éruption future ; en tout cas, elles ne pouvaient être d'aucun usage.

Chez un grand nombre d'Insectivores, la dentition de lait est inconnue, mais nous avons montré chez ces animaux tous les degrés de son développement. Ainsi, chez le Hérisson et le *Centetes* (animal de Madagascar appartenant à la même famille), la dentition de lait est presque complète, tandis que, chez les Musaraignes, elle a complètement ou presque complètement disparu.

Nous avons déjà eu l'occasion de parler du type en **W** caractéristique des molaires des Insectivores ; on en trouve un bon exemple dans les molaires de l'*Urotrichus*.

Sur cette dent, comme le fait a été clairement démontré par M. Mivart (*Ostéologie des Insectivores. Journal d'anatomie*, 1868),

aux quatre tubercules de la dent typique (*a*, *b*, *c*, *d*) s'ajoute
l'élévation du cingulum, formant trois ou quatre tubercules
externes, et un interne, ce qui porte le nombre total à neuf.
C'est ainsi que ces molaires se trouvent souvent complètement
recouvertes de tubercules (fig. 164).

Sur la Taupe, le nombre des tubercules diminue par le fait
de la réunion des points *b* et *d* en une crête, et de la disparition

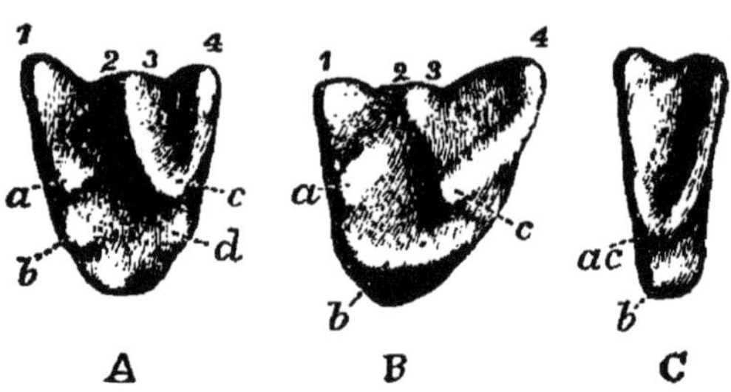

Fig. 164. — A. Molaires supérieures de l'Urotriclus; B. de la Taupe; C. de la Taupe
Iridescente du Cap. (*Chrysochloris*.)

du tubercule interne du cingulum; la simplification est encore
portée plus loin sur la Taupe du Cap (C, dans fig. 164).

Il serait impossible de signaler ici toutes les variétés de dentitions des autres Insectivores; mais mention doit être faite
des dents très anormales du *Galeopithecus*, autrefois placé dans
le groupe des Lémurs, sous le nom de *Lémur volant*.

Les incisives inférieures présentent une série de divisions
verticales, s'étendant à toute l'épaisseur et presque à toute la
hauteur de leurs couronnes, de sorte qu'on peut les comparer
à de véritables peignes ou à des mains dont les doigts sont légèrement écartés; à quel rôle sont destinées ces dents-peignes?
C'est ce qu'on ignore. Aucun autre animal ne possède des dents
pareilles. Le *Galeopithecus* a une dentition de lait bien développée; les dents de lait ressemblent complètement aux dents
permanentes.

Les dents des Insectivores sont remarquables par l'épaisseur
de leur émail, qui, chez les Musaraignes, est pénétré dans une
certaine étendue par les tubes dentinaires. L'émail de quelques

Musaraignes présente une coloration profonde, et de fait, le pigment qui la détermine est dans la substance même de l'émail sans former une couche distincte.

§ 2. — Les dents des Cheiroptères.

Les *Chauves-Souris*, qui se distinguent si nettement des autres Mammifères par l'existence d'ailes, forment un groupe insectivore et un groupe frugivore.

Les Chauves-Souris insectivores, groupe de beaucoup le plus nombreux, possèdent, pour la plupart, de petites incisives, des canines assez volumineuses; les prémolaires et les molaires couvertes de tubercules aigus, présentent généralement le type de couronne en W. En fait, par leurs caractères généraux, leurs dents ressemblent à celles des Insectivores.

Les incisives sont parfois réduites en nombre, et écartées les unes des autres; les dents de lait ne sont connues que dans quelques espèces, et elles ne prennent pas un développement considérable, car elles tombent aussitôt après la naissance; elles ne possèdent pas davantage d'alvéoles bien définies. La dentition de lait de la *Chauve-Souris Vampire* (Desmodus) semble n'être formée que d'incisives, ou d'incisives et de canines (*a*). Cet animal possède, près de la partie antérieure de la mâchoire supérieure, six dents, toutes très longues et très étroites, avec un sommet très recourbé; on a pensé que ces dents crochues pouvaient lui servir pour s'attacher à la mère. Ces dents de lait subsistent parfois encore, alors même que toutes les dents permanentes sont en place.

Le *Vampire* (Desmodus) a ses dents spécialement modifiées

(*a*) Sur un crâne de Vampire (Desmodus) que possède M. F. Tomes, la troisième dent de lait paraît correspondre par la position à la canine permanente; le cas est le même pour le spécimen représenté par MM. Gervais et Castelmain (*Expédit. dans les parties centrales de l'Amérique du Sud*).

pour remplir le but qu'indiquent ses habitudes de suceur de sang.

Il n'a qu'une incisive permanente de chaque côté, dent volumineuse, à bord mince et tranchant, avec laquelle la blessure est faite ; les incisives inférieures sont petites, avec un bord légèrement échancré ; les canines sont bien développées, mais la série molaire, qui n'est guère utile chez un animal qui vit de sang, est atrophiée. Ces dernières dents sont aiguës et petites, et il n'y a pas de différences bien tranchées entre les molaires et les prémolaires.

Les Chauves-Souris frugivores (dont le *Pteropus* ou Renard volant est un exemple) ont le museau très développé, et les dents molaires sont séparées entre elles par des intervalles.

Leur formule dentaire est :

$$i\ \frac{2}{2}\ \ c\ \frac{1}{1}\ prm\ \frac{2}{3}\ \ m\ \frac{3}{3}.$$

Les incisives sont petites et les canines assez volumineuses.

Les molaires et prémolaires sont d'une forme simple : elles sont longues et aplaties transversalement ; les bords externes des couronnes des molaires s'élèvent sous forme de tubercules distincts, mais pas très aigus, qui s'usent par le frottement.

Les nombreux tubercules aigus, dont la présence caractérise les dents des Insectivores, ne s'observent plus sur celles des Chauves-Souris frugivores.

§ 3. — Les dents des Primates.

L'ordre des Primatescomprend l'Homme, les Singes et les Lemurs.

Quelques naturalistes sont disposés à séparer les Lémuriens des autres Primates, pour cette raison que quelques Lémurs se rapprochent davantage des Insectivores, et que l'ordre des Insectivores, à son tour, renferme quelques espèces qui rappellent les Lémurs.

Mais, bien que les Lémuriens soient, sans aucun doute, inférieurs aux Singes, et s'éloignent de ces derniers, bien plus que les singes ne s'éloignent de l'homme, la plupart des auteurs contemporains les placent dans l'ordre des Primates, qui peut alors se diviser comme suit :

Primates
{
Anthropoïdes : Homme.
Simiens : Singes de l'Ancien et du Nouveau Monde.
Lémuriens : Lémurs.
}

La plupart des Lémurs se rencontrent à Madagascar et, quelques-uns, sur le littoral Africain et dans l'Asie méridionale. Par leur dentition, comme par leurs autres caractères, ils diffèrent notablement des Singes ; mais en raison du nombre et de l'originalité des formes, il est difficile de donner une idée générale de ces dentitions. Presque tous les Lémurs ont des incisives supérieures très petites, largement espacées ; et sur la mâchoire inférieure, six dents antagonistes des précédentes, longues, minces, étroites, inclinées, que l'on considère généralement comme deux paires d'incisives et une paire de canines inférieures. Sur les deux mâchoires, la dent qui vient ensuite est volumineusé, conique, aiguë comme une canine ; mais la dent caniniforme inférieure *mord* en arrière de la supérieure, et c'est pourquoi on la considère non pas comme l'antagoniste de cette dent, mais bien de la première prémolaire supérieure (voir page 287). Les prémolaires sont comprimées transversalement et sont très tranchantes ; les molaires sont armées de longs tubercules aigus, qui sont usés chez les vieux sujets.

Les molaires supérieures, chez beaucoup de Lémurs, portent quatre tubercules, réunis par une *crête oblique* (voir p. 20), comme celles de l'Homme et des Singes anthropoïdes..

Il existe un Lémur très anormal, le *Aye-Aye* (Cheiromys), dont la dentition imite celle des Rongeurs (fig. 165).

Sur chaque mâchoire, les incisives forment une seule paire

de grandes dents recourbées, qui s'accroissent aux dépens d'une pulpe persistante, et s'usent obliquement de manière à toujours conserver un bord aigu tranchant. L'émail est extrêmement mince, s'il ne manque pas complètement, à la face postérieure de ces incisives.

Séparées des incisives par un large intervalle dépourvu de dents, apparaissent quatre dents, à la mâchoire supérieure et

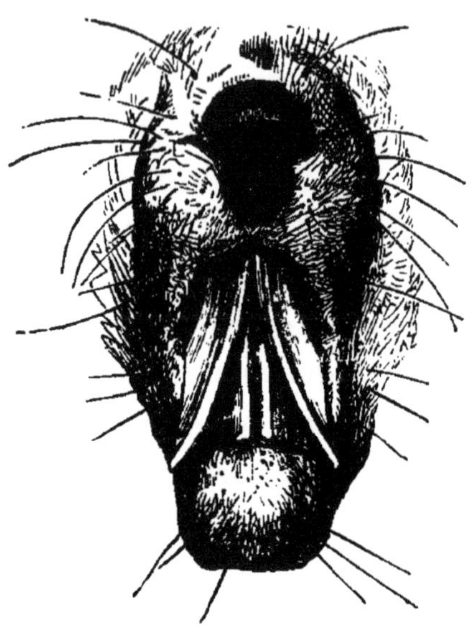

Fig. 165. — Aye-Aye (*Cheiromys*) mort aux Zoological Gardens (d'après le Dr Murie).
Les incisives supérieures, faute d'usure suffisante, se sont allongées, en divergeant de chaque côté de la ligne médiane.

trois dents, à la mâchoire inférieure; ces dents ne sont pas à accroissement indéfini, mais elles ont au contraire des racines définies et ressemblent aux molaires d'un grand nombre de Rongeurs omnivores.

Comme le Cheiromys est un animal assez rare et complètement nocturne, on ne sait presque rien de son genre d'alimentation; quelques auteurs pensent qu'il se sert de ses incisives de Rongeur pour couper des morceaux de bois, et qu'il s'empare des vers qu'ils renferment, après les avoir fait sortir de leur cachette au moyen de ses doigts curieusement effilés; d'autres pensent, au contraire, qu'il ronge les cannes à sucre. Mais, quelle que soit la nature de ses aliments, il est certain que ses incisives scalpriformes sont employées à un travail pénible, qui doit les user, car sur un sujet conservé quelque temps dans les Jardins Zoologiques de Londres, et qui était exclusivement nourri d'aliments mous, les dents incisives avaient atteint une longueur si anormale que la mort de l'animal s'ensuivit, les sommets des incisives inférieures ayant perforé le palais. La figure 165 représente le museau de cet animal, et, malgré la longueur extraordinaire des dents supérieures et leur divergence, peut nous servir à montrer l'aspect de sa bouche, qui rappelle celle d'un Rongeur.

Si, au point de vue fonctionnel, ses dents sont celles d'un Rongeur, la dentition de lait en dépit de cette ressemblance adaptive, conserve certains caractères qui indiquent l'origine *lémurienne* du Cheiromys.

Sur la mâchoire supérieure, la dentition de lait consiste en deux petites incisives, une canine et trois molaires; sur la mâchoire inférieure, en deux petites incisives et deux petites molaires.

Les incisives permanentes sortent entre la première et la seconde incisive de lait; à un moment donné, les unes et les autres peuvent se voir en même temps; mais le volume considérable des incisives permanentes détermine bientôt la chute des incisives de lait.

Aucun Rongeur connu ne possède autant de dents de lait, ni surtout d'incisives de lait, que le Aye-Aye; cet animal nous offre encore un excellent exemple d'une dentition temporaire conservant des caractères qui ne se retrouvent plus dans la dentition adulte excessivement modifiée (fig. 166).

Nous avons déjà signalé l'intérêt spécial qui s'attache à la dentition du *Cheiromys* (voir page 275); pour le rappeler en peu de mots, c'est le suivant : à Madagascar, centre isolé des autres contrées par le large espace d'une mer profonde, les vrais Rongeurs sont presque absents, tandis que les Lémurs sont très abondants. Un des animaux lémuriens de cette contrée s'est tellement modifié, que ses dents sont, à tous les points de vue, celles d'un Rongeur ; mais en dépit de cette transfor-

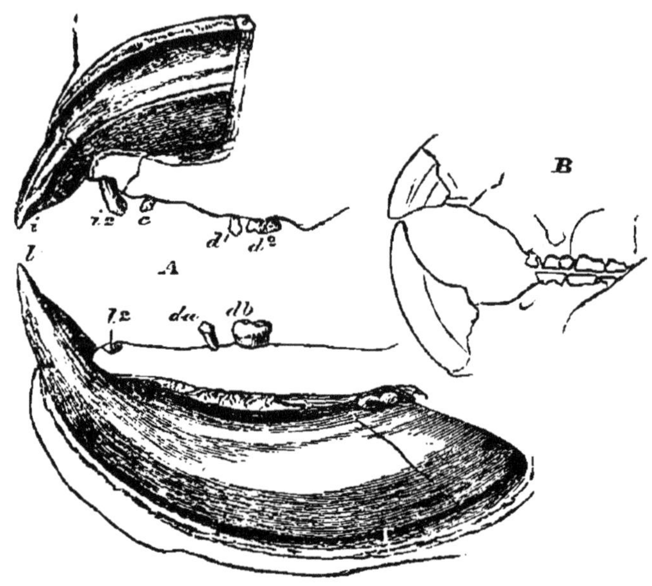

Fig. 166. — Dents supérieures et dents inférieures du Cheiromys. — A. Dentition de lait, avec les incisives permanentes venant de faire éruption. — *i, l.* Incisives permanentes supérieures et inférieures. — *i 2, l 2.* Incisives de lait supérieures et inférieures. — *c.* Canines de lait. — *d, 1, d 2, d a, d b.* Molaires de lait supérieures et inférieures (double de la grandeur naturelle). — B. Figure réduite de la dentition permanente (d'après Peters).

mation, il conserve des caractères (notamment sa dentition de lait) qui sont tout à fait différents de ceux des vrais Rongeurs, et qui rappellent qu'il a son origine plus élevée dans les formes lémuriennes.

Les vrais *Singes* se partagent en deux grandes divisions : les Singes du nouveau et les Singes de l'ancien monde. Les premiers diffèrent des seconds, sous beaucoup de rapports : la plupart ont des queues prenantes, et leurs narines ont une forme particulière, d'où le nom de Singes *Platirrhynes* ou Singes à

large nez, qui leur a été donné. Ils ont aussi une formule dentaire différente, qui est :

$$i\,\frac{2}{2}\;c\,\frac{1}{1}\;prm\,\frac{3}{3}\;m\,\frac{3}{3} = 36.$$

Les petits *Singes Marmoses* n'ont que trente-deux dents ; mais
ils ont de commun avec les autres Singes du nouveau monde,
la présence de trois prémolaires de chaque côté, les molaires
étant réduites à deux seulement. Les molaires supérieures d'un
grand nombre de Singes du nouveau monde ont les tubercules
antéro-interne et postéro-externe réunis par une crête oblique
(page 20), caractère qui n'est partagé, dans les groupes de l'ancien monde, que par l'homme et les Singes anthropoïdes.

Tous les Quadrumanes ont une dentition de lait bien développée.

Tous les Singes de l'ancien monde, ou *Catarrhins*, ont la
même formule dentaire que l'homme :

$$i\,\frac{2}{2}\;c\,\frac{1}{1}\;prm\,\frac{2}{2}\;m\,\frac{3}{3}.$$

On peut prendre comme exemple le *Singe-Macaque*. Les
incisives supérieures et inférieures, mais particulièrement les
premières, se dirigent obliquement en avant, et les incisives
latérales sont beaucoup plus petites que les centrales. Sur la
mâchoire supérieure, un intervalle considérable sépare les
incisives de la canine, qui est une dent très volumineuse, d'une
coupe presque triangulaire, avec un bord aigu (angle postérieur)
regardant en arrière, et avec un profond sillon situé sur la
face antérieure.

Les prémolaires supérieures sont implantées par trois racines
distinctes, comme les vraies molaires ; ces dernières sont quatricuspidées, mais n'ont pas la crête oblique (fig. 167).

La canine inférieure est une dent aiguë et puissante, bien
que beaucoup plus petite que la supérieure ; la première pré-

molaire inférieure, par sa face antérieure, s'articule avec la canine supérieure ; cette dent est d'une forme bizarre. Elle s'implante par deux racines ; mais la racine antérieure est en partie découverte, ce qui augmente singulièrement l'étendue antéro-postérieure de la dent.

Le sommet du tubercule (cuspide) de la dent se trouve

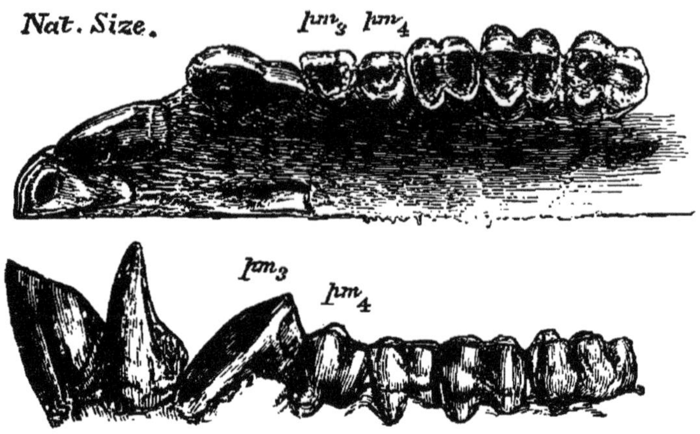

Fig. 167. — Dents supérieures et dents inférieures d'un Singe (*Macacus nemestrinus* mâle). La longueur et l'acuité des canines, la forme particulière de la première prémolaire inférieure, contrastent avec l'aspect des dents correspondantes, chez les Singes anthropoïdes, et chez l'Homme.

presque sur la racine postérieure, et de ce point, la couronne descend obliquement en avant, sur la racine antérieure. Cette particularité dans la forme de la première prémolaire est éminemment caractéristique des *Babouins*. Il n'y a rien à dire de la deuxième prémolaire, sinon qu'elle s'implante par deux racines, comme les vraies molaires qui sont quatricuspidées ; la troisième molaire est plus volumineuse que les deux premières et quinquacuspidée.

Il y a une différence énorme dans le volume de la canine pour les deux sexes ; celle du mâle est beaucoup plus développée ; cette différence n'existe pas dans la dentition de lait, où les canines mêmes sont relativement petites.

Les Singes anthropoïdes sont : les *Gibbons* (Hylobates), le *Chimpanzé* (Simia Troglodytes, ou Troglodytes noirs), l'*Orang*

(Simia ou Pithecus Satyrus) et le *Gorille* (Troglodytes Gorilla).

En général, les Gibbons sont les plus petits, et les Gorilles les plus grands des Singes anthropoïdes, qui sont tous relégués dans les zones tropicales. Ainsi le Gorille et le Chimpanzé habitent l'Afrique méridionale, l'Orang est confiné dans une partie de l'Archipel Malaisien. Les Gibbons sont plus abondamment répandus dans l'Archipel Malaisien et l'Asie tropicale.

Si le Gorille est le Singe qui, par ses caractères généraux, se rapproche le plus de l'homme, on peut difficilement dire que ce soit par sa dentition. Les maxillaires ont tout à fait la forme carrée, et il existe un large diastème (barre) en avant de la canine, qui, chez le Gorille mâle, est d'une longueur et d'un volume considérables, et dont le sommet descend bien au-dessous du niveau du bord alvéolaire du maxillaire inférieur, lorsque la bouche est fermée.

Bien que les dents des Gorilles soient plus grossières et plus fortes que celles de l'homme, elles affectent cependant avec celles-ci une ressemblance générale.

Le professeur Rolleston a signalé que la dent canine d'un Singe anthropoïde mâle apparaît un peu plus tard que celle de la femelle. Ainsi, chez le Chimpanzé et chez l'Orang mâles, elle ne fait son éruption qu'après la troisième molaire (dent de sagesse), au lieu que chez les femelles, elle se montre après la seconde molaire, mais avant la troisième. La différence sexuelle de la dent canine est très nette chez tous les Singes anthropoïdes, et son éruption plus tardive chez le mâle s'explique par ce fait, qu'étant une arme sexuelle, le besoin ne s'en fait pa sentir avant la maturité sexuelle; d'autre part, on peut supposer que, présentant une plus grande dimension, cette dent doit être plus longtemps à se développer. Une pareille différence ne s'observe pas dans la dentition de lait, pour laquelle l'ordre d'éruption des dents est absolument le même que chez l'homme.

Le Dr Magitot (*Bulletin de la Société d'Anthropologie de Paris,*

1869) combat l'opinion qui admet une différence dans l'ordre d'éruption des dents permanentes de l'homme et des Singes anthropoïdes; ses observations ont été très soigneusement faites et sont très étendues, mais je dois faire remarquer qu'il insiste beaucoup sur une observation faite sur le crâne d'un Gorille femelle, et que justement, comme je l'ai déjà signalé, l'ordre de succession n'est pas absolument le même chez le mâle que chez la femelle.

La dentition de l'Orang se rapproche assez de celle de l'homme, et les points de ressemblance et de dissemblance sont très bien mis en lumière dans la figure ci-jointe (fig. 168).

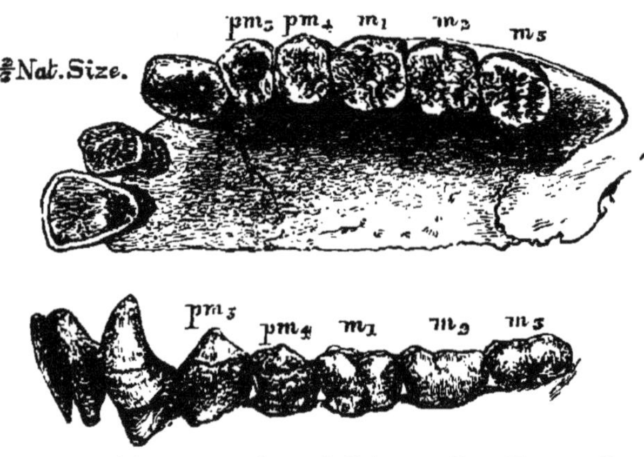

Fig. 168. — Dents supérieures et dents inférieures d'un Singe anthropoïde (*Simia Satyrus*, ou Orang-Outang).

Les incisives centrales supérieures sont semblables à celles de l'homme, mais plus volumineuses; les incisives latérales sont, relativement aux centrales, beaucoup plus petites, et d'une forme qui se rapproche beaucoup de celle de la canine, car les angles interne et externe de leur bord tranchant sont tellement déprimés, qu'il ne reste qu'un sommet central au lieu d'un bord. Les canines sont fortes, coniques; le cingulum et la crête qui le réunit au sommet du tubercule sont bien marqués à la face interne. Chez la femelle, la canine supérieure est déjà moitié plus longue qu'une quelconque des autres dents; chez le mâle, elle est plus longue encore (voir fig. 168).

La première bicuspidée est un peu plus caniniforme que celle
de l'homme ; son tubercule externe long et effilé, est réuni
par une crête à la partie antérieure du tubercule interne, qui
est peu prononcé ; la seconde bicuspidée est plus écrasée et
plus large. Les prémolaires sont implantées par trois racines ;
les molaires ne diffèrent pas des dents humaines par le type
de la couronne.

Sur la mâchoire inférieure, les incisives sont volumineuses et
fortes ; les canines sont très aiguës, avec un cingulum bien développé et une crête médiane très accusée à la face interne
de la couronne. La première prémolaire est une reproduction
plus courte, plus large et plus émoussée de la canine, et elle
n'a pour ainsi dire point de tubercule interne. Sur la deuxième
prémolaire, le tubercule interne est aussi saillant que le tubercule externe, et le cingulum s'élève à la fois en avant et en
arrière presque jusqu'à former deux tubercules supplémentaires.

A dire vrai, je ne connais pas de dentition qui montre mieux
que celle de l'Orang la transition de l'incisive aux canines, des
canines aux prémolaires et des prémolaires aux vraies molaires.

Les molaires inférieures ressemblent à celles de l'homme,
seulement leur surface présente l'élégant dessin formé de sillons qu'offrent toutes les dents de l'Orang qui n'ont pas encore
subi d'usure. On est frappé de l'énorme allongement en arrière
des mâchoires, de leur forme carrée, du parallélisme des deux
branches qui convergent légèrement en arrière, et des grandes
dimensions des dents, relativement à la taille de l'animal.

Les canines dont le volume considérable constitue surtout un
caractère sexuel, chez l'adulte, sont, comme j'ai eu souvent l'occasion de le constater, peu développées, chez l'animal jeune ;
les deux figures ci-jointes, qui représentent un jeune Orang et
un Orang adulte mâles, peuvent servir à le prouver, en même

temps qu'à montrer quelques autres modifications amenées par les progrès de l'âge.

Les différences qui servent à distinguer la dentition de la

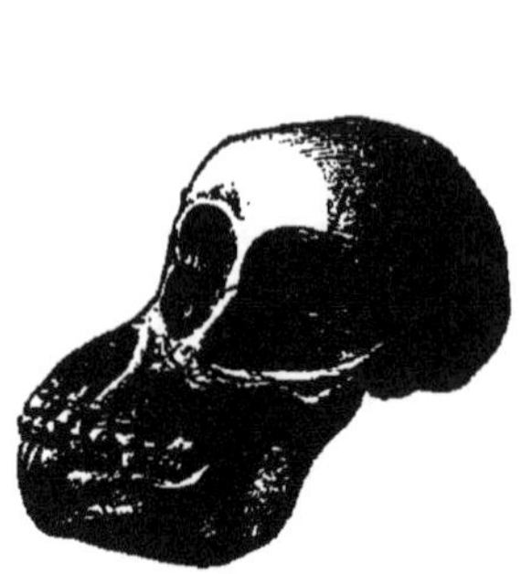

Fig. 169. — Crâne d'un jeune Orang mâle. La canine supérieure est loin d'atteindre le bord alvéolaire inférieur.

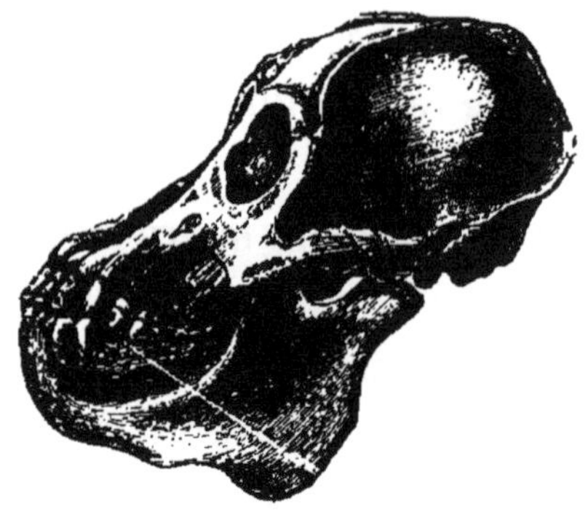

Fig. 170. — Crâne d'un Orang mâle adulte, sur lequel la canine est très développée.

plupart des Singes anthropoïdes de celle de l'homme sont principalement les suivantes : relativement au volume du crâne et

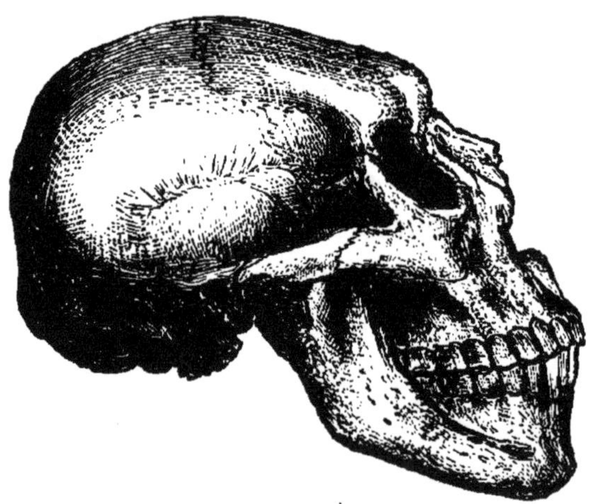

Fig. 171. — Crâne d'idiot vu de côté.

aux dimensions de l'animal, les dents et les mâchoires sont beaucoup plus développées, dans toutes leurs dimensions. En outre, ces animaux sont prognathes, c'est-à-dire que leur angle facial est petit, même comparé avec les mâchoires et le crâne d'un idiot. Comme on peut le prévoir, ces différences ne sont pas aussi accentuées sur l'animal jeune que sur l'animal adulte.

Les dents, au lieu d'être disposées sur une courbe plus ou moins régulière, occupent des mâchoires de forme carrée ; les incisives sont placées presque sur une ligne droite entre les deux grandes canines saillantes en dehors, en arrière desquelles les prémolaires et les molaires s'alignent, en convergeant un peu, à mesure qu'elles se rapprochent du fond de la bouche. Il existe en avant de la canine supérieure, un *diastème* (*a*) ou espace vide dans lequel le sommet de la canine inférieure vient se placer, lorsque la bouche est fermée. La forme carrée des mâchoires et l'existence d'un diastème sont le résultat direct des grandes dimensions des canines ; ces deux particularités ne sont donc pas si accusées chez les jeunes sujets.

Les prémolaires supérieures s'implantent par trois racines, les inférieures par deux, absolument comme les vraies molaires ; tant que l'usure ne les a pas modifiées, ces dents sont d'une forme plus conique que celles de l'homme.

Les dents de sagesse ont le même type de surface triturante, et sont aussi volumineuses que les autres molaires ; il y a une large place pour les recevoir, et elles peuvent prendre une part importante à l'acte de la mastication. Les dents molaires des Singes sont aussi quadrangulaires ; leurs tubercules sont plus aigus et plus longs, et le dessin caractéristique de leur face triturante bien plus prononcé que chez l'homme.

En passant des Singes les plus élevés de la série aux types les plus inférieurs de la race humaine, on observe encore un brusque changement dans le caractère de la dentition ; mais, si l'on ne peut guère se refuser d'admettre une lacune, il faut dire que les différences sont plutôt une affaire de degré qu'une affaire de race.

(*a*) Broca et Vogt semblent avoir observé quelque chose comme un diastème sur quelques crânes d'Européens.

Même chez les types les plus inférieurs de la race humaine, l'angle facial est plus grand, c'est-à-dire que ceux-ci sont

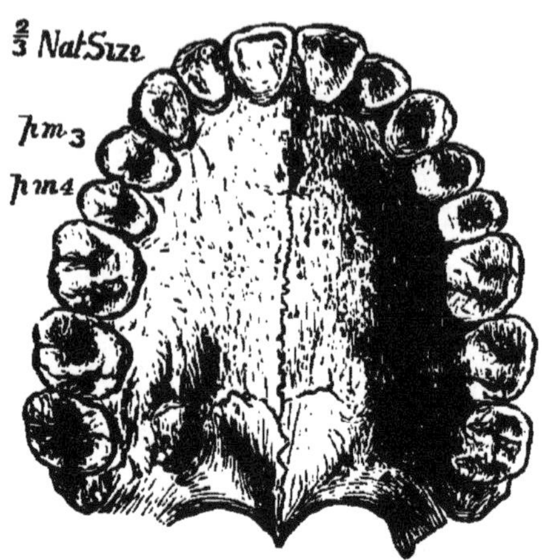

Fig. 172. — Mâchoire supérieure d'un Cafre. La crête oblique de la molaire supérieure est distincte, non-seulement sur la première et la seconde, mais encore sur la troisième molaire ou dent de sagesse qui, sur ce crâne, a ses trois racines bien développées.

encore beaucoup moins *prognathes* que les Singes, et chez eux les incisives supérieures et inférieures se rapprochent davan-

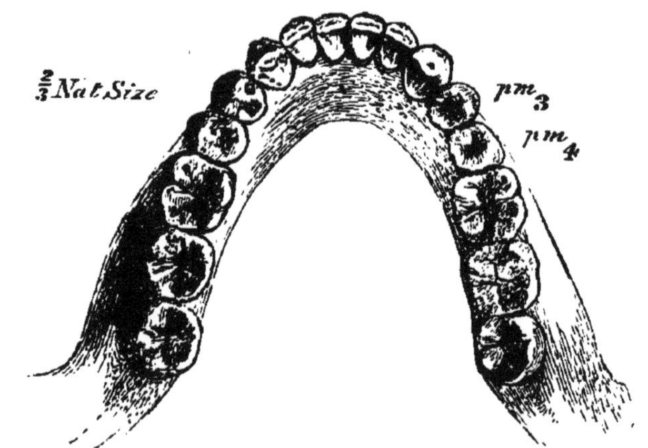

Fig. 173. — Mâchoire inférieure d'un Cafre, sur laquelle la forme quinquacuspidée de la première et de la troisième molaire est bien marquée, mais un peu moins prononcée sur la seconde.

tage de la verticale et ne se rencontrent point bout à bout, en formant un angle, comme chez les Singes.

On dit généralement que, chez l'homme, les molaires diminuent de volume d'avant en arrière, c'est-à-dire que la première molaire est la plus volumineuse de la série, tandis que, chez les Singes anthropoïdes, c'est le contraire qui a lieu. Bien que cette observation soit vraie en général, on observe quelques exceptions; ainsi, chez certaines races inférieures, chez les nègres de l'Australie par exemple, la seconde et la troisième molaires ne sont pas plus petites que la première, et toutes les molaires ont également le même volume chez le Chimpanzé.

Il n'y a pas de diastème chez les races humaines; il n'y a pas de différence sexuelle dans la dentition; aucune dent ne dépasse le niveau des dents voisines, et toutes sont disposées sans interruption, suivant une ligne courbe. Les os prémaxillaires se soudent de bonne heure avec les os maxillaires supérieurs, tandis que, chez les Quadrumanes, ils restent toujours distincts.

En règle générale, on peut dire maintenant que la dentition des races humaines inférieures diffère de celle de l'homme le plus civilisé par les caractères particuliers suivants : l'arcade alvéolaire n'est pas aussi arrondie, elle présente une forme plus aplatie en avant; les dents sont plus volumineuses et disposées avec une plus grande régularité; la dent de sagesse a une large place qui lui permet de se ranger avec les autres dents; c'est une molaire supérieure et inférieure type, c'est-à-dire que le dessin de sa surface triturante (qui est quatri-cuspidée pour la dent du haut, et quinquacuspidée pour celle du bas) et la disposition de ses racines correspondent à ceux de la seconde et à la troisième molaire, qui ne sont pas d'ailleurs beaucoup plus volumineuses. On peut trouver, malgré cela, des crânes de nègres sur lesquels il n'y a qu'une place étroite pour la dent de sagesse et sur lesquels, par suite, cette dent est un peu arrêtée dans son développement; d'un autre côté, on peut trouver dans la bouche d'un Européen des dents de sagesse bien développées et bien placées, mais, en général, chez ce dernier, la dent de sagesse est beaucoup plus petite que les autres molaires ; sa couronne ne présente pas le dessin caractéristique des crêtes et des sillons, ses racines sont confondues, et elle ne constitue en réalité le plus souvent qu'une sorte de cheville rudimentaire. Le développement incomplet de la dent de sagesse semble avoir pour cause le manque de place à l'époque de sa formation ; la dent de sagesse supérieure se trouve particulièrement gênée, à ce point de vue.

Il semble bien que la dent de sagesse est en train de disparaître des mâchoires, chez les races civilisées ; chez les Singes anthropoïdes, la dent de sagesse est aussi volumineuse que les autres molaires ou peu s'en faut ; sa forme est fixe et elle fait son éruption presque en même temps que la canine ; chez les races humaines inférieures, la dent de sagesse semble ne subir que peu de variations ; elle est volumineuse et n'est jamais irrégulièrement placée ; chez les races d'une civilisation avancée au contraire, elle est très variable dans son volume, dans sa forme, dans l'époque de son apparition ; elle est souvent déplacée, et il n'est pas rare de la trouver réduite à l'état rudimentaire ; on est donc autorisé à conclure légitimement que si les races continuent à se modifier dans le même sens, la dent de sagesse en viendra à disparaître totalement.

Néanmoins, dans l'état actuel, on ne peut guère dire que la bouche d'un Européen, dont les dents de sagesse sont très petites, soit typique et bien développée.

Chez beaucoup de races inférieures (Bojesmans, nègres, Australiens, Néo-Calédoniens, Cafres), la seconde molaire inférieure a cinq tubercules, comme la première ; il en est de même chez les Singes anthropoïdes ; mais, chez les races Européennes, le cinquième tubercule manque généralement sur la seconde molaire inférieure.

Il n'est pas d'un médiocre intérêt de constater que les différences qui servent à distinguer les dents des sauvages les plus inférieurs de celles d'un Européen, sont presque les mêmes que celles qui marquent la distance de la dentition d'un Quadrumane à la dentition de l'homme, en observant toutefois, que les divergences entre la dentition d'un sauvage et celle d'un Singe sont beaucoup plus grandes qu'entre la dentition de l'Européen et celle du sauvage.

Il est fort possible que le développement plus considérable des mâchoires du sauvage ait simplement pour cause le rôle plus actif auquel elles sont soumises, lorsqu'elles s'accroissent ; chez le sauvage adulte, les dents s'usent beaucoup, à cause de la nature résistante et souvent pierreuse de ses aliments.

M. Mummery a fait remarquer, dans un travail très instructif (*Transactions of the Odontological Society*, vol. II, new series, 1869), que cette usure destructive des dents était le fait commun chez les races inférieures, et le fait rare chez les races civilisées ; et qu'en tout cas, elle était vraisemblablement due au mélange de terre et d'autres matières étrangères avec les aliments ; cet auteur a en outre montré que les irrégularités dentaires, ayant pour cause le développement insuffisant des arcades alvéolaires, étaient pour ainsi dire inconnues chez les races plus grossières, tandis qu'elles étaient très communes chez les peuples qui avaient contracté, depuis longtemps, des mœurs plus raffinées.

Le degré de variation dans le développement des mâchoires d'un individu sain, bien développé d'ailleurs, est très grand ; aussi la plus petite mâchoire (trouvée chez un homme vigoureux, de taille au-dessus de la moyenne) que j'aie rencontrée ne mesurait en largeur que 3 cent. 8, et en longueur, d'avant en arrière, 4 cent. 5 ; la plus grande (trouvée chez un individu de moindre taille, d'origine basque, en outre, ce qui rend l'observation plus frappante) (*a*) ne mesurait pas moins de 6 cent. 5

(*a*) M. Magitot (*Bulletin de la Société Anthropologique de Paris*, 1869) dit : « Les Basques, par exemple, sont remarquables par la petitesse extrême de leurs dents. »

de large sur 6 centimètres de long ; la largeur se mesure entre le centre des bords alvéolaires au niveau de la dent de sagesse, et la longueur est celle de la perpendiculaire abaissée de la face postérieure des incisives sur la ligne qui rejoint les dents de sagesse.

En résumé, on peut dire qu'il y a moins de différences constantes entre les dents des différentes races humaines qu'on aurait pu le supposer *à priori ;* en fait, nous pouvons presque dire que les dents de l'homme sauvage sont à peu près ce que nous considérerions comme une série de dents excessivement bien développées, si nous les voyions dans la bouche d'un Européen.

CHAPITRE IX

LES DENTS DES MARSUPIAUX

La grande sous-classe des Marsupiaux, qui renferme des animaux très nettement distincts des Mammifères placentaires, par des particularités nombreuses et remarquables, et entre autres, par la condition imparfaite dans laquelle naît le fœtus, était autrefois très abondamment répandue sur le globe. Maintenant, au contraire, les Marsupiaux ne sont nombreux qu'en Australie, où ils sont presque les seuls représentants de la classe des Mammifères; il y a quelques Marsupiaux épars dans d'autres contrées; ainsi, en Amérique (Oppossums) et à la Nouvelle-Guinée; mais il n'y a pas de Marsupiaux en Europe, non plus que dans la plus grande partie de l'Asie et de l'Afrique.

Les Marsupiaux d'Amérique sont tous des Oppossums (Didelphiens), et cette famille n'est pas représentée en Australie; cela indique évidemment que les Marsupiaux d'Amérique n'ont rien à voir avec les Marsupiaux d'Australie, mais ont une origine différente, remontant à l'époque où les Marsupiaux étaient en abondance dans toute l'Europe.

Les Marsupiaux d'Australie sont presque les seuls animaux qui habitent cette contrée; aussi M. Wallace a pu dire : « La région Australienne se distingue nettement du reste du globe par l'absence absolue de tous les ordres de Mammifères non aquatiques qui abondent dans le vieux monde, à l'exception de deux : les *Chauves Souris ailées* (Cheiroptères), et les *Rongeurs* qui sont également cosmopolites; de ces derniers il n'y a d'ailleurs qu'une seule famille de représentée : les *Muridés* (comprenant les Rats et les Souris) et encore, leurs représentants Australiens sont tous de petite taille ou de taille moyenne; ce fait est plein d'enseignement pour apprécier le caractère vrai de la faune Australienne.

« Au lieu des Quadrumanes, des Carnivores et des Ongulés, qui sont en variétés infinies dans toutes les autres contrées zoologiques, et dans des conditions partout également favorables, l'Australie possède deux nouveaux ordres ou sous-classes : les *Marsupiaux* et les *Monotrémes*, qu'on ne retrouve nulle part ailleurs sur le globe, excepté une seule famille des premiers en Amérique.

« Les Marsupiaux sont admirablement développés en Australie, où ils existent sous les formes les plus diverses, adaptées à différents genres de vie; quelques-uns sont carnivores, quelques autres herbivores; les uns vivent sur les arbres, les autres vivent sur la terre. Il y a des mangeurs d'insectes, des rongeurs de racines, des mangeurs de fruits, des mangeurs de miel, de feuilles ou d'herbes, etc.

« Quelques-uns ressemblent aux loups, d'autres aux marmottes, aux belettes, aux écureuils, aux écureuils volants, aux loirs, aux gerboises.

« Les Marsupiaux se divisent en six familles distinctes, comprenant près de trente genres, presque tous constitués à l'encontre des desseins que s'était proposés l'économie de la nature, en formant les groupes très différents des autres parties du monde; mais ils possèdent tous des particularités communes de structure, et des mœurs communes, qui nous démontrent qu'ils sont membres d'une souche commune et qu'ils n'ont aucune affinité réelle avec les espèces de l'Ancien monde, auxquelles ils ressemblent souvent par leurs caractères extérieurs. » (*Geographical distribution of Animals*, page 391.

Ce que M. Wallace dit en parlant de ces animaux en général peut également s'appliquer à leurs dents.

En Australie, pays qu'habitent actuellement les Marsupiaux, les espèces *représentatives* sont très nombreuses, c'est-à-dire que, malgré les profondes différences qui font de ces animaux une classe à part, il y a beaucoup de genres et d'espèces qui ont les mœurs des Mammifères placentaires et qui, pour ainsi dire, tiennent la place qu'occupent les Carnivores, les Insectivores ou les Rongeurs, parmi ces derniers; et non seulement ils ont quelque chose des habitudes et de la configuration extérieure de ces espèces, mais, au point de vue même des organes caractéristiques qui servent aux besoins immédiats de l'animal, ces représentants marsupiaux imitent exactement les Mammifères placentaires de l'organisation la plus parfaite. Ainsi, les dents d'un Marsupiau insectivore ressemblent exactement à celles d'un véritable Insectivore, tout en conservant certains caractères propres aux Marsupiaux; dans le même ordre d'idées, la dentition du Thylacine (Marsupiau) ressemble à celle du Chien (page 425).

Quoique les dentitions des Marsupiaux soient très variées, on peut suivre à travers de nombreuses formes de transition les modifications successives qui, finalement, ont amené des divergences extrêmes.

De même que nous attribuons aux Mammifères placentaires la formule :

$$i\,\frac{3}{3}\ c\,\frac{1}{1}\ prm\,\frac{4}{4}\ m\,\frac{3}{3} = 44,$$

comme formule typique ou originelle, de même nous pouvons attribuer aux Marsupiaux la formule suivante :

$$i\,\frac{3}{3}\ c\,\frac{1}{1}\ prm\,\frac{3}{3}\ m\,\frac{4}{4}\ = 44,$$

c'est-à-dire que, le nombre des dents restant le même, les Marsupiaux n'ont que trois prémolaires et possèdent quatre vraies molaires. Les prémolaires (fausses molaires) se distinguent des vraies molaires par la plus grande simplicité de leur couronne, comme chez la plupart des Mammifères placentaires; mais, si, à ne considérer que la dentition adulte complète, on ne peut éprouver d'hésitation à classer les dents sous le nom de prémolaires et de vraies molaires, une curieuse anomalie dans la succession des dents, s'observe dans toute la sous-classe des Marsupiaux, anomalie qui, jusqu'à un certain point, invalide la définition de prémolaires appliquée à leurs dents. Il n'y a qu'une prémolaire (la plus reculée) qui déplace verticalement une dent de lait; toute la dentition de lait des Marsupiaux, par

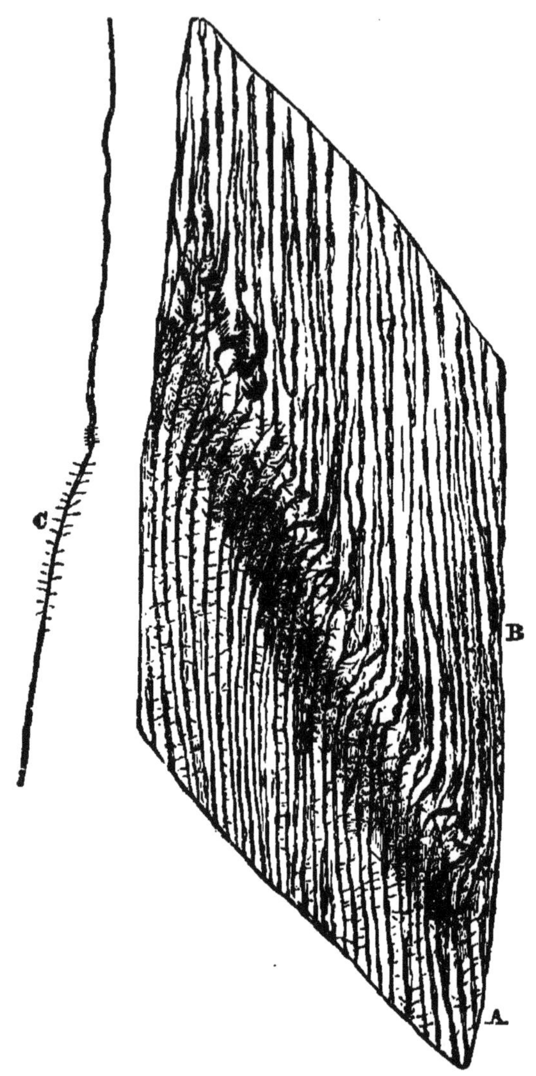

Fig. 174. — Émail et ivoire d'un Kangourou (Macropus major). — Les tubes dentinaires fournissent dans l'ivoire même (*A*) de courtes et nombreuses divisions, avant d'atteindre l'émail. Au moment d'y pénétrer, ils se dilatent et dévient légèrement de leur direction primitive; au delà de leur dilatation, ils se dirigent en droite ligne, sans donner de divisions, dans les deux tiers internes de la couche d'émail. Dans la figure, on ne voit qu'une portion de l'épaisseur de l'émail. — *B*. Émail pénétré par les tubes de l'ivoire. — *C*. Tube de l'ivoire isolé.

suite, ne consiste qu'en quatre molaires de lait (une de chaque côté, sur chaque mâchoire), car il n'y a pas d'incisive ni de canine de lait chez aucun Marsupiau connu. En outre, le professeur Flower, le premier qui ait fait une description complète de ces particularités de la succession des dents chez les Marsupiaux (*Philos. Transact.*, 1867), a signalé que le degré auquel se développe l'unique molaire de lait varie beaucoup dans les différentes familles; c'est ainsi qu'aucune trace d'une succession quelconque (c'est-à-dire de dentition de lait) n'a été observée chez le *Wombat;* que chez le *Thylacine* (animal qui ressemble au Chien), l'unique petite molaire de lait se calcifie, mais se résorbe ou tombe avant l'éruption d'une autre dent, tandis que chez les *Kangourous* elle demeure pendant beaucoup plus longtemps (voir page 430), et qu'enfin, chez le *Kangourou rat* (Hypsiprymnus), la molaire de lait n'a pas encore cédé sa place à la dent qui doit lui succéder à l'époque où la dernière molaire permanente a fait son éruption, ce qui fait que pendant longtemps elle reste en ligne avec les autres dents et remplit sa fonction. Dans le chapitre relatif à la structure des dents, j'ai déjà signalé le fait, découvert par mon père, que l'émail des dents des Marsupiaux est pénétré à une assez grande profondeur par un nombre considérable de tubes dentinaires; le Wombat est le seul Marsupiau connu chez lequel cette particularité ne s'observe pas.

Il existe une espèce de Marsupiaux carnassiers dont la férocité est telle qu'elle leur a mérité le nom de Loups et de Tigres, en même temps que la ressemblance de leur tête avec celle du Chien, les a fait appeler vulgairement *Oppossums à tête de Chien* (a).

La ressemblance avec le Chien est encore plus étroite dans la dentition que dans les formes extérieures; tout en conservant quelques caractères particuliers aux Marsupiaux, les dents du *Thylacine*, au point de vue de la capacité fonctionnelle, sont

---

(a) Cet animal n'a pas de rapport, d'ailleurs, avec l'*Oppossum vrai*, qui ne se trouve pas en Australie.

presque exactement semblables à celles du Chien. Leur formule dentaire est :

$$i\ \frac{4}{3}\ c\ \frac{1}{1}\ prm\ \frac{3}{3}\ m\ \frac{4}{4}.$$

Les incisives sont petites, serrées, à bords tranchants, la plus externe un peu caniniforme ; les canines sont fortes, à sommet

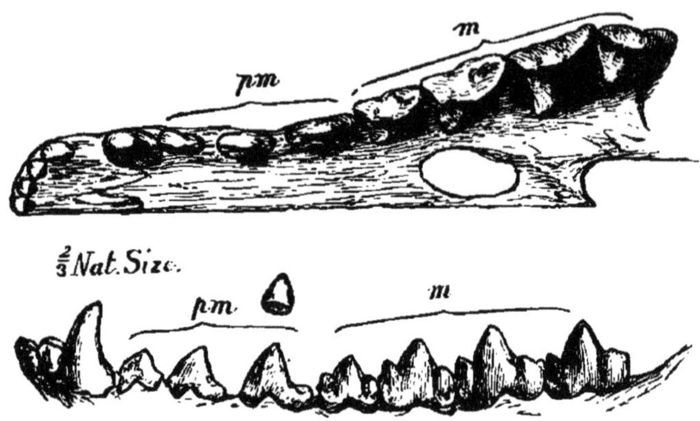

Fig. 175. — Dents supérieures et dents inférieures du Thylacine. — La molaire de lait rudimentaire, qui est résorbée avant la naissance, a été placée au-dessus de la troisième ou dernière prémolaire, qui la déplace verticalement.

aigu, pas tout à fait aussi longues relativement que celles du Chien ; les prémolaires sont des dents de forme conique, im-

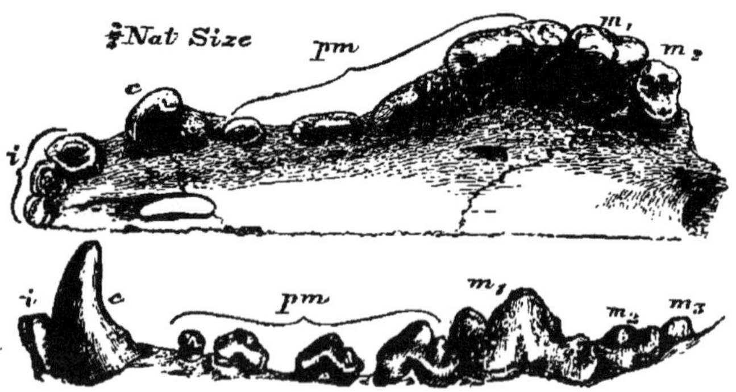

Fig. 176. — Dents supérieures et dents inférieures d'un Chien, placées à côté de celles du Thylacine, pour mettre en évidence les nombreux points de ressemblance des deux dentitions.

plantées par deux racines, et très semblables à celles du Chien ; viennent ensuite, à la mâchoire supérieure, quatre molaires qui augmentent de volume de la première à la troisième, tandis que la dernière est, au contraire, une dent plus petite.

Les molaires supérieures sont toutes du type *carnassier*; il y a une *lamelle*, formant deux *cuspides* auxiliaires, et à la partie interne existe un *tubercule*, supporté par une troisième racine.

Les molaires inférieures affectent également quelque ressemblance avec les dents carnassières du Chien; elles consistent en une *lamelle* résistante, à bord tranchant, avec cuspides auxiliaires antérieur et postérieur, ce dernier s'étant élargi et ayant pris le caractère *tuberculeux*.

Un animal allié du précédent (*Dasyurus Ursinus*), quoique plus petit et possédant des dents d'une nature moins *coupante*, est un tel destructeur de troupeaux, si féroce et si sauvage, qu'il a mérité le nom de *Diable Tasmanien*.

Dans les limites du même genre, une espèce (*Dasyurus viverrinus*) existe, chez laquelle les dents molaires sont garnies d'un bout à l'autre de longs tubercules aigus, comme les dents des Insectivores, groupe auquel cette espèce ressemble d'ailleurs par ses mœurs et son genre d'alimentation.

Beaucoup de Marsupiaux plus petits se rapprochent plus ou moins par leur dentition du type Insectivore, tandis qu'une chaîne presque ininterrompue de formes existantes sert à combler l'intervalle qui existe entre les Dasyurides féroces d'un côté, et les Kangourous et les Wombats herbivores de l'autre.

Chez les Oppossums, les espèces les plus grandes ont des canines volumineuses et une dentition qui, dans ses traits généraux, se rapproche de celle des Dasyurides; ils se nourrissent d'oiseaux et de petits mammifères, aussi bien que de reptiles et d'insectes, tandis que les espèces plus petites sont plus exclusivement insectivores.

Le *Myrmecobius*, petit Marsupiau Australien, de mœurs et de dentition insectivores, est remarquable, en ce qu'il a des dents en excès sur le nombre typique de la dentition des Mammifères ; il a pour formule :

$$i\,\frac{4}{3}\ c\,\frac{1}{1}\ prm\,\frac{3}{3}\ m\,\frac{6}{6}.$$

Chez les *Phalangers*, animaux nocturnes et arboréens, qu'on rencontre en Australie et dans une partie de l'Archipel Malaisien, les canines existent mais à l'état rudimentaire ; de plus, un intervalle sépare les incisives de la série des molaires.

Les incisives inférieures, réduites à une paire unique, et inclinées en avant s'accroissent aux dépens d'une pulpe persistante ; si l'on exagère un peu les particularités de la dentition des Phalangers on est conduit à celle des *Kangourous rats*.

Le nom de Kangourous rats (Hypsiprymnus) s'applique à un

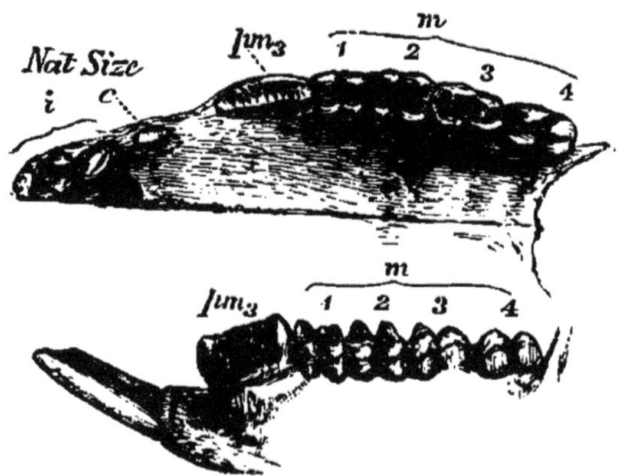

Fig. 177. — Dents supérieures et dents inférieures de l'*Hypsiprymnus* (Bettongia). La dentition figurée ici, est celle de l'animal adulte ; la prémolaire permanente (*prm 3*) est déjà en place.

genre qui contient environ une douzaine d'espèces ; ce sont de tous petits animaux, pas beaucoup plus gros que des Lapins, mais ayant les proportions générales des Kangourous. Ces petits animaux doux, tranquilles, de mœurs uniquement herbivores, intéressent les odontologistes parce qu'ils possèdent une dentition qui jette quelque lumière sur de nombreuses formes anormales disparues, dont les mœurs et les affinités ont été le sujet de bien des controverses (fig. 177).

Leur formule dentaire est :

$$i\,\frac{3}{1}\;c\,\frac{1}{0}\;prm\;\frac{1}{1}\,m\,\frac{4}{4}\,\cdot$$

La première paire d'incisives supérieures à sommet aigu, descend presque verticalement en bas, et s'accroît aux dépens d'une pulpe persistante; mais la seconde et la troisième paires ne s'accroissent point aux dépens d'une pulpe persistante, et leurs couronnes usées n'atteignent jamais le même niveau que celles des incisives de la première paire.

Ces trois paires d'incisives supérieures ont pour antagonistes une seule paire de volumineuses incisives inférieures inclinées en avant dont le sommet aigu rencontre la première paire, tandis que la surface, obliquement usée en arrière des bords tranchants, rencontre la seconde et la troisième.

Si ces incisives sont ainsi disposées, et si leurs bords sont aussi tranchants, c'est évidemment qu'elles doivent remplir le rôle joué par les incisives d'un Rongeur. La ressemblance serait plus étroite encore en supposant l'atrophie (qui existe dans d'autres espèces) et finalement, la disparition de la seconde et de la troisième incisive supérieure, en même temps que le développement exagéré de la première.

Les canines ne sont point volumineuses, pas assez petites cependant pour qu'on les dise rudimentaires; elles sont absentes à la mâchoire inférieure.

Il n'y a qu'une prémolaire chez l'adulte, et c'est une dent très particulière; sa couronne très allongée d'arrière en avant (cette dent est au moins deux fois aussi longue, et, dans quelques espèces, trois fois aussi longue qu'une des molaires), est ormée d'une lamelle recouverte de sillons peu profonds et pourvue d'un bord tranchant; les lamelles des dents supérieures et des dents inférieures glissent l'une sur l'autre; en arrière de cette dent, il y a quatre vraies molaires, à couronne quadrangulaire quatricuspidée, et qui s'usent rapidement en remplissant leur fonction.

La troisième prémolaire, sur laquelle je viens d'attirer l'attention, en raison de son volume et d'autres particularités, a de telles dimensions, qu'elle déplace non seulement la molaire de lait à laquelle elle succède légitimement, mais encore déloge la seconde prémolaire, dent qui appartient à la série permanente.

A ce point de vue, la succession des dents chez l'Hypsiprymnus se fait de la même manière que chez les vrais Kangourous, et l'on peut s'en faire une idée en se reportant à la figure 178.

Deux Marsupiaux disparus, connus seulement par leurs mâchoires, ont été le sujet de nombreuses controverses. Le professeur Owen, appuyant son argumentation sur le fait de l'existence de prémolaires qui possédaient des lamelles allongées et à bords tranchants, pense que le *Plagiaulax* et le *Thilacoléo* étaient carnivores, et prétend que ce dernier possédait le mécanisme dentaire le plus simple et le plus efficace pour la vie de pillage, telle que la pratiquent les Mammifères ; le Dr Falconer, en ce qui concerne le Plagiaulax, et le professeur Flower, en ce qui concerne le Thylacoléo, ont démontré que cette opinion était insoutenable, ou du moins n'avait pas une évidence suffisante.

L'explication de la nature des grandes dents à lamelles de ces deux animaux disparus nous est donnée par la forme de la prémolaire de l'Hypsiprymnus herbivore (voir fig. 177). Leurs incisives étaient réduites en nombre et volumineuses ; les dents qui étaient placées entre elles et les volumineuses prémolaires étaient atrophiées ; mais il en est également ainsi chez les Kangourous herbivores. Le Thylacoléo diffère, cependant, de tous les animaux connus, par l'immense développement de sa prémolaire à bord mince et tranchant (usée à plat sur les animaux âgés) et par la condition rudimentaire de ses vraies molaires; mais d'une part, ses incisives, inclinées en avant et très rapprochées de la ligne médiane, sont particulièrement mal faites pour saisir et retenir une proie vivante capable de se débattre, et, d'autre part, le type le plus parfait de dent à lamelle se rencontre chez les animaux herbivores les plus pacifiques, de sorte que l'évidence n'est pas du tout en faveur de l'opinion du professeur Owen. J'ai signalé ce fait ici, pour montrer comment de fausses conclusions, basées uniquement sur l'examen des dents, peuvent être données, même par les observateurs de la plus grande expérience.

Les Kangourous, qui comprennent beaucoup d'espèces de tailles différentes, sont tous des animaux inoffensifs (sauf quelques vieux mâles), de mœurs herbivores; ils rappellent, à certains points de vue, les Ruminants.

Leur formule dentaire est :

$$i \; \frac{3}{1} \; c \; \frac{0}{0} \; prm \; \frac{1}{1} \; m \; \frac{4}{4}.$$

Les trois paires d'incisives supérieures sont de longueur plus égale que chez l'Hypsiprymnus, et la paire centrale ne s'accroît pas aux dépens d'une pulpe persistante; les incisives inférieures sont des dents très particulières; elles s'accroissent aux dépens d'une pulpe persistante, sont couchées presque horizontalement en avant, et très aplaties transversalement; leurs faces externes sont légèrement convexes, et leurs faces internes planes, mais avec une crête médiane; leurs bords sont presque tranchants. Il existe un degré de mobilité inaccoutumé entre les deux moitiés de la mâchoire inférieure, de sorte que les deux incisives inférieures peuvent, dans une certaine mesure, s'écarter l'une de l'autre.

La canine supérieure existe souvent, mais à l'état tout à fait rudimentaire, et sans que, chez aucun Kangourou, on la voie atteindre un plus grand développement.

La dentition du Kangourou peut embarrasser l'étudiant pour deux raisons : d'abord, parce que la dernière ou troisième prémolaire permanente déplace non seulement l'unique molaire de lait, mais encore, comme chez l'Hypsiprymnus, à cause de son volume plus considérable, la seconde prémolaire permanente, qui était placée en avant de la molaire de lait; en second lieu, chez les Kangourous qui ont dépassé l'âge adulte, les dents de la série molaire tombent d'avant en arrière, jus-

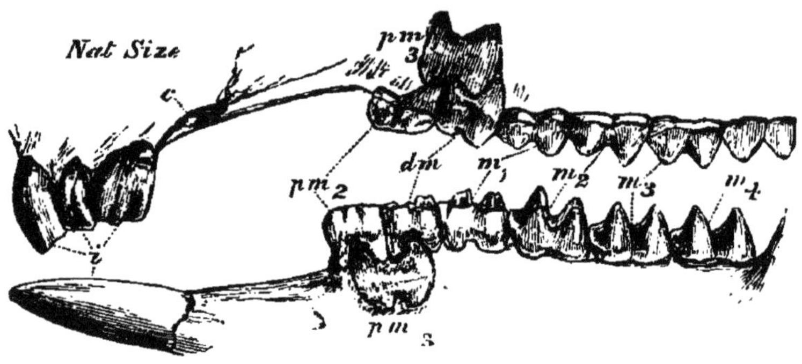

Fig. 178. — Dents supérieures et dents inférieures de l'Halmaturus Halabatus. La prémolaire permanente n'a pas encore fait son éruption, et on la voit dans sa crypte; quand elle viendra occuper sa place, elle déplacera la molaire de lait, ainsi que la prémolaire antérieure. A la mâchoire supérieure, on voit une canine rudimentaire. Le sommet de l'incisive inférieure viendrait se placer en arrière de la longue incisive supérieure (la bouche étant fermée), si la place avait permis de mettre les dents supérieures et inférieures dans leur position relative, sans réduction de volume.

qu'à ce qu'il ne reste plus que les deux dernières vraies molaires de chaque côté (fig. 178).

Ainsi donc, la dentition du Kangourou, à des âges successifs, peut être représentée :

$$i\ \frac{3}{1}\ c\ \frac{0}{0}\ prm\ \frac{1}{1}\ dent\ de\ lait\ \frac{1}{1}\ m\ \frac{4}{4},$$

c'est-à-dire, en tout, six dents molaires. Mais alors la troisième prémolaire vient déplacer une vraie prémolaire permanente, en même temps que la molaire de lait, et nous avons :

$$i\ \frac{3}{1}\ c\ \frac{0}{0}\ prm\ \frac{1}{1}\ \left(dent\ nouvelle\right)\ m\ \frac{4}{4},$$

c'est-à-dire, en tout, seulement cinq dents molaires.

Enfin, l'une après l'autre, les dents de la série molaire tombent d'avant en arrière, absolument comme chez le Phacochœrus (voir page 334) et il ne reste plus que :

$$i\ \frac{3}{1}\ c\ \frac{0}{0}\ prm\ \frac{0}{0}\ m\ \frac{2}{2}.$$

La molaire de lait du Kangourou est une dent pleinement développée, qui prend rang avec les autres dents et ne s'en distingue par aucun caractère spécial, de sorte que la simple inspection de la mâchoire d'un jeune Kangourou qui a cette dent en place, en même temps que la prémolaire située au-devant d'elle et les quatre vraies molaires situées en arrière, ne permettrait pas à l'observateur de soupçonner sa véritable nature.

Aucun animal vivant ne peut rétablir la chaîne interrompue entre les Kangourous et le Wombat; mais le *Diprotodon*, animal disparu, semble, dans une certaine mesure, combler l'intervalle qui les sépare.

Les Wombats (*Phascolomys*) sont des animaux de forme grossière, inoffensifs, qui creusent des trous dans la terre et vivent principalement de racines; leur dentition présente la plus grande analogie avec celle des Rongeurs, car ils n'ont à chaque mâchoire qu'une seule paire d'incisives taillées en biseau, s'accroissant aux dépens d'une pulpe persistante, implantées dans des alvéoles profondes et recourbées; mais elle en diffère en ce qu'il y a un revêtement complet de cément qui recouvre l'émail des incisives, aussi bien à la partie antérieure qu'en arrière et sur les côtés; enfin ces dents diffèrent des dents des autres Marsupiaux par leur structure : les tubes dentinaires ne pénètrent pas dans l'émail, qui pour cette cause est plus dur et résiste mieux à l'usure.

Les dents molaires s'accroissent également aux dépens d'une pulpe persistante et présentent de chaque côté un sillon très profond, qui partage leur surface triturante en deux parties.

Leur formule dentaire est :

$$i\ \frac{1}{1}\ c\ \frac{0}{0}\ prm\ \frac{1}{1}\ m\ \frac{4}{4}.$$

La première dent de la série molaire est une colonne simple, tandis que le sillon profond qui s'observe sur les autres dents les divise en deux colonnes ; l'aspect plus simple de cette dent, aussi bien que l'analogie, indiquent donc que c'est une prémolaire. Mais on n'a pas observé, chez le Wombat, trace de succession de dents (c'est-à-dire pas de dents de lait).

La ressemblance adaptive avec la dentition des vrais Rongeurs est aussi étroite que possible, et cependant, à n'en pas douter,

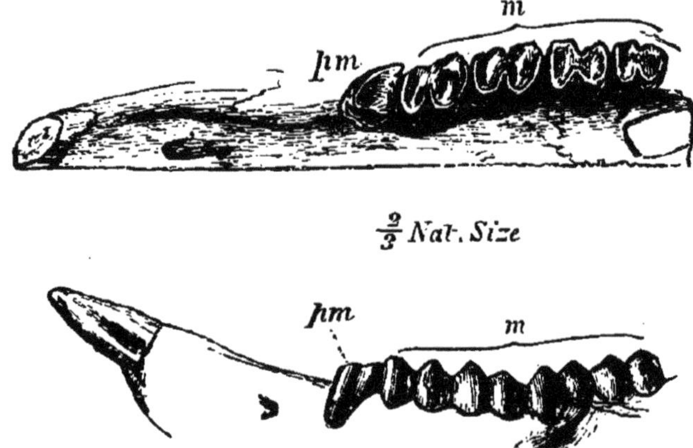

Fig. 179. — Dents supérieures et dents inférieures du Wombat (*Phascolomys Wombat*).

le Wombat est un Marsupiau ; cette parfaite similitude de deux dentitions d'animaux différents, nous montre que les caractères adaptifs sont très propres à induire en erreur, si l'on en fait la base d'une classification (fig. 179). Des Wombats fossiles, de taille beaucoup plus considérable que les espèces actuelles, se trouvent dans les derniers dépôts tertiaires de l'Australie.

Parmi les Marsupiaux, se trouve un animal (*Tarsipes*), pas beaucoup plus gros qu'un petit rat, ne vivant guère que sur les arbres, se nourrissant d'insectes et du suc des fleurs, qu'il va chercher au moyen d'une longue langue protractile ; ses dents molaires sont rudimentaires, en nombre variable, et tombent de bonne heure; les incisives inférieures, qui sont inclinées en avant, demeurent, ainsi que quelques petites dents qui sont leurs antagonistes à la mâchoire supérieure.

La diversité étonnante des formes qu'ont produites en Australie les Marsupiaux d'origine commune, semble prouver qu'ils sont fixés dans cette contrée, sans avoir eu à subir la compétition de Mammifères placentaires, d'une organisation plus élevée, depuis une période de temps prodigieuse; et je ne pouvais mieux faire, pour achever le très court tableau des dents des Mammifères, que j'ai essayé de tracer dans ce volume, que d'appeler l'attention du lecteur sur le caractère de la faune des Marsupiaux. C'est un microcosme, dans lequel chaque place est occupée par un Marsupiau qui ressemble au Mammifère placentaire qu'il représente, et nulle part nous ne pouvons voir les effets de la sélection naturelle, d'une manière plus complète, que dans des zones ainsi isolées et dépourvues d'animaux immigrants, depuis une durée de temps indéfinie.

Dans les pages qui précèdent, j'ai fortement mis en lumière la variabilité des espèces animales et j'ai montré les actions sous l'influence desquelles les variations se sont fixées et même se sont, pour ainsi dire, *intensifiées*, amenant en définitive des modifications héréditaires permanentes; mais peut-être le lecteur, qui m'a vu insister avec complaisance sur cet aspect du sujet, conservera-t-il une impression de trop grande instabilité, et peut-être les formes animales lui sembleront-elles plus plastiques et plus changeantes qu'elles ne le sont en réalité, car il est difficile de se figurer la prodigieuse période de temps pendant laquelle les influences modificatrices ont été en jeu, et qui a été nécessaire pour amener ces profondes transformations.

Le phénomène que nous désignons sous le nom d'*hérédité* reproduit constamment des animaux qui sont la copie exacte de leurs parents, copie plus exacte même que nous ne pouvions le constater à première vue.

Ainsi, même entre les différentes espèces d'un même genre, dont les dents paraissent absolument semblables, comme nombre et comme type, il y a des différences qui sont constantes pour chaque espèce, et qui peuvent être mises en évidence par une investigation suffisamment attentive.

M. Busk (*Proc. Royal Society*, 1870) a imaginé un plan pour représenter, sous forme de diagrammes, les traits caractéristiques de la dentition d'un animal, de manière à mettre en évidence des différences légères que la simple inspection des dents ne suffirait point à faire reconnaître. Pour construire un de ces diagrammes, ou *odontogrammes*, des dents d'un animal, il faut d'abord tirer une ligne verticale, puis, partant d'un côté de cette ligne, des lignes parallèles, horizontales, équidistantes, dont le nombre correspond à celui des dents prémolaires et molaires qui existent d'un côté de la mâchoire; la longueur et la largeur de la première prémolaire, ayant été mesurées avec un compas d'épaisseur, à pointes aiguës, sont notées sur la ligne horizontale supérieure, une branche du compas étant, dans les deux cas, placée sur l'intersection de la ligne horizontale et de la ligne verticale. Les dimensions de la seconde dent sont, de la même manière, pointées sur la seconde ligne horizontale, et ainsi de suite, jusqu'à ce que toutes les dents aient été représentées.

Alors les points qui indiquent les largeurs doivent être tous réunis par des lignes droites, de même que ceux qui indiquent les longueurs; on met en teinte obscure l'espace renfermé entre la ligne verticale et les lignes qui réunissent les points représentant les largeurs; puis en teinte plus claire la zone comprise entre ces dernières et les lignes qui indiquent les longueurs des dents. Il est très avantageux de réduire le tout à une certaine échelle et de le transcrire sur une feuille de papier réglé de lignes fines situées à une distance définie; par ce procédé, on peut obtenir l'enregistrement des dimensions absolues des dents, aussi bien que de leurs dimensions relatives; il n'y aurait pas de difficultés réelles à étendre le diagramme aux dents canines et incisives; mais **M. Busk** a constaté qu'en pratique, les résultats ressortent avec une clarté suffisante, en n'y comprenant que les prémolaires et les molaires. Bien entendu, chaque diagramme ne représente les dimensions que des dents d'une mâchoire.

Si l'on construit ainsi les odontogrammes de divers Félidés, les différences qu'ils présentent sauteront immédiatement aux yeux, et cependant les formes des diverses dents dans cette famille sont si exactement semblables, qu'une observation extrêmement attentive peut seule faire découvrir la plus minime différence entre elles.

Comme le remarque M. Busk, les faits mis en relief par un de ces diagrammes exigeraient une longue et ennuyeuse description, s'ils étaient transportés dans un livre; les odontogrammes faciliteront donc les comparaisons, car, toutes les fois que cet auteur les a appliqués, il a constaté que les figures obtenues sont, dans presque tous les cas, caractéristiques d'un genre ou d'une famille, et pourraient, d'une manière générale, servir à déterminer les espèces.

Parmi les exemples que M. Busk donne de l'application de cette méthode, sont ceux d'un Renard fossile des Monts Siwalik et celui du *Chien du Bengale* actuel, animal qu'on suppose, à d'autres points de vue, être un descendant du Renard; l'identité exacte des figures montre combien peu les dents se sont modifiées dans les âges qui ont suivi la période miocène.

La même méthode a été employée, avec d'excellents résultats, dans les recherches faites sur les dents trouvées dans les cavernes à fossiles, pour déterminer les différences qu'il y a entre elles et les dents des animaux actuels de même famille.

FIN.

TABLE DES CHAPITRES

PREMIÈRE PARTIE

DEUXIÈME PARTIE

ANATOMIE COMPARÉE

Errata. — Pages 54 et 55 (figure 18), il faut substituer le mot *Écureuil* au mot *Loir.*

Nota bene. — Les renvois de l'auteur sont indiqués par les lettres : *a*, *b*, etc. ; les notes du traducteur sont indiquées par les chiffres : 1, 2, etc.

TABLE ALPHABÉTIQUE DES MATIÈRES

FIN DE LA TABLE ALPHABÉTIQUE DES MATIÈRES.

COULOMMIERS. — TYPOG. PAUL BRODARD.